三三医书

裘庆元 辑

医话医论秘本十五种

上册

重订灵兰要览　经历杂论
肯堂医论　医医医
上池杂说　医阶辨证
证治心传　鲙残篇
医经秘旨　医学体用
医源　先哲医话
毛对山医话　医余
医学课儿策

中国中医药出版社
·北京·

图书在版编目（CIP）数据

医话医论秘本十五种：全2册/裘庆元辑．—北京：中国中医药出版社，2019.5
（三三医书）

ISBN 978 - 7 - 5132 - 4458 - 9

Ⅰ.①医…　Ⅱ.①裘…　Ⅲ.①医话－汇编－中国 ②医论－汇编－中国
Ⅳ.①R249.1

中国版本图书馆 CIP 数据核字（2017）第 236996 号

中国中医药出版社出版

北京经济技术开发区科创十三街 31 号院二区 8 号楼
邮政编码　100176
传真　010 - 64405750
河北新华第二印刷有限责任公司印刷
各地新华书店经销

开本 880×1230　1/32　印张 29.5　字数 2592 千字
2019 年 5 月第 1 版　2019 年 5 月第 1 次印刷
书号　ISBN 978 - 7 - 5132 - 4458 - 9

定价　149.00 元
网址　www.cptcm.com

社 长 热 线　010 - 64405720
购 书 热 线　010 - 89535836
维 权 打 假　010 - 64405753

微信服务号　zgzyycbs
微商城网址　https://kdt.im/LIdUGr
官方微博　http://e.weibo.com/cptcm
天猫旗舰店网址　https://zgzyycbs.tmall.com

如有印装质量问题请与本社出版部联系（010 - 64405510）

出版说明

近代著名医家裘庆元先生编辑的《三三医书》（又名《秘本医学丛书》)，不仅保存了大量珍贵的中医孤本秘籍，而且所选书目多为家传秘本，疗效独特，简练实用，自 1924 年刊印以来，深受中医读者欢迎，对推动中医的发展起到了积极的作用。1998 年中国中医药出版社组织有关专家、学者对此书重新进行了整理出版，使此书得以更广泛的传播，影响日增。

然而，美中不足的是，原著三大卷，洋洋近五百万字，卷帙浩繁，所收的 99 种书籍又都随意编排，没有分类，给读者阅读、研究带来极大不便。有鉴于此，我们又对原著重新进行了整理编排：

1. 根据原著所收 99 本书每本书的基本内容，按中医学科重新进行分类编排，分为《医经秘本四种》《伤寒秘本三种》《诊法秘本五种》《本草秘本三种》《方书秘本八种》《临证综合秘本五种》《温病秘本十四种》《内科秘本六种》《外伤科、皮科秘本九种》《妇科秘本三种》《儿科秘本二种》《咽喉口齿科秘本四种》《针灸、养生秘本三种》《医案秘本十五种》《医话医论秘本十五种》，共 15 册，改为大 32 开简装本，分别刊印，以满足更广大读者的需求。

2. 全书改为现代简体横排。每本书的整理仍以上海书店影印本为底本，以现存最早刻本、影印本或近期出版的铅印本为参校本。除系底本明显由刊刻、抄写等导致的错误，经核实确认后径改（不出注），以及因版式改动，某些方位词如"左""右"相应改为"上""下"外，目录根据套书内容做相应调整，其余基本忠实原著。原书刊印时为填补版面而增加的"补白""告白"之类也予以保留。

限于水平，加之时间仓促，整理编排难免有错漏，欢迎读者批评指正。挖掘整理出版优秀的中医古籍是我们的重要任务之一，我们将一如既往，继续努力，为传播、弘扬中医药文化、知识做出更大贡献。

中国中医药出版社

2018 年 3 月

内容提要

《三三医书·医话医论秘本十五种》包括《重订灵兰要览》《肯堂医论》《上池杂说》《证治心传》《医经秘旨》《医源》《毛对山医话》《医学课儿策》《经历杂论》《医医医》《医阶辨证》《鲹残篇》《医学体用》《先哲医话》《医余》等十五种，列述历代医家对诸证的论说，以发明病机，阐微析奥。

《重订灵兰要览》追溯诸贤经典之论，结合王肯堂个人行医体会，选载有关各科病证主治的医论四十三篇，以为临证指归。《肯堂医论》卷首论述痘疹、惊风的病因、诊断和治法，其后阐发或评论历代医家对内科杂病、妇科疑难病症的治验。《上池杂说》为医话漫谈，集各家医论二十余条，收载良方三十余首。《证治心传》着重介绍前贤及作者个人临证心得，主要阐述了疟疾、咳嗽、中风、水肿、虚劳、胸胁腹痛等多种病证的证治，并对温热、温疫之异同予以辨析，对时医治幼科病诸种谬说痛予针砭。《医经秘旨》前半部为医论及阐发医经之要旨，后半部为作者的读书心得和临证体会。《医源》多发明经旨之言，对疟痢两证列论尤为详尽。《毛对山医话》对医药典故、医林逸事、民间疗法等均有记述，涉及内、外、妇、儿等各科。《医学课儿策》以问答形式，论述了温热、痢疾、中风、虚劳、痉病、暑病、湿病、燥病、疟疾、喉痧、妇人病、肺病等十余种病证的病因、症状、辨证及治疗。《经历杂论》共列医案二十四种，为作者二十年所诊疾病之显效者，颇具特色。

《医医医》主要阐述了朝廷对于医者之医方、世界对于医者之医方、医者自医之医方。《医阶辨证》就内科杂病、妇科疾病的辨证要点做了阐述，所列病证一百四十种。《鲙残篇》叙述医论传记十余篇，包括论药、论病因病理、疏释古方、辨证。各篇探源析流，并附历代名医的相关论述及个人心得。《医学体用》以内科病证为重点，融合作者的临床经验及学术理论，对风痨臌膈、三消证、水肿腹胀、猝中、喉痹咽烂等二十余种病证进行辨治。《先哲医话》集录日本古代十三位名哲，如后藤艮山、荻野台州、惠美宁固、多纪桂山等有关医药方面的医论、医话。《医余》分命数、养生、疾病、治术四篇，凡经史百家有关医事医理者，分类选录，并偶附评语。

十五本书皆为作者斟酌历代医家，结合个人临证经验，对前贤诸说剖判得失，并附以己验，为后学者深研中医提供启迪。

作者简介

裘庆元（1873—1948），浙江绍兴人，近代著名医家。16岁时进钱庄当学徒，因患肺病，遂发奋专攻中医学，并广收医籍秘本，造诣日深。后渐为人治病，每获良效，名声大振。

逢国内时局动荡，遇事远走东北，得识日本医界名士，获睹大量祖国珍本医籍，深慨祖国医籍散佚之多，乃有志于搜求。民国初年返绍，易名吉生，遂以医为业，以济世活人为己任。当时受外来文化影响，民族虚无主义思潮泛滥，中医药事业处于危急存亡之秋，先生毅然以复兴中医为己任，主持绍兴医药联合会，与何廉臣、曹炳章等创办《绍兴医药学报》，兼编《国医百家丛书》，并任绍郡医药研究社副社长。1929年废止中医事起，先生赴南京请愿，积极参加反对废止中医药的斗争。1923年迁居杭州，成立三三医社，出《三三医报》。先生深慨罕世之珍本秘籍，人多自秘，衡世之书，人难得见，叹曰："医书乃活人之书，何忍令其湮没，又何可令其秘而不传。"于是，或刊广告，或询社友，征救全国收藏之秘籍，得书千余种。乃精加选辑，于1924年刊《三三医书》，共3集，每集各33种，每书各撰提要，使读者一览而知全书概况。

后先生又精选珍贵孤本90种，于1935年复与世界书局商定，刊行《珍本医书集成》第一集。其第二、三集编目虽已确定，但因抗战爆发，被迫中止。

医话医论秘本十五种

医三书三

医三书三 **总目录**

医话医论秘本十五种

医三
书三

医三
书三 上册目录

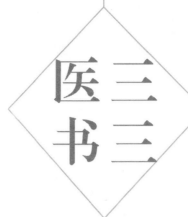

三三医书

重订灵兰要览

明·王肯堂　撰

清·顾金寿　重订

提要

  《重订录兰要览》二卷，为明金坛王肯堂先生著，清顾晓澜先生重加评订也。王氏所刻之书，如《医统正脉》四十四种，《六科准绳》一百二十卷流行市上，人所共仰。然皆是王氏编辑之书，述而不作，非自行著撰。本书为王氏一生读书所得者，发而为议论。其间奥旨微言是与王氏所刊各书互有发明也。传本极少，又经顾氏评订，其声价已可概想，裘君吉生亦以重值所觅得者。

原序

　　医自轩岐，重民生。谆谆问答，通天地之化，洞阴阳之理，比之典谟更为穷赜，其慎重若此。故明于此道者，自周历汉晋唐宋金元，著述可法者不过数十家，亦各有所长，此道之难又若此。然禀上资不得原委，师承终亦卤莽，昔扁鹊得禁方于长桑，太仓授诊奇于阳庆，葛洪承秘术于郑隐，思邈得仙法于龙宫，元素之梦授李明之正传，朱丹溪之埽门于罗太无，王光庵之启钥于戴元礼，故吴中医派得其正脉。宇泰先生飞声翰菀，博综经史，少好方书。自《素》《难》《金匮》《甲乙》诸经，下逮诸子莫不清探渊奥。其自叙云：余发始燥，慕范文正公存心济物，立志甚切。槜李孝廉谦所先生与先生同年惟契。谦所先生，蠡川简肃公仲子，英华伟量，敦好奇书，得先生医论欲广济宇内，不秘帐中，每命诸英辈刊布未遑。宇泰先生尝云：吴中自王光庵得元礼之秘，再传启东诸贤，医道大振。又云：《丹溪纂要》诸书，非丹溪手笔，谬于选择。爰命高生访求朱氏原本重订，斫轮游刃，莫不臻妙。此书若江海之波澜，山岳岭峰，舟楫之驵樯，壁垒之标帜，其为证治诸书之选锋，安可忽诸。又览先生《发热论》云：《灵》《素》《甲乙》诸书发热针法大妙，世医罕知，所取其五脏补泻之经络，用药可代。余欲一一立方，但恐印定后人眼目。则知先生圆神又出竿头矣。

槜李殷仲春顿首叙

重订绪言

欲济世而习医则是，欲谋利而习医则非。我若有疾，望医之救我者何如；我之父母子孙有疾，望医之相救者何如。易地以观则利心自淡矣。利心淡则仁心现，仁心现斯畏心生。余专攻举业，暇读医书，必且研以小心也，奈非专务于医，临证不多，不敢掉以轻心，盖慎之也。夫自息影后侨寓吴门，锐志医林，研究方书，上溯黄岐，下采诸子，不下二百余家，其不足以为法者无论矣。择其名贤精粹随阅随评，更喜与名医辨难质疑，取人之见长以证己之不及，虚时崖然自悟矣。曩年应京兆试，偶遇同年高君，系果斋先生后裔，携有丛钞十册，乃乞序于当道。余窥其内容为《重订医镜》《启东秘旨》《医林广治》《肯堂笔尘》《灵兰要览》《王氏医论》《卢氏医种》《果哉杂证》《医林广见》等，为金坛生平得意之集，世无传本，嘱高君重订较勘以付梨枣也。余向假阅，渠有难色，言之再四，勉允假《秘旨》二册。于是昼夜录竣，适秋闱报罢，各自返里。余集未能如愿，憾甚。嗣以偶步金阊，过旧书肆间，览见有丛钞副本，意欲购之，肆人答云，此系王九峰之戚出重赀抄成，存此装订耳。又逾一载，应丹阳太守之召，晤契友蒋椿田兄，快慰平生，托其向九峰缓颊。越二日，椿兄复云：九峰询知，君有《秘旨》，伊欲借览，如首肯彼亦唯命。于是得录副本。间有心得处，随笔记录，以免遗忘，非敢妄作眉评。藏诸笥匣，待付手民，以免日久沉沦之憾也。

时在道光庚辰荷月上浣，雄皋逸叟晓澜记

按：椿田与余最称莫逆，若应吴门之招，必下榻敝庐，朝夕讨论，获益良多。偶见治验稿本辄加辨正，改窜多条，以解门人之惑。彼此有道同契合之妙，深加佩慰。询其九峰之学若何，椿兄哂而答曰：以薛氏医案为皈依，用六八味丸、补中益气汤为范围，妙在临证化裁亦有心得处，著有《医案》十二卷，余恒讥其腻于温补，其名赫赫者逢迎总商，交结缙绅，得以致之者。予深鄙之。然则椿兄学有根柢，惜其性介，其名反在九峰之次，余深不平。其著《医话》十卷，阐发前人所未发，惜未刊行，附记数言于斯也。

目录

重订灵兰要览　卷上

明史氏金坛宇泰王肯堂著

清雉皋晓澜顾金寿重评订

　携李方叔殷仲春校勘

　鸳湖石生徐树荣重录

　绍兴吉生裘庆元刊行

中　风

《素问·风论》黄帝问曰：风之伤人也，或为寒热，或为热中，或为寒中，或为历风，或为偏枯（滑云：枯当作风），或（当作均）为风也。其病各异，其名不同，或内至五脏六腑，不知其解，原闻其说。岐伯曰：风气藏于皮肤之间，内不得通，外不得泄。风者善行而数变，腠理开则洒然寒，闭热则而闷，其寒也则衰食饮，其热也则消肌肉，故使人怢栗而不能食，名曰寒热（怢音突，忽忘也，又音退；栗，寒战也）。风气与阳明入胃，循脉而上，至目内眦。其人肥则风气不得外泄，则为热中而目黄；人瘦则外泄而寒，则为寒中、为泣出。风气与太阳俱入，行诸脉俞，散于分肉之间，与卫气相干，其道不利，故使肉膹䐜（音"忿真"）而有疡，卫气有所碍而不行，故其肉即不仁也。疠者有（疑当作"因"）荣卫热胕（腐同），其气不清，故使鼻柱坏而色败，皮肤疡溃，风寒客于脉而不去，名曰疠风（滑云：此当在上段疡者上），或曰名寒热（五字疑衍）。以春甲乙伤于风者为肝风，以夏丙丁伤于风者为心风，以季夏戊己伤于风者为脾风，以秋庚辛中于邪者为肺风，以冬壬癸中于邪者为肾风。风中五脏六腑之俞，亦为脏腑之风，各入其门户所中则为偏风。风气循风府而上则为脑风。风入系头则为目风，眼痛。饮酒中风则为漏风，入房汗出中风（书云：中右为真气已绝，较中左更深，余常治右偏类中，数人皆用养血祛风佐以化痰利湿而愈。已于《治验录》详言之，参观即知）则为内风。新沐中风则为首风。久风入中则肠风飧泄。外在腠理则为泄风。故风者，百病之长也。至其变化乃为他病也，无常方，然致有（当作"皆"）风气也。帝曰：五脏六腑形状不同者何，愿闻其诊及其病能。岐伯曰：肺风之状，多汗恶风，色皏然白，时咳短气，昼日则瘥，暮日则甚，诊在眉上，其色白（仲景云：肺中风者口燥而喘，身晕而重，冒而肿胀）。心风之状，多汗恶风，焦色，善怒吓，赤色病甚，则言不可快，诊在口，其色赤（仲景云：心中风者，翕翕发热不能起，心中饥，食则呕）。肝风之状，多汗恶风，善悲，色微苍，嗌干，善怒，憎女子，诊在目下，其色青（仲景云：肝中风者，头目瞤，反胁痛，常呕，令人嗜甘）。脾风之状，多汗恶风，身体怠惰，四肢不欲动，色薄微黄，不嗜食，诊在鼻上，其色黄（仲景云：脾中风者，翕翕发热，形如醉人，肢中烦重，皮目瞤瞤而短气）。肾风之状，多汗恶风，面庞然浮肿，背痛不能立，其色炲，隐曲不利，诊在肌上，其色黑（《奇病论》云：有庞然如水状，切其脉大紧，身无痛处，形不瘦，不能食，食少，名为何病？岐伯对曰：病生在肾名为肾风，不能食、善惊而心气痿者死）。胃风之状，颈多汗、恶风，饮食不下，膈食不通，腹善满，失衣则䐜胀，食寒则泄，诊形瘦而腹大。首风之状，头面多汗恶风，当无风，一日则病甚，头痛不可以出内，至风日则痛少愈。漏风之状，或多汗，常不可单衣，食则汗出，甚则身汗，喘息，恶风，衣常濡，口干善渴，不能劳事。泄风之状，多汗，汗出泄衣上，口中干，上渍，其风不能劳事，身体尽痛，外寒。

中风最宜辨闭脱二症，闭症宜开，脱症宜固，惟当辨其脉虚大以为别。至于闭证气塞亦有六脉俱绝者，不得以其无脉而误认为脱症也。

中风将发预防之方

黄芪蜜炙，五钱　防风一钱五分　人参一钱五分　橘红一钱　归身酒洗，二钱五分　木通二钱五分　山栀一钱　甘草五分　红花三分

脾胃虚弱语言无力再加人参二钱，干山药一钱五分，薏仁二钱，白术一钱；内热加山栀至二钱，仍多啖雪梨妙；渴加麦门冬二钱五分，五味子五分；眩晕加明天麻一钱；痰多而晕更加旋覆花五分；脚膝麻痹无力加杜仲，姜汁炒去丝，牛膝酒浸，石斛酒浸，各一钱五分；夜卧不安或多惊恐，心神不宁加炒酸枣仁，茯神各一钱五分。上用水二钟，煎至一钟，入竹沥一杯，梨汁一匙，温服无时。

方书每以六经形证为定法，用小续命汤加减。岂不知《内经》云：风为百病之长，善行而数变，必审十二经见证，庶无实实虚虚之诮矣。

中风将发之前，未有不内热者。热极生风能令母实，故先辈谓以火为本，以风为标，治法先以降心火为主，心火既降肝木自平矣。此实则泄其子之法也。若作风治而以辛热之药疏之者，固贻害不小，而调气一法亦百无一验，明者更精思之。

《太平广记》载唐梁新见一朝士，诊之曰风疾已深，请速归去。其朝士复见郫州马医赵鄂，乃复诊之，言疾危，与梁说同矣。曰：只有一法，请官人试吃消梨，不限多少，咀龁不

及，绞汁而饮，到家旬日，惟吃消梨首爽矣。此亦降火除热之验也。

本草云：有士人病危，诸治不应，遂就诊杨吉老，令服雪梨担余而瘳，与此朝士相仿佛。

卒中之初有决不可吐者，有决不可进辛剂，即姜汤亦禁用者，不可不知。

今人治五脏气绝，口开手撒，眼合遗尿，鼻声如鼾，昔人所不治者，以大剂参、芪浓汤灌之，多有得生者，可见世无不可医之证。而昔人徒认此证为有余，不知其不足，见投之以顺气疏风之药往往长逝（顺风疏气而妄损元真，岂可不明辨以悟人哉），遂目为气绝不治之候也。则其他之为虚症而为医所误，或幸而获痊，或不幸而毙者可胜计哉？

每见时师初用八味顺气散多不得效（八味顺气散为治痰多实证之方，涉虚者是抱薪救火，今人不辨虚实，以为治风主剂，则遗误非浅，今特正之），已而用二陈、四物加胆星、天麻之类，自谓稳当之极，可以久而奏功，而亦竟无一效，何也？盖妄以南星、半夏为化痰之药，当归、川芎为生血之剂，而泥于成方，变通无法故也。正不知通血脉、助真元非大剂人参不可，而有痰者惟宜竹沥少加姜汁佐之，不宜轻用燥剂。至于归、地甘黏能滞脾气，使脾精不运，何以能愈瘫缓，岂若人参出阳入阴，少则留而多则宜，无所不达哉。其能通血脉，虽明载本草，人谁信之。

里中一老医，右手足废，不起于床者，二年矣，人传其不起。过数月，遇诸途，讯之。曰：吾之病几危矣，始服顺气行痰之药了无应验，薄暮神志辄昏度不可支，令家人煎进十全大补汤即觉清明。遂日服之。浃数月能扶策而起，无何又能拾策而步矣。经云：邪之所凑，其气必虚。吾治其虚，不理其邪而邪自去，吾所以获痊也。余曰：有是哉，使进顺气疏风之药不辍者，墓木拱矣。然此犹拘成方，不能因病而变通，随时而消息，故奏功稍迟，吾早为之，当不止是也。姑书之，以俟明者采焉。

此老始亦服顺气疏风，病延载余，继因病久，年老气虚，试服补剂而有效，遂日进一帖，沉疴若失，遂保其身，然亦不幸之幸。执方治病，病必殆是也。

卒　中

凡卒中之时，不可惊惶搬搅，只掐其人中，徐徐以药灌之。

《儒门事亲》记一老人患头痛吐下，灸火后出门，见日而仆，家人欲揉扑之，戴人立止曰：大不可搅。盖病人衰老涌泄，血脉易乱，身体内有灸火，外有太阳，是以跌仆，若又搅之便不救矣。惟安神思，待之以静，静便属水，自然无事。古人治病，先审其用，次辨体质强弱，然后治之，如射之的，而市井庸工何能梦见。

按：卒中大症也，聊聊数语毋乃太简乎。世称卒中者，初中风时如口眼㖞斜，半身不遂者，《内经》为偏枯。其左瘫右痪及腲腿风，皆卒倒后邪浅之见证。其舌强不言，唇吻不收，经称为痱病，即《千金》风懿之候，乃卒倒后邪深之见证。而东垣以中腑邪浅易治，中脏邪深难治。今考楼英、孙一奎二家立法分晰最善，乃明乎冒、伤、中三者，权轻重而用药，其重者即太阳病，头项痛、腰脊强，治以桂枝汤，谓之伤风；其轻者四时皆有，为感冒，即冒风也，治以九味羌活汤加柴胡，为各经活套法也；极重者即三阴中寒症及六经卒中症，治以辛热温中法也。

疟

凡病多能为寒热，但发作有期者，疟也，无定期者，诸病也。疟之为病，若邪浅则一日一发，邪深则间一日或二三日而一发。邪在阴阳之分则日与夜各发，邪在阳分上半日发，邪在阴分则下半日发。有先寒后热者，先伤寒后伤风，名曰寒疟。有先热后寒者，先伤风而后伤寒，名曰温疟。有但热不寒者，阴虚不能制阳，而阳气独发，名曰瘅疟。有但寒不热者，阳虚不能制阴，而阴气独胜，名曰牝疟。至疟脉自弦，弦数者多热，弦迟者多寒。弦小紧者下之，弦迟者温之，弦紧数清之，浮大吐之，浮弦数者风发也，以饮食消息止之，虚微无力为久病，洪数无力与微皆虚也（脉无力虚微，重按几无，皆正虚邪盛之候）。暑但热不寒，或热多寒少，面垢口渴，虽热退后而身常有汗，心热而烦，脉洪而虚。风则恶寒自汗，烦躁头疼，转而为疟。风，阳气也，故先热而后寒。寒则恶寒而无汗，挛痛面惨，转而为疟。寒，阴气也，故先寒而后热。二症初发之际，风寒在表，虽寒热过后，而身体常自疼痛，常自畏风，宜以发散为主。湿则身体重，骨节痛，呕逆胀满，因冒袭雨湿、汗出澡浴得之。食则若饥而不能食，食则中满，呕逆腹痛，因饮食无节、饥饱有伤得之。痰则发时痰涎上壅，兀兀欲吐，或时眩晕，兼平时有痰之人一得疟，即当以豁痰为主，古人云：无痰不成疟，故也。虚则久疟之后表里俱虚，真元未复，疟虽暂止，小劳复来，名曰劳疟，大抵间作者多，日作者少。积则久疟不止，邪气伏藏胁间，结为癥癖，谓之疟母。大抵感暑邪为多，卫气与邪相并则病作，与邪相离则病休，并于阴则寒已，离于阳则热止。至次日又集而并合，则复病也。其间日者由邪气内薄五脏，连募原。其道远，其气深，其行迟，不能与卫气俱行，不得皆出，故间日乃作也。寒多者宜升其阳，使不并于阴则寒自已；热多者宜降其阴，使不并于阳则热自已；寒热交作者一升一降，而以渗利之药从中分之，使不交并，此秘诀也。暑热则清之，风寒则散之，湿则燥之，有食消食，有痰行痰，虚者补之，有癥癖者以缓消之，不可急攻也。

辨症精详，分六气感伤而加减，启迪后进，非浅师其法者，细心研究，则致病之源亦获矣。

主方

柴胡一钱五分　升麻　葛根　羌活　防风各五分

以上五味俱甘辛气清，能升阳气，使离于阴而寒自已；知母一钱，石膏三钱，黄芩枯飘者，五分。已上三味，母、芩味苦，石膏体重，俱性寒而下行，故能引阴气下降，使离于阳而热自已；猪苓一钱五分，分利阴阳，令不交并；川山甲一钱（此物能水能陆，故借其气引诸药出阴入阳，穿走经络，无不利道），甘草五分（调和诸药。尝闻一方士言，疟忌甘草，能助脾经湿热耳）。此余五六年前自制方也。寻常治人只一服便止不复发，盖表里趋逐其邪，令无停留之处，故寒热立已。而他人得此方者，尚为方所泥，不能尽操纵变通之妙，时或不效。缘伏暑郁蒸，滞而为气，郁而为痰，皆为寒热之根，而此无利气行痰之药故也，今议加姜制厚朴一钱以利气，三和曲一钱五分以行痰，更立加减法于后，治疟之法尽于此矣。暑疟热多寒少者，减柴胡以下五味三分之二，母、芩、石膏倍原数用之；但热不寒者去柴胡以下五味及三甲、猪苓（即非寒热交并，只宜退热为主，故去此七味），仍加粳米一勺，人参一钱五分（石膏善泻胃气，故用粳米佐之，使胃气不受伤，人参亦此意，且热伤气，故用补气之药为主），此即白虎汤加人参也。煎药外仍宜进消暑丹一二百粒，以疏伏暑而行积痰（见伤暑门）。暑病必自汗，其无汗者，乃当风取凉，闭汗不泄而致，宜芎苏散发之（见伤寒门），不可与白虎汤。风疟宜芎苏散，不必覆盖衣服，待其自然微微汗出，却以本方视寒热多少，发作早晏，消息与之。盖为已自汗，不可更大发汗，故但微微取汗，去其寒邪而已。寒疟宜芎苏散取汗，汗不出加麻黄一二钱以发之，发后不除，以本方消息与之。湿疟用除湿汤一剂服（见伤湿门），却以本方消息与之。食疟宜于伤食门中消导之法，兼陈平饮、《局方》双饮了、清脾饮俱可服。陈平饮乃二陈汤合平胃散也。凡虚人久疟，脉弱不能食者，慎勿用疟药，每发五更，以人参一两，生姜一两，同煎，连进二服立止。

治疟之法详于《内经》，今但言夏秋病疟而不详明脉症，仅取升散之药五种，苦寒之药三种，虽王金坛得意之作，窃有异议，诚恐后进误会，不审病原，辄用其方，未必尽效。盖病有万变，未可执一也，谚云：执方治病病必殆是也。假如正气不能胜邪，若再升散，殆矣。此方用在初期固能逐邪外出，有升降阴阳之妙，若正虚久疟，用必增剧。余每用白蔻仁一钱，易穿山甲，取其辛香宣逐膈膜之壅蔽，流行荣卫，较原方尤效。用古方妙在化裁，未可拘执，则敏捷矣。余治久疟，审其所因，每以六八味加减，何人休疟为佐，详治验中，但师其法不泥其方。

痰

人身无痰，痰者，津液所聚也。五谷入于胃，其糟粕、津液、宗气分为三隧。故宗气积于胸中，出于喉咙，以贯心肺而行呼吸焉。荣气者，泌其津液，注之于脉，化以为血，以荣四末，内注五脏六腑以应刻数焉。卫气者，出其悍气之慓疾，而先行于四末、分肉皮肤之间，而不休者也。昼行于阳，夜行于阴，常从足少阴之分间行于五脏六腑。实则行，虚则聚，聚则为痰，散则还为津液气血，初非经络脏腑之中，别有邪气秽物号称曰痰（盖论痰者当详痰之原，痰即水也，水即气之所化。故无病不关于气，无病而不有痰，痰之清者又为饮，乃火不化水者也），以为身害，必先去之而后已者也。余幼喜唾痰，愈唾愈多，已而戒之，每喉间梗梗不可耐，辄呷白汤数口，咯出口中，用舌搅研令碎，因而咽之百余，津液满口，即随鼻中吸气咽下，以意送至丹田，默存少顷，咽间清泰矣。如未清即再漱再咽，以化尽为度。方咯出时其味甚咸，漱久则甘，世人乃谓瘀浊之物，无澄而复清之理，何其谬哉。吾尝渡河矣，见舟人掬浊流而入之瓮，掺入矾末数分，即时澄清，此可以悟治痰之法也。故上焦宗气不足，则痰聚胸膈，喉间梗梗，鼻息喘短；中焦荣气不足，则血液为痰，或壅脉道，变幻不常；下焦卫气不足，则势不悍疾，液随而滞，四末分肉之间，麻木壅肿。治其本则补之宜先，治其标则化之有法。略露端倪，以须颖者之自悟云。

痰由津液所凝，聚上中下三焦，荣气不足，壅塞脉道，变幻不测。王隐君有曰：怪症奇病皆属于痰，善治者调其荣卫，诸恙自瘳矣。

如稠而不清宜用澄之之法，散而不收宜用摄之之法，下虚上溢宜用复之之法，上壅下塞宜用坠之之法。何谓澄之之法：如白矾有却水之性，既能澄浊流，岂不足以清痰乎，然犹不可多用；至于杏仁亦能澄清，而济水之性，清劲能冗地伏流，煮而为胶（济水虽清劲，惟近世之阿胶伪者日多，奈何），最能引痰下膈，体此用之，所谓澄之之法也。何谓摄之之法：如大肠暴泄脱气及小便频数者，益智仁一味（益智仁善调气摄涩，又能固脱，功效至捷）最能收功，盖有安三焦、调诸气、摄涩唾而固脱滑之妙。故医方每以治多唾者，专取其辛而能摄，非但温胃寒而已。此所谓摄之之法也。何谓复之之法：肾间真气不能上升则水火不交，水火不交则气不通，而津液不注于肾，败浊而为痰，宜用八味丸。地黄、山药、山茱萸以补肾精，茯苓、泽泻以利水道，肉桂、附子以润肾燥，肉桂、附子热燥之药何以能润，曰：经不云乎，肾恶燥，急食辛以润之，开腠理，致津液，通气也。所谓复之之法也（此治肾虚寒痰之良法）。何谓坠之之法：如痰液聚于咽膈之间，为嗽、为喘、为膈、为噎、为眩、为晕，大便或时闭而不通，宜用养正丹、灵砂丹重剂以引之使不并，所谓坠之之法也。至于寒者热之，热者寒之，微者逆之，甚者从之，坚者削之，客者除之，劳者温之，结者散之，留者行之，湿者燥之，燥者濡之，急者缓之，损者益之，逸者行之，惊者平之，薄者劫之，开者发之，见于《素问·至真》，应变不穷，尤为治痰之要法，在圆机之士熟察而妙用之，不可一途而取也。若乃虚症有痰，勿理其痰，但治其虚。虚者既复，则气血健畅，津液流通，何痰之有。今人乃谓补药能滞气而生痰，此聋聩之言，流害无穷矣。

痰乃津液所结固，未可尽化，但使津液流通，何痰之有，惟在调血和气之要。丹阳贺鲁庵年七十余，膈间有痰不快，饮食少思。初无大害，就医京口，投以越鞠丸，清气化痰丸，胸次稍宽，日日吞之，遂不辍服。年余困顿不堪，僦舟来访，问脉于余。则大肉已脱，两手脉如游丝，太溪绝不至矣。见余有难色，因曰：吾亦自分必死，但膈间胀满太甚，大便秘结不通，殊以为苦，但得稍宽，即瞑目无憾也。固强余疏方，以至亲难辞，教用人参、白术之类大剂进之，少顷如厕，下积痰升许，胸膈宽舒，更数日而殁。夫二丸乃时师常用之药，本欲舒郁，适增其瘤，本欲清痰，反速其毙，岂不悖哉。明效若是，而病家乃无悔悟惩创之心，岂宿业已深，大命垂绝，故天塞其衷而使之决不可返耶。不然何不论于理，而甘就屠戮者之众也。

过服辛散，正气暗受其戕，久则涸津液之源，气道塞其输机，遂致痰结日盛，胸腹愈胀，大便久秘，遂至大命垂绝，呜呼身无大病，而喜服药者之殷鉴钦。

喘

经云：秋脉者肺也，秋脉不及则喘。呼吸少气而咳，上气见血，下闻病音。其治法则生脉散之类是也。李明之云：肢胀彭彭而喘，胸膈满，壅盛而上奔者，于症用药方中多加五味子、人参，次之麦门冬，又次之黄连少许。如甚则交两手而瞽，其真气太虚也。若气短加黄芪、五味子、人参。气甚去五味子、人参加黄芩、荆芥穗。冬月去荆芥穗加草豆蔻仁。仲景治火逆上气，咽喉不利，止逆下气，以麦门冬汤主之。用麦门冬七升，半夏一升，人参四两，甘草二两，粳米三合，大枣十二枚，水一斗二升，煮取六升，温服一升，日三夜一。经云：岁火太过，炎暑流行，肺金受邪，民病火气咳喘。又热淫所胜，病寒热喘咳，宜以人参、麦冬、五味子救肺（喘有虚实之分，须细辨之，生脉散乃热伤气虚而设），童便炒黄柏降火。《本事方》治咳嗽上喘，急以人参一味为末，鸡子清投新水调下一钱。昔有二人同走，一含人参，一不含俱走三五里许，其不含者大喘，含者气息自如，乃人参之力也。楼全善治一妇人，五十余，素有痰嗽，忽一日大喘，痰如泉，身汗出如油，脉浮而洪，似命绝之状，速用麦门冬四钱，人参二钱，五味子一钱五分，煎服一帖，喘定汗止，三帖后痰亦渐少，更瓜蒌仁、白术、当归、芍药、黄芩各一钱，服十帖而安。喘而无汗，烦躁，脉浮大者，汗之。喘而有汗，腹满，脉沉实者，下之（喘有内外感伤之别，外感烦躁无汗而喘者，宜汗。腹满有汗而喘，脉沉实者宜下）。仲景云：上气喘而躁者，属肺胀，欲作风水，发汗则愈。又云：咳而上气，此为肺胀，其人喘，目如脱状，脉浮大者，越婢加半夏汤主之。麻黄六两，石膏半斤，生姜三两，大枣十五枚，甘草一两，半夏八两，以水六升，先煮麻黄去上沫，入诸药，煮取三升，分三服。又云：肺胀咳而上气，烦躁而喘，脉浮者，心下有水，小青龙加石膏主之（肺胀咳而上气者，水寒之标邪也，治以小青龙汤平其冲气。况方中安内攘外，各尽其妙，余仿其法以治寒嗽，莫不有桴应鼓之叹也）。麻黄、芍药、桂枝、细辛、甘草、干姜各三钱，五味子、半夏各半升，石膏二两，用水一斗，先煮麻黄去上沫，内诸药，煎服取三升，强人服一升，羸者减之，日三服，小儿服四合。喘而自汗，腹满便秘，气口脉大于人迎，下之无疑。外此则不宜轻下也，罗谦甫平气散可用。仲景云：膈间支饮，其人喘满，心下痞坚，面色黧黑，其脉沉紧，得之数十日，医吐之不愈，木防己汤主之。木防己三两，石膏如鸡子大，十二枚，桂枝二两，人参四两，以水六升，煮取二升，温分二服。虚者即愈，实者三日复发，复与不愈者，宜木防己汤去石膏加茯苓芒硝汤主之，微利即愈。痰多者亦气短而喘，须察其平昔非因劳倦气脱之症而发，脉浮滑而大，咽喉不利，四七汤甚效（气郁痰凝，俗名梅核气是也）。仲景治妇人胸中如有炙脔，用半夏厚朴汤即此是也。如是风痰可用千缗汤。半夏七个，煨制，四片破之，皂角去皮尖，二枚，甘草炙，一寸，生姜如指大，水一碗，煎去半，顿服。又治因伤风而痰作喘逆，兀兀欲吐，恶心欲倒，如夏月有此症，为大热也。盖此症随四时为寒热温凉，宜以酒黄连、酒黄柏、酒知母各等分为细末，熟汤丸桐子大，每服二百丸，白汤送下，空心服之，仍多饮汤，服毕少时，便以美膳压之，使不得停留胃中，直至下元，以泻冲脉之逆也（冲脉上干逆气不降之故）。平居则气平和，动则气促而喘者，亦冲脉之火，宜用酒黄柏、酒知母之属。凡泻气、下痰、定喘之药，施之形实痰多者为妙（降气行痰之药，损人真元，正虚者宜审）。若一切虚症及脉浮大，按之而涩者，下之必死，须谨之。阴虚而喘，脉弱而涩，四肢寒者，去死不远，慎勿下之。宜用人参、麦门冬、五味、当归、生地、童便、竹沥之属。《素问·逆调论》云：夫不得卧则喘者，是水气之客也。夫水者循津液而流也。肾者水脏，主津液，主卧与喘也，汉防己、茯苓之属主之。又云：不得卧而息有音者，是阳明之逆也，足三阳者下行，今逆而上行，故息有音也。阳明者胃脉也，胃者六腑之海，气亦下行，阳明逆，不得从其道，故不得卧也（阳明径道壅塞，则其气不能从道，故不卧矣）。《下经》曰：胃不和则卧不安，此之谓也。熟半夏、橘红之属主之。

泻

泄泻之病，水谷或化或不化，但大便泄水，并无努责后重者是也。脉细、皮寒、少气、泻利、不食为五虚死（泄泻而犯五虚，中土已竭，危候也，参附汤尤不能挽，必加七味白术汤可以追其既失之脾阳，而固其元气，试之效捷）（用人参、附子之类救之亦有得生者）。脉缓，时小结，或微下留连者皆可治。浮大、洪数或紧或弦急皆难治。脉数疾为热，沉细为寒，虚豁为气脱，涩实为积滞，弦而迟者为气泄，心脉止者为惊泄。湿则泻水，腹不痛。风则米谷不化而完出。火则腹痛，泻水，肠鸣，痛一阵，泻一阵。痰则或泻或不泻，或多或少。食则腹痛甚而泻，泻后痛减。肾虚则五更时便泻，常时则否。寒则腹中冷痛，洞下清水，腹内雷鸣，米饮不化。湿者燥之，虚者补之，热者清之，寒者温之，有痰者行痰，有积者消积，气陷则升之，气脱则涩之。

主方：白术，炒，二钱，燥湿补脾。白茯苓，去粗皮，分水，白芍，炒，各一钱五分，止腹痛又能补脾而伐肝。陈皮，去白，一钱，行气。甘草五分，炙，和中。如的系伤湿者，去白术以苍术代之，盖白主收敛，不若苍能发散也，仍加羌活一钱，风能胜湿。猪苓、泽泻各五分，治湿不利小便，非其治也。脾虚者加人参一钱，补脾气之要药，木香、砂仁各五分，脾虚则气不运，故以药之辛温行气而温中以腐水谷也。仍服戊癸丸（方见脾门），或将前方加莲肉五钱，陈糯米一合，炒熟俱为末，加白砂糖，每朝空腹，以白汤调服，其功尤捷。肾虚者加破故纸一钱五分，益肾气，肉豆蔻一钱，止虚泄，二药气味相合能使脾肾之气交相通而化水谷，仍多服戊癸丸。热泻粪色赤黄，弹响作痛，肛门焦痛，粪出谷道如汤之热，烦渴，小便不利，宜以赤茯苓代白茯苓用为君，盖赤火色，取其相入也。热既并入于大肠而作泻，今欲引归前阴以分其势，故用为君，仍加猪苓、泽泻渗利之药各五分以佐之，又加茵陈、山栀仁各五分（二味俱苦寒，俱能解邪热而利小便），兼进如金丸（方见后）。痰泻加半夏曲一钱五分（行痰），用陈皮、白茯苓各二钱（治痰以行气为先，而茯苓能利水行津液故也）。虚者加人参一钱，盖痰气多由脾虚不能运化也，用竹沥、姜汁一盏加入服之。如体实能食者，不若加元明粉一钱，就其势从大便去之，却服收涩之剂。食积泻多，噫气如败卵臭，宜去白芍药加枳实、木香（另磨，俱理气之药）各一钱，砂仁五分。仍看所伤之物而用药，如伤肉食者加山楂，伤米食者加神曲，伤面食者加萝卜子，伤酒者加干葛各一钱，伤蟹者加丁香五分，仍进保和丸（方见伤食）。酒积每晨起必泻，本方内加人参、干葛各一钱，白豆蔻仁、吴茱萸各五分。寒泻加人参一钱，熟附子、干姜各五分（阳气不足则寒，故用人参补气，姜、附已寒）。不能食者进八味丸。元是寒泻，因泻而寒燥引饮，转饮转泻者，去白芍药加干姜、黄连、人参各一钱（干姜治初得之寒，黄连解新增之热，寒何由动热，泻久而虚，故有虚热也，须用人参补之），此理中汤加黄连也，名连理汤，多有奇效。有一等盛暑又复内伤生冷及热泻、暑泻，诸药不效者，疑似之间尤宜用此。风泻完谷不化，丹溪以为脾虚，前已列脾虚一条，若用补脾药不效，便当治风。《素问》云：久风入中为飧泄。又云：春伤于风，夏生飧泄。而《史记·仓公传》又名之为回风，足知完谷不化（完谷不化乃回风之候，连理汤必佐羌、防以升之，关窍通而伏风自去）乃风症也，宜本方内以苍术代白术，加羌活、防风各一钱（辛温通关窍而去风），升麻、柴胡各加五分（又经云：清气在下，则生飧泄。故以二药助甘辛之味引清气而上升），仍绝不与食，一二日泄当自止。暑月泄与热泻同，仍宜服六和汤（方见暑门），并啖浸冷西瓜数片。又有一种气泻肠鸣，气走胸膈，痞闷腹急而痛，泻则腹下宽，须臾又急，气塞而不通者，此由中脘停滞，气不流转，水谷不分所致，宜于本方内以苍术代白术去白芍药（以其酸收故去之），加姜制厚朴（散结气）、大腹皮（主气攻心腹）各一钱，白蔻仁五分（辛温能下气理中），仍磨入木香汁服之（木香治腹中气不转运，又火煨之能实大肠）。如小便不利，加猪苓、泽泻各五分，并调进车前子散。如口渴引饮，加人参、麦冬各一钱（二药何为，能生津而止渴，盖脾气上升于肺，肺气下降乃生津液，而二药能补脾肺故也），升麻五分（引清气上朝于口），乌梅肉五个（酸能止渴）。如久泻气脱，加人参一钱，罂粟壳五个（酸能止渴），诃子皮（二药俱酸涩，故能敛脱气而止泻）、肉豆蔻各一钱，木香（煨，另磨）、砂仁各五分（肉蔻止泄之要药，涩以固脱，煨木香实大肠，砂仁理气）。泻久气必下陷，须用升举之药，加升麻、柴胡各一钱，羌活、防风各五分（风药能鼓舞元气上升）。有久泻不止及泻已愈，而隔年及后期复泻者，有积故也，宜本方内加三棱（醋煮）、蓬术（醋煮焙干，二药消积）各一钱，木香、砂仁各五分（理气），兼进保和丸。凡大便泄服理中汤，小便不利大便反泄，不知气化之过，本肺不传化，以纯热之药治之，是以转泄，少服则不泻，多服则愈热，所以不分。若以陈皮、青皮之类治之则可。经曰：膀胱者，津液之腑，气化则能出矣。

《儒门事亲》云：昔闻山东杨先生者，治府主洞泄不已，杨初未对病人，与众人日月星辰缠度及风云雷雨之变，自辰至未，而病者听之而忘其圊。杨尝曰：治洞泄不已之人，先问其所好之事（良医治法变通化裁，出奇制胜而愈，其病非拘执药饵一法，其用心智慧非庸工所可揣度）。好棋者与之棋，好乐者与之笛笙不辍。按：兹法匪直可以治泄，即七情虚劳之类亦宜然，是故枚生《七发》，楚太子闻吴客之辩，涩然汗出，霍然病已。虽是寓言，实有此理也。第晓日风云之变者世已难其人，而况可求之庸医中乎，可叹可叹。《白云集》云：黄子厚者，江西人也，精医术，邻郡一富翁病泄泻弥年，礼致子厚诊疗，浃旬莫效。子厚曰：予未得其说，求归一月，读《易》至乾卦天行健。朱子有曰：天之运旋不息，故阁得地在中间，如人弄碗只运动不住，故空中不坠，少有息则坠矣。因悟向者，富翁之病乃气不能举，为下脱也。又时持水滴吸水，初以大指按滴上窍，则水满筒，放其按则水下溜无余，乃豁然悟曰：吾可以治翁证矣。即治装往翁家，惊喜至，即为治，艾灸百会穴未三四十壮，泄泻止矣。

一人服内托药，大便大泄，小便秘，或用五苓散则全秘，与陈皮、茯苓气化则效。

一人病虚，服附子热药小便闭，诸药不效，惟得黄连、黄芩则效。

水 肿

《既效方》云：有人阴肿，医以赤玉涂之，令服八味丸而愈。若久病而阴肿，病已不可救，宜速灸水分穴，盖水分能分水谷，水谷不分故阴肿。不特阴肿，他处亦肿，尤宜急服禹余粮丸。

《资生经》云：水肿惟得针水沟，若针余穴，水尽即死，然灸水分则有效（灸水分穴为治水肿至捷良法），乃为要穴也。有里医为李生治水肿，以药饮之不效。一日忽为灸水分与气海穴，翌早视其如削矣，信乎水分之能治水肿也。

《儒门事亲》云：一男子目下肿如卧蚕状。戴人曰：目之下阴也，水亦阴也，臀以为水之主，其肿至于目下固也。此由房室交接之时，劳汗遇风，风入皮腠，皮腠得寒则闭，风不能出，与水俱行（经云：面肿曰风，足胫肿曰水。仲景名之曰：风水），故病如是，不禁房室则死。

赵以德云：嘉定沈氏年十八，患胸腹身面俱肿，医治半月余，不效。余诊其脉，六部俱不出，用紫苏、桔梗之类煎服一盏，胸有微汗，再服则身尽汗，其六部和平之脉皆出，一二日其脉悉平。

鼓　胀

《九灵山房集》云：钟女病腹胀如鼓，四肢骨立。医或以为孕，为虫，为瘵也。项彦章诊其脉告曰：此气薄血室。钟曰：服芎、归辈积岁月，非血药乎。彦章曰：失于顺气也，夫气道也，血水也，气有一息之不运，则血有一息之不行矣。经曰：气血同出而异名，故治血必先顺其气，俾经遂得通而后血可行（气为血帅，气行而血亦行，专治其血无益矣）。乃以苏合香丸投之三日，而腰作痛。彦章曰：血欲行矣。急治芒硝、大黄峻逐之，下污血累累如瓜者可数十枚，应手而愈。彦章所以知钟女之病者，以脉弦滑而且数，弦者气结，滑者血聚，实邪也，故气行而大下之瘵。

膜　胀

赵以德云：松江一男子，年三十余，胸腹胀，大发烦躁，渴，面赤不得卧而足冷。余以其人素饮酒，必酒后入内，夺于所用，精气溢下，邪气因从之上逆，逆则阴气在上，是生膜胀（浊气在上，清气在下，则生膜胀）。其上焦之阳因下逆之邪所迫，壅塞于上，故发烦躁，此因邪从下上而盛于上者也。于是用吴茱萸、附子、人参辈以退阴逆水邪，冷饮之以解上焦之浮热。入咽觉胸中顿爽，少时腹中气转如牛吼，泄气七次，明日其证愈矣。范氏方云：凡腹胀经久，忽泻数升，昼夜不止，服药不效，乃为气脱，宜用益智仁煎浓汤，服之立愈。

脾　胃

今人只知脾胃虚则当补，补之不应则补其母，如是足矣。而不知更有妙处，补肾是也（赵养葵云：补脾不若补肾，果肾虚命火微弱，用八味丸为要方，许叔微之二神丸法亦妙）。脾土克肾水，不相为用，如何反补其所胜，以滋肝木。曰：不然，此其妙正在相克处也。五行以相克为用，所以《尚书·大禹谟》说个水火金木土谷惟修此，圣人立言之妙，其说长甚。今且以水与土言之，水不得土，何处发出，何处安着？土不得水，却是一个燥垫物事，如何生出万物来，水土相滋，动植化生，此造化相克之妙。而医家所以谓脾为太阴湿土，湿之一字分明土全赖水为用也。故曰：补脾必先补肾，至于肾精不足则又须补之以味，故古人又谓：补肾不若补脾，二言各有妙理，不可偏废也。

《本事方》云：有人全不进食，服补脾药皆不效。余授二神丸方服之顿能进食，此病不可全作脾气治。盖肾气怯弱，真元衰削是以不能消化饮食，譬之鼎釜之中置诸米谷，下无火力，终日米不能熟其何化。黄鲁直尝记：服菟丝子，淘净，酒浸，曝干，日挑数匙，以酒下之，十日外饮啖，如汤沃雪，亦知此理也。

严氏《济生方》云：人之有生不善摄养，房劳过度，真阳衰虚，坎火不温，不能上蒸脾土，冲和失布，中州不运，是以饮食不进，胸膈痞塞，或不食而胀满，或食不消，大便溏泄。古人云补肾不如补脾，余谓补脾不如补肾，肾气若壮，丹田火盛（益火之原以消阴翳），上蒸脾土，脾土温和中焦自治，膈开能食矣。

按：许、严之说皆与余说冥合，然却不知水土相滋之妙，故犹谆谆以火为言，是混水火为一途也。薛氏云：余尝病脾胃，服补药及针灸脾俞等穴不应，几殆。吾乡卢丹谷先生令余服八味丸，饮食果进，三料而平。余兄年逾四十，貌丰气弱，遇风则眩，劳则口苦生疮，胸尝有痰，目尝赤涩。又一人脾虚发肿，皆以八味丸服之而愈。此皆补肾之明验也。杨仁斋医学恐当在丹溪之右，有云：脾肾之气交通，则水谷自然克化，其见亦及此。

伤　食

《肘后》辨脾胃所伤，变易形法。凡诸脾脉：微洪，伤苦涩物，经云：咸胜苦；微涩，伤辣辛物，经云：苦胜辛；微滑，伤腥咸物，经云：甘胜咸；洪缓，伤甜烂物，经云：酸胜甘；弦紧，伤酸硬物，经云：辛胜酸；微弦，伤冷硬物，经云：温以克之；微迟，伤冷痰积恶物，经云：温胃化痰。饮食过多胀痞不下，寻常率以破气之药投之（伤食、恶食必有噫腐吞酸之候），是食物既伤之前，药剂又攻之于后，脾气安得而健畅也。必须以平补之药为主，佐以他药一升一降，使脾肾交通而水火既济，自然腐化矣。

积　聚

治积之法，理气为先，气既升降，津液流畅，积何由而生。丹溪乃谓：气无形而不能作块成聚，只一消痰破血为主，误矣。天地间有形之物每自无中生，何止积聚也。戴复庵以一味大七气汤（调气和血，使其升降自如，津液周流，灌溉脏腑，无滞窒则积聚不攻而自化矣）治一切积聚，其知此道欤。肝积肥气用前汤煎熟，待冷，却以铁器烧通红，以药淋之，乘热服。肺积息贲用前汤加桑白皮、半夏、杏仁各五分。心积伏梁用前汤加石菖蒲、半夏各五分。脾之积痞气用前汤下红丸子。肾之积奔豚用前汤倍桂加茴香、炒楝子肉各五分。

诸　气

今人治一切气疾止知求之脾肺，而不知求之肾，所以鲜效。夫肾间动气为五脏六腑之本，十二经脉之根，呼吸之门，三焦之原。房劳过度或禀受素弱，肾经不足，气无管束，遂多郁滞，是生诸疾（诸气膹郁皆属于肺，气主煦之。若郁结不舒，气机凝滞，血亦因之痹塞，则诸病生矣。故百病皆生于郁是其明证）。医者以为是当理气，壳、朴、香附、乌药之类，杂然而前陈，而气愈不可理矣。宣之泄之，以快药下之，而人之死者过半矣。于是医之中见稍高者，以为脾虚不能运化精微之故，而从事于补脾，然仅可以苟延岁月，而多至于因循蹉跌而不救。此不知补肾之过也，宜以破故纸、茴香子、胡芦巴之类主之。气药内须兼用和血之药佐之，盖未有气滞而血能和者，血不和则气益滞矣。

诸血证

撄宁生《厄言》云：古人言诸见血非寒证，皆以血为热迫，遂至妄行。然皆复有所挟也，或挟风，或挟湿，或挟气。又有因药石而发者，其本皆热。上中下治各有所宜，在上则栀子、黄芩、黄连、芍药、犀角、蒲黄，而济以牡丹皮、生地黄之类。古人云：有冒风寒，正以阳明火邪为风所扇，而血为之动，中间有桂，取其能伐木也，若苍术、地榆、白芍药之类而济以火剂；大肠血以手阳明火邪，为风为湿也，治以火剂、风剂，风能胜湿也，如黄连、黄芩、芍药、柏皮、荆芥、防风、羌活之类，兼用鸡冠花则又述类之义也。血溢、血泄、诸蓄妄症其始也，余率以桃仁、大黄行血破瘀之剂，以折其锐气（凡初期骤然吐血，亟宜快药下之，折其锐气，若日久正气已虚，法当调摄。仲景云：亡血虚家不可下是也），而后区别治之。虽往往获中，然犹不得其所以然也。后来四明遇故人苏伊举曰：吾乡有善医者，忘其姓字，每治失血蓄妄必先以快药下之，或问失血复下，虚何以当？则曰：血既妄行，迷失故道，不去蓄积，则以妄为常，曷以洁之。且去者自去，生者自生，何虚之有。余闻之愕然曰：名言也。昔之疑，今而后释之矣。又云：妇人之于血也，经水蓄则为胞胎，蓄者自蓄，生者自生。及其产育为恶露，则去者自去，生者自生。其蕴而为乳则无复下漏而为月矣。失血为血家妄逆，产乳为妇人常事，其去其生则一同也。失血家须用下剂破血，盖施之于蓄妄之初；亡血虚家不可下，盖戒之于亡失之后。又云：惊而动血者属心，怒而动血者属肝，忧而动血者属肺，思而动血者属脾，劳而动血者属肾。又云：吐血则足阳明随经上行，渗溢胃脘而为之也，小便血足太阳随经入膀胱也。又云：大便前后下血，便前由手阳明随经下行渗入大肠、传于广肠而下者也；便后由足阳明随经入胃（阴络伤血内溢）淫溢而下者也，古人所谓近血、远血是也。又云：咯血为病最重（咯血乃虚劳之渐，其症最危）且难治者，以肺手太阴之经气多血少，又肺者金象，为清肃之脏，今为火所制，迫而上行，以为咯血，逆之甚矣。上气见血，下病闻音，谓喘而咯血且痰，咳嗽也。又云：从高坠下，惊仆击搏，流滞恶血，皆从中风论，终归于厥阴，此海藏之说。盖厥阴多血，其化风木是以然也，有形当从血诊，无形当从常治。夏仲庸因蹈海惊悸，心为不宁，是为无形，从风家治之而愈。又云唾血责在下焦，阳火煎迫而为之也（唾血属肾虚火炎）。肾主唾，为足少阴，少血多气，故其症亦为难治。又有所谓肠风脏毒者，肠风则足阳明积热，久而为风，风有所以动之也；脏毒则足太阴积热，久而生湿，从而下流也。风则阳受之，湿则阴受之。曹氏《必用方》云：吐血须用干姜、甘草作汤与服，或四物、理中汤亦可，如此无不愈者，若服生地黄、竹茹、藕汁，去生便远。

出血不止

《九灵山房集》云：湖心寺僧履者，一日偶搔腘（音国，曲脚也）中疥，忽自血出汩汩如涌泉（肌衄者，《内经》名之血汗是也，《集验方》用黄芩渍水擦之，屡试良方也），竟日不止。疡医治疗勿效，邀吕元膺往视，履时已困极，无气可语。及持其脉，惟尺部如蛛丝，他部皆无，即告之曰：夫脉，气血之先也，今血妄溢，故荣气暴衰，然两尺尚可按，惟当益营以泻其阴火，乃作四神汤加荆芥穗、防风，不问晨夜并进，明日脉渐出，更服十全大补汤一剂遂痊。

呕　血

　　宜降气不宜降火。水曰润下，火曰炎上。引其气而使之下，即以水克火之理，是降气即所以降火也。若用苦寒之药以降火，火万无降理。盖炎上作苦，苦先入心，故芩、连之苦本助火入心经之药，而名为降火者徒以其寒耳，寒能凝血，苦能伤胃，是非但不能抑上升之气而使之平行，横溢之血而使之归源，害且有不可胜言也，可不戒哉。宜行血不宜止血。凡呕血之症，其始也，未有不病胸胁痛者，盖由平日起居失节，致血停瘀之，久不能归源而溢焉，遂发为呕，殆非一日之积矣。使其流行宣畅，散行百脉，又何呕之有。故凡治呕血之症必须用行血之药，宣其余滞而推陈以致新焉。血既流行，胃脘清楚，自不出矣，是行之乃所以止之也。医往往拘泥犀角地黄汤等过于凉血，虽间或止之，其后常患胸胁大痛、肿满等症，以致不起，盖血得凉则陈者不行，新者不生，瘀物愈积而真元愈削故也。况血不可止而强欲止之，奚得乎？

　　恙由郁久化火，外袭暑热，故倾盆呕出，危殆已极，诸药不受。余曾治一妇危在倾刻，因思诸药皆苦寒，是以投之即呕，借用八汁饮，冀其甘寒可以入胃清上，血止再商投之，果应。方载《治验录》，参观可也。

　　宜补肝不宜伐肝。肝藏血，血，阴物也。阴难成而易亏，又肝为东方木，于时为春，为发生之脏，宜滋养而不宜克伐，先医谓肝无补法，大谬论也。失血之后肝脏空虚汲汲焉，实之不暇，而敢以纤毫平肝之药伐之哉。往往见有治疝胀诸症谓为肝火有余，而用平肝之药，以致爪青囊缩而不起者，则肝之不可伐也亦明矣。余外兄虞检庵病呕血，医欲用降火平肝止血之药，而余贻尺牍止之。奈虽用余言从于事补，而时止时作，大率吐后新血既生，四五日还复吐出，迁延岁月，忽得散脉，知决不可为矣，更数日卒。盖自得病以来，未尝瞑目而卧也，肝为藏血之脏，故人卧则血归肝。今肝脏虚极不足以摄血，而荣卫之气亦不复行于阴分，故不复瞑目而卧，则血无所归矣，血无所归故积久而复吐出，自然之理也。余一时思不及此，心常缺然。岁己卯秋始晤缪仲淳于白下，相得甚欢，忽谓余曰：补血须用酸枣仁，余洒然有省。嗟乎！一人之心思有限，而病态无穷。非博览而约取，舍己而从人，即精如卢扁，不能无失也，而况资庸智暗学俭识寡者乎，既用自箴，因书之以诏来者。

庸俗每言伐肝，贻害匪浅，往往延成痼疾，殒身者有之。第未明肝为藏血之脏，人卧血归于肝，若肝虚不足以摄血，故目不瞑。若用补血养肝，血有所归，如茯神、龙眼肉、酸枣仁等，随症择用，所以医贵博览约取，虚心研究，取匡其不逮。

眩 晕

《北梦琐言》云：有少年苦眩晕眼花，常见一镜子，赵卿诊之曰：来晨以鱼鲙奉候。及期延丁内，从容久饥，候客退，方得交接。俄而台上施一瓯芥醋，更无他味，少年饥甚，闻芥醋香，径啜之，逡巡再啜，遂觉胸中豁然，眼花得见。卿云：君吃鱼鲙太多，故权诳而愈其疾。

上名医治病必详其原，随病化裁出奇制胜，以冀必效。近世稍有微名，一切书籍置之高阁，自以为得轩岐真传，若是者误人匪浅，五夜扪心能无愧乎？余虽昏耄，仍不敢掉以轻心，若应一诊归，必记病源，参稽古籍，所以慎之也。

头 痛

东垣云：高巅之上惟风可到，故味之薄者，阴中之阳，自地升天者也。所以头痛皆用风药治之，总其大体而言之也。然患痛人，血必不活，而风药最能燥血，故有愈治而愈甚者，此其要尤在养血，不可不审也。一人寒月往返燕京，感受风寒，遂得头痛，数月不愈，一切头风药无所不服，厥痛愈甚，肢体瘦削，扶策踵门求余方药。余思此症，明是外邪，缘何解散不效。语不云乎，治风先治血，血活风自灭。本因血虚而风寒入之，今又疏泄不已，乌乎能愈也。又闻之痛则不通，通则不痛。用当归生血活血，用木通通利关窍血脉，以行当归之力。问渠能酒乎？曰：能而且多，近为医戒之，不敢饮。因令用斗酒入二药其中，浸三昼夜，重汤煮熟，乘热饮之至醉，则去枕而卧，卧起其痛如失。所以用酒者，欲二药之性上升于头也；至醉乃卧者，醉则浃肌肤、沦骨髓，药力方到，卧则血有所归，其神安也。有志活人者，推此用之，思过半矣。火郁于上而痛者，经云：火淫所胜，民病头痛，治以寒剂。宜酒芩、石膏之类治之，又不可泥于此法也。又一方用当归二钱，川芎二钱，连翘二钱，熟苄二钱，水煎六分，去渣，以龙脑薄荷二钱，置碗底，将药乘滚冲下，鼻吸其气，俟温即服，服即安卧，其效甚速，然此亦为血虚者设耳。

头痛，六经各有见证。如太阳头痛上至巅顶，项强，腰脊必痛。阳明痛在额前，必目珠亦痛，便秘口渴。少阳痛在头角，口苦、咽干、目眩是也。太少两阴若有痰气壅塞，清阳不升，头亦为之痛，挟六淫之所干，气血之盛衰，皆能致痛也。

脑 痛

脑者髓之海也，髓不足则脑为之痛，宜茸珠丹之类治之。若用风药，久之必死。

脑为元神之府，稍受微邪，即现不支之态，《内经》谓之真头痛，旦发夕死，虽进茸珠丹，恐亦无济于事矣。

牙 疼

牙疼以平胃散入梅花片脑少许，研匀擦之立效（有胃热、肾虚之因，分辨明晰庶免遗误，平胃加片脑仅散湿热而已）。

心 痛

《难经》云：阴维为病，苦心痛，阴维行诸阴而主荣，荣为血，血属心，故苦心痛也。

洁古云：其治在足少阳二阴交。仲景太阴证则理中汤，少阴证则四逆汤，厥阴证则当归四逆吴茱萸汤。阴维为病苦心痛，若手足厥逆，危候也。

《重订灵兰要览》卷上终

重订灵兰要览　卷下

明史氏金坛宇泰王肯堂著

清雉皋晓澜顾金寿重评订

檇李方叔殷仲春校勘

鸳湖石生徐树荣重录

绍兴吉生裘庆元校刊

目　痛

目赤肿痛，人知降火而不知活血，所以不得力，只用四物汤内地黄用，生芍药用赤，加酒蒸大黄、赤茯苓、薄荷叶治之甚妙，此戴复庵法。又云：早晨盐汤下养正丹二三十粒。又云：若眼赤久而不愈，用诸眼药不效，早用苏子降气汤下黑铅丹，临卧则以消风散下三黄丸，日中则以酒调黑神散，此数药不独治久赤眼，诸眼皆治之。

降火必兼活血，发前人所未发，若不活血，寒仍凝涩，火何由而降？气血流通，火亦随之而降矣。

口 糜

经云：膀胱移热于小肠，膈肠不便，上为口糜，宜以清凉之剂利小便，用五苓导赤散，却合服之神效。又云：少阳之火气内发，热上为口糜，则又当用苦寒之剂也。如二法不效则宜炮姜之类反佐之。

身 重

身重之症，时师止知燥湿，而不知补虚。《素问·示从容论》篇厉言肝虚、肾虚、脾虚皆令人体重烦冤，足知身重乃虚症也，宜补中益气汤，加减八味丸消息与之。

正气虚则邪易侵感，治标不治本，非法也。

胁 痛

《九灵山房集》云：昔钟姓者一男子病胁痛，众医以为痈也，投诸香、姜、桂之属益甚。项彦章诊其脉告曰：此肾邪病，法当先温利而后补之。投神保丸下黑溲，痛止，即令更服神芎丸。或疑其太过，彦章曰：向用神保丸，以肾邪透膜，非全蝎不能导引，然巴豆性热，非得芒硝、大黄荡涤之后，遇热必再作，乃大泄数次病已。项彦章所以知男子之病，以阳脉弦，阴脉微涩，弦者痛也，涩者肾邪有余也。肾邪上薄于胁不能下，且肾恶燥，热方发之，非得利不愈。经曰：痛随利减，殆谓此也。房劳过度，肾虚羸怯之人，胸胁之间每有隐隐微痛，此肾虚不能约，气虚不能生血之故。气与血犹水也，盛则流畅，少则壅滞，故气血不虚则不滞，既虚则鲜有不滞者，所以作痛。宜用破故纸之类补肾，芎、归之类和血，若作寻常胁痛治则殆矣。

当辨左右气血而施治。痛在左，肝火挟气也，痛在右，脾火挟痰食也。治从润肺柔肝而得捷效，乃肝移邪于肺之明证也。

腰　痛

腰者肾之所附，肾气虚而邪客之，则能作痛。邪者风热湿燥寒也，大抵寒湿多而风热少。有风、有湿、有寒、有热、有挫闪、有瘀血、有滞气、有痰积。风伤肾而痛，其脉必带浮，或左或右，痛无常处，牵引两足，宜五积散，每服加防风五分或加全蝎三个尤好，小续命汤、独活寄生汤皆可选用，仍合三仙丹。杜仲姜汁炒，研末，每一钱，空心温酒调服，名杜仲酒，治肾气腰痛，兼治风冷为患。伤湿而痛，如坐水中，盖肾属水，久坐水湿处，或为雨露所着，湿流入足太阳经以致腰痛，其脉必带缓，遇天阴或久坐必发，身体必带迟重，宜渗湿汤主之，不效宜肾着汤或生附汤。感寒而痛者，腰间如水，其脉必紧，见热则减，见寒则增，宜五积散去桔梗加吴茱萸五分或姜附汤加辣桂、杜仲主之。伤热而痛者，脉必洪数而滑，发渴便闭，宜甘豆汤加续断、天麻，间服败毒散。若因挫闪或摛扑伤损而痛者，宜乳香趁痛散及黑神散和复元通气散酒调下，不效则必有恶血停滞，宜先用酒调服苏合香丸，以五积散加大黄五分、苏木五分、当归倍元散。若因劳役负重而痛，宜用和气散或普贤正气散，杨仁斋云：劳力而痛，宜十补汤下青娥丸。瘀血为瘀，其脉必涩，转侧若锥刀之刺，大便黑，小便赤或黑，日轻夜重，名沥血腰痛，宜苏沉麝丸及桃仁酒调黑神散或四物汤加桃仁、红花、枳壳、乌药之属。丹溪用补阴丸中加桃仁、红花主之。气滞而痛，其脉必沉，若郁闷而不伸，宜人参顺气散，乌药顺气散，加五加皮、木香、甘草少许，煎汤调下。痰注而痛，其脉必滑或伏，宜二陈汤加南星、香附、枳壳主之。

大抵诸腰痛皆起于肾虚，既挟邪气则须除其邪，如无外邪积滞而自痛，则惟补肾而已，腰肢痿弱，身体疲倦，脚膝酸软，脉或洪或细，而皆无力（脉细便清为阳虚，重按必沉而无力），是其候也，亦分寒热二症。

脉细而无力，怯怯短气，小便清利，是为阳虚，宜肾气丸、茴香丸并戴复庵法，以大建中汤加川椒十粒下腰肾丸及生料鹿茸丸之类，仍以猪腰切作薄片，勿令断，层层掺炒茴香末，湿纸裹，煨熟，细嚼，酒下，此所以补阳之不足也。脉洪大而无力（脉洪大无力为阴虚，其小便必黄赤），小便黄赤，虚火时炎，是为阴虚，东垣所谓膏粱之人，久服汤药，醉以入房，损其真气，则肾气热，肾气热则腰脊痛，不能举，久则髓减骨枯，发为骨痿，宜六味地黄丸，滋肾丸，封髓丹之类治阴之不足也。杨仁斋云：经曰腰者肾之府，转摇不能，肾将惫矣。审如是则病在少阴，必究其受病之源，而处之为得。虽然宗筋聚于阴器，肝者，肾之同系也。五脏皆取气于谷，脾者，肾之仓廪也。郁怒伤肝，则诸经纵弛。忧思伤脾，则胃气不行。二者皆能为腰痛之寇，故并及之。郁怒伤肝，发为腰痛，宜调肝散主之。忧思伤脾，发为腰痛，宜沉香降气汤和调气散姜枣煎主之。又有沮锉失志伤肾而痛者，和剂七气汤多加白茯苓，少加沉香、乳香主之，《保命集》云：煨肾丸治肝肾损及脾损，谷不化，腰痛不起者神效。疟痢后腰痛及妇人月经行后腰痛俱属虚，宜补之于气血药，加杜仲、侧柏叶主之。丹溪云：久腰痛，必用官桂开之方止，腹胁痛亦然。橘香丸治腰痛经久不瘥，用官桂亦开之意也。

腰为肾府，若肾气虚，随六淫之邪为转移，则痛作。调其荣卫，损有余补不足，究其致痛之由，而治之为得也。

虚 损

补精之药固忌温热，然以天道验之时，非温热则地气不能升而为雨，人身之道何莫不由斯。然则肾气虽寒补，实资乎温助，故昔人苁蓉、巴戟、故纸、茴香之类发扬肾气，使阴阳交蒸而生精，知此理也。自丹溪出而以黄柏、知母为补肾之药，误人多矣。夫黄柏、知母（知母、黄柏仅可用于火炽体盛者初期暂服，久则反从火化）虽北方寒水之气而生，然其性降而不升，杀而不生，暂用其寒可以益水，久服其苦反能助火。经不云乎，久而增气，物化之常也，气增而久，夭之由也，可不慎欤。加减四柱饮治虚劳短气乏力，语言无力，饮食少思者。

人参　黄芪　干山药　白茯苓　熟附子各五分，去皮脐，童便换浸三昼，以纸裹煨三次，咀片　川椒红廿四粒，去目及闭口者

上生姜三片，枣一枚，煎服。

劳 瘵

《琐碎录》云：男子劳伤而得瘵疾，渐见瘦瘠，用童便二盏，无灰酒一盏，以新瓷瓶贮之，入全猪腰一对（取血肉有情之品以类相从，故收效速，是损其肾者，益其精，补之于味也），泥封。日晚慢火养熟，至中夜止，五更、初更以火温

之，饮酒食腰子，病笃者只一月效。平日瘦怯者亦宜服此，盖以血养血，胜一金石草木之药也。秘方：治虚症有火，服参、芪则作喘嗽，服归、地则少饮食，服降火滋阴药则反削元气，而火又不降，宜用此方。

甘枸杞　石斛酒蒸多用　麦门冬去心多用　天门冬　干山药

已上五味皆补虚药（而滞凉者又不滞脾气，以虚症有火者绝妙）。

山茱萸　酸枣仁炒研多用　薏苡仁　白茯苓

若咳嗽宜用五味子十余粒，干姜二三分，薄荷四五分，忌桑皮、杏仁、苏子降气等药，若发躁宜倍用收敛之药，摄火归源，忌用知母、黄柏，苦寒之药犯之则躁愈甚矣。

梦　遗

王海藏云：余尝治脱精不止者，以涩剂止之不能，不若泻心火。泻心火不能止之，不若用升阳之剂，如风药之类止之（风药善升，使阳气上举而不下降也），非能止之也，举其气上而不下也。《药要或问》云：郑叔鲁年二十余，攻举业，夜读书至四鼓犹未已，忽发病，卧间但阴着物便梦交接，脱精悬空则无梦，饮食日减，倦怠少气，盖以用心太过，二火俱起，夜不得眠，血不归经，肾水不足，火乘阴虚（阴虚火炎，鼓灼精房，失于退藏而外泄也）入客下焦，鼓其精房，则精不得聚藏而欲走，因阴着物，由厥气客之，故作接内之梦。于是上补心安神，中调脾胃升举其阳，下用益精生阴固阳之剂，不三月而病安矣。《医学集成》记江单医云：遗泄一症寻常只治心肾，未有别治。以《素问》、仲景考之当治，服此屡效。

丸方：厚朴，姜制，二两，羊胫三两，炭火煅通红，窨杀，别研，细如粉。

上二味，陈黄米糊丸，桐子大，每服百丸至三百丸，米汤下。

不得卧

《九灵山房集》云：浙江省平章左答纳失理在帅阃时病无睡，睡则心悸神慑，如处孤垒，而四面受敌达旦，目眵眵无所见，耳瞆瞆无所闻，虽坚卧密室，睫未尝交也，即选医之良者，处剂累月勿瘳。后召元膺翁诊视，翁切其脉，左关之阳浮而虚，察其色，少阳之支溢于目眦，即告之曰：此得之胆虚而风上，独治其心而不祛其胆之风，非法也。因投药方：乌梅汤抱胆丸，日再服，遂熟睡。一方治多疑，不得眠，如狂，用温胆汤加酸枣仁一两，炒研，煎。

从来不寐之证，前人皆以心肾不交治之，投剂无效。窃思阴阳违和，二气亦不交。椿田每用制半夏、夏枯草各五钱，取阴阳相配之义，浓煎长流水，竟覆杯而卧。治病切勿执着拘泥古方，妙在随症用药，变通化裁，精思过人，是为良工。

妄　见

《道山清话》云：张子颜少卿晚年尝目前见白光闪闪，中有白衣人如佛相者，子颜信之弥谨，乃不食肉不饮酒，然体瘠而多病矣。时泰宁不豫汪寿卿自蜀入京诊御脉，寿卿医道盛行，其门如市。子颜一日从寿卿求脉，寿卿一见，大惊不复言，但投以大丸数十，小丸千余粒。嘱曰：十日中服之当尽，却以示报。既数日视所见白衣人，衣变黄而光无所见矣，乃欲得肉食思饮酒，又明俱无所见，觉气体异他日矣，乃诣寿卿以告。卿曰：吾固知矣，公脾初受病，为肺所乘，心，脾之母也。公既多疑，心气一不固，自然有所睹，吾以大丸实其脾，小丸补其心，肺为脾之子，既不能胜其母，其病自愈矣。子颜大神之，因密问所诊御脉何如，卿曰：得春气当绝，虽司命无如之何。时元符改元八月矣，至三年正月泰宁宴驾。寿卿后入华山，年已八十。

汪君诊法可谓神而明之，辨证用药精蕴毕呈，他人难测者皆有所指归。

发　热

杨仁斋云：凡壮热烦躁，用柴胡、黄芩解利之，其热乍轻而不退去，用黄芩、川芎、甘草、乌梅作剂，或用黄连、生地黄、赤苓同煎，临熟入灯心一捻主之，其效亦速。

盖川芎、生地皆能调血，心血一调其热自退（心者，君主之官焉，心清热自退，善治热者先调血，血调气疏，自无蒸灼之外热也）。《心法附余》云：退热之法全在清心，必用麦门冬、灯心草、白术、茯苓。盖心者，一身之主宰，而万事之根本，万令从心，心不清则妄动而热不退，然热又能伤血，血滞则气郁而热愈不退，退热之法所以又在调血，法用川芎、当归。若夫阳浮于外则当敛而降之，法用参苓白术散，姜枣煎服。

渴

治渴必须益血。盖血即津液所化，津液既少，其血必虚，故须益血丸。吐血之后，多能发渴，益知渴病生于血虚也。

血虚，津液不能上承则口渴也。

盗　汗

问：人之盗汗何气使然？曰：阳气不足而阴气有余也。卫气昼行阳二十五度则目张而寤，夜行阴亦二十五度则目瞑而卧。卧而气不荣于阳分，则腠理开，腠理开则津液泄矣。阳者卫外而为固者也，寤而目张则阳气复反于阳分，故倏然而止也。止汗以黄芪为君固其阳也。其于五脏有所属乎？曰：心主五液而肾主水也，人之一身，子时一阳生，心中有赤液下入于肾；午时一阴生，肾中有白气上入于心，心肾交，水火济，而无病也。心肾俱耗则水火不交，故至阴之下有僭阳焉，骨为之热矣。诸阳之会有纯阴焉，额为之汗矣。额亦心之分也，有但见于额与心，他处无之者，此由心肾俱虚，水液枯涸，势不足以周身之汗，故但见于心之分也。余尝病怔忡盗汗，补心肾尚无功，加猪心数片引之遄已。药贵向导，不可不审也。

白　浊

赤白浊总属肾虚，无寒热之别。玄菟丹，小菟丝子丸，八味丸，山药丸皆可斟酌用之。不宜妄用利水清痰、燥热温凉之药，慎之慎之。有因内伤，以补中益气汤主之，经曰：中气不足则溲便为之变，是也（《内经》谓中气不足则溲便为之变。夫中气者，脾土也，脾虚湿热下注，当升清以降浊而浊自愈也）。有思想不遂，意淫于外者，宜清其心，如远志、茯苓、龙骨、石莲、菟丝子之类。有入房过度，伤精而致者，宜补其精，如鹿角胶、肉苁蓉、桑螵蛸之类。经曰：思想无穷，所愿不得，意淫于外，入房太甚，宗筋弛纵，发为筋痿，又为白浊是也。有精竭而赤浊，虚之极也。宜峻补其精，若妄用凉药，必至不起。又《药要或问》曰：白浊多因湿热下流膀胱而来，赤白浊即《灵枢》所谓中气不足，溲便为之变是也，先须补中气使升举之，而后分其脏腑、气血、赤白、虚实以治之。其他邪热所伤者，固在泻热补虚，设肾气虚甚或火热亢极者，则不宜峻用寒凉之药，必以反佐之，要在权衡轻重而已。

淋

外兄贺晋卿因有不如意事，又当劳役之后，忽小腹急痛欲溺，溺中有白物，如脓并血而下，茎中急痛不可忍，正如滞下后重之状，日数十行。更数医不效，问方于余。余作瘀血治，下以牛膝四两，去芦，酒浸一宿，长流水十二碗，煎至八碗，再入桃仁一两，去皮尖，炒，红花二钱五分，当归稍一两，酒浸，赤芍药一两五钱，木通一两，生甘草二钱五分，苎麻根二茎，同煎至二碗，去渣，入琥珀末二钱，麝香少许，分作四服，一日夜饮尽，势减大半。按《素问·奇病论》云：病有癃者，一日数十溲，此不足也。今瘀血虽散，宜用地黄丸加菟丝子、杜仲、益智仁、牛膝之属，补肾阴之不足以杜复至，因循未及修治，遂不得全愈，或闭，或一夜数十起，溺讫痛甚。径服前丸及以补肾之药入煎剂，调理而安。从兄淳甫得淋疾，日数十溲，略带黄，服五苓散顿减，因腹中未快，多服利药三五日，复忽见血星。医以八正散治之不应，索方于余。询知其便后时有物如脓，小劳即发，诊得六脉俱沉细尤甚，此中气不足也，便后浓血，精内败也。经云：中气不足则溲便为之变。宜补中益气汤加顺气之药，以滋其阳，六味地黄丸疏内败之精，以补其阴，更加五味子敛耗散，牛膝通血脉，终剂而安。此余初学医时所录，以用药颇中肯綮，故存之。小便黄赤有寒热虚实之别，《素问》曰：诸病水液浑浊皆属于热，宜黄柏、知母之类治之，此热症也。《脉经》云：尺涩，足胫逆冷，小便赤，宜服附子四逆汤，此寒症也。《素问》云：胃足阳明之脉盛则身已前皆其有余，胃则消谷善饥，溺色黄，宜降胃火。又云：肝热病者，小便先黄，宜降肝火，皆实症也。又云：肺手太阴之脉，气虚则肩背痛而寒，少气不足以息，溺色变，宜补中益气汤之类，又补肺气。又云：冬脉者，肾脉也。冬脉不及，则令人眇中清，脊痛，小便变，宜地黄丸之类，以助肾脉。此虚症也。小便遗失责在肺，不在肾。盖肺者，肾之上源，又其母也。上源治，则下流约矣。《甲乙经》云：肺脉不及，则少气不足以息，卒遗失无度。故东垣云：宜安卧养气，禁劳役，以黄芪、人参之类补之，不愈当责有热，加黄柏、生苄。

　　淋有五种：气、血、砂、膏、劳。今茎中疼痛乃血瘀为患，用血药获效是治其源也。若点滴涩痛，为津液涸；茎中挟脓者，乃中气不足；且肺为水之上源，若肺虚，气不上承，亦为淋也。《治验录》辨之晰矣。

小便不通

膀胱者州都之官，津液藏焉，气化则能出矣。何谓气化，津液乃气所化也（小便不通是气化不行也，经谓：膀胱者，津液之腑，气化则能出矣）。《经脉别论》云：饮入于胃，游溢精气，上输于脾，脾气散精，上归于肺。通调水道，下输膀胱，水精四布，五经并行。盖譬之蒸物然，汤气上熏，釜甑遂有液而下滴，此脾气熏蒸肺叶，所以遂能调水道而输膀胱也。故小便不通之症，审系气虚而水涸者，利之益甚，须以大补人参，少佐升麻煎汤饮之，则阳升阴降，是地气上为云，天气下为雨也，自然通利矣。丹溪尝治一人，伤寒得汗，热退后脉尚洪（伤寒得汗，脉必洪而无力），此洪脉作虚脉论，与人参、黄芪、白术、炙甘草、当归、芍药、陈皮。数日其脉仍大，又小便不通，小腹下妨闷，颇为所苦，但仰卧则点滴而出，日以补药服之未至，于前药内倍加黄芪、人参，大剂与服两日，而小便方利。强力入房过忍小便而不通者，小菟丝子丸、六味丸治之，多服取效。下焦有热者，凤髓丹，滋肾丸之属。杨仁斋云：大凡水道不行，其本在肾，其末在肺，合用牵牛、泽泻便自通。虚人、老人又不在此例。王海藏云：年老人虚秘是下亡津液也，以升麻汤举之，阳升阴降是地气上为云，天气下为雨也，所以通利。又云：小便不通非小肠、膀胱、厥阴也，强力房劳、过忍小便之过也。一男子病小便不通，他医治以利药益甚，丹溪诊之，右寸颇弦滑，曰：此积痰也。积痰在脉，脉为上焦，而膀胱为下焦，上焦闭则下焦塞，譬如滴水之器必上窍通而后下窍之水出，乃以法大吐，吐已病如失。经云：膀胱者，津液之腑，气化则能出矣。又云：肺气通调水道，下泄膀胱。《脉诀》云：肝胆同归津液腑，所以太阳厥阴同为一治。又云：膀胱、肾合为精腑，此肾主大小二便难也。

着眼在肺气通调，水津四布二语。

大便不通

《金匮真言论》云：北方黑色入通于肾，开窍于二阴，故肾阴虚则大小便难，宜以地黄、苁蓉、车前、茯苓之属，补真阴利水道，少佐辛药，开腠理，致津液而润其燥，施之于老人尤宜。若大小便燥结之甚，求通不得，登厕用力太过，便仍不通而气被挣脱，下注肛门，有时泄清水而里急后重，不可忍者，胸膈间梗梗作恶，干呕有声，渴而索水，饮食不通，呻吟不绝，欲利之则气已下脱，合用葶苈、桑白皮，二者得兼必然中病，其间更以木通、滑石佐之，尤能透达。虽然大便、小便脉络相贯也，人有多日小便不通，但用神保丸（血燥、津液涸皆致便难，神保丸等治实症固妙，而年老液涸者不可不审）作葶丸大泻数行，小便自利。按：此法实者可用，不可不审。

二便俱闭，只利大便，小便须臾自下。若气已脱，下之即绝，固之则溺与燥矢膨满腹肠间，恐反增剧；升之使气自举，而秽物不为气所结，自然通利，则呕恶不堪宜何处之。家姑八十余，尝得此患，余惟欲调气，利小便之药虽仅获效而不收全功，尝慰之令勿性急，后因不能忍，遽索末药，利下数行，不以告余，自谓稍快矣。而脉忽数动一止，气息奄奄，颓然床褥。余知真气已泄，若不收摄恐遂不救，急以生脉药投之数剂，后结脉始退。因合益血润肠丸与服，劝以勿服他药，久之自有奇效。如言调理两月余而二便通调，四肢康胜如平时矣。向使图目前之快，蔑探本之明，宁免于悔哉。便秘是老人常事，盖气固而不泄故能寿考。而一时难堪，辄躁扰而致疾，若求通润之方非益血而滋肾，乌乎可也。丸方虽为家姑设，而可以通行天下，故表而出之，以为孝子养亲，仁人安老之一助云。

益血润肠丸 熟地黄六两 杏仁炒，去皮尖 枳壳麸皮，炒黄 麻仁拣去壳令净，壳反涩大肠也，各三两，已上三味各杵膏 橘红三两五钱 阿胶炒 肉苁蓉酥煮透，烘干，各一两五钱 苏子炒研 琐阳酥煮 荆芥各一钱

上末之，以前三味膏同杵千余下，仍加炼蜜丸桐子大，每服五六十丸，空心白汤下。大法云：大便秘服神芎丸，大便不通，小便反利，不知燥湿之过，本大肠少津液，以寒燥之药治

之，是以转燥，少服则不济，多服则亡血，所以不通，若用四物、麻子、杏仁之类则可。经云：燥则为枯，湿剂所以润之，肾燥便难也。

益血润肠丸乃王道之师，非神芎丸之瞑眩。若津涸液少当用四物润燥，间服益血润肠丸。

疝

朱丹溪于此道中甚有发明，而其临症处方又多以扶植元气为主。孰虑人遭厄运，其手书皆不传，而传于世者皆为盲夫俗子裁剪增续，疵谬实多，《纂要》一书其舛尤甚，凡丹溪长处皆为删去，甚可恨也。即如疝症一门首载云：专主肝经与肾虚而致者甚多。肝乃肾之子，而前阴肾之窍也，欲补其肝能无顾其母乎。而世俗执肝无补法之论，逢一疝症辄为肝实，过用克伐，死者多矣。今《纂要》中全不载一补法，时师既无自悟之明，又无他书足考，焉得而不误也。按：丹溪云疝有挟虚而发者，其脉不甚沉紧而豁大无力者是也，当以参、术为君，疏导药佐之，何尝无补法哉。张仲景治寒疝腹中痛，又胁痛里急者，当归生姜羊肉汤主之。《本草衍义》称其无不应验，岂非补肝之效乎。余每治病甚，气上冲心，危急者，以八味丸投之立应。又补肾之一验也。又大便不通者当利大便，如许叔微、罗谦甫皆用芫花是已。今如《纂要》云：不干肾经则五苓不当用，又言疝不可下，则芫花不当用，而所列者惟数种破血之药，苦辛杂收，寒热无别，既不能补肝肾之真阴，又不能通利二窍，使邪有所泄，而耗其气于冥冥之中，且日趋于危而不自觉也，岂不悖哉。疝有七种，治当分别虚实寒热，未可泥于温补，亦不可过用破气之品，景岳言之详矣。

痔　论

《内经·生气通天论》云：风客淫气精乃亡，邪伤肝也。因而饱食，筋脉横解，肠澼为痔。盖风气通于肝，而淫气者阴阳之乱气也，因其相乱而风客之，则伤精，伤精则邪入于肝矣。而又饮食自倍，肠胃乃伤，阴阳不和，关膈壅滞，热毒下注，血渗大肠，肠澼痔漏，安得而免。

气虚湿热下注大肠。

附骨疽

一人生附骨疽，脓熟不得泄，溃而入腹，精神昏愦，粥药不食，医皆措手。延余治之，诊其脉细如蛛丝，气息奄奄欲绝。余曰：无伤也，可以铍针刺其腹，脓大泄然，皆清稀，时若蟹吐沫，在法为透膜不治，或讥余，余曰：无伤也，可治。参、芪、附子加厥阴行经之药大剂饮之，为制八味丸，丸成服之，食大进，日啖饭升余，约数旬而平。余所以知可治者，溃疡之脉洪实者死，微细者生。今脉微细，形病相合，知其受补，故云可治也。所以刺其腹者，脓不泄，必有内攻之患，且按之而知其深，即刺之无苦也。所以信其不透膜，即透膜，无损者，无恶候也。所以服八味者，八味丸补肾，肾气壮而上升，则胃口开而纳食，故大进也。泄脓既多，刀圭之药其何得济，迁延迟久且有他患，故进开胃之药，使多食粱肉以补之，肌乃速生，此治溃疡之要法也。

古疡医必审经络，明虚实，别脏腑，脉候荣卫气血之源，非今之疡医，仅知敷贴，不明经络脏腑，是庸工也。

乳痈

庚午，余自秋闱归，则亡妹已病。盖自七月，乳肿痛不散，八月火针取脓，医以十全大补汤与之，外敷针箍散不效，反加喘闷。九月产一女，溃势益大，两乳房烂尽，延及胸腋，脓水稠黏，出脓几六七升，略无敛势。十一月始归就医，医改用解毒和中平剂，外掺生肌散，龙骨、寒水石等剂，脓出不止，流溅所及，即肿泡溃脓，两旁紫黑，疮口十数，胸前腋下皆肿溃不可动，侧其势可畏。余谓：产后毒气乘虚而炽，宜多服黄芪解毒补血益气生肌。而医鉴前弊不敢用。十二月中旬后益甚，疮口廿余，诸药尽试，不效。始改用余药。时脓秽黏滞，煎楮叶猪蹄汤，沃之顿爽，乃制一方，名黄芪托里汤，黄芪甘温以排脓益气生肌为君，甘草补胃气解毒，当归身和血生血为臣，升麻、葛根、漏芦为足阳明本经药，及连翘、防风皆散结疏经，瓜蒌仁、黍黏子解毒去肿，皂角刺引至溃处，白芷入阳明败脓生肌，又用川芎三分及肉桂、炒柏为引用，每剂入酒一盏煎，送白玉霜丸疏脓解毒。时脓水稠黏，方盛未已，不可遽用龙骨等药，理宜追之，乃制青霞散外掺，明日脓水顿稀，痛定秒解，始有向安之势。至辛未新正，患处皆生新肉，有紫肿处，俱用葱熨法随手消散，但近腋足少阳分尚未敛，乃加柴胡一钱、青皮三分及倍用川芎，脓水已尽者，即用戴糁散掺之。至元霄后遂全安。凡治痈疽须审经络部分，今所患正在足阳明之分，少侵足少阳经分。俗医不复审别一概用药，药无向导终归罔功，甚可叹也。近有患之剧甚如亡妹所苦者，一庠友就余求方，余以冗未及，应诸疡医，卒拱手以待毙，余甚伤之，议布其方，不忍自秘也。

隆庆辛未九月九日记

古名医见病知源，况必先审经络部分，然后制方，用之咸宜。惟世风不古，庸工藉以需索，而病家亦甘受其欺诈，若稍剧之患，每束手无策。金坛心存济世疾苦，特将秘方刊布以广流传也。

青霞散 治痈疽溃烂，脓多不敛，先用楮叶猪蹄汤洗过，以此敷之。

飞青黛二钱　乳香一钱五分　没药一钱五分　韶粉一钱　海螵蛸一钱　枯矾一钱　白蔹一钱　寒水石一钱　冰片三分　红粉霜另研极细，和匀后再研入，一钱　杏仁去皮尖，廿四个

有死肉加白丁香五分，大痈疽烂甚腐多加铜绿一钱五分。此方专治溃疡因血热肉腐化而为脓，故用青黛凉血解毒，而使肉无腐为君，乳香、没药活血止痛而消肿为臣，寒水石之寒佐青黛，以凉血肉使不腐，枯矾之收涩，排肿而追毒，韶粉、海螵蛸之收湿，止脓汁之多而不燥，霜粉之拔毒，白蔹之敛创，冰片之透肌，以为佐使。诸药多燥，又假杏仁之油以润之。此制方之旨也。

子　嗣

严冬之后必有阳春，是知天地之间不收敛则不能发生，不中和则不能发生，自然之理也。今人既昧收藏之理，纵欲竭精以耗散真气，縻所不至。及其无子，既云血冷，又谓精寒，燥热之剂投而真阴益耗矣，安得有子。大抵无子之故，不独在女，亦多由男子。男子房劳过度，施泄过多，精清如水，或冷如冰，及思虑无穷，谋望高远，皆难有子。盖心主神，有所施则心驰于外，致君火伤而不能降。肾主智，有所劳则智乱于中。俾肾亏而不能升，上下不交，水火不构，而能生育者未之有也（求嗣者广积阴功然后节欲保精，自获天锡佳儿，非徒

恃药饵，无益而有损，慎之。余《治验录》中已缕晰言之矣）。又有天禀，男子阴痿，女子瘕疝，及体肥脂实者皆无子之端，不可执一而治，治之之法，若系房劳过度，精清如水，冷如水者，六神丸主之。精竭者，五味补精丸主之。精方衰微，不能远射者，六子丸主之。禀赋元弱，气血虚损者，肾气丸加鹿茸主之。思虑多与心火太盛不能节欲者，大凤髓丹主之。仍以六神丸间服，上下午服，临卧服定志丸或安神丸之类。若审系虚寒者，固真丸亦可服，其阴痿痹等症仍当于本症门求之。

女人无子当调其经，于月事门求之（调经首在治肝滋水，肝气为患，妇女尤甚，往往左胁下痞，积，胀满，呕逆，皆先天肝血不足，治从滋养则平，若误投疏伐则殆，若血亏肝旺上犯胃脘，下侵两足，纳食则吐，两足挛痛，遂发痉厥，乃肝病入络，因血少不能流通，慎勿执肝无补法，妄用克伐，宜滋水生肝乙癸同源之治）。若体中有热者，增损地黄丸、艾附当归丸主之，仍间服逍遥散。若禀赋素弱及脾胃气虚不能荣养冲任者，补中丸主之。肢体本实，但多郁怒，遂致月事失期，不能成孕者，香附丸或香附散主之。体肥脂实不能成孕者，《良方》荡胞之法并坐导之法亦可采用，亦当常服经验育胎丸。若的系禀受素弱，起居失节，恣啖生冷致子宫虚寒不能成孕者，宜以育胎丸为主，壬子丸之类亦可间服以上服药之时，俱宜谨戒房室方能奏功，即念虑之间亦不可轻动。盖心火一动，真精即从而走失，前功尽弃矣。戒之戒之。

按种子之道有四：一曰择地，二曰养种，三曰乘时，四曰投虚。何谓地，母血是也。何谓种，父精是也。何谓时，精血交感之会是也。何谓投虚，去旧生新之初是也。古法以月经行后三十时辰为准，过此子宫闭，虽交而不孕，即乘时之理也。总以清心寡欲为最上乘妙法也。余治胎产三十余年，过大险大危之候，竟得十全八九，皆用补得法，不随流俗，以治标逐瘀为先务，余《治验录》中择载甚多，参阅可增智识也。

《重订灵兰要览》卷下终

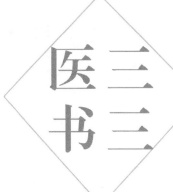

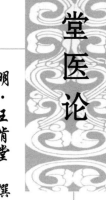

肯堂医论

明·王肯堂 撰

提要

名人著作，无不为后世人所赞赏，文学且然，何况关于人命之医学哉！王肯堂先生辑刻《医统正脉》，则自《素》《灵》以及金元诸家各书，赖以相传。其他如纂述《六科准绳》，亦为集医学之大成。然欲觅先生一字一推敲之自著医书，恐求之不得也。本书三卷，与第一集中之《灵兰要览》，皆即先生之手泽。本社裘君吉生，藏之久矣，视为拱璧，今一一刊行，以公同好，想有目者同赞赏焉。

目录

肯堂医论　卷上

明史氏金坛宇泰王肯堂著
雉皋晓澜顾金寿评点
明后学方叔殷仲春校订正
绍兴吉生裘庆元校刊

痘疹发微

溯源　痘诊之症，不著先秦古书，故溯流穷源，类多未定之见。有谓在母腹中时食秽血而致者，有谓在交媾时欲火所钟者，盖皆胎毒也。宋元以来，医家之说大抵皆然。而近又有天行疫厉与伤寒同，则是外感，了与胎毒无干。不知伤寒之病，人有不患之者；而痘则人人不得而免。伤寒则既病之后，不能保其不再病；而痘疹一出之后，永不复出。如此，则所谓胎毒者，是也。然食秽之于欲火，自有男女以来即有之，何此不见于汉以前，而特于建武以后始有之，岂建武以前独无胎毒耶？

曰：痘疹之症，其始也，未有不本于胎毒；而其既也，未始不成于外感。惟其本于胎毒，故人人不得而免；惟其成于外感，故特见于建武之后，而建武以前无见也。经不云：平之温热者疮。盖上古之时，风气未漓，禀受素厚，即有胎毒，自能内消。寒凉之地，腠理闭秘，疫厉难侵；温热之方，风气平安，疮亦不作，故未闻有患痘者。至建武时，胡虏，极西北之人，到南方温热之地，腠理开通，偶感时行疫厉之气，触动在胎时所受温热毒，发为此疮，所传染无一得免，而痘症著矣。即如俗所云杨梅疮者，亦起近代，亦能传染，其一发之后，不复再出，又与痘同。盖人在气交之中，故痘疹由外感而成者，类能传染，惟莫开其端，则其症不著，要未可以执一论也。惟内染外感，相搏而成，故欲发之初，未见红点之际，以微汗散之，未有不愈者，失此不汗。至于将出未出之时，其势已成，更欲汗之，虚者不能成浆，实者必成斑烂矣，可不审哉。

痘疹始于胎毒，继感瘟疫外邪，引动伏毒，势若燎原，危险万分，互相传染，为害闾阎，所以喻氏为之。痘因温疫而发，按外感六经而治，所以择无疫之时宣泄，可收十全，万密斋言之最精，管栻亦良，《痘诊定论》补方尤妙。近有引种法，由占拿氏发明原理，百无一失，仅行于粤东，尚未广布宇内。江浙之人，疑信相半，惜乎不能开通，奈何！能治外感疫厉，即能疗痘疮，喻氏创之于前，是济世之苦心，奈庸俗不知何！

按：近牛苗引种之法已普遍。

预防 预防之药，如古方油饮子、辰砂散、龙骨膏之类，人多用之，未有效者，痘固不可以预治耶？然不治已病治未病，亦医所宜知。故凡值天时不正，乡邑痘疮盛发，或遇冬温，阳气暴泄，至春夏之时，疮必大行，宜预以凉血降火之药治之，则多者可少，少者可无，亦或有此理。今以经验一方附于后：

代天宣化丸

人中黄（属土，甲己年为君） 黄芩（属金，乙庚年为君） 黄柏（属水，丙辛年为君） 栀子（属木，丁壬年为君） 黄连（属火，戊癸年为君） 苦参（佐） 荆芥穗（佐） 防风（去芦，佐） 连翘（去心，酒洗，佐） 紫苏叶（佐） 牛蒡子（酒淘，炒，佐） 山豆根（佐）

先视其年所属，取其药以为君，其余主岁者为臣。为君者倍之，为臣者半之，为佐者如臣四分之三。于冬至日修合为末，取雪水煮升麻，和竹沥，调神曲为丸，外用辰砂、雄黄为衣。竹叶汤送下（按：此方即无效，亦无损）。

制人中黄法 取甘草大者，不拘多少，用新竹一节，纳入甘草，仍紧塞无节空处，尿缸中浸七七日，取出晒干，听用。消毒丹、辰砂（飞过）、丝瓜（近蒂者，三寸，烧存性，为末），上各等分。

周岁以下一钱，一岁以上者二钱，蜜调下。或将鸽子及雄者煮熟，以辰砂搽上，令儿服之，亦可。

上二方大抵以凉血为主。余友孙元博又以生地黄、金银花、川山甲主之，亦妙。盖二药能凉血，而川山甲能水能陵，又可以引二药贯通经络而无阏也。

若人脾胃素弱者，更宜调其胃气，适其寒温，节其乳食，间以六君子汤加枳实、砂仁、木香之类与之，使胃气和畅，荣卫流通，其疮易出，亦易靥也。如或禀受元虚，则又宜以滋补化源为主、微兼凉血之药，如生地、金银花之类，气血既旺，虽即毒盛，亦自无妨。不宜过服凉解之剂，要在融通而已。

当痘疫未起之年，或天时不正、温疫流行之际，预服凉血降火之药，减泄伏毒，自能减轻伏邪，确有此理。余在京师旅馆，有滇南普洱莫君，亦来会试。谈及该处有神皇豆，能迎养供奉之，其所过之街，痘疹不作，作者可免天隕，真神物也，相传系神农手植。并蒙赠一粒，试之果验。此言世人罕知，今特记之。

论痘起足太阳　痘疹之症，大抵自足太阳经传变中来。盖痘疹虽非外感，却是因外感而发，故阳经先受病，与伤寒同。钱氏谓五脏各有一证：呵欠伸闷，肝也；时发惊悸，心也；乍凉乍寒，手足凉者，脾也；面目腮赤，咳嗽时嚏者，肺也；惟肾独无症，以其位在下，不受秽也。此说似是而非。夫痘固毒甚，然亦自经络中受病，苟非坏症，岂有径尔入脏之理！至于肾独无症，耳、尻、足稍加冷之故。则以痘本火毒，而肾为水脏，水能克火，故火不敢侵之，非以其不受秽也。子在母胎之时，肾实系之，彻始彻终，皆肾用事，设有秽毒，肾当先受矣。然则缘何而知其自足太阳起也？曰：《灵枢·口问》篇治欠伸及嚏，俱补足太阳，是知欠、嚏皆太阳候也。《素问》又曰：岁水太过，寒气流行，病烦心燥悸。寒水夹脊逆流，上逆丙火，正寒气流行之谓也。寒水逆丙火于面上，故面腮俱赤。是惊悸、腮赤，又太阳候也。至于咳嗽、寒热，则伤寒初起之时，亦多有之，未闻其以此遽谓为脏病也。曰：既与伤寒同，自太阳来，则何以无头痛、项强、骨节痛之症？曰：此属温热，受病既殊，辨症亦异也。

痘因外感引动伏毒而发。太阳，通体之经，故阳经先受，其始必由太阳，亦自然之理也。西士占拿氏发明引种法，以泄手少阳之毒，引种后永不复出，是良法也。

论汗下 痘疮未出，疑似之间，不可妄用汗、下之药。盖妄汗则虚其表而难成，妄下则虚其里而易倒陷也。然亦语其平，示人精审耳。若语风寒外袭，应出不出，则汗剂亦可用也。如大便连日不行，烦闷狂躁，不与下之，宁不夭人生命哉！是下剂亦可用也。况有不止于此者（明表里，别虚实。在表宜汗，在里宜下，补偏救弊，转危而安，亦治法之权衡，虚实之妙用也），《体仁汇编》云：痘疮逆者，宜以保元汤加牛蒡子、芩、连、玄参、丝瓜灰、芎、归、连翘各五分，陈皮桂三分，白芍药一钱，防风、羌活、荆芥、前胡各三分，姜、葱煎服取汗，以泄其毒，开其滞涩。若七八日内，病势沉重，色白毒深，又用保元汤兼大黄、芒硝、枳实、朴、芎、归，水煎，大下之，则里虚而毒反内攻。在里而汗之，则表虚而毒益难出。气血既实，毒虽盛而不足以胜其气血，则汗、下以泄其毒，而病自去矣。若气血虚而毒反胜之，则不惟虚人禁汗，即毒尽泄去亦决不能存活，徒负杀人之谤耳，要当精审也。

辨虚实 不食，气促，腹胀，吐利，为里虚，四君子汤加减，甚者木香散。反此则实，不必服药。若脏腑热甚，大便秘，小便赤，腹满而喘，掌心并腋下汗出，谵言妄语，渴饮水浆，能食而不结痂，宜以承气汤下之。身凉，痘疮根窠不红，顶陷，为表虚，黄芪建中汤加减，甚者异功汤。反此则实，不必服药矣。

吐利，气促，腹胀为里虚；腹满而喘，二便秘，谵狂，口渴为里实。细心讨论，虚实判然矣。

验轻重 发热轻则毒气轻，故报痘亦轻；发热重则毒气重，故报痘亦重。轻者不必言治，重者宜先解表，凉血解毒次之，及痘既出，便当温补气血，以助其成浆收靥。失此不治。六日之后，无能为矣，审之，慎之！又有两耳后红筋起，明润者，其痘必轻；若紫红筋起而晦暗者，其痘必重；若大红，虽微带紫而色明润者，痘虽重无事，二者急用解毒凉血之药投之，亦重而变轻矣。

察验耳后红筋以辨轻重，最为明显易从。

惊　风

《治法心要》云：常见一老医言：小儿惊搐，多是热症，若先便用惊风药，白附子、全蝎、僵蚕、川乌之类，便有坏症，后有医幼科药，只作导赤散加地黄、防风，进三服，导去心经邪热，其搐便止，次服宁神膏，神效。《治幼心书·序》云：五苓散，在诸家止用之解伤寒、温湿、暑毒、霍乱，而德显于惊风、痰搐、疮疹等疾，通四时而用之。前同知衡州府事胡省斋，因其子惊风得疾，问之曰：五苓散何必愈此疾乎？德显曰：此剂内用茯苓，可以安此心之神；用泽泻导小便，小肠利而心气通；木得桂而枯，足能抑肝之气而风自止，所以能疗惊风。施之他症，亦皆有说。省斋深然之。此其善用五苓散也。

小儿惊风搐掣，医者视为一病，辄以金石、片脑、麝香、蜈蚣、僵蚕、蛇、蝎等剂，非徒无益，反增他症。德显则谓：有惊风而搐者，有风郁而搐者。惊属心，风属肝，而郁于气者亦有搐，陈氏所谓蓄气而成搐者是也，但未著其方。余因惊风，则随症施治。若气郁而搐者则用宽气治之，以枳壳、枳实为主。尝因患搐者仓卒求药，教服铺家散，而搐亦止，病家深感之，此又治搐之特见也。

惊者，痉也。痉有虚实之分，刚柔之别。急者宜清汗涤痰，世俗名曰急惊；缓者宜扶脾益气，俗谓慢惊。切忌妄用针刺，并误投金石毒烈之品。粤省钱澍滋回春丹驰名中外，然仅能治急症，若慢症误用，立见危殆。其仿单夸耀专治急、慢惊风者，是欲一药统治诸病，欲广招徕，岂不知无心杀人，已干天谴。奉劝该号速将仿单更正，造福无穷，生意从此发展，是所厚望焉。

按：小儿吸受外邪，先伤肺经，起自寒热、气粗，久延渐入心胞络，虽有微汗，而痰多、鼻煽、烦躁、神昏，切忌妄投辛香金石重剂，以致阴液消亡，热势愈炽，正气愈虚，肝风陡动，则肢掣目窜，痉厥生矣，慎勿误认惊风，致多倾败。若能于病未猖獗之先，用辛凉开肺，继以甘寒化热、润燥、降痰，旬日自能平复。余历验多人，挽回谬误不计其数，特将温邪陷入，内耗阴液，肝风妄动，实非惊恐致病。每见病家惶乱，医者庸昧，妄投惊药，轻者重，重者死。忆自喻氏辟之前痉病之名，不啻大声疾呼，今尚不能挽狂澜于既倒，则草菅人命，何忍缄默也矣。

《肯堂医论》卷上终

肯堂医论　卷中

明史氏金坛宇泰王肯堂著
雉皋晓澜顾金寿评点
明后学方叔殷仲春校订正
绍兴吉生裘庆元校刊

论望色

望色之法，明莹者吉，昏晦者凶。然陈希夷云：凡色之无光者，不足谓之色。盖光即虚色，灾喜皆不成，不必断也。然则望色者，必于有光中分别明晦，以定吉凶，然后可耳。春青、夏赤、秋白、冬黑，以四时判之，得时者生，失时者凶。四色之中，又须常带黄润之色乃佳，脾气无不在也。准头赤，肺中有火；耳半黑，肾中有邪；年寿赤，则心火炎；眼下青，则脾气逆也，由此而推，思过半矣。鼻准黄明，脾气强也；鼻尖青黄，淋也，白者亡血也，赤者血热也。

望而知之为之神,《内经》明堂篇言之详矣。

论芤脉

芤脉,今人多不谙其状。《脉诀》云:两头有,中间无。遂滋百世之惑。或云:无芤脉,非也。芤者,草有孔之名。

论人参

人参(君)气温味甘,甘而微苦。气味俱轻,阳也,阳中微阴。无毒。白茯苓、马蔺为之使,反藜芦,恶溲,疏卤咸。出上党、辽东者佳。其根状如防风而润实,春生苗,多于深山中背阴、近椴漆下湿润处。初生者三四寸,一桠五叶;四五年后,生三桠;年深者,生四桠五叶。中心生一茎,俗名百尺杵。三月四月有花,细小如粟,蕊如丝,紫白色。秋结子或七八枚,如大豆生青,熟黄,又红。自二月、四月、八月上旬探根(李言闻考人参生于阴湿树林之中,著《人参考》,言之详且晰矣),竹刀刮去土,暴干,无令见风。如人形者神。

又雷公云:大块类鸡腿者良。而今人又以莹、坚、润为上,有金井玉兰之号。

炮制 凡用,勿取高丽及色枯体虚者。采得去芦用,如不去,能吐人。又丹溪云:若服人参一两,入芦一钱,则一两之参徒费矣。戒之。

主治 《本经》云：味甘微寒（寒字误）。主补五脏，安精神，定魂魄，止惊悸，除邪气，明目，开心益智，久服轻身延年。一名金衔，一名鬼盖。按：五脏之正气不足，而乱气乘之，则心神为之不宁，故令虚劳之人梦寐不安，神不守舍。人参所以安精神、定魂魄、止惊悸，以其能补五脏之正气也，正气复则邪气除矣。而时师类于补气之外，另求所谓清镇之药者，谬矣。疗肠胃中冷，心腹鼓痛，胸胁逆满，霍乱吐逆，调中，消渴，通血脉，消胸中痰，破坚积。治肺气不足咳嗽，止烦躁，变酸水，杀金石药毒，令人不忘，患虚而多梦，俱用之。

洁古云：治脾、肺阳气不足及肺气喘促，短气少气，补中暖中，泻脾、肺、胃中火邪。然非升药引用，不能补上升之气。升麻一分、人参三分为相得也。若补下焦元气，泻肾中火邪，茯苓为之使。又云：补虚用之，又能补胃，治咳嗽则勿用，短气则用之。东垣云：人参甘温，能补肺中之气。肺气旺则四脏之气皆旺，肺主诸气故也。仲景以人参为补血者，盖不自生，须得生阳气之药乃生，阳生则阴长，血乃旺矣，若阴虚单补血，血无由而生，无阳故也。又云：治中汤同干姜用，治腹痛、吐逆者，里虚则腹痛，此药补之，是补其不足。又云：补气用人参，如气短、气不调及喘者加之。

海藏云：人参味甘温，调中益气，即补肺之阳，泻肺之阴也。若但言补肺，而不论阴阳、而寒热、何气不足，误矣。若肺受寒邪，宜此补之；肺受火邪，不宜用也。肺为天之气，即手太阴也，为清润之脏，贵凉而不贵热，则其为寒象可知。若其伤热，则沙参。沙参味苦、微寒，无毒，主血积精气，除寒热，补中，益肺气。治胃痹心痛结热，邪气头痛，皮间邪热，安五脏。人参味甘微温，补五脏之阳也；沙参味苦微寒，补五脏之阴也，安得不异。易老取沙参代人参，取其苦也。苦则补阴，甘则补阳。《本经》虽云补五脏，亦须各用本脏药相佐，使随所引而补一脏也，不可不知。

近世用人参者，往往反有杀人之害。富贵之家，以此为补元气之妙药，其身欲鏊太过，藉参补养，每见危殆者，乃不明当用不当用之过也。况杂入温补剂中，则尤谬矣。世人仅知用参之补，而不知行气，徒形壅塞，不能流通矣。余用参一钱，必加陈皮一分，取效敏捷，参看治验录，即知其用法。

按：《主治要诀》谓：人参之用有三：补气也，止渴也，生津也。补气不必言，何为生津而止渴？盖脾气输于肺，肺气下降，津液乃生，犹蒸物然，热气熏蒸，旋即成液，故气不足则渴，补其气则津生而渴自止矣。能消痰、变酸水者，脾气不足，不能运化精微，故蓄而为饮，以人参补之，治其本也。疗肠中冷者，气为阳，阳虚则内寒，而人参补气也。止腹痛者，补里虚之效也。破坚积者，养正气，积自除也。止燥烦、治梦纷纷者，本经安，精神定，魂魄之功也。又人参助肺气，何谓能治喘嗽？人参实元气，何为能治逆满？此盖为因虚而致者。言正气夺而用之，则为补虚；邪气盛而用之，则为实实，要在精审而已。故洁古又云喘嗽勿用，戒实实也。余治一人喘嗽，服泻肺药，益甚；投以人参，一服而止，非谓喘嗽概不可用人参也。胸胁逆满，反胃吐逆，邪气方盛固不可用人参；然伤寒、杂病下后亡阴，胸中之气因虚下陷于心之分野，而致心下痞者，用导气之药，则痞益甚，须用人参补之。故仲景治胸痹，以人参汤主之，若实者，则宜枳实薤白桂枝汤也。胃虚谷气不行，胸中闭塞而呕者，用辛药泻之，则呕益甚，惟宜益胃，扬谷气而已。故胃反呕吐，小半夏汤不愈者，服大半夏汤与人参立愈。此仲景要诀也。今人不察病之虚实，不谙药之补泻，一遇喘满、呕逆之症，便谓有余，杂以破气之药投之，妄言气无补法，遂视人参若堇、鸩然，而病人亦遂束手待毙而无憾，可胜叹哉！三复经文，不觉觍缕。

论犀角

犀角，以黑如漆，黄如粟，上下相透，云头雨脚分明者为佳。近人多巧伪，药染汤煮，无所不至，然亦易辨。犀不可见日并贮，若犯之，则色理粗燥。凡蜜犀角嫩者，以凤仙花染之。

犀有水、旱二种，以水犀为上。凡心、胆、肝三经之热，允为良药。

杂　记

《梦溪笔谈》云：医用艾一灼，谓之一壮者，以壮人为法。其言若干壮，人当依此数也。若老幼羸弱，当量力减之，不可拘执以误人。

余幼时见水蛭，恶而溺之数四，化为水。又一日见之，以蜜一匙滴之，即缩不动，久之亦化为水。嗣后虽经阴雨不复活。二物之能制蛭毒如此（物性相制之理，不可不知，以备一时缓急之需，亦不可少也）。而昔人有蛭者，医者见之，乃极劳扰，惜乎其不知此也。又云：医者所论，人须、发、眉虽皆毛类，而所主五脏各异。故有老而须白、眉发不白者，脏有所偏故也。大率发属心，禀火气，故上生；须属肾，禀水气，故下生；眉属肝，故侧生。男子肾气外行，上为须，下为势。女子、宫人无势，则亦无须，而眉、发无异于男子，则知不属肾也。又云：四明生奉真，良医也。天章阁待制许元，江淮发运，使奏课于京师，方欲入对而其子疾亟，瞑而不食，惙惙欲逾宿矣。奉真视之，曰：脾已绝，不可治，死在明日。元曰：观其疾势，固知其不可救，今方有事，须陛对，能延数日之期否？奉真曰：如此事可。诸脏皆已衰，唯肝脏独过，脾为肝所胜，其气先绝，一脏绝即死。若急泻肝气，肝气衰则脾少缓，可延三日，过此无药也。乃投药。至晚，乃能张目，稍稍复啜粥，明日渐苏而能食。元曰：甚喜！奉真笑曰：此不足喜，肝气渐舒耳，无能为也。后三日果卒。

所载各论，多采前哲指迷之言。以下高氏续补，乃增原书不及，细心研究，胜读书十年，识者自知。

酿酒之时，寒之则甘，热之则酸。酸则蛤粉、田螺之类投之，凉其热也；甘则以炉火绵包，而悬酒中，温其寒也。又有酒酸而以官桂、砂仁之类救之，亦医家从治之法也。

治大风眉发脱落

苦参（末，半斤）　生槿皮（末，四两）

上炼蜜丸弹子大，每服一丸，日进三服，清茶送下。

治天泡疮单方

用香滋一味。

治杨梅疮毒

羌活　当归　白芍药　金银花　牙皂各五钱　冷饭团四两，即鲜土茯苓

共煎服。若加蟾蜍一只、陈酒四两同煎，其效尤捷。

又治一妇，面目朝肿，腿足午后肿甚，六脉浮濡，诸治莫效，而乞余方治。此证由风湿而起，《内经》云：面肿曰风，足胫肿曰水。以麻黄、防风开表逐风，五苓利湿行水，十服诸

恙俱瘳。

此即《金匮》所谓风水症是也。自此以下十三条，原抄本所载，殷氏校板则无，今从原本补入，以广智识。

又治一妇，面目、周身黄如染金，腹胀气促。始由果斋用仲景栀子柏皮汤治之，不应。余诊脉濡而沉，此属湿蕴日久，水窜腠理，未能外达，郁湿化热而发黄，投以茵陈蒿汤加栀、柏、大黄，以泄湿热，外用金麟黑脊活鲫鱼七尾，剪鱼尾贴脐之四围，当脐勿贴，干则易之，未及四时，水由脐出，其黄渐退，如是旬日，厥疾已瘳。

按：此法捷效。（寿）仿其方法，屡治屡验，缘世罕见，今特志之，以启后进。然此方《准绳》中未载，偶阅《秘旨》，有一方与此彷彿。后质之椿田，亦云李冠仙用之，亦效若桴鼓，第不知始自何人，容再查明，以待博雅教政（澜志）。

果斋治妇人吐血盈盆，诸药罔效，因思前哲有以血导血归源法，嘱其取吐出之血，瓦器盛之，候凝，铜锅炒血黑色，以绵纸盛放地上一周时，出火毒，研极细末，用鲜侧柏叶五钱，麦冬一钱煎汤，调血炭末五分，二三服，血自归源。屡验屡效。又，治吐血宜用苦寒者，有戒用苦寒者，尤当随症择用，未可执一以误人也。

《楼氏纲目》治吐血，皆用诸药炭，亦颇捷效。今以血导血归源，亦师其意而变化敏捷，取效昭著。

按：余治一妇，吐血倾盆，数日不止，目闭神昏，面赤肢软，息粗难卧，脉左沉、右洪，重按幸尚有根，此郁火久蒸肺胃，复缘暑热外逼，伤及阳络，致血海不敛，危在顷刻。因思止血诸药，若寒者，多投之必呕，乃变通成法，先用甘寒，冀其人胃清、上血止，再商二贴血止，亦创见也。服后夜寐甚安，血止，神清，惟神倦懒言，奄奄一息。脉虽稍平，右愈浮大无力。此血去太多，恐延虚脱之患。经云：血脱者，益其气。遂师其意用人参（七分，秋石水拌）、黄芪（七分，黄芩水炙黑）、归身（一钱，炒黑）、怀山药（钱半）、茯苓（三钱）、大麦冬（钱半，去心）、蒸北五味（七粒），和入甘蔗汁、梨汁、藕汁，服三帖，食进、神健而瘳。观此，知病有虚实，体有强弱，本难执一。但今人吐血，挟虚者多，而医者辄用苦寒，是昧于虚实，宜乎得愈者少而夭枉者多矣。今将八汁饮方附后，以备明哲商酌而教正之，幸甚。又方：甘蔗汁、藕汁、芦根汁（各一酒杯）、白果汁（二匙）、白萝卜汁（半酒杯）、梨汁（一酒杯）、西瓜汁（一酒杯，生冲）、鲜荷叶汁（三匙），七汁和匀，隔水燉热，冲入瓜汁，不住口缓缓频饮。凡属虚火，转危为安，用之屡效。若非夏令，无瓜、荷二汁，即以梨、藕二汁，倍用天冬、百合榨汁，亦可代之。前方中人参价昂，可用真西洋参一钱五分代之。

消渴一症，今医惯用凉药，愈治愈剧。间阅孙东宿治一消渴，小便色清而长，其味甘，脉细数。用肾气丸加桂心、北五味、鹿角胶、益智仁而效。又一人，喜热饮而恶凉，大便秘，小便清长，夜尤甚，脉浮按数大，而重按更无力。余思此病，由火不能制水，故饮一斗，小便亦一斗，《金匮》言之详矣。今师其意，不泥其方，用肾气丸减车前、牛膝，加益智仁、人参胶糊丸，服逾月而痊。

按：消渴症小便多者，皆由火虚难以化水，故饮一溲一，上见口渴，而水不消。小便多者，每用益火之源以消阴翳而获效；若属中消，每用黄草汤下其热，又不可拘执成法而不达变通以误人者。另有治验详言之，集溢不赘，当参。

合脉症而研究，自获桴鼓之应也。曾忆《秘旨》云：大凡消渴，服药获效，必须戒食盐两月，可免反复。若不能食淡，方药虽良，终难永年。慎之，懔之！

《秘旨》云：温热愈后，余邪往往归之于足，发热肿痛，不亟治，则痛甚而死者多，至轻亦成残废，幸也，名曰截足风。今附验方于后，以济斯厄。

广胶一两，入糟、醋、姜、葱汁四味，烊化成膏，摊绵纸或红布上，贴患处，痛立止（糟入醋中，将糟凿碎，调匀，滤出汁，去糟渣勿用。姜汁不必多，只用少许，葱汁较姜汁多一半，糟、醋汁须三四倍于葱汁）。

按：此方曾治王木匠，年三十余，患温热二候，乞余治之，用白虎汤加味而瘳，伊未服善后药而赴工作。从事七日，发热恶寒，两足疼痛，不能行立，请同人抬至敝庐，诊其脉洪大而两尺濡细，知是温热余邪下注，已成截足风之危候。即用此方外敷，内服导赤五苓散以清余热，仅三日而病如失。后又治多人，皆获全瘳，今特拈出，广为传布。煎方以嫩桑枝五钱易桂枝，加怀牛膝三钱。鲜车前为引。

又云：咬牙噤口，舌青面黑，汗出不休，手足寒过节，谓之真心痛。若全脑连齿皆痛，手足寒至节，谓之真头痛。旦发夕死，百难治一，皆直中之危候。

按：真心痛症，曾治一人，证势危，不忍坐视，用麻黄、附子、干姜、桂心各二钱，猪肝煎汤，频灌，渐次转温，死中求生之一法也。若真头痛，急灸百会穴数壮，再用乌、附、参各二钱，姜浓煎，吞黑锡丹三十粒，非此猛剂，不足以追失散之元阳，而散其外真之寒邪。余遇一急痧，证势彷佛，用上法以挽之而痊。皆属三阴直中危证也。

又云：凡病之未现，可以预测其兆者，如手脚心热，作渴，思饮茶水，或食已即饥，知将患发背；三年内眉眶骨痛，知将患厉风；如手指麻木，三年来必骤然中风。古人观神、察色、审脉象而能先识其病，所以扁鹊知齐桓之疾不可为矣。则非神乎技者，不能步其后矣。

按：《内经》云：圣人治未病而不治已病。能知色脉，可以万全，此之谓也。然今之医不及也，每有症象昭著，显而易见之疴，尚游移不决，若是者等而下之也。

成无己曰：凡厥，若始得之，手足便厥而不温者，是阴经受邪，阳气不足，可用四逆汤；若手足自热而至温，从四逆而至厥者，传经之邪也，四逆散主之。至于六气之感，异于伤寒之传经者，惟舌较为可凭：阴症亦有黑胎、焦黄胎，然其胎必浮胖，或滑润而不枯。皆辨症之要法，尤宜三复斯言。

按：医病非难，难在疑似之辨，不可人云亦云，随波逐流，误人匪浅。余于六月中旬，治戴姓一证，体厥，脉虚，肢冷，周身赤点隐于皮肤，口渴，谵妄。前医不明，妄用辛温回阳，几危，因辨之曰：此乃阳症似阴之象。况时当盛暑，拟用温热急下存阴法治之，以西洋参三钱、锦纹军三钱、枳壳一钱、生甘草八分、风化硝二钱和冲，服后得下黑矢如胶者甚多，小便赤涩亦减；以本方去硝黄，加连翘、山栀、银花，数帖而安。若非力辨辛温之误，岂不死于庸俗之手。而人皆以三阴症而不疑，吾所以知非阴症者，因口渴、谵妄、欲饮、舌苔焦黄而燥、肢体厥逆，乃热深厥深之现象，于是用河间温热例治之而愈。

虞天民治一妇，夜间发热，早晨即退，五心烦热，无休止，已延八阅月。诊其脉，六部皆数伏而牢，浮取全不应。与东垣升阳散火汤，四帖热减其半，胸中觉清快胜前，连投二服，热悉退。后用四物汤加知母、酒炒黄柏，少佐炮姜，二十余服，热不复作而瘳。

按：夜热、脉数乃阴虚之候，若非明眼，直进滋阴降火而不疑，是抱薪救火矣。今因脉伏且牢、浮取不应，故用升阳散火得效。妙在炮姜合知、柏以清血分之热，而与阴虚治法有间，所以名医异于庸俗者此也。

《秘旨》云：一切感证，热入心胞、神昏谵语者，每用犀角、羚羊角、连翘、金银花、元参、生地、人中黄等味送下至宝丹，往往获效。其有热邪深入、发痉者，亦宜以此疗之。世人遇小儿患此证者，妄谓惊风，用针刺之，走泄真气，阴阳乖逆，转致不救。

按：神昏谵语、发痉，由于温热、痰、暑转变者多。世间无知女流，妄听妖言，谓是惊风，以针挑之，病势转剧者，多误人不浅。有等老媪或尼姑等，自名神于惊风，惯用挑刺，无知妇女奉之若神，以致虽受其害而不能知。特志之以示戒。

龚云林云：暑邪内干，往往忽然头痛、恶心，或腹痛、腰疼、偏身作痛，不治之，神昏、痉厥，朝发夕毙。惟用白虎丸一服，当时血散而愈。较之砭刺之耗损其血，不若此丸敏捷神效。方用千年石灰，刮去杂色泥土，研极细末，清水飞过，丸如桐子大。每服五十丸，视痧之轻重加减，烧酒送下。真神方也。

按：此丸顺气散血，化痰消渴，为治痧之仙剂。又治心腹痛及妇人崩漏、赤白带下，或久患赤白痢疾，跌打内伤，血不能散，服之均效。余恒合此丸以济世，获效果捷。千年石灰不可得，用古墓中石灰亦可。寒痧用酒、热痧用开水温服，随证酌用，切勿拘执。然痧胀由于十二经清浊不分，流溢于奇经，致奇经脉现，则为病也，乃邪气滞于经络，每见刮刺，开通经络，而效尤捷也。

《秘旨》载：目中起星，足气中热，宜将两足浸温水中，搓擦足心，引热下降，初起亟治。另用白蒺藜三钱，煎汤洗目，日四五次，屡验。或用谷精珠代茶。数日即瘳。

按：目中起星，由于脾火上冲，肝热挟风凝结。或用碧云散搐鼻，散滞气，恒濯其足，使热气下降；或用新橘皮塞鼻中，约六时后即退。不可误用寒凉点药，致凝血不散，转生云翳。慎之。

王光庵杂著云：中食之证，状似中风，非详究病因，难取捷效。曾治一人，忽得暴疾，口噤难言，目不识人，四肢不举，急投苏合香丸，不效。因询其致病之由，曰：适方陪客，饮食后忽得此证。遂教以煎生姜淡盐汤多饮，探吐之，吐出饮食数碗。后服白术陈皮半夏麦芽汤而愈。此即食厥，若不问明致病之因，徒以痰药、风药治之，戕伐脾胃，而病日剧，是医之过也。

　　按：中食之证，亦各有致病之因，未可拘执一端而论。余少时文期匆促，每饭后无暇散步，录抄课艺，日无暇晷，饱餐后即倚案挥毫，因时患腹痛、胸膈满闷、便秘、痞胀、食不知饥，服保和丸及楂、曲、米炭等不效。有一老友云：三世医验中，润字丸最妙。遂照方配合服之，便通，诸恙均瘳。陆氏润字丸功效甚多，略举数端以启后进：凡温热、湿痰等症，量病轻重，随宜增减分量，服之最灵、最捷，今特拈出。

　　　　　　　　　　　　　　　　《肯堂医论》卷中终

肯堂医论　卷下

明史氏金坛宇泰王肯堂著
雉皋晓澜顾金寿评点
明后学嘉善果哉高杲订正
绍兴吉生裘庆元校刊

三疟治验

张习可日间受微雨及风冷，疟发于暮，热甚，子夜遂成三疟，乞诊于师，用升阳济阴法，疟渐愈。奈不知调摄，元气未复，嗜欲不谨，九月中旬，疟忽增剧，六脉虚数。乃阴虚已极，而暑邪深入，最难疗治。师问难于余，爰思受病之原，当先扶正升阳。用生地、川芎、归身、白芍、炙草、干姜、葛根、升麻、柴胡、煨姜、南枣浓煎，于疟未作前，三时服一盂，四帖。后加首乌、人参各三钱，连服三帖，疟竟不作，代订丸方，以善其后。

治不沾沾于补虚，不斤斤于泄邪，而方药病情丝丝入扣，古谓成如容易却艰辛，非学识兼全者，曷能辨此。

丸方

制首乌四两　大生地三两　人参　於术　归身　龟板　猪苓　炒芩　川芎　楂炭各二两　柴胡一两六钱　怀牛膝一两五钱　干姜　山甲各一两　甘草炙，五钱　活龟一个

入砂仁末二两，煮取龟肉，同药捣匀，烘干，其甲、骨亦研细末，加入鲜荷叶汤泛丸，如麻子大。每晨服三钱，沸汤下。服完一料，精神倍于平日。

神水治验

魏子一患嘴唇干燥，皮渐裂痛，自服甘露饮大剂旬日，微获小效，而病成痼疾，乞诊于余。诊得左右两关脉弦而散，显是津液不能上滋，延成茧唇。令内服滋液育阴，二地、二冬、元参、梨汁等为丸常服，外用神水点擦，日服一小杯，两月而瘳。

制神水秘法

用青铅熔化，散浇于地成为片，取起，剪作长条数块，一头钻眼，悬吊于锅。锅内置烧酒，之上仰张盆，盆与铅相近。锅下燃火，使酒沸而气上冲，放铅片，铅片上有水，滴下盆

内，为之神水，取服之。以此水从下而上，能升肾中之水，救上之燥干也。

按：神水之法，古人方中亦恒有之，未言明制法。今果哉先生阐发其义，而方始显。

妇科验方

薛仲昂云：妇人有疾，两乳不嫌其大，月水不嫌其多，乃生机也。治呕血及诸衄下血等候，用猪腰子一具，童便二盏，陈三白酒一盏，贮新瓶内，密封泥口，日、晚以慢火煨熟，至初更夜分后，更以火温之。发瓶毕食，即病笃者，止一月，效。平日瘦怯者，并宜服之，男女皆效。真以血养血之良方也。

又云：前人以先期为血热，后期为血寒，然有或前或后者，将忽寒忽热乎？大抵气者血之母，气乱则经期亦乱，故调经以理气为先。

又云：怀孕六七月，因争筑，著子死腹中，恶露直下，痛不能胜而欲绝者，佛手散主之。若胎不损，则痛止而子母俱安；既损则胎下而母全矣，佛手散方附后。

当归三钱　川芎五钱　益母草五钱

水、酒各半碗，煎服。停一二时，再进二服。此方安生胎，去败胎，历验之良方也。

又云：胎不动，而冷如冰，即非好胎。若以不动言之，好胎亦是伏而不动者，何可遂断其死胎也。宜服顺气活血药。

又云：产后忌饮酒，但服童便可也。童便为临产仙药，晕眩、败血中心及血崩诸症，仓卒不及备药，惟儿初下地时，即与童便一盏，庶免诸症之患。一月之内，日服一盏，百病不生，他药皆不及此。

又云：产后百病，三者最危：呕吐、盗汗、泄泻是也。三者并见，其命必危。数症并作，治其所急。见二凶多，一症轻者无害。产后阴血虚耗，阳浮散其外而靡所依，故多发热，治法用四物汤补阴。姜通神明，炮干姜能收浮散之阳，使合于阴，故兼用之。然产后脾胃虚损，有伤饮食而发热者，误作血虚，则反伤矣。故必先问曾食何物，有无伤损。有恶血未净者，必腹痛而发热；有感冒、外感者，必头痛而发热。若发热，饮食自调，绝无他症者，乃血虚也，可以补血。若胸膈饱闷，嗳气，恶食，泄泻等症，只随症治之。要知腹满而不痛者，断非恶血也，莫误。产后，用益母草，锉，一大剂，三两浓煎，去渣，加芎、归末各二钱，陈酒、童便各一盏，服之至再，则腹痛、血晕之患免，且大有补益，真治产之司总也。此方又名夺命丹，为历验之良方也。

产后喜咸爱酸，而致咳嗽者，必致痼疾，终身须自慎之。家传秘方有六，简易而神妙特奇，世世保之毋失，方列于下。

种子丸 五月五日拔益母草，带根阴干，为末，炼蜜为丸，如弹子大。每服二丸，百日有效。

固胎丸

条芩二两　於术一两

每服三钱。上研细末，砂仁汤下。连服而胎可永安（胎热重者，条芩加一两。於术用米泔水浸）。

保安丸 五月五日，取益母草，去根晒干，为末，炼蜜为丸，如弹子大。怀孕八九月，每晨服一丸，砂仁汤下。服二三十服必无倒产之逆。

催生丹 用益母草四两，焦白芷、炒滑石、百草霜各二两，临产服四钱，芎归汤送下，效。

益母丹 既产，用山楂末三钱，浓煎益母草汤，陈酒和童便调下，第一日服三服，二日服二服，三日一服；第四日、第五日山楂末减半，第六、第七日去山楂末，止服三味，第八日并三味不服，而百疾不生矣。历验。

坤元是保丹 孕妇病，则胎亦病而随，则多两亡。此方能却胎病，使两无恙。方用飞青黛五钱，伏龙肝二两，二味研末，用井底泥调匀，涂脐上当孕处二寸许，干则再涂。此丹止可施于伤寒极热之症，不可概施者也。切记，切记！慎之，慎之！

朱彦修治产妇阴户一物，如帕垂下，俗名产颓，宜大补气以升提之。用参、芪、术各一钱，升麻五分，后加归、芍、甘草、陈皮调之。又治产妇阴户下一物，如合钵状，此子宫也，气血弱，故随子而下，用升麻、当归、芎、芪，服二次，后以五倍子作汤洗濯，皴其皮，觉一响而收入。

又云：大凡胎已足月，宜补助气血，为添水行舟，万无难产之厄，附录历验方于后。炙绵芪、熟地各一两，归身、枸杞子、党参、龟板（醋炙）各四钱，茯苓三钱，白芍、川芎各一钱，无论胞衣已破未破，连服四五贴，但用浓煎头汁，取其力厚也。

此方屡效，余恒用之，较世传二宝散佳良。

按：以上各条，出于薛仲昂集中，议论精纯，方多简效，询为女科秘笈，世罕见之。薛氏所纂，余亦未见其书，知者尤鲜，曾质之椿田兄，云：书名《坤元是保》，刊于正和年间，其方论本于《产育宝庆》而增广之，世渺流传，蒋亦未见原书，惟当日在阮太传丛书中，见其方论节要，是否质之明哲，订正以释其疑，而广医林之智识，拭目以俟之。

《阴阳应象大论》云：悲胜怒，恐胜喜，怒胜思，喜胜忧，思胜恐。此即五行生克之理也。古贤治病每用之，有桴鼓之应。若文挚之怒齐王，华元化之怒都督，皆宗经旨；戴人、丹溪亦效其法，见于治案。然亦有不拘克制之说者，但得其意，不必泥其法，所谓神而明之，存乎其人也（按：自七情至肌衄，从《秘旨》节录，亦殷本所无，兹从原本补载备考）。

按：七情之病，其原本于五志之偏胜，其治仍由格致之从化，理固然也，故云：医者，意也。以其所胜，而能制其所不胜；伏其所主，必先其所因，自《内经》《难经》阐发于前，历代贤哲疏注于后，法良效捷，启迪后进，功非浅鲜矣。

韩飞霞《医通》有云：黄连、肉桂，能交心肾于顷刻，谓治不寐之灵丹，历验不爽。今特拈出，以启后学之悟。

按：前贤方法固良，要在对病，捷如影响如上法。余治一妇，惊悸不寐，已延半载，医治不效，乞余诊治。尺脉微数，两寸浮洪，显是阳不交阴，卫气仅行于阳而不入于阴，故心肾不交也。即仿前法，用川连二钱，另煎待冷；桂心二钱，另煎待冷；用半夏、秫米各三钱，取甘澜水煎成，加连汁、肉桂汁和匀，乘温徐徐频饮，服后觉倦，至夜安睡甚酣，前患已瘳。稍有惊悸，改用补心丹加减而愈。足见方药对症，如鼓应桴，非虚言也。

《内经》有肌衄一症，谓之血汗。治之不得其法，往往血流过多，面色骤白，周身痿倦，气息奄奄而毙者多。兹特拈出，以备博采良方，而济一时之急也（此条与《秘旨》参看尤佳，方载《秘旨》，附录于下）。

用炒川山甲一钱，研极细末，重罗筛细粉，罨之，以帕扎住即止；内服补血汤三帖，自愈。兹从《秘旨》录出，以济斯厄。余详《治验录》中。

按：肌衄一症，古无良法。余治友人杨兄，脑后发际忽出血不止，众皆哗然无法。余思与前症相符，亟用黄芩煎浓汁，俟冷涂之，渐收，三次而瘳，后亦不发。

庞安时有云：四时之中，有寒、暑、燥、湿、风、火相搏，喜变诸疾，须预察之。其饮食五味，禽、鱼、虫、菜、果实之属，偏有嗜者；或金石、草木药，素尝有饵者。人五脏有大小、高下、坚脆、端正、偏倾，六腑亦有大小、长短、厚薄、缓急，令人终身长有一病者。贵者后贱，富者乍贫，有常贵，有常富，有暴富，有暴贫，有暴乐，有暴苦，有始乐后苦，有离绝，蕴结忧、恐、喜、怒。夫常贵后贱，名曰脱营；常富后贫，名曰失精。暴乐暴苦、始乐后苦，精竭体沮；脱势侯王，精神内伤；情慕尊贵，妄为丧志；始富后贫，焦皮挛筋；常富恶劳，骄堕精消。离间亲爱者魂游绝所，怀者意丧，所虑者神劳，结怨者志苦，忧愁者闭塞而不行，盛怒者迷惑而不治，恐惧者荡惮而不收，喜乐者惮散而不藏，此皆非外邪所中，而得之于内也。良工必预审问其由，先知脏腑、经络受病之所，可举万全；工不思晓，令五脏六腑血气离守，迨至不救，又何言哉。

又曰：阴阳虚盛者，非谓分尺寸也。荣卫者，表阳也；肠胃者，里阴也。寒毒争于荣卫之中，必发热恶寒，尺寸俱浮大，内必不甚躁。设有微烦，其人饮食欲温而恶冷，谓阳虚阴盛也，可汗之则愈，若误下则死也。若寒毒相薄于荣卫之内，而阳胜阴衰，极阴变阳，寒盛生热，热气盛而入里，热毒居肠胃之中，水液为之干涸，燥粪结聚，其人外不恶寒，必蒸蒸发热而躁，甚则谵语，其脉浮滑而数或洪实；或汗后，脉虽迟按之有力，外证已不恶寒，腹满而喘，此皆为阳盛阴虚，当下之则愈，若误汗则死也。仲景载三等阳明，是阳盛阴虚证矣。阳虚则外寒，阴虚则内热，阳盛则外热，阴盛则内寒。以此别之，若阴独盛而阳气暴绝，必四肢逆冷，脐筑凑痛，身疼如被杖，面青，或吐，或利，脉细欲绝，名曰阴毒也，须急灸脐下，服以辛热之药，令阳气复生，溅然汗出而解；若阳独盛而阴气暴绝，必发躁狂走，妄言，面赤，咽痛，身班班如锦文，或下利赤黄，脉洪实或滑促，名曰阳毒也，宜用针泄热，服以苦酸之药，令阴气复生，溅然汗出而解也。

又曰：夫邪逆阴阳之气，非汗不能全其天真。《素问》云：辛甘发散为阳，谓桂枝、甘草、细辛、姜、枣、附子之类，能复阳气也；酸苦涌泄为阴，谓苦参、大青、葶苈、苦酒等之类，能复阴气也。酸苦之药，既折热复阴，亦当小汗而后利者。经云：身汗得之而后利，则实者，可汗是也。

华佗治法云：伤寒病起自风寒，入于腠理，与精气分争，荣卫否隔，周行不通，病一日至二日，气在孔窍、皮肤之间，故病者头痛、恶寒、身热、腰背强重，此邪气在表，随症发汗则愈。

庞安时云：凡发汗，须加裳覆腰以上，厚衣覆腰以下，以腰足难取汗故也，半身无汗，病终不解。凡发汗后，病证仍存，于三日内可二三发汗，令腰脚周遍为度。若病不解，便可下之。设令下后不解，表里邪亦衰矣，宜观脉证调治。七日内可期，正汗为善也。发汗后不可再行汗者，始发热恶寒，今不恶寒，但倍发热而躁；始脉浮大，今洪实或沉细数；始安静，今狂语，此胃实阳盛，再行汗药而死，须当下之。有人始得病，变阳盛之证，须便下之，不可拘日子、深浅、次第也。病三日以上，气浮上部，填都胸心，故头痛，胸中满，或多痰涎，当吐之则愈。

按：庞安时《总病论》所节十条，阅之令人耳目一新。所论阴阳、表里、寒热、虚实、汗下诸法，洞若观火，启迪后进，胜读书十年。惜乎全豹未窥，憾甚（澜志）！

又云：若虚损及新产人，不能吐者，可服枳实散（枳实细末，米饮调二钱，日可三四服）。若有虚寒、手足冷及脉微弱者，枳实二两加桂枝一两同末之，如前服。

病五六日以上，气结在脏腑，故腹满、身重、骨节烦疼，当下则愈。若小便少，手足心并腋下不滋润，尚未可攻下，当消息其候，不可乱投汤药，虚其胃气也。

又云：《素问》载两感于寒，其脉应与其病形者，一日则巨阳与少阴俱病，头痛，口干而烦满；二日则阳明与太阴俱病，腹满，身热，不欲食，谵语；三日则少阳与厥阴俱病，则耳聋，囊缩而厥，水浆不入口，不知人；六日死。言其六日死者，是脏腑荣卫或有所通行，故四日少阴与太阳俱病，五日太阴与阳明俱病，六日厥阴与少阳俱病，是重传得六日，死矣。其有三日死者，《素问》谓阳明为五脏十二经脉之长，其邪气盛，故不知人，三日其气乃绝，故死矣；夫邪气盛则实，表里邪实，并领血气入胃，不通于荣卫气血，故气血随邪而尽，则三日死矣。其脉候，《素问》已脱，今详之：凡沉者，皆属阴也；一日脉当沉而大，沉者少阴也，大者太阳也；二日脉当沉而长；三日脉当沉而弦，乃以合表里之脉也。沉长、沉弦，皆隐于沉大。凡阴不当合病，今三阴与三阳合病，故其脉似紧而大、似沉实而长，亦类革至之死脉也。

又云：伤寒一日，巨阳受病，前所说膀胱详矣。《病源》云小肠，虽则误其标本，其手、足阴阳自有并病者。故《素问》云：六日，三阴三阳、五脏六腑皆受病，荣卫不行，五脏不通，则死矣。是表里次第传，不必两感，亦有至六日，传遍五脏六腑而死者也。《素问》云：诸浮不躁者，皆在阳，则为热，其有躁者，在手。假令第一日脉不躁，是足太阳膀胱脉，先病脉加躁者，又兼手太阳小肠也。又云：诸细而沉者，皆在阴，则为骨痛，其有静者，在足。假令第四日脉静者，足太阴始传病也，脉加数，又手太阴病也。故六日亦能传遍脏腑也。躁谓脉数，静谓脉不数。用药则同，若用针，须取足与手之经也。

《秘旨》中载安常治验云：安常尤善针法。有孕妇产，七日而子不下，群医治之无效，众以死置之。适安常过其门，病家求视。安常一见孕妇，呼曰：未死！令其家人以汤温其腰腹间，以手上下拊摩之，孕妇觉肠微痛，呻吟间产一子，母子无恙。有市医问其因，庞曰：儿已出胞，而一手误执母肠不能脱，投药无益。吾隔肠针其虎口，儿既痛，即缩手，所以遽生，无他术也。

按：庞先生安时，为宋代良医，著《伤寒总病论》，东坡谓：真得古圣贤救人之意，岂独为传世不朽之资！盖已义贯幽明矣。奈沧桑之变，世渺流传，吾师命予重校，付活字板印，附《正脉》以广其传。今择其要论数则，录于医论之末，俾后进知有其书，便于寻绎，济人疾厄，共登仁寿之域，则吾之志矣。果斋识。

《芷园治验》云：孟杍正君因怒发呃三日夜，急柬召予，以事夺，至未末往诊，孟杍愁容怨语，泣涕嗟苦。予诊之曰：来极迟，效极速！药进而寝。次日喜见曰：昨心欲裂，方治后事，以兄诙谐宽我耳，宁期一药而果效，真不解其故。予曰：予开肝郁也。内君特怒之未畅，气将入胃而不能，故发呃。予不治呃，用柴胡等条达木郁，郁解则止，暴病气全，故易愈耳。

积学日深，见病知源，况暴病正气未伤，故效骤速愈矣。

按：呃由怒起，冲气欲入胃而不能，则发呃。卢先生用柴胡条达木郁而瘳，未将全方药味示人，乃重道不肯轻泄治法，则后进未能效尤矣。今既用柴胡条达木郁，可隔反而知其余之药，亦不外薄荷、苓、芍、归、草等味，即逍遥散一方，以解木郁而诸郁均解。予治验中，亦仿鼓峰法师其意，不泥其方，用合欢皮、川郁金、枇杷叶、香附、橘络、金橘饼、玫瑰花等，随宜加减变化其方，每多获效。惟原方有白术一味，有壅塞气机、浊而不宣之虞，斟酌去之为宜。如苏梗、抚芎、迦楠、檀香、旋覆花等，皆可随症选用。至于名医用成方，必临症化裁，超越凡庸之上也。

又治白下：缮部戴养吾夫人恙，召诊，寸关不透，体常倦怠，眩运不食，胸膈痞满，予以为肝脾之气不伸，用八珍加升麻、柴胡，愈而体实。每病取前方，服之即安。后之瑞安之滇南，十五年皆倚恃焉。若稍加减，便不获效，养吾公解组林下，每过湘水，必得良晤，尝以夫人为信心此方也。夫人性静体厚，起居安适，是以气血不振而消沮，故于补气药中，加开提之剂，盖得其性情，如布帛、菽粟，若将终身焉者。所云信心二字，真为良药。世之任医，厌常喜新，安得恒守一方至十五年耶！

信心二字，真为卫身至宝。近人厌故喜新，朝张暮李，广征方药，贤愚不别，遂致轻者重，重者危，是不知守信心之患矣。

来熙庵廉宪急柬召予诊。其侄力大，身体丰硕，伤寒已二十八日，人事不省，不能言语，手足扬掷，腹胀如鼓而热烙手，目赤气粗，齿槁舌黑，参、附、石膏、硝、黄、芩、连无不服，诸名公已言旋矣。予诊之，脉独鼓手，用大黄一两，佐以血药，一剂，下黑臭血一二斗，少苏，四剂始清。熙庵公问予：侄昏三日，所存唯一息耳，君何用剂且大且多，幸遂生全，敢问其说。予曰：治病用药，譬之饮酒，沧海之量，与之涓滴，则喉唇转燥矣。以若大躯壳，病邪甚深，不十倍其药，何效之臻？且此恙寒邪入胃，蓄血在中，其昏沉、扬掷，是喜妄如狂之深者也，不知为病，而望之为死，不弃之乎。夫大黄，未尝不用，苟投非其时，品剂轻小，一或不应，用心惑矣，宁能放胆而用哉。

此为阳明蓄血症，用桃仁承气重剂，方能克敌。然非学识兼全者，不能如是。

湖墅史大正君呕吐之声远及百武，脉之佐关鼓指不连于寸，两尺滑搏，于左独加，水饮不入唇七日矣，因为透肝之剂，断必孕男，药进而呕定，月足果产男。因问予曰：内子寒热大作，呕吐不食，人皆以伤寒治之，君独以为孕，其柴胡、白芍、吴萸、黄连虽未专用，何一剂而呕遂平？予曰：医名方脉者，须察脉以定方也。人唯伺其证，而不循其因，是以失之。今脉具在，不为证瞒，因病发药，故其言验也。尺中脉搏固知为妊，其关不连寸者，盖肝志专而郁，善怒而不善发也，郁之之既久而自发，振拉摧拔之象见焉。顺其性而伸之、调之，肝舒气平，恶自无阻而呕自定耳。

恶阻呕吐，其因尺中脉搏，固以恶阻断定，治以舒肝气，顺其性而调之，则呕自平矣。

闻子将尊堂丙午冬月，心忽然如散而沉下，便不得睡，几三月矣。召诊，独左关弱不能应指，予以为肝虚须补其母，当立春始安。用熟地为君，茯苓、枣仁、当归、人参、防风、远志佐之，服二十帖，至期而愈。子将问：心散不寐，以属心经，何反以肾、肝药见效？而言立春日始应，请为分疏。予曰：此得之脉也。经曰：肝不足则恐，恐则气下。虽情志无恐惧，而气象似之，据脉按证，肝虚无疑矣。因肝不足，先其令而疾作，补母生脾，待时而元气乃复，岂得以心散。便属心经，是非心散也，乃心见身中气散之象耳，则散非病。设心脏病则病矣，又何能自见其散哉。

补母以益子，是隔二之治。言立春始愈，乃肝脏正气旺而邪自退舍矣。

汤梅生病腹痛，痛则绕脐有形，甚至欲死。人皆谓生气独绝于内，似有不起之虑。予诊之，关脉近尺有滑，扪之胀痛，气羸，颇乏精彩，因用枸杞为君，白芍、茯苓、肉桂、吴萸佐之，六剂痛止，服《瑞竹堂方》四制枸杞丸一料，竟愈。黎茂先举问何疾，予曰：脐疝也。疝气引阴，原无斯症，然疝者，有形之痛，而有所止之处，故字从山，不必定引阴也。疝本厥阴肝疾，其状若死，亦厥阴证，故用温补肝药，生气自复，不致内绝。此案贪天之功，予为可作起死一则看也。

脐疝乃厥阴危险之候，治以温补，是从根底而治也。

李姓，口舌生疮，几三年矣。脉浮细急数，按之空虚，而尺尤甚。用薛立斋肾虚火不归经法，以加减八味丸料，二剂即愈。此案初试立斋先生法纪，其捷效如此，为近世高明之家独出奇见、欲超出规矩绳墨之表，不知视立斋为何如？

永嘉何介甫文学，性沉静，病脾数年，饮食少哦，精神萎悴，辛酉七月就诊。两关软弱，不透于寸。用参、苓、归、芍、陈皮、防风、甘草数十剂。至九月始归，遂喜哦肥浓，数年之疾脱然。壬戌春，再过钱塘，携美人蕉、佛桑花赠遗特盛，问曰：子疾有年，补脾、补肾，法非不详，而未之效，君何从平易得之？予曰：君疾在肝，非脾、肾也。凡诊病者，当

穷其源，无为证惑。如饮食少，虽关脾胃，其所以致脾病者
何？故此自当审者。今君两关脉弱不透于寸右，固脾虚明矣，
而左则何应此。盖脾体不足，而脾用不行也。何谓脾之用？肝
也，星家取克我者为用神。脾体无肝木为之用，则气血便不条
畅，运化迟钝，而脾转困矣。自秋令金肃，肝更不伸，予为补
助肝木之气，使之扬溢，则脾土伸舒，精神油然外发，虽不治
脾，实所以治也，安用奇特之法哉！予正恐不能平易耳，平易
之言，学之所未能者，今请事斯语。

名医治病，必求其源而辨其脉，不为外证形势所惑。补不
足，损有余，本经旨以立方。

吴叔显上舍庚申三月生疮，服药疮愈，而喘急殊甚，十日
不能就枕。予往诊之，先用开肺发疮，次用降气补肾，断其二
日当疮发，五日当足肿，六日当出水，十日可喘定、就睡。嗣
后足生二毒，三月始复。秋之日，下就国学读书。次年七月，
偶以伤风微热，左三部脉唯隐隐见，饮大剂人参、归、术、甘
草，十帖脉方起，二十帖如常。十月再感，左脉更不如秋，但
微热，而起居如故也。三日就枕，七日头痛如破。因告其兄，
极道秋病之危，今若昏沉，决无生理，彼尚疑余言。九日，果
微昏谵语；十二日，不识人；再七日，死。其族昆问曰：叔显
昨岁垂危，君言变证，历历如响，幸全生焉。今冬示微恙，果
应君言而殁，其证、其因，为一为两？答曰：叔显骨气天弱，

肾精不全，其疮亦从肾发焉；不知而用发散药，元气转耗，疮毒内逆于肺而喘。予用四逆散使太阴气开，疮遂外出；用六味料，使少阴纳气，息遂内匀，清升浊降，足肿生痈，病都外出，是以生也。今秋左脉不起，知元气内索，不堪左旋矣。比起而再，戕贼之病，发于骨髓，所以脑痛，因之遂昏，乃内关之证，气独内绝，是以死也。论其根本，出皆于肾，是一非两，不在证之轻重，为异同也。此案辨治精详，非深于《灵》《素》之蕴，所不能道也。

少阴肾虚，元气内索，是内关危证，生气内绝，不治之症矣。

蜀富顺孝廉阮太和讳士肃，病疠吴山下，召予诊。披衣强坐，对语甚壮，神气则内索也；身热进退，舌胎黄而厚。盖自吴门受寒，以肉羹为补，而时啜之，遂缠绵及月余。用疏散轻剂，热退，又复强啖，再热，不能起坐。予时之富春，五日归诊之，谵妄呼笑、不识人已三日，形骨立，汗雨下，内热特甚，而胸胁之热，扪之烙手，第脉尚有神。予用人参八钱加四逆散中，一剂而谵妄定，三剂而热邪清矣。自言其神魂穷天之上、极地之下，飞扬奇变，得太乙神符召之，始得返生。愈弥旬，方啜粥。病中自为之记别时间，药状。余谓此寒伤心气，荏苒厥深，而凑于胸也。缘以不第南旋，病淹中道，骨肉之音，虽近实违；药石之给，既缺且竭。心已伤矣，又反复再四，汗液多亡，内无主宰，热遂入胸。胸为心主之宫城，精神因而涣散，是以游魂为变也。用四逆使热外出，加人参俾神内凝，气复邪散，是以生耳。

始由气郁不舒则伤肝，继则强啖伤脾，是以精神涣散，游魂为变。用四逆散退逐外热，加参以益元气。

富阳周妇、马女，皆少年，水肿，肢体洪盛，胪腹膨胀，水道不通，饮食绝口，有以为疸者，为臌者，为气者。予往诊之，以药不克济，乃针足上，出水皆石余。次日胀小减，三日大减。足尚肿，又针之。令服八味丸，以温其肾。期年皆孕，周善调护，子、母两全；马失调护，子、母俱毙。此盖肾中阳气不足，阴气有余，遂聚水而病作。饮食、汤药用水，而不能导之，辗转助长，乃致于此，非针去水，则菀陈之淤，何从而泄。水去肾衰，非温补之则浊凝之阴，必致复聚，肾中之火大复。然周身之阳气有蒂：天癸自行，生育可必。如流离之后，所宜爱养，得之则生聚，否斯待毙耳。

盖肾中阳气不足，阴气有余，遂聚水致病，是此病之源也，《内经》有聚水而成其类是也。

庚申腊月二十七夜，予患腹痛，恶寒，泄泻，平旦且止，至暮复作，明日又止。至改元五日，肛左微痛。起因房室，意为肾泄，服四神丸一大剂，泄、痛竟止。早间肛左稍有核，其痛渐近尾闾，暮痛不可反侧。次暮以水化熊胆涂之，立觉凉气直上肺左，痛亦渐缓，略堪展转。中夜吐痰，痰内见血一二点，辰时痔出白厚脓，竟可起坐。十一日早，与人多话，方梳发，血从咳至，作意忍之，气定且止，煎六味丸料服，亦以肾虚也。暮就枕，夜半睡觉，血即上涌如潮，喘声如锯，进童便及六味煎药，气稍定，才闻姜汤，气触鼻，血即随涌，平旦始缓。夜再发如前，凡假寐片响，背心蒸热，醒即血来咽喉，如截断，一涌盈掬，心急躁乱，欲多语言，声一响而血洊至矣。十三早议，下莫敢应，至晚势急，似无生理，乃用泻心配血药下之，不应。夜方大雪，点水成冻，用水调大黄末服，转欲去衣被，啜芩、连苦药如甘旨。至五更，强进清米饮，药力忽转，解黑粪瘀泥臭秽不可近，凡三次，血来之势少平。十五寅时交立春。建宁老莲煎浓汤，呷之甚美，少间足心汗出，次手心出，次背心蒸蒸欲出，一日安和。至暮，以多语言，吐鲜血数口，颐儿引仲景义，以赤小豆、连翘合泻心方法服之，觉上身气即开，脐以下不动而闷，汗出似前者。三日血亦渐减，二十外，大便自解如青泥，次解如铁弹者二三枚，血方净尽。嗟！嗟！未解之前，几至不免，汗出之后，始有生机。

追思病发之由，十月曾暴怒，顿足叫呼，气喘如食顷。腊月十七，围炉露坐大半夜，指爪朝来尽折，方旬遂病。盖自十月，便不能构思，看书亦不深入，近觉神思昏瞀者，浃旬病乃大重。余作医二十年，治吐血证众，往往起其危疑。及自罹此，便无主脑，如因房室起病，泄泻在夜，服四神而病已，益信为肾虚不疑，岂知服四神、六味，反为助长，以致病甚（起病始由暴怒气郁，凝其血脉；继因夜坐受寒，加以炉火外燔，是以寒气愈凝，血液受焚，留瘀之源也。必用逐瘀，折其锐气以除病根，为探本之治。致祸之因，实为四神、六味之遗患耳，所以用药不能偏执一经而论）。若非偶中仲景方法，死不免矣。原余之疾，本于寒伤阴分，而寒水之气，当乘心火，阴分之邪，宜应迫血。用补肾、血剂，偏助寒气，愈凝血液，火故暴焚，血留转瘀也。立春阴分汗出，势自然解，瘀秽下尽，血方始清。初以微寒，竟成大祸，用药之难惯见，且误如脏毒之疼痛，吐血之喘急，须认其原从寒生。但当未解时，纵有人指出其端倪，恐自亦不信也，而况不知医者乎！故审疾处方，不可执定规矩。今人知其吐血，便用止血、行血、顺气、降气种种方法，岂非妙理，若不深中肯綮，反成毒害，慎之！慎之！

病愈四十日，方能策杖，盘躄室中。出寄紫芝禅室，静言思之，殊自可愧，简出成案，用供博采。

按成，客读之，难曰：吐血之因，起自于寒，容或有之；血涌之状，以为非火，实难深信。且水之与火，不可同语，主何说以通之？余曰：人生气交中，平时惟一太极，内含阴阳五行之妙，不可得见其端倪。病则偏而动，阴阳五行，自相摩荡，如止水之风，自有波澜也。设若受寒，即见寒之气象，便是波澜内撼其机，变现倾移往复之相，所谓一而二矣。故人伤于寒，则为病热，热则火反病也。受一分寒，倒见一分火，寒则十分，则火有十分者，势也，理也。吐血固为火象，其所以然，实寒气抑之、鼓之，而火始有力，病之本源不在于火，而在于寒，明矣！岂得竟以象火而归重于火耶。治病必求于本，必审于内，毋以形似害其义也。

客问：伤寒当分六经，君之吐血，属之何经？曰：寒者，冬时之令也。人病因此先动气化，余病在气化中，论之不入经也。入经便有定位，便可标法、指示，自是伤寒一家，宜应别论。余初冬怒甚，便当动血，虽不呕出，血奚其清；而寒复伤荣，药偏补肾，其滔天惊人者，势使然也。

客问：设以为寒，何不发散，而以苦寒下之实有，似乎治火矣；又用赤小豆、连翘者何义？啜莲肉汤而得汗者，又何故也？曰：寒之害人，当分阴阳、表里。余受寒于夜，夺浊其血，故邪凑其阴，而阴属有形之荣，所处深密，非表病之当发散者也。寒凝火郁，理必炎上，非苦寒之味，从火之性而使之降，其热未可服也。火热郁勃，势虽燎炎，原从制抑所生，须作不足论之。仲景云：心气不足，吐血、衄血者，泻心汤主之。泻心者，泻血分有余之邪，使之相平乎。不足之气也，心有不足，血无所主，兼并夺蓄之瘀，郁遏盛甚，而致暴焚，载血上行，仓皇洴妄，非下有形，安克效哉！顾苦寒下法，似乎降火，不知火之成患，政在不得上炎。有形能去火空，斯发心气无虞，不足之从来，实在坚凝闭密之寒，火得疏通，安问坚凝闭密者乎？则奚为治火，实散寒也。其用连翘之易散，假赤豆之色同，皆欲心气之开，自无坚凝之害。至若莲得夏气之英华，子中复含甲，用透心之端倪者。心气偏郁于阴，透之还从阴出，又汗为心液，而从手足阴分外发，则莲子之用，若神助焉（其发明原理处，精透极矣）。

客问：四神一剂而泄、痛止，六味数进而喘急平，已见成效，何得以为助长也？曰：余疾之来，始于盛怒，成于受寒，发于房室。三因较之，二分有余，一分不足。今以四神之坚固，六味之填塞，则肾平矣。而寒水合德，严凝甚深，抑火燔焫，非无所自。且药石之力量，气血之转移，只在毫芒之间，可轻试耶？助长之言，识法自惧耳。

客问：睡觉血涌，源从何出？此从胃溢出，虽有咳喘，非关肺也。若自喉来，为真脏证，断无生理矣。曰：胃经虽多气多血，吐时盛甚，中有几何能若是耶。盖此从胃出，非胃中来。第自暴怒伤肝，血藏之机不无沸扰，况是冬时闭藏不密，浸至于寒，荣遂大沮，周身之血，不凝而浊矣。人卧血归平和，肝乃纳之，今其浊矣，遂会流于胃海，醒时生气上升，乘之汛滥满出耳。

客曰：闻姜便吐，亦生气之升乎？曰：血流在胃，缓因药力，姜气辛烈，触彼将来之势，遂复涌起，无足怪者。

客曰：未吐血时，先见神昏者何故？曰：此蓄血之征也。血在上则喜忘，在下则如狂昏，正喜忘之别称，躁妄如狂之气象也。心主血，又主神，血无主则妄动，神无主而狂与忘随之矣。

客曰：心气不足，与脉合否？曰：从病以来，脉气弦弱，独左寸不透，正气不足之征；而弦则肝之变动、为寒外束之象也。

客曰：吐血之因于寒，义有三，隅之反，则风、暑、燥、湿四气亦可例之否？曰：天地之间，六合之内，气一而已。因时之化，则有六者之别，实五气耳，谓之同品。可以因寒，自然四气亦可例之矣。然亦可以推深而论。如吐血，病之一证也，则凡可以证称者，皆当用五气贯之，此则万病之肯綮也。

客曰：病若亟时，脉已散乱，当主何者用药？曰：此当据证，不必脉也。方此之际，生死在指顾中，如两军相敌，非此则彼，余在主将，有胆力以持之耳。念昔曾治一通家子，暮方吐血，心烦目眩，眷属环绕，惊惶扰乱，余乃遣其眷属，一手扶掖，一手与药。久之自烦而运，乃按胆隐忍，坚持不失，俟自安定，再与调护，遂得转危为安。可见主之者，须要大有力量，拚身向往，病者方有依怙。若不按胆、不耐性，顾己身不顾人命，呼吸之间，便分生死，安可忽诸！

　　按胆隐忍，坚持不失，是救危之至言。古医治病，恫瘝在抱，拚身向往，遂可转危而安。近世之医，虽负盛名，偶遇症象稍危，即弃而不顾，畏首畏尾，自己保名，不肯担任丝毫。若是者存心大忍，岂与寇盗何异者哉。

　　按：卢不远先生所著各种，其语多另出新义，兹编亦系抄藏秘本，恐湮没失传，特附录之。

《肯堂医论》卷下终

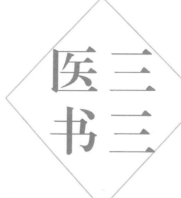

上池杂说

明·冯时可 撰

提要

　　《上池杂说》一卷，明冯元成撰，亦医话也。文虽不丰，持论极精，其第四条引邵尧夫之言曰：百病起于情，情轻病亦轻，冯君复畅其说，谓人生以气为主，情过喜则气散，怒则气升，哀则气消，劳则气耗，惊则气乱，思则气结，欲则气倾，寒则气收，炅则气泄，病由之作矣。识破知节，病亦稍损，是即近世所倡之心理疗法，而中医早明斯理。本书阐奥辨误，大都类是，爰举一则，以概其余。

上池杂说

明云间冯时可元成著

绍兴裘庆元吉生校刊

人以阳气为主，阴常有余，阳常不足。近世医工乃倡为补阴之议，其方以黄柏为君，以知母、地黄诸寒药为佐，合服升斗以为可以保生，噫！左矣。人之虚劳不足，怠情嗜卧，眩运痹塞，诸厥上逆，满闷痞隔，谁则使之？阳气亏损之所致也，乃助其阴而耗其阳乎？人之一身，饮食男女，居处运动，皆由阳气。若阴气则随阳运动而主持诸血者也。故人之阳损，但当补之、温之，温补既行，则阳气长盛而百病除焉。

医之用术，惟吐利汗下与解表攻里之法耳，不能一病而自为一法也。今人遇病立方，动辄二十余品，少亦不下数品，岂知仲景诸名医之心法哉！吾观古人率用成方加减，不过一二味，非有违戾，未尝轻易，正谓宜汗、宜吐、宜下、宜解表里者。病情有限，故攻病之法，亦有限也，岂得动用己见，随意立方耶？药性有刑反忌宜，处味既多，莫识其性，为害不少。故余欲世人，须洞识病情，恪遵古剂而后可。

药笼中物，何所不可用，贵当病情耳。今医工见药味平缓者，肆意增损，呼为医中王道，人亦利其无患而药就之。若稍涉性气猛利之药，则束手不敢用。稍用之人，争指为狼虎，不之近噫。工师断木，尚取斧斤之利者，于用药，则取其钝而舍其利何哉？以此知不敢用猛烈之药，皆不深脉理，不明病情者也。

邵尧夫曰：百病起于情，情轻病亦轻，诸病孰非起于情耶？盖人生以气为主，情过喜则气散，怒则气升，哀则气消，劳则气耗，惊则气乱，思则气结，欲则气倾，寒则气收，炅则气泄，病由之作矣。识破知节，病亦少损。若著物不止，不为有生患哉？故君子贵保性而不任情，斯养气延年之术也。

病者去而来复，已而复作者，阳衰而不能制疾故耳。今不能养阳而屡事攻击，有疾者，利则易生矣。有寒者，寒去则里虚矣。有疾者，积下则胃寒矣。其病至复作也奚疑？故凡病情一去之后，即当颐神养性，放下万缘，调息百日，以生阳气，迨于阳气既盛，则阴邪不能干，而旧疾无自作矣。若病情少事闲，即事酬应，啸傲如常，至于复作，则危期将至矣。

先大夫有训云，元气与脾气原无二致，人之元气充足，则脾气自然磨运而元气愈充，若元气虚眇，则脾不能运而胀满，痞气之疾作矣。不肖素禀衰弱，年来脾眚时作，因有感于先君至教，谨识于此。

余幼抱脾眚，饮食下辄作胀满，思之未得其原，尝读东垣论云：气聚于脾中不得散，故时作胀满。诚中现情矣，但未解治之之方也。后读《医学拾遗》治痞论云：热既在上，则内中寒凝而气不下行，故当用热药以温中焦，而下引其热，使热得降也。又《产后论》云：非由血能抢心，乃荣卫不充，中焦不治，气失所依，而上奔于心耳。夫气聚则行，寒则凝，行则病散，凝则疾生。邪气乘虚，不在淤血之有无，故干姜为产后要药，辛热故也。但当温暖正气，以致和平，则百疾无由生也。以此互观，则东垣气聚脾中之旨，昭昭明矣。

附子、大黄，医者俱畏而不用，然往往有因而得力者。尝闻许北门云：昔患脾泄，经年不愈，请教于郑澹泉，令用枣附丸。附子用童便煮制，经日末之，枣肉炼为丸衣服，神验。近学院谢蚪蜂，每日进枳壳大黄丸二三服，神才清爽。都宪张庐山止之，弗听，而谢体质愈充。药性之宜于人，非庸医所能识也。

今之治目者，大都用凉药点治，不知目者，血之华，血得热则行，得寒则凝。古人点目以冰片、干姜，所以散其邪于外也。故精明之府，不可一毫渣滓，当外傅热药以散其邪，则睛膜舒转，内用温药以和其血，则血脉通利。目未有不可治者，但外用热药，若甚痛不可忍，然拔去邪毒，所谓一劳永佚者，此《医药拾遗》之论揭之。

目得血而能视，血冷则凝，此理易明也，而医则罕知之。邻有管连云之乃眷，目患沿眶红烂，数年愈甚，百计治之，不能疗为。延吴御医诊之，曰：吾得之矣。为治大热之剂，数服，其病如脱，目复明。问之曰：此不难知也。此女人进凉药多矣。用大热剂则凝血复散，前药皆得奏功，此可为治眼之良法。吴忘其名，专用附子，人呼为吴附子云。

高安姚姓，年三十时，患弱气息仅属，亦涉医书，欲取附子服之，初皆疑弗与，后病将殆，不得已听之，服至一斤许，疾遂愈，生三子。今近七旬，常疑其或作附毒，竟无也，虽老，犹间服之不辍。

顾色泉老医，年六十有五，因盛怒，疽发于背，大如盂，四围色黑。召疡医治之，用冷药敷贴，敷已觉凉，约七八日后，为用刀去淤肉。顾俟其去，曰：四围色黑乃血滞，更加冷药，非其治也。乃更治热敷药，去旧药敷之，觉甚痒，终夜，明日色鲜红，焮肿亦消，惟中起数十孔如蜂房。一日许，又觉恶心作哕，视一人头如两人头，自胗曰：此虚极证也。用参附大剂，进二服，视已正矣。不数日竟愈，终无刀针之苦。噫！用药系人生死，若此证危如累卵，稍一误投难乎哉。

顾色泉云：凡疮毒属阴者，必用热药，如天雄、附子之类，皆生用，庶可起死回生。余问其证，曰：如对口阴发、伏疽，扪不知痛，疽不起泡，四围如墨黑者，是老人虚弱之症，尤宜用之。窃以为，疮之阴阳一时难辨，疡医遇此，率用寒凉，杀人多矣。热药回生，其功甚巨，稍涉迟疑，生死反掌。

丹溪之治吐衄，率用黄柏一味，或并用芩、连、生地、门冬等味，名曰滋阴降火。近有议其后者，曰：元气亏损之人，有何火降？乃虚证耳，复令脾胃冰寒，阳气衰败，何以自全？此所以沉困累年而后已也。余以为丹溪之见，未可全非，而议之者意良，是今遇前证，应以丹溪之法降其上升浮游之火，俟炎火退，然后逐其淤血，而以补助元阳，温和血气之药收功，不亦可乎！

家仆名贯者，之金陵路遘寒证，饵药少瘥，故好酒，即饮酒一二瓯及水饭一盂，病乃大作，气喘急，吐痰竟夕，不寐，连三日。余曰：病且急矣。奈何？请医与商榷，以瓜蒂散吐之，遂吐痰几半桶，后吐一块如猪脑血，食相裹，不二三日遂起。

妇女病患，率多心腹疼痛，痞满诸疾，大都由于气血凝聚致然。庸医妄投药饵，补之则益患，稍削之则损元气，治之当有法。先大夫宦长沙张碧泉夫人病血蛊，腹痛，甚已死。先大夫令用姜、葱、麝香、真血竭熨其脐，经行而病愈。一妇人患血瘕，服药多方未效，张小泉用通利行气之药为饼，贴其脐半日，频气泄而散。可见病在下者，汤饮未易效，须以意揣量治之，使消散于下可也。

痘疹之发，根于骨髓脏腑，与诸疮不同。曾有人年十五岁而出者，问之，云：极痛不可忍，浑身如列铁钉，殆不能展侧。沈虚明善幼科，一贵公止一子，将之官，与别，沈嘱之曰：出痘切莫用药，用药则反伤生，上痘不必用药，下痘用药亦无功，中痘则须药扶持，然未必得人，则不如不药之为愈也。既而贵公之任其子出痘，不药而愈，竟如沈言。

家妹年七岁，下痢纯血，时丁倭乱徙，避吴中，医者已辞救矣。先宪副公语：不肖当可救否？曰：痢疾起于气滞，儿欲饮以万病解毒丹下之，疏通其气，庶几可治。乃磨服一锭，未可，因再磨服一锭，厥明大下，即进粥两瓯，其病遂愈。以此知解毒丹之效，神妙莫比。一名紫金锭子，具载方书。

王典者，徽人，寓京师，通籍太医院徐南湖为侍御时，尝识之，且屡验其方药，每记忆之。晚归乡，患肠癖下血，诸医治弗愈，且殆，南湖曰：吾思用王典医，为致书召之。王至，诊其病，曰：非肠癖也。连进黄硝之剂大下之。复诊曰：病未尽也，再进前剂，复下痰积桶。余曰：可以治矣，调理而愈。所下秽更无血积，肠癖遂除。以此见，腹为热滞不能通血，肠胃逼窄而血下耳，众医皆以血治，故不效也。南湖自此更十年，患他病殂。

曾忆某医书论倒仓一法，非丹溪心印，乃云传自西域异人者，恐门人妄记也。夫虚羸之人虽有积聚，止宜养正积除，岂宜倾泻仓廪，以损正气，此可戒也。其言良是。南都一医者，最称知名士，又善导引术，偶苦壅滞，因用前法大泻，不能起于厕，遂殒。余问其年，则六十余矣。夫六十余者，岂宜行大吐下之法哉！以是知医者，不贵知法，及又贵知理，此医岂能明于盈虚消息之理哉！

一富室患中寒阴证，名医盈座，最后延吴御医。至，诊之曰：非附子莫救，但忘携来，令人之市拣极重者三枚，生切，为一剂，计重三两，投之。众医吐舌，潜减其半，以两半为剂，进之，病遂已。吴复诊曰：何减吾成药也？问之，知减其半，噫嘻，吾投三枚，将令活三年也，今止活年半耳。后年余复病而卒，脉药之神如此。

张鹤仙，名医也。其医效，有足采者，张嘉兴人，少孤，始携药囊入吾郡，未知名也。

一日郁温州水轩患阳证伤寒，禀气又薄，群医束手，不敢下。曰：脉已绝矣，下之则死。张诊其足脉，其独大。曰：可治。遂投大承气汤剂一而愈，名遂振。后有巡院杨裁庵者，按脉证如前，郁荐之，复愈。由是，吴之称名医者，首鹤仙。召视者满吴下，终其身取效无虑数百，多以大黄之功，俗遂称张大黄云。自己常进大黄丸子合许，曰：此泻南方补北方，人弗知也，年九十卒。

钱渐川，幼文勤苦，久之抱郁成疾，上焦苦咽闭，中焦苦隔噎烦闷，下焦则苦遗浊，极而呕血，几殆，众医治之，罔效。偶值常熟顾爱杏至，以疾叩请，询众治，按曰：诸君治法未尝误也，而弗效者，证杂而药淆也。今请分治之，上焦用药清火解毒，食饱服之，中焦用药开郁除烦，食后服，下焦用药升降水火，空心服之。品不过三四，剂不过五六，俱奏验，病若失，后强健如故。登仕版此，明医不失治之效与。

因病服药，喻如因漏舱船，舱久木朽，则油料无所用矣：是知舟之载以木，非以舱；人之生以气，非以药。今人竭精神以逐外物，疲有用以事无用，曰：吾有药焉，是以凿舟沉舸，而恃舱哉！先辈沈东老，性澹泊，五旬余，合服人乳药丸子，久不辍，年八十五卒。卒之前半岁药不能进矣。

制附子须大熟，不尔，则有痈疽之祸耳。闻中附子毒而发疡者，如武林童南恒是已。童年五十，好长生术，交与多方士，有进热药以助阳者，童信之，中有附子，全剂百丸，仅进四十五丸，疽发于脑，竟卒。询知附子性毒多上升，故中其毒者，未尝不发毒脑背，多至不救，药不可不慎也。虽然童所进药当不止附子，应是群诸热药为剂，故其祸极烈耳。

世人相传，灸不著抵吃药，遂比屋不拘何病，一概攻至。

有因灸反甚，荏苒年月以亡者，可惜也。不知脏寒而病满与体厚而形充者，法宜灸，安有病弱之人，肢体羸瘦而顾，概施火攻为也？火攻为病百端，而耗血为尤盛，不可不知。或问其目，曰：虚者不灸，弱者不灸，脉浮者不灸，脉微数者不灸，湿家身痛烦者不灸。若不审其宜而概加灸焫，其不至于危殆者几希。

俗传花香不宜嗅，嗅之易生瘰瘰。余尝验之。晨起见夜合花，其时含蕊将放，窥中有细黑虫，纵横不计其数。少顷花大开，复窥其中无有矣。其花傍坐，亦未见有一虫飞出，倏忽之间，何以始夥而终？无以此见，嗅得花香，非得香也，得虫也，香盛则成虫，其理有不可测者。

《上池杂说》终

附　经目屡验良方

古歙苍松翠竹山房辑
绍兴裘庆元吉生校刊

太极光　统治男妇大小百病恶症，疮疽肿毒，筋骨疼痛，左瘫右痪诸症。

孔雀尾四钱，用甘草水洗，撮土搓之。复用水洗净，晒干，为末。纯用是尾，端圆处更胜　乳香　没药各去油，净　蜈蚣　全蝎　磁石火煅　麝香各二钱　蝼蛄晒干　雄黄醋浸透，换白萝菔汁，煮用　朱砂各三钱　水银五钱　牙硝一两二钱五分　硫黄二两五钱

上共为一处，碾成细末，文火，用磁碗一只，将药末每钱许，匙挑入碗内，以竹刀炒，如米粒大小不等，勿令焦枯。收入磁瓶封固听用。每症各取药置患处，以火淬着，灸之。灸时要避风。如遍身风气痛，则置药于各处骨节间，遍灸之。重症灸后须避风七日，神效。

绀雪丹　专治一切目疾，并去翳膜，如神。

六月雪根_{烧灰存性}　冰片_{量加}

上不拘多少，共乳极细，收用。加熊胆少许更神。

去老膜翳障神方

珍珠_{豆腐煮，研}　荸荠粉_{各四分}　熊胆_{箸皮上焙干}　陀僧　朱砂_{各水飞}　蕤仁_{去油，各三分}　硇砂　白丁香_{水飞，各二分}

上为细末如面，磁瓶收固，用金银角簪点患处。

口疳散

薄荷末_{三钱}　儿茶_{一钱五分}　黄柏_{一分}　珍珠　生甘草_{各五分}　冰片_{三分}　龙骨_{醋煅二分}　白芷_{二分五厘，肿痛加倍}

上共为极细末。遇口疳吹之，神效。初起热甚，倍薄荷。久病多加珍珠、儿茶、龙骨即长肉。痘疹后去黄柏、龙骨加牛黄。疳重加滴乳香、朱砂各少许。

青莲散　专治一切喉风生蛾等症。

山豆根　儿茶　胡连_{各一钱}　川黄连_{三分}　冰片_{一分}　青鱼胆_{二钱}

上共乳极细，收固，听用。吹之立愈。

臌症第一方

当归　白术　白芍_{各二两}　茯苓　槟榔　常山_{酒浸，焙透}　草果_{各一两}　枳壳　厚朴　青皮_{无盐醋，拌炒}　陈皮_{各一两五钱}

上共为细末，加细针砂粉四两，和匀。每日服两次，用三分，以红枣七枚，已嚼服药及愈后禁盐百日，永戒食牛肉。如犯背平、脚底平、脐凸，乃不治之症，不必服。

金弹丸 专治小儿急惊结胸等症，奇效。

牛黄 珍珠各四分 琥珀 川郁金 半夏 射干 礞石火硝煅，各二钱 朱砂水飞 明雄黄各一钱 陈胆星 川贝母 天竺黄 巴豆去壳，净，各四钱 甘草 生姜各三钱 冰片 麝香各一分

上共为细末，炼白蜜为丸，每粒重三分，金箔为衣，或熔蜡为丸，护之更妙。

疝气方

新鲜大小蓟根，不拘多少。

上一味捣烂，酒煎服，立效。

一切肿毒初起煎方

金银花、紫花地丁各一两，用井水二碗，河水二碗，煎成二碗，去渣，入后药，加当归一钱，白芷、陈皮各二钱，甘草八分，用前药水煎成一碗，加水酒一碗入后药，加乳香、没药、土贝母各二钱，穿山甲三片。

共煎成一碗，去渣服，神验。乳毒加蒲公英一两。

秘宝围药方 治一切肿毒。

陈墨碾碎二钱 川大黄二两 藤黄六钱 黄柏五钱 冰片 麝香各五分 雄猪胆五个 陈醋 生姜自然汁各一小杯

上将药共为末，和猪胆、陈醋、姜汁捣匀，作锭子，晒干。每用陈醋磨涂患处，散肿，拔毒生肌，神效。

太乙五行膏　统治一切无名肿毒。

牛蹄甲　马蹄甲　驴蹄甲　猪蹄甲　羊蹄甲各五两　连翘
三棱　莪术　黑丑　白丑　木香　胡连　沙参　地骨皮　元参
柴胡各一钱五分　白芥子　天花粉各一钱　山楂　麦芽　神曲各
六分

上先将五蹄甲入麻油二斤四两熬枯，去渣，再入连翘等十
六味，熬焦，滤清。俟油熬至滴水成珠为度，再入陶丹一斤二
两，水飞收膏，摊贴患处。散肿拔毒生肌，神效。惟眉心、耳
后忌贴。

紫灵丹　专治疮疖肿毒。

冰片　麝香　乳香去油　没药去油，各四钱八分　血竭一两二钱
朱砂一钱　前胡　元参各一钱二分　母丁香八分　斑蝥一两六钱，净，
去头，足，翅，用糯米炒

上共为细末，收固。每用少许，放膏上贴患处。

拔疔膏

野菊花　山慈菇　升麻瓦炙　血竭各一钱五分　天花粉一钱
七叶一枝花　紫花地丁　木耳　皂角刺各瓦炙　朱砂水飞净，各三
钱　川贝母去心　知母各瓦炙，或用黄酒煮透，焙干亦可　蟾酥各三钱，
酒化，不见火生　甘草　麝香各五分　草麻子肉一两，去壳衣，捣烂用

上药除麝香、蟾酥、血竭、草麻子肉、朱砂六味，余概用
瓦炙存性。同前药为极细末，同草麻肉捣烂成膏。如干，加山

东胭脂。如无,即麻油亦可。用时先将银针刺破疔根,入此膏少许,掩以膏药一对,周时疔自拔出矣。

玉燕膏 治瘰疬痰核秘方。

川山甲 全蝎 白芷 黄连 全当归 黄芩各二两 生地 赤芍 番木鳖甲各一两 官桂 海藻各四两

上用麻油二斤四两入锅熬枯,去渣,净,入飞丹十两、黄蜡七钱、白蜡三钱、铅粉二两,收成膏,投入水浸,取起晾干。再入锅熔化,加乳香、没药、轻粉各二钱,麝香、雄黄、朱砂各一钱,朝北燕窠泥、雄鼠粪各五钱,血竭一两,共为细末,离火入前膏内搅匀收贮。

又方

黑猫一只,不拘大小,务要狗咬死者,连皮毛肠肚全用。

上用麻油熬化,滤去渣,将油熬至滴水成珠,入黄丹,收成膏药,摊贴患处,神效。

脓疥疮煎方

川芎 大腹皮 丹皮 生首乌 牛蒡子 当归 红花 赤芍 金银花 生甘草各一钱

上加灯心二十根,水煎服五六剂后,再搽没药、花椒末、大风子肉、白芷、硫黄、槟榔等分,为细末,雄猪油同捣极烂,搽之。

透骨汤 专治跌打损伤,满身青紫,危重者皆效。

五加皮　自然铜　青皮　紫荆皮　杜仲　红花　川山甲
白蒺藜　归尾　乳香　没药以上各一钱　活土鳖三个，捣碎，冲

上用水煎服，外加透骨草更神。伤骨者，加寻骨风。心慌者，加朱砂。轻者一剂至重者二剂，无不愈。

接骨紫金丹

土鳖酒炙，去足，净　乳香　没药　归尾酒炒　自然铜醋煅七次，各三钱　血竭　大黄酒炒　骨碎补去毛，打碎，酒浸，晒干　硼砂各一钱

上共为细末，磁瓶收贮。跌打损伤，瘀血攻心，好酒下一分八厘。破伤吐血不止者，用当归、桃仁、红花各五分，煎酒下。

荔奴散　专治一切金疮跌磕。

龙眼核不拘多少，烧灰存性。

上为细末，收贮。敷伤处立愈。

解铅粉毒

绿豆粉一两　牙硝二钱　槟榔末五分

上共为细末，每用清米汤调如稀糊，一匙一匙渐次进服，不可太急。候吐止，腹内不痛，大便泻尽，方可饮清米汤，然后吃粥调理。

蛇咬神方

朱砂　麝香各二分　雄黄三分　牙硝五分　壳珠即假珠，火炙，

一分　猪牙皂角瓦炙，五个　蓖麻子十粒，去壳，炙

上为细末，磁瓶收固。用时将伤处银针挑破，点药少许，并点眼角片时，流去毒水，立效。

治小儿脐风撮口方

巴豆一粒，去壳，研烂　明雄黄一钱，乳细

上二味，和匀。每用三五粒，新汲井水调下。觉胸腹有响声，大便下痰，即愈。此症最危，百无一治，亦少妙剂。此方神效，勿略之。

治痘毒神方

用白瑞香花叶，不拘多少，入冰糖少许，同捣极烂敷之。初起即消，已成即溃，已溃收功，他方医愈后或年余数月复发者，无不神效。

震升丸　专治痔疮并肠风下血。

荷叶不拘多少，烧灰存性。

上一味用，生鳝鱼血合捣为丸，如桐子大。每早空心，白汤下三四钱。

治噤口痢方

用燕窠泥不拘多少，研末，同鸭蛋清调匀，入麝香三分，小儿二分，敷脐上，泥干。又以蛋清润之，一二日即愈。

黄芽丸　治胃强脾弱，能食不能消者，并脾泄等症。

制谷芽四两，半生半炒，制法：用糯谷三四升，韭叶捣汁，浸数日，候谷

出芽取，起筛，盛微日晒略干，即以韭菜汁洒之，以芽带绿色为度，晒干听用 **人参**一两，如不用，以党参、黄芪代之 **芡实**二两，炒 **莲子肉**四两，去心，取肉连皮，入猪肚内煮透，去肚，晒干

上共为细末，用荷叶一张，煮汁，和山药末打糊为丸，如绿豆大。每服二钱，米饮下，日三次。

治脱疽方 此症发于足指，渐上至膝，色黑痛不可忍，逐节脱落而毙，至恶之症也。亦有发于手指者，同治。

用土蜂房一个，研细醋调搽，应手而愈，真仙方也。

汤火伤

用生姜不拘多少，捣烂扑之。又方，冬月收坏橘不拘多少，贮磁瓶中封，置静处，日久自化为清水。用时取水涂患处，神效。

绞肠痧方

取旱芹菜捣汁，饮下，立愈。

瘤瘿验方

川贝母不拘多少，嚼，时时敷之，不过月余，自溃而愈。

头上打破，如鸡子大，伤痕奇效方

白麻石内有石筋、石线，取出研细末，敷满，布包扎好，三日长肉生肌，屡验。

离骨取牙方

乌梅十七个，童便浸，春夏秋两日，冬三日 甘草水漂过

上二味，等分，阴阳瓦焙干，研细。每末一钱，加黄牙丹五分，拌匀。但看骨槽风有骨横在牙床者，用糯米浆少许，拌药成条，塞在骨缝两边，塞满。如无缝，即散放牙缝内。一日两次，上药二十日，其骨自动，再着眼明手轻之人，钳去之。切不可将药误粘好齿，致伤好牙。此方甚神而奇。

黄牙丹　此丹去污生新，治疳要药。

汞一两　藤黄五分　牙硝　明矾各一两五钱　蛇含石八分

上共研匀，结胎，武火升炼三炷香，取药。每一两加冰片四分，收贮听用。

《经目屡验良方》终

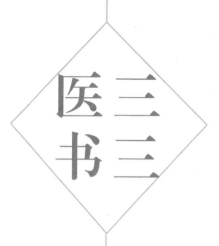

三三医书

证治心传

明·袁班 撰

提要

本书为明末秦邮袁班体庵先生之遗著，经珠湖赵观澜双湖先生之加评，有兵部使者溧阳史可法序，本社裘君吉生向已故社友徐石生君重值兑得之钞稿。书名《心传》，盖袁先生折衷诸家，益以临证经验之心得之传也。史序赞其为"阐古今所必由之理，实天下所未见之书，俾后进者引而伸之，平时得之于心，临证应之于手，裨益苍生，非浅鲜也"云，其为好书，已可知已。

序

一介之士，苟存心济物，于物必有所济。虽蓬累而行，与得其时则驾者，不可同年而语，而其志则足尚矣。幕宾袁子体庵，顾影无俦，居珠湖之浜。喜读书，达通塞。其才如五石之瓠，不适于用，然济人利物之心，未尝去怀。蚤年侍亲疾，博究方书，深得异人授，遂以天下之疲癃残疾为己任，视人之呻吟痛苦，不啻若涉者之溺于渊，呼号拯救，而思欲手援之。运筹韬略之暇，医门著述满簏盈籝，医津一筏，第其中一则耳。每憾今之医籍，大半摭拾前人牙慧，割裂补窜，攘为己有以博名，高兖之中无所得。苟逞其臆见，率意妄行，惟其载胥及溺而已。袁子之《心传》，则折衷诸家，参以临证经验，有疑似难明者，发挥奥蕴，随笔记录，以待质正。予嘉其阐古今所必由之理，实天下所未见之书，俾后进者引而伸之，平时得之于心，临症应之于手，裨益苍生，非浅鲜也。于戎马倥偬之际，抽间阅勘，俟锋焰稍息，亟付手民，以饷世之习医者。苟研求而有得焉，将免杀人之恶名，而为生人之仁术，岂不懿欤。

时在崇祯岁次癸未仲秋月
兵部使者溧阳史可法识

目录

证治心传　卷一

秦邮袁班体庵辑
珠湖赵观澜双湖评点
鸳湖徐树荣石生珍藏
绍兴裘庆元吉生刊行

证治总纲

　　吾尝叹今医诊病，鲜不以捷为工，即延医者，亦以捷为能，何古今之不相若也。夫医之诊病，必以审慎为本。若捷于按脉，乃市医苟且之为，班断不如是。每治病证，莫不以望、闻、问、切，细加讨论，然后辨标本，别表里虚实之异，参四时寒暑之候，随症定方。虽不能尽合古圣之心传，而可免私心自用之咎也。

　　况近世之医书，每多以补虚立论。至大实有羸状，故因秽浊、实邪盘踞在内，既不得见而知之，又为宜补之说横于心中，往往惑于假虚之病象，而人多以下为畏途矣，更有世之不明虚实之宜，乃不善用者之误。恒见得时之医，自保声名，不肯轻用下法，及至病久正虚，方投轻下之剂，自无效应。至不得时之医，遇有病症，急于求效，遂妄用下法以决裂。人见时医用下而无效，庸医用下而致祸，遂使假虚之证误于温补，而戕生多矣。殊不思《内经》有有故无损之训，仲景有急下存津之法。如《伤寒论》之承气、陷胸等汤，用之得当，立能转危为安。况邪入于里，如贼踞畿辅内地，非边远之寇可比，急宜荡除，然于腹里地方，而行此兵凶战危之事，务当操必胜之权而后可。今特将历验心得之法，和盘托出，以济世人之危殆，而挽夭札之惨也。

盖诊脉不足凭，以脉有皮；惟看舌苔为准，则以苔无皮，显而易见。大抵有浊垢黄腻无津之苔，凡见此苔，即用下法，一剂得手，继之以轻重进退，以视浊苔之减否或退尽，而可以知邪之清净，一目了然。又有一种或隐或现、或黄或灰之苔，当细看其苔，必浮不实，而必现浊垢之形，是为虚苔，慎勿误用下法，以误人者。近见读书不达变通之医，拘执《伤寒论》，泥于一日太阳，执定先表后里，概以日数传经立言，昧于郁伏内起之因，而不明常变之理，往往拘执脾胃宜于芳香温燥、务戒苦寒攻削，乃未究立法之旨耳。即如东垣之补中升阳等方，是助其本也；仲景之承气、陷胸等法，是祛其邪也。然脏腑因邪气而暂变者，尚在常理之中，更有变出非常，如老弱、幼稚之质，每有大实之证，竟须竣下，多剂而愈者；又有年当盛旺，而忽患虚寒；及向非强质，忽患大实者，往往有之。或谓病患由于化气而成，其化实、化虚、化寒、化热，皆未可常理测焉，临症不可拘守恒情，尤不可固执成见，要在辨证的而用药当，方克有济。

惟病之已成，虽有良工，终不能保其十全，欲求最上之道，莫妙于治其未病。大凡疾病，虽发于一朝，已实酿于多日。若于未发之先，必呈于形色，遇明眼人预为治疗，可期消患于未萌也。至于病势已减，末后调摄尤宜加慎，既勿留邪遗患，更忌过剂损正，均关至要。惟膏丸本为缓调善后之用，然亦当知缓急，细察精详。若正气已复，即宜停止，防久而增气，反生他患，切勿以补益之剂，可以久服。总之，无病不宜以药饵为调养，非徒无益，而反有损，以其药性各有偏执故也。仍须研究经文，握阴阳之纲领，最为简捷。譬如伤于食者，若无阴阳偏盛之变，不过暂时闷胀，捐谷一日即消；倘阴寒郁抑，则所停之食，为水中之冰矣；若温热郁伏，则所伤之食，为炉中之炭矣。无形附着有质，有质助其无形，病患成矣。至于血之瘀，有寒凝、热结之因；蛔之动，有大寒、大热之分。

一切疾病，或由天时感化，或因情志感伤，或本质偏虚，其成者皆归二气为本，明乎《内经》云水火者，阴阳之征兆也，寒热者，阴阳之性气也，乃得由博反约之道焉。若欲明医理之渊微，必先考审《素问》《灵枢》之秘，熟读仲景《伤寒》之旨，自有左右逢源之妙，非徒恃于阴阳五行，创滋阴、温补之法，以八味、六味汤丸加减变化，误人非浅。余所论方法，皆为挽回温补之弊而设，亦不得已也，非欲与时医争名，亦不欲妄议著书者之过，而实欲明虚实，别标本，以为寿世济人之殷鉴也可。

澜按：先生著书时，当崇祯甲申以前，正四方扰乱之日。其所谓温补为害，乃隐斥薛立斋之误。其时士大夫惑于温补，致误者多，先生所不明言者，恐伤时而招尤，藉以避世俗之忌，而以明虚实、别标本，为寿世济人之术，不啻大声疾呼，其心可谓仁焉。

治病须明阴阳虚实论

盖人身本阴阳二气化成，二气平调，人无疾病；二气一有偏胜，则疾患生矣。自古及今，方治虽多，总不出补偏救弊而已。虚者补之，实者泻之，矫其偏胜，归于和平，则疾瘳矣。然阴阳者，天地万物之源也。天之六淫，人之七情，以药物性，皆禀乎此。

以人身言之，气为阳，血为阴。卫气行于外者为阳，营气荣于中者为阴。六腑为阳，五脏为阴。身半以上属阳，身半以下属阴。先天之阴阳，肾命是也；后天之阴阳，脾胃是也。人之所以充身、泽毛、蒸化水谷、温养运行，皆阳气之发用也。惟阳气不能孤立，必赖阴血以濡之，成形、成质，濡润，流通，皆阴血以维持也。是以脏腑、肢体，虽有阴阳之异，而内外躯壳，无处不具阴阳之气也。

阴阳相合则生，偏胜则病，离散则死。病之发也，大偏则大病，微偏则微病。人之死，非阳尽，则阴竭矣。况人之生也，气秉各有偏盛：如苍赤骨大而瘦者，为阳体；柔白骨小而肥者，为阴体。肥人之病，恐虚其阳；瘦人之病，虑涸其阴。天之六淫，亦乘人身之虚而感化：阴虚之体，易感风、燥、暑、火；阳虚之质，易感寒、湿、雾、露。阳从火化，阴从水化，水寒火热。《内经》谓：阴虚生内热，阳虚生外寒。阳盛多实，阴盛多虚。明乎阴阳，则表里、虚实、寒热之病，一目了然矣。或谓大怒伤阴，大喜伤阳，思虑则脾阳结，恐惧则肾阳消，劳力汗出则卫阳疏，苦思极虑则心阴扰。至于妄下伤阴，妄汗伤阳，大吐伤阳，失血伤阴，辛热伤阴，苦寒损阳，由是推而至于七情六气，莫不统驭于阴阳也。临证者但以审阴阳盈虚、消长之理，虽病状变化莫测，不外阴阳偏虚之患，治以补偏救弊之法。惟不可以阴虚、阳虚立论，用六味、八味为定法，要在明察致病之由而施治，则思过半矣。

　　譬如伤寒，是表阳伤也，用辛温以散表寒；若温热，是里阴炽也，用苦寒以胜里热。推而至于阳水、阴水，阳黄、阴黄，阳脱、阴脱，阳暑、阴暑，阳疟、阴疟，阳狂、阴癫，阳痛、阴疸，皆不外阴阳偏盛之道也。兹将阳邪为病先言之：如脉数、身热、便秘、窍干、烦躁、舌苔黄黑、口渴多饮是也。其阴邪为病，脉迟或紧，舌白滑腻，面色清白，诸窍润湿，便泄溲清是也。如审其阴邪在表，有麻黄、桂枝之法；若知阴邪之在里，有四逆、理中之法。其治阴实也，有三物白散、附子泻心等汤；其治阳实也，有白虎、黄连等汤。甚则用承气陷胸之法，建中扶阳气之剂，复脉救阴液之方。

　　又有阴盛者，外则恶寒肢冷，内则浊阴上逆。犯于清阳，为头痛、喉痹、呕吐、喘嗽、呃逆、霍乱、胸痹、痰饮、水肿、泄泻；寒凝不通，为胸胁腹痛；及其阴盛之极，则见鬼、发躁、汗脱而死。若阳亢者，外则身热、骨蒸；内则火气上炎。薰灼清道，亦为头痛、喉肿、呕恶、消渴、喘咳、霍乱、痰结、迫泻、斑黄、狂乱；燥结不通，亦有胸胁腹痛，甚则谵妄目盲、昏沉气绝。

　　又有阳极似阴，阴极似阳，最易惑人。假如外虽面赤、烦躁、恶衣，其脉重按必无力，口虽渴而不多饮，舌苔黄而润滑，二便不黄赤、不燥结，甚则里热盛重，往往格阴于外，反觉肢冷、恶寒、战傈，热深厥深，按其脉沉数有力，口必燥渴能饮，舌必干燥不泽，苔多黄黑裂纹，二便黄赤、秘涩等候。要在分虚实以用药，则无他歧之惑矣。

总之，辨症精详，诊脉寻源，则执简以御烦，扼要尤易；非近世医书，拘执病名以求治，则望洋生叹，散而难稽，所以不能见病知源，反滋疑误。今特约而简，显而明，使后进者有所指归欤。

澜按：表里、虚实、标本、阴阳，明此八字，万病变幻虽多，以此推测，有殊途同归之妙。经云：知其要者，一言而终；不知其要，流散无穷。由是观之，医贵博通古今，超越前哲，非学有根柢者，所不能道焉。今先生所论，皆振衣挈领之法，非近代医书执成方以疗治者，所可同日而语也。苟能潜心体察，熟读深思，自获左右之妙，则胸有成竹，不致人云亦云，拘执温补以误人哉。

治病必审四时用药说

四时者，春夏秋冬，乃一岁代谢之序，其生长收藏，循环不息，生生无穷，此天之显明切近之气。惟气有清和，则不能无偏胜。人在气交之中，受天地和气而长养，受天地戾气而致疾。

以长夏暑湿挟杂，尤易伤人元气，消烁津液。湿为浊邪，最易伤阳。当天暑地热，人身之气亦发越于外，腠理开，汗大泄，人之脾胃因之虚弱，外因湿蒸之酷尤易感受，随人身阴阳之偏盛而为病。如奔走长途，受烈日之威，则为中暑，轻则六一散，重则白虎汤。若畏热乘凉，暑为风伏，宜香薷饮加减为治。或居凉亭、水阁，多食瓜果、冷物，内外虚阳被遏，是为寒暑伤阳，即宜用辛温治之，如大顺散、冷香饮子之类。若但多食生冷者，缩脾饮、正气散随宜而用。若其人元气素虚，微感外暑，治以生脉散、清暑益气汤、消暑丸等醒脾阳、祛湿热而已。

至于冬令，严寒肃杀之气为伤寒者，仲景言之详矣。惟阳气潜藏于内，天时晴燥，雨雪稀少，乃成冬温之证，须用大剂清下，不得拘执《伤寒》成法以误人哉。近世此病甚多，尤宜加审。轻则用杏苏饮，重则用葱豉汤加荆、薄、枳、桔、连翘、大贝以达表为治。

若时值初春，严寒将退，风木司权，其气善升而近燥，多犯上焦，故多身热、咳嗽、微恶寒者，以黄芩汤为主方，随症加减，如薄、桔、荆、防、杏、苏、翘、贝、桑、菊、牛、蝉之类，取清轻之味清肃肺卫；若失治久延，渐入荣分，有逆传、顺传之候。近世市医不知者，多徒守仲景六经成法，辄投辛温表散，耗液伤阴，或变神昏、鼾睡、厥逆、瘖痉，或咳甚失血，延成痨瘵，或胃实失下，谵狂痉搐，莫救者多矣。又有热极旁流，名为顺传胃腑法，宜急下以存阴液，然有舌苔黄燥裂纹可凭。奈何庸医不知者多，余以济世为怀，昼夜研钻，斯悟其致病之由、挽救之法，历验不爽，随笔记之，以拯斯民之厄。

呜呼！自古迄今，无人发明春温、湿温、冬温之奥蕴，致误于庸俗者，不啻恒河沙数矣。或者前哲知其所以然，而珍如拱璧，未能笔之于书，日久淹没者有之；或有其书，久久失传，亦未可知也。更有误于经文者，如秋伤于湿，冬生咳嗽，细心研究湿字，的系传写之讹。历来注家随文注释，亦未正其讹谬，又复曲为误引，长夏暑湿见证混淆于其间。岂知初秋承长夏之末，暑湿伏气为患者，可以仍用清暑燥湿之法，时值夏、秋交替之时，最易变幻，直迫深秋，燥令大行，往往盛于秋末、冬初，人在气交之中，受其戾气，伏而不宣，是为秋燥。其症咳嗽，身热，胸闷，甚则谵妄、痉厥诸危候毕呈，当审天时之凉暖，而分寒燥、热燥之治，药用温润、甘寒之品出入加减；又当验其舌苔，若焦黄燥裂，口渴能饮者，须用大剂清下，如三黄承气等法，为釜底抽薪之治，切勿畏攻而留邪，致延日久大实而有赢状，误于温补不起，以误人者。余为利人救危计，不得不将历验心法公诸宇内，以便后进得指归之益耳。

澜按：四时，暑湿为最厉。至于风温、秋燥、冬温等证，前人混于伤寒，拘执传经日数，误于辛温表散。自先生阐明风性上升而气近燥，始犯上焦，治宜清肺轻剂，更复申明秋燥一语，辨正经旨，有功后进，厥旨深切明矣。世人仅知温邪上受一言，叶氏创解，而不知叶氏前已有言之哉！或者叶氏本此书而阐明其旨，由叶氏传播，亦未可知。谚云：后来居上。其斯之谓欤。

辨症订方必先审四诊记

诊视之要，必先详察形色，然后细问致病之因。闻其声音哑响，察其肌肤肥瘦，问其苦欲，按其胸腹，视其舌苔，询其渴饮，二便通塞，苟能不惮烦渎，则在里之虚实、寒热已得其要领矣。

大抵胃有邪滞，舌必有苔，苔之燥润、黄白、厚薄，以辨邪滞之浅深，而用轻下、重下之方法。至于口渴，能饮者，属实热口渴；不能饮者，属虚热。小溲赤涩、大便燥结者，实热也；小便清利、大便溏泄者，虚寒也。若潜心推测，则病之寒热、虚实，自无狐疑之惑矣。然后参乎脉之浮沉、迟数，则标本、虚实更有鉴别矣。

余于切脉辨证，尤加慎审，未敢轻忽。推测历验心得，竟是左手主阴，右手主阳。凡温热之病，热邪灼阴，右手脉大，左手脉微，迨下尽热邪，左脉始起，右脉亦平。又沉寒痼冷之疴，右脉极沉微，左脉皆紧盛，直至数温之后，左脉平而右脉起矣。凡阴阳偏虚，亦验左右可知。阴气先绝者，左脉先绝；阳气先绝者，右脉先绝。又有紧与数相似，有寒、热相反之别，亟宜辨明。近时温疫证重者，正为邪制，脉反极微如无，当审其平昔有无宿病，分别老幼、强弱而断之。假如素无疾患，体质强壮者，决其脉因病变，必视其舌苔黄浊、燥裂，胸腹拒按；一经下后，病邪渐退，而脉亦渐起。如大虚有盛状、大实有羸形，阳病似阴，阴病似阳，若不细察精详，误人性命岂浅鲜哉！

惟温、清、攻、补四者之中，以平补之补较轻，缘微补不过助疾，且有助正之能，若浊补则有遏邪之患。况古方每以补正之中，参以逐邪之品；攻下之方，寓以扶正之治。凡大攻、大热、大寒之剂，稍有疑似，只可渐次加足，切勿过剂伤正。倘虚症误下，则祸不旋踵，挽回莫及之势矣，谨之！慎之！譬如热而不实者，当用白虎、黄连，若误投承气、抵当则败；若阴虚虚热、应用补血滋阴者，若误投黄连、白虎，则亦殆矣。更有实症用下后，病势尽瘳，忽又发热或寒热不已，乃正气骤虚，即当大补以善其后也。又有寒病化热、热证转寒，虚中夹实、实症兼虚，变幻多端，要在审辨精当，细心体察，可免实实虚虚之咎，于心无愧。否则，草菅人命，班实目击心伤。愿人人如我之存心，体上苍好生之德，则天下夭札之患，稍可挽救矣。

澜按：病证万变，要在审察形色，闻其声音，问其病因，然后切脉。则虚实立辨，寒热立判，乃不为外象所惑，寒者热之，热者寒之，沉疴顿起，良医之名播矣。今读先生手记，处处以慎审为主，发明左手属阴，右手主阳；凡温热重病，脉见微细如无；以及误攻祸重、误补增疾等言，皆前人所未言，可谓仁且智矣。况先生之学术深邃，犹且精细若此，存心利济，愿人人遵而行之，以免草菅人命，可谓仁至义尽。若后进之士，虽不能如先生才识，而效其存心，学虽不及，则以慎审从事，足以步良医之后尘矣。

用药宜精审慎勿疏忽记

治病之要，首辨药性。用药得当则救人，用药不当则杀人。若性味猛烈者，人易知之；其间有极和平、泛常之品，几微之间，亦能偾事者，必须潜心研究，庶免致患。尝忆昔医治虚痘，用四君子汤，平妥极矣，然亦间有枯毙者，以其白术之燥、茯苓之渗，即为大害；有阴虚用四物汤尚能获咎，以芎、归辛窜耗阴。夫苓、术极平和之性味，芎、归体阴微辛之气，尚能遗害，至于暑热、霍乱，服生姜汤立弊者，书载难以枚举耳。更有其药本不对症，因其能揠苗助长，或治标病有小效，而其害过后方显者；或因病重药轻、药邪相拒，初服反觉不安，患者不知，遂即更医，反致错乱者，凡此之类，尤属暗而难测。惟须细心讨论药、病，如何相制、如何相反之理，而用之得宜者。譬如气虚者，只宜甘温极纯之剂，不能稍参克耗，间不容发。若病久胃虚，仅宜参、芪，参、地之品，若挟炒术、二陈、归、芎等，即觉不妥。又如阴极虚而亡血者，只宜纯甘柔润，以三才复脉等法，然必去桂、姜。推而至于妇女之胎产，或血崩过多，或郁勃日久，皆不得用升散之品。又有化燥、化热之证，不能夹丝毫辛温苦燥。每见大泄之病，服胃苓而加剧，乃猪、泽渗利太过，反助下行之患。他如寒忌清凉，热忌辛温；虚忌消耗，实忌涩滞；上逆者，宜降不宜升；下泄者，宜固不宜降；散乱者，宜收敛不宜辛散；郁结者，宜宣达不宜涩滞。用药相当则病瘳，相忌则病进。

至于虚羸，年老，孕妇，产后，若患实症，攻邪宜早，乘其正未重伤，邪未深入，慎勿畏攻，牵延正为邪伤，挽之莫及。当此危疑之际，有起死回生之法也。余治大病，必用大药，历获奇效，如大散以麻黄、羌活为主，大攻以大黄、芒硝为要，大温以附子、干姜、肉桂为主，大清以石膏、黄连为主，大补以人参、黄芪为主，大滋阴以熟地、二冬为主。每遇大实之症，必须大剂，大黄由五钱至一两；治大寒之症，附子由三钱增至六钱者；大清之症，石膏由八钱增至五两者，方克捷效，转危为安。所以医贵阅历、经验，非近世庸愚无识，每以轻药相代，或用数分至钱半，以希起死回生者，何异痴人说梦耳。夫药性生成，各具专能，生克制化，用以补偏救弊，断非他物可代。

然用药之道，各有次序，凡邪犯上焦、心肺、头目、清窍，则宜轻清之品，不宜重味，药过病所，反伤中下。郁结之病，治从轻宣柔润，不宜苦重、大热、补涩之品，非徒无效，而反增病也。倘妇女崩漏，治宜重大之剂，方可胜任；若用轻小之剂，扬汤止沸，于病无济。大泻之疴，汤剂直过病所，不能留恋，宜用末药以缓止之。至疯狂、淫疮、疫厉等患，皆宜重下，轻微之品难于取效。所列各法，皆平日历验心得，用特录记，以备研究，作后进之模范也可。

澜按：用药之道，言之精且详矣。大病用大剂，方克胜任，庶免正虚邪盛，更难挽救，是平素经验阅历之言。论中石膏用至五两，大黄用至一两，桂、附等亦五六钱者，是《内经》有故无损之遗法，然非有先生之才识则可，无先生之胆略则不可。学者尤当熟读深思，潜心推测，自能心领神会而造精微，步良医之后尘，庶不负指归之教焉。

胃为生化之源记

经云：胃者，五脏六腑之大源也。人自有生之后，惟赖五谷以滋养。谷入于胃，流行于脏腑，化津化液，薰肤、充身、泽毛，莫不以胃气为本。人有胃气则生，无胃气则死。故仲景

《伤寒论》阳明症最多。阳明者，胃也。变化五谷滋生之大源，七情六淫皆以胃气强弱为转移，推而至于温热、暑湿、疟痢、咳嗽、呕泻、肿胀、胸闷、气痛等症，均出于胃也。夫胃为水谷之海，生化之源，内而脏腑、气血，外而筋骨、皮肉，无不赖以灌溉，万物所归者也。经以胃为多气多血，一身之关键。人身七情之感，怒盛伤肝，肝动则气逆上冲，怒息则肝自平，而所病者，乃被冲之胃耳。假使邪入五脏，其人立死，虽轻邪亦为痼疾矣。

市医不知生化之理，谬称风伏于肺，又云脾为生痰之本、肺为贮痰之器，或谓痰迷心窍，殊觉喷饭，不思之甚。盖肺为娇脏，何能留风、贮痰？试问其风、其痰，从何道入内耶？至于心为一身之主，其窍更何能容痰？况心、肺居至高之位，不能入痰，即脾亦为清净之脏，亦不能容痰。每见痰由食管吐出，即知痰生于胃矣。余临症研究，历验心得而阐明之，以启后进而免再误也。大抵人身以胃为总司，其用烦杂，其位冲要，凡内外诸病无不归之于胃。余每用治胃方法以疗诸病，功效捷应。今特揭明，以备采择，不致为古书所惑。孟子云尽信书不如无书一语，推而至于《内》《难》经文，其中谬误，不可枚举。余为活人计，不得不直言之欤。

澜按：万物莫不归于胃，故胃为五脏六腑之海也。今先生阐发胃之功用，博考治胃诸方，以疗温热、湿温危疴；又扩充肝、肺诸病，亦因于胃病者，于是专以治胃，功效昭著。藉以启后进之智识，不致仍惑于阴阳五行、八味六味汤丸可治一切病患之遗害，挽回温补之颓风，先生之济世苦心，昭然若揭矣。

保身可以却疾说

古人以淡泊为本，身多强壮；今人以嗜欲所耽，每多羸弱。病患缠绵，推其所以致病之源者，皆性耽淫乐。未满二八而精道已破，本源先竭，于是六淫戾气乘虚袭入，一切疾病生于内虚之体，治之非易。况世无良医，不明致病之因，妄投汤药，不死于病而死于庸医之手者多矣。然而致病之源，乃自取之耳。若能知嗜欲之害，守圣训七损八益之戒，慎风寒，节饮食，不贪醇酒，不妄作劳，笃重伦常，厚培阴德，如是根深蒂固，则气体自然强旺，疾病自可稀少，传世可期久远。享期颐、登上寿者，皆是守身执玉之士。孰得孰失，岂可不慎于细而谨于微哉！余济人心切，特揭明而示戒之。

澜按：当明季时，世态情欲已经若斯轻薄浇漓，现隔一百九十余年，凶荒兵火之余，而人心性嗜欲，尤甚于前明十倍。更增鸦片一物，耗烁气血，薰灼脏腑，尤能助淫纵欲，奈何人不惜命，甘之如饴，终归戕生速死，此嗜好之一大变也。

侍疾应知论

医为人子，所当知古人有《儒门事亲》之书，良有以也。第医理邃深，而知医之理难为庸人律也；惟侍疾之道，是贤愚当共晓应为之要也。若父母偶染疾病，为子者当慎择良医，亟早调治，毋待病邪深入，以伤气血。药必躬自捡察，购买道地上品，煎时必亲自看视，逐味查对，防其错误。教其煎法，如须表散，用芦薪猛火；若系滋补，用炭火缓煎等法。煎成，亲送亲前，寒温合宜，斟酌尽善，不离左右，视其或汗、或下之验，以及米饮、茶水等物，毋使失序。切勿委之奴仆，徒有服药之名，每多错误之害。若暂时疾病，人尚易为；若衰迈沉疴，年深月久，呻吟枕席，困卧难起。最苦者二便，须人扶持，撤换洗濯。每当夏令炎暑，蝇蚊攒刺，冬日严寒，衣被启覆，以及饮食一切，非人照料不可。莫无切己之人当心侍候，则垂暮之光阴，如同囹圄之岁月。

为子者，当思父母生我劬劳。自身在襁褓中，父母昼夜保抱，就湿推干，万般辛苦，毫无疏懈，以及痧痘疾病，扶持保护，延医祷神，毕生心力尽瘁于我生之后。今当父母衰年患病，正人子报本之秋，何辞劳碌侍奉。倘有便溺、痰涎，切不可畏污，必自为撤换，随时查检，虽不如古人尝粪割股之孝，亦当效乌鸦反哺之意。若一概委之奴仆，万难实心从事。况此辈面是背非，而病者自知情形衰弱，苦况亦多，含忍不言。如是者，纵有儿孙绕膝，皆属虚名无济。倘有仆辈诚实可靠，亦须人子亲身督率，优给仆使犒赏也。古云：百善孝为先。人能尽父母一日之劳，即得一日之功行；能尽一二年之劳，即得一二年之功行，在此根本上用力，胜一切善举万倍矣，又何惮其久劳疲弊哉！

至于境处富贵不同，惟侍亲之道，无从分别。若贫贱者无力雇人，自身尤宜加力。凡药饵、饮食之费，务须竭力筹措，因父母遭累，亦可对人。果能尽心纯孝，自当感格上天，必不使终于贫贱也。如富贵者，当思天以美境与我，若不加倍尽孝，何以对天。若置父母于脑后，任其痛苦呻吟，而自拥妻妾以安眠，自己扪心，尚得谓之人乎！况根本既亏，恐富贵亦难久远矣。又有兄弟多者，当各尽各力，切忌推委。遇妇女不知尽孝，必痛加教诲，万勿溺爱、听信。余屡见年老衰疾之人，为仆使所欺；甚至病危之际，抱持不慎，一蹶而毙者，人多不察、不知。要知人人皆有老时，代代儿孙看样，为父母即为自己也。

呜呼！人有一息尚存，皆知痛痒，于有限之时光，克尽其心力，较之死后知识全无，做斋、打醮、祭吊之虚文，徒然以有用之金钱，为僧道欺朦，其益当何如哉。有父母者，深思力行，岂可忽乎哉。

澜按：先生向以孝闻，以己之心，度人之心，大声疾呼，愿天下之人，皆知尽孝。惟近世富贵家往往自昧本源，仅知逢迎显者，以图进取功名，置父母于不顾，余目击心伤，姑隐其名而不宣。澜虽慕先生孝行，愧无先生学识，惟愿稍步后尘，聊尽为子之心而已。

痎疟咳嗽记

尝读《内经·疟论》，治法独详，分十二经见证，以荣卫为纲领，以气血分阴阳，而察外感、内伤之偏盛。若其人阳盛则发热，阴甚则恶寒。以膜原居表里之界，入于卫气所行之度数，互相争拒，则寒热往来；其少阳为半表半里之枢，与膜原接壤，外象似乎疟由少阳为传舍，甫俗遂拘执小柴胡汤为治疟专方，其不思之甚矣。仲景《金匮》云：疟脉自弦，弦数者多热，弦迟者多寒。以中土有邪，木易顺乘故也。夫疟有寒、温、瘅、牡、虚、实之分，其作止有定时。邪浅一日一作，或间日、或三日一作者，谓之阴疟，因邪在阴分，留连难愈。大抵治疟之法，调和荣卫，毋使阴阳偏盛，酌用寒温之方，以平调之。然必辨其感、伤、虚、实之因，审其宜汗、下、消、补之剂。如邪伏于阴，用升清之药提之出阳，自无坚结之患。大法已备，细心揣度，则思过半矣。

至于咳嗽之因，不外寒、热、虚、实之邪，挟风邪袭于

肺、胃。肺、胃之邪上干清道，则咳嗽作矣。《内经》云：五
脏六腑皆令人咳。又云：聚于肺，关于胃也。盖肺为清肃之
脏，不容丝毫外邪，干之则咳嗽、气逆，甚则喘息、失音，延
成痨瘵，不治者多矣。余治外感寒邪，每用小青龙汤减其分
量，如麻黄、干姜各一钱，细辛五分，制半夏钱半，五味子四
分，炒芍一钱，甘草五分，桂枝六分后入，并随症加减，如热
甚加杏仁、石膏，去干姜、桂枝，莫不应手取效。如风热甚
者，麻、杏、石膏、甘草、海石、枇杷叶等，亦多取效。斯皆
余之心法，随笔记之，以期后进得其指归云。

　　澜按：咳嗽一症，《内经》言之详矣。六淫外邪，风寒最
多，先生用小青龙汤治寒嗽，系实验心得。至疟疾，因寒热往
来为少阳见证，世医不明，往往拘执小柴胡汤为主方，随症加
减，与《内经》《金匮》分寒、热、虚、实、瘅、牡等名，大
相径庭。先生阐明其误，以济人为怀，不啻大声疾呼，以启后
学之悟焉。

中风肿胀辨

　　经云：风气善行而数变，又为百病之长也。亦随人身之盛
衰为转移，假如西北地土凛烈，人体刚劲，外风骤入，卒然倒
仆，昏不知人，口眼㖞斜，频吐涎沫，有真中、类中之分别，
中脏、中腑、中经、中血脉之殊证，有闭、脱之异。药用开固

之法，如用小续命汤开其卫气，以参附、芪附汤固其荣气，他如侯氏黑散、风引汤，皆填窍以息风之治也。迨李东垣谓元气虚弱，骤然卒倒无知；刘河间以风乘火势，火藉风威，其人亦卒然仆倒昏厥；朱丹溪以东南气温多湿，湿生痰，痰生热，热生风，忽然神昏搐搦，口眼歪僻等候现矣。由是观之，三子之言中风，言其因也，名之曰类中风；仲景、《外台》言中风，言其本也，即真中风也。近世类中风多，真中风罕见也。市医不知，一见动摇之状，不辨正虚、痰火之因，辄用散风逐邪之方，枢纽离脱，则命亦随之而倾矣。

至于肿胀一症，因阳气衰败而成，治宜大培元阳，温中扶气，则水自行而肿胀除矣。盖人身之卫气，周护一身之表，犹天包地之义，肌肤之温柔、坚密，皆本乎此。若卫受邪伏于内，阴反居于外，水从阴化则成肤肿，中阳气遏则生膜胀，治宜温发阳气，以逐阴邪，是为探本之治也。余恒见庸工每用行水利湿之剂，如五苓、舟车等方，初获小效，久则病加，肿盛胀增，甚至背平脐突，阴僭阳位，为喘为阻，则大命倾矣。余目睹其症已危，心欲拯之，而势难挽也。特将致病之源、理，不惮烦而辨之，以作后进之殷鉴也可。

澜按：古人论中风，论其本也；后世言中风，言其因也。治有开邪、固正之法，息风、涤痰、扶本之方，精审明辨，大法备矣。他如肿胀有虚、实之异，《内经》言之详尽，《金匮》

分之明晰，奈何市医不明，妄执治标渗利以误人。先生目睹其害，不惮烦而辨正之，济世利人之苦心，昭然若揭矣。

虚劳说

经云：虚者补之，劳者温之。古人以阴虚、阳虚为纲领，于是以八味治阳虚，六味疗阴虚，致温补之风满天下。又遇高谈五行者出，创立新方，百病皆从虚治，以成议药不议病之世界矣。夫扁鹊云：一损肺，二损心，三损脾，过于脾则不可治矣，是上损之因也。盖下损之由，以一损肾，二损肝，三损胃，过于胃则不可治也。《金匮》云：极虚者为劳，调以甘药，如复脉汤、小建中汤之类是也。又云：肌肤甲错，内有干血，以大黄䗪虫丸主之。由是观之，《金匮》治虚劳，以虚、实分治，而用方以攻补兼施，当补则补，应攻则攻，不拘一格，往往有桴鼓之应也。然而咳嗽、骨蒸、吐血、食减、咽疮等症，当审其所因，于初候之时，分虚实而药之，亦可转危为安，几微于反掌间矣。若用近人方法，温补横于胸中，养痈为害，百难一治。呜呼！是非虚劳之不可治，而为温补误投之不能挽也。余每治骨蒸劳极、肌肤甲错者，用大黄䗪虫丸法，出入加减，攻其宿瘀，廓清积血，应手取效。惟有曾服腻补者，如油入面，病根深痼，延宕日久者，正气已伤，百难救一。况世人不知保惜其身，自恃药石为补助，乐于温补而恶于攻逐，犹如飞蛾扑火，甘蹈灭烈，自不知其身已入于鼎沸之中。余虽具不忍之心，是亦末焉者矣。

澜按：虚劳一病，五脏皆有，不得专以阴虚立论，以六味滋阴、八味益阳为秘方。或用知、柏暂平浮火，切勿多投，惟恐脾阳受侮，中土失运，每致食减、便溏之患，所以《金匮》用复脉、建中等汤，是步步照顾脾胃为主。先生宗仲景法而扩充之，绰有余裕，又阐明虚实之因，用药之理，经权达变，以示人卫生却病之源理，岂不懿欤。

幼科治验记

古人以小儿为哑科，最为难治矣，因其不能自言疾苦，体弱易变，以及痘疹之异耳。余为不然。惟小儿之病，虽不能自言病状，惟无七情之扰，其所患者不过外感风寒、暑湿之邪，内伤不越乳滞、饮食而已，其头绪简略，甚为易治。奈何世多不察，致市医欺诈，妄立惊风一科，每用重镇开窍丸药，禁绝乳食，致质弱稚体，何堪受此酷烈，往往变出角弓反张、搐搦之状；又妄加针刺，疼痛啼泣，实令人目击心伤。是以推测仲景《金匮》文义，豁然有悟。仲景云：无汗为刚痉，有汗为柔痉。隐与小儿之病象相符。况小儿质嫩，不耐风寒，偶觉感触，即见身热、筋强，甚则反张、搐搦等状，与《金匮》痉病证候隐合。庸医不知，遂妄立惊风之名以惑人。余绎其理，小儿之病，脾胃独多，情志未通，脾胃用事。奈近世庸医，妄执小儿肝火独甚，将一切脾胃见症，皆误认肝火。不思肝为春生之脏，初生之肝，岂可指为病数，以生气当病气，殊属庸妄已极哉！或谓小儿为纯阳体质，言出钱乙，奈庸俗不知，引为口实，非古人所及知。盖小儿为稚阳，惟易病热，兼以乳滞变痰，于是有热痰、风痉之症，乃小儿恒有之病。奈何世之庸工，捏造急惊、慢惊以误人哉。

余临证四十余年，每遇泻青色稀粪，昼夜频频，知其中阳不能变化为土之黄色，反为木乘之青色，此为厥阴浊气所干，当从扶土抑木以获效，方用附子理中丸一钱，开水泡化，两次分进，粪即转为黄色，泻亦止也。若昧者，往往误认为肝病，岂不冤哉。大抵小儿阴气未全，易于化热，若见口舌诸窍甚干、大渴能饮者，亟投甘寒之剂；挟实者，舌苔黄腻、口有热臭之气，亟宜荡涤之。缘小儿纯阳，柔脆之脏腑尤易枯涸，急下存阴，转危而安矣。至于阳明热甚痉厥之证，市医名之急惊，余惟清阳明热邪，则肝火自平。若妄投镇惊息风，是速其危哉。至久病中虚，土不镇木而显风象者，谓之慢惊，宜急进附子理中汤，或加温补如肉桂、黄芪等品，以追失散之虚阳，转危而安。每见庸愚用清散重镇，是下井而加之石矣。更有一种妇人，妄用针刺，名曰挑惊，或捏人中，或口咬指捏、口吸脐眼等妄治，真是惨毒恶事，目不忍睹。其痘疹以寒热、虚实为准，则惟一切有毒奇异之物，慎勿妄用，亦勿拘执幼科成法，而不达变通，以误人哉。余为济世拯危，特将实验心法不忍秘而不宣，今录于简末以公于世，是亦保婴仁术之意耳。

澜按：小儿之病，宋有钱乙著《小儿直诀》一书，言之详明。奈何市医不知讨论古书，仅守家传方法，妄立惊风之名，用金石毒物制为丸药；为欺骗财帛计，又有妖妇创能挑惊指捏等法，其害尤甚庸医。先生目睹心伤，阐明治法，以拯人之危并示戒一切，唤醒愚庸以保赤子，并将历验心得秘法录出，以示后进，可谓仁至义尽者也。

惟记中急下存阴，仅言其法，未载方药者，欲后人三反之意。余恐浅学未能深造精微，仍然茫无定识，或蹈清散、重镇之法，依然无济苍生，今拟二法：法用泻青丸清肝泄热，用钱氏赤散以攻邪涤痰。考赤散之功用，能消滞涤痰，最有益于小儿。近见京中雅观斋所售之万应保赤散，即此方也。每服一分。若病在上即吐痰，病在下即便痰，即能愈病，诚妙法也。假如痰热甚，可服回春丹。此丹较赤散功缓，善泄热清痰，惟虚寒者不可服，售药者未将寒热标明。考回春丹泄热清痰，近见广东丸药广告中，皆谓治急、慢惊风，其言大谬。慢惊因脾虚者多，岂可再投凉泄以戕正。今特揭出，以免误人。以后回春丹仿单中务将慢惊二字删去，功德莫大焉。

胸胁腹痛肝胃气逆辨

胸腹、胁肋、胃脘诸痛，古人立九痛之名，其要不外寒热、虚实、气血、痰食、虫之因。惟寒能凝结，热能消烁，寒甚厥逆上冲，热甚薰灼上炎，必使寒热平调，脏腑自能通畅，何有于痛哉。其间夹杂各症，总不越寒热之纲领，不难参以兼治，自获病随药瘳也。至于肝脏气逆上冲，每多胃脘当心而痛，上肢、两胁、膈咽不通，治宜降逆柔肝。仲景制乌梅丸为泄木安中之良法，乃寒热并用，平调至法。若阳微，则从吴萸汤法。如肝阳过盛，减除吴、附，少用椒、姜，而合梅、连、楝、芍，取苦辛酸而入厥阴，以为平降治法。若脾胃虚而肝火扰者，用戊己六君，如金斛、木瓜、丹皮、桑叶，扶土抑木。或因郁抑不伸，用丹溪六郁汤亦妙。至于水亏木旺，用复脉六味汤，为乙癸同源之治。大抵胸胁痛者，金铃子散加味。火郁甚者，以佐金为良法，甚则用当归龙荟丸。若湿热疮疡，以龙胆泻肝为神剂。至肝病甚多，如头痛、吐泻、呕逆、胀泄等候，皆属肝胃之症也。

余治各证以及气冲攻痛，诸药不效者，用仲景乌梅丸三钱，随病之虚实，酌加引经数味煎服，有桴鼓之应，特将方义释明于后。是方也，用乌梅入肝经为君，酸乃肝之本味；臣白芍泄火而敛阴，佐芎、归活血而滋润，使吴萸下气最速，连、楝、椒、姜清肝安蛔，是有制之师也。若加以丹皮、桑叶，轻泄上焦火郁；羚羊、钩藤、甘菊、蒺藜、天麻，皆清肝泄火之要品；元胡、迦南、降香，乃疏降冲逆之要药。细绎《内经》用辛补之、以酸泻之，故治肝宜酸，若急升太过，酸收为下泄、为泻矣。然余研究病理，另获心得要义。夫肝体固赖阴血为养，而其所以为将军之性、寄龙相之威者，以真阳之为本也。肝阴不足，固多为患，而肝阳亦为至要。假如阳气稍微，则中土必虚，木易顺乘，浊阴随升气而上犯，亦随人之阴阳虚盛为转移。故仲景审寒热互用大法，立乌梅丸方，是一以贯之矣。

澜按：肝火最暴，燔灼无忌，一身之中，稍有郁结不伸者，其火则上冲，为痛、为胀、为泄，上至头目，中至胸脘、胁肋、腹脐，下至阴囊、卵核，皆厥阴之所主。古今虽分九痛之因，总不外寒热、阴阳，治得其要，一言而终。先生发明病理，遵仲景遗法，用乌梅丸为主方，莫不捷效。今特录出，俾益后进，非浅鲜矣。

温热温疫辨

《伤寒论》分六经见证，方有发表攻里之异，注述甚多，皆随文释义，或各鸣一得，彼此辨驳。若究其源理，有顾彼失此之嗟，何也？岂知时事有更代，地土有南北，人体有强弱。

近世以来，四时感症，类伤寒多，正伤寒罕见也。夫类伤寒者，春温、夏热、湿温、秋燥、冬温是也。虽然仲景谓伤寒有五，方分温散、辛散、攻下、和解诸法，后人识浅，殊难领悟，惟拘执传经限日成法，遂致遗误者多。

惟近年凶荒饥馑，兵火之余，酿成疫厉，互相传染，切勿拘执日数。余治疫症，大剂攻下，每多获效。缘此病邪由目鼻吸入者多，往往两手脉微弱，若不知者，以为脉虚，不敢用攻，孰不知下后邪去，脉即平复。此症初起，多见恶寒肢冷，舌苔黄腻，神识呆钝，或邪热下迫，每多自利，所下几微，最易惑人。必视舌苔垢腻之有无，以定攻下之轻重，每见下去一层，又起一层。轻者两三剂，重者八九剂，浊苔退尽，脉平而不躁急为准。仍须用下，庶免反复，要知此邪乃天地间至恶之气，必须除恶务尽。以大承气为主方，随症加减，减至单用元明粉为极轻。总以三候之内为率，若延至三候以外，必自利红水，肠胃已烂，必死无疑。余历验心得，以验苔之滞腻，干而无津之苔，凭此用下。若舌无浊垢之苔，虽见大热不可用下。

余之心得经验，无误之秘法也，然则与无疫之温热有间，未可混淆以误人者。夫温热者，天地之常候也。经云：冬伤于寒，春必病温。惟冬令外虽严寒，而阳气潜藏于内，若天时晴燥，雨雪稀少，则阳失潜藏，致生冬温之证，当用葱豉汤加大贝、芩、翘、银花、牛子、甘、桔等味。盖春为一岁之首，严寒未退，仍防寒邪遏伏；直待春升，木气发透，风阳化温，是为风温。其气近燥，多犯上焦，致有身热、咳嗽、胸闷、气促之症，法宜清宣轻剂，如薄荷、牛子、桔梗、杏仁、大贝、蒌皮之类。久延失治，转入营分。误用辛温成法，多致衄血、咯血，甚则成痨。若已入胃，舌黄干燥，亟宜攻下。初夏渐热火旺，宜仿此方，重加清药可耳。如长夏湿土司令，宜燥湿清热，苍术白虎汤治之。直至秋深，燥令大行，身热、咳嗽、咽痛者，辨天时之凉暖，以分寒化、热化，然用药有温润、甘寒之别，此秋燥之治法也。若热已入胃，便结溲赤，舌苔黄焦垢腻，亦宜急下存津，切勿延久，正伤气弱，反成危候。

近年以来，四时感症温热独多，每憾治法仍沿辛温，以致不死于病而死于误药者，比比皆然。偶见新出《六书》，乃余杭陶节庵所辑，意在变化成法，独出心裁，将仲景所集增损加减，标新立异，不为无功，惜未将温热见症阐明原理。余细为研究，有择焉不精，语焉不详，何足以尽格致生化之源，跳出伤寒之范围哉。于是焚膏继晷，精审四时代谢之序，参以六淫偏盛之因，豁然自得。不揣草率无文，爰将各篇病理，随时笔记，以免遗忘，是否有所采择，质之海内明哲，愿早赐之削政，则感如师资之深矣。

澜按：温热者，四时之常气也；温疫者，天地之恶气也。盖常气以常法治之，恶气以峻法治之，理势然也。先生治疫，重用攻下，除恶务尽耳，与吴又可法暗合。其时各居一境，所治之症大略相同。袁氏辨舌苔垢腻厚薄，以定攻邪之轻重；又辨明温热与瘟疫有间，岂可混淆以误人哉。况先生济世心切，每以慎审为本，其学邃深在又可之上。且吴氏虽有九传方法，未将病理阐明，书虽流传，惜乎混疫于温，贻误亦多，不足为法也。或谓当时彼此各居一邑，未能面商至理为憾。如袁、吴同处一堂，互相讨论，吴氏必不致混淆立论，温热原理毋待叶氏发明之。

呜呼！天下事，有幸、有不幸。吴书早经刊传，袁氏此书渺无知者，缘先生志尚高傲，不求闻达，又非医流，此书乃当时之日记耳。观其自记云不揣草率无文，随笔记录，以免遗忘，即知其仅记病理、临症实验而已，其言辞不加修饰，已可慨见。澜因先生为吾邑先达，兼与其玄孙同局裹修邑志，始获此书，字迹蠹蚀过半，用特重录，以免淹没。奈无别本可以校对，只姑仍旧贯，未敢更易一字。稍有疑义者，附以按语，以醒眉目云尔。

时在咸丰戊午中秋节后二日，后学赵观澜谨录，拜志于三十六湖楼客次。

《证治心传》终

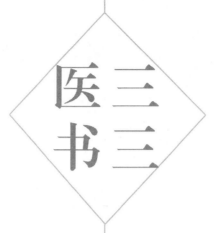

医经秘旨

明·盛寅 撰

提要

　　《医经秘旨》二卷，明姑苏盛启东先生笔记，同时高果哉先生校参，顾晓澜先生重加评订。六年前扬州徐石生君价让于裘君吉生。顾先生讳金寿，晓澜其字也。为清如皋县举人，业医于吴。著有《吴门治验》录其评订。题辞中曰：应京光试，遇同年友，偶见本书，如获鸿宝。假录一过，朝夕研究。谓其曾古今一贯之理，实医林罕见之书。想出版后凡购读本书者，自知其言之不谬也。

重校订序

　　今之郡国绝鲜赫，然高医者何与？夫亦由守习先术者，亦无化裁；纵任胸腹者，肆意治疗。苟疾庶且刻之功，授剂需铢锱之财。邦縻禁条，十全道废。况夫医者，圣智之长，神明之业也。古以济世，今以丰家；古以名重，今以利先，无怪乎仓扁鲜渺也。盛氏启东，少穷《素》《难》，博研群典，测古酌今，表奇征谬，笔以记之。非知医之深者，不能与此。噫！若启东者，不愧一代御医之良工，而光轩岐之学矣。奈书未刊布，辗转钞缮，豕亥鲁鱼，不计其数。随读随校，待付手民，而免沉沦之憾焉。

嘉善后学高杲识

再订题辞

　　一介之士，苟存心济物，必有所济。虽蓬累而行，与时则驾者，不可同日而语，而其志则足尚矣。今读盛氏笔记，发挥经旨，明若燃犀。盖早年隐居洞庭之滨，喜读坟典，洞达通塞，其才如五石之瓠，不适于用。然济人利物之心，未尝稍懈，遂膺征辟，而春满雨都，名溢宇宙，乃积学日深有以致之者。余应京兆试，过同年寓，偶一见之，如获鸿宝。假录一通，朝夕研究，折衷诸家，参以己意，将疑似难明之旨，提要钩元，随读随按，阐其未尽之意，以启后进之悟，苟能讨论奥蕴，真古今一贯之理，实医林罕见之书。引而伸之，平时得之于心，临证应之于手，裨益苍生，殊非浅鲜也。

时道光丙戌仲秋上浣重评校

秘旨藏事日也，晓澜书后

绪原

医以寒治热，以热治寒，以消导治积，以快药泄满，以补治虚羸，以涩固脱，以利下攻秘，以润治渴，以辛温散表，以香燥理气，以寒凉止血，以通止痛，以养血治不得眠，以补兼滑治脉迟涩，以清且敛治脉洪大，以下气清火治上逆，以利水通淋治水泛滥，以凉表治发热，虽在下愚，不难措手。惟是以寒治寒，如诸寒鼓栗，如丧神守，皆属于火是也；以热治热，如发表不远热是也；以补治积，所谓养正积自除是也；以益气治满，所谓满用术甘是也；以下治利，所谓通因通用是也；以提气治闭，如小便不利，用补中益气是也；以泄水治渴，如五苓散治消渴是也；以寒散表，如四时感冒怫热自内而达于外，药用苦寒酸寒是也；以凉平理气，丹溪所谓气有余便是火是也；以温补止血，如黄土汤、桃花汤是也；以攻击治不得眠，如胃不和则卧不安，又痰在胆经，神不归舍是也；以利下治迟涩之脉，如脉迟而滑有宿食，又脉涩不减为中焦实是也；以补中治洪大之脉，如内伤用补中益气汤是也；以温中治呕逆，如吴茱萸汤、大半夏汤是也；以固表和营治水，如水在皮中，四肢聂聂动，防己茯苓汤是也；以实表出汗治太阳中风，如桂枝汤是也；以攻下及补益治发热，如表无热而里有热是也。如此之类，苟条分缕析，何可殚述。虽在上智，亦费推求。前哲非不切切著明，奈后人动手便错者，良由但知治法之所当然，而不知治法之所以然也。不揣疏略，特将平日经验历试不爽者，阐明疑似之理，提纲挈领，本之经文，节其要旨，参以管窥所得，随笔记录，俾后进者有所指归，触类旁通。所谓比类奇恒，或在于斯时。

永乐十有六年暮春上浣姑苏启东识

目录

医经秘旨　卷上

明姑苏盛寅启东笔记
鸳湖石生徐树荣校录
明嘉善高杲杲哉校订
绍兴吉生裘庆元校刊
清雉皋晓澜顾金寿订评

治病必求其本

脾喜燥，伤于寒湿，则不能消磨水谷，宜术、附以温燥之。然脾阴不足，而谷亦不化，又不可以温燥为治。有思虑伤脾，脾虚不能统血而失出者；有思虑伤脾，脾虚不能消谷而作泻者。此皆以回护中气为本，勿治其标。有肺虚不能卫血，血溢妄行，随气出于鼻为衄，如动气在右，汗之令衄是也。脾虚不能行津于三阴，胃虚不能行液于三阳，气日以衰，脉道不利，其血悉从中积，此而欲消其留瘀，当以参、芪监之。如胎已数月，忽动不止，有癥痼害者，当下其瘕而胎自安。设不知此，仅知养血，是为癥瘕树帜，养痼为患乎。忆戊子冬，奉上命往视东宫妃张氏，经闭十月，腹胀如鼓，众医皆以养血安胎治，病加剧。予诊脉沉涩弦紧，无生气，直断为蓄血腹胀，疏桃仁承气汤合抵当法方进。东宫怒甚，羁锁禁中，数日疾益剧。命余从细复诊，脉仍如前，疏前方进，并奏明再三日，臣不敢疏方。逾二日，赏赍多珍。盖妃服药下瘀块数斗，胀消腹平，遂释罪而褒荣。予之万幸也，今特记之。

按：疑胎而下癥，疏用峻剂，非详细分辨，不能确有把握。惟盛氏两疏峻下，是真知病源而不惑若是者，不愧御医，一代之良工也。

火气逆上，是肝肾之阴失其龙雷蛰伏之性而上逆者。至于胃中湿热下流，又是邪气乘其本，而表气反走于上。俾上焦之阳不伸，而肺中治节之令不行，故见为鼻塞、胸满、涎溢、恶寒、战栗之证，又咳嗽烦冤，是肾气之逆也。其所以上逆之故，亦有此二者虚实之异。推此，则治痰必先降火。降火之法，亦须识此二者虚实之异也。

又平脉法云：少阴脉不至，肾气微少，精血奔，气迫促，上入胸膈。夫少阴脉不至，是先天元阴元阳受伤。肾者先天也，脾胃者后天也。先天即已受伤，则不能生乎后天。故脾胃之阴阳亦伤，不能运化水谷而生湿热，湿热下流，则膀胱之气不行，浊气因而上入。浊气上入，肺气便壅，脾气愈滞，于是为痰为饮，而腹胀食滞之症形焉。其少阳生发之气，郁而不升，为周身刺痛，为呕逆吐酸，心主之阳为浊阴所乘，则为心悸怔忡，是肾之一脏病，而五脏六腑皆为之不宁。故养身莫妙于节欲也。若不知此，而但以行痰利气为治，则燥痰伤其阴，利气伤其阳，不坐困乎！此又专主肾虚而言也。

心肾不足，小便浑浊，中气不足，溲便为之变。金衰则水涸，溺色变为黄赤，此皆正气虚而生邪热，当推原其本而补之。苟徒执水液浑浊皆属于火一语而施治，病安能愈。

饮食劳倦损伤脾胃，始受热中，末传寒中。要知始受之热，因谷气不得升举，壅而为热。又火与元气不两立之热，非实热也。故在始受之时，已云劳者温之，损者温之矣，病之安得不为寒中耶？东垣谓冲任之火，传之督脉，督脉挟太阳寒气逆克丙火，似失之凿。

子母情牵，仇雠肆虐，或胜克乘薄之不一。又本脏本脉其别者或走他脏他脉，一脏病往往挟他脏而见证者。

邪之所凑，其气必虚。邪乘虚而入，是虚为本，邪为标。故去邪不可不加以养正，此一注脚，人所同也。然亦有身体壮盛之人，暴受邪气，如外感风寒、内伤饮食之类，本气未必皆虚，受病之后，反显虚象，若营卫受邪，则屈伸不利，动作衰乏；脾胃受邪，则四肢无力，恶食呕泄之类。此邪气既凑之后，其气必虚，是虚因邪而显。邪为本，虚为标，斯时但当亟去其邪，而正自复。不必顾虑其虚，用药牵制，此一注脚，余所独也。

治病当知标本矣。然至湿热下流，膀胱之气化不利是湿热为标，气不利为标中之标，至气化不利，逆而上行，嗌塞喘逆，又标中标之标也。推此而逆求之，则本中之本亦可得矣。

阳旺生，阴气不足，亦令人口干而津液不通。

喘而短气，须别寒热虚实，分类治之。至于哮，则素有之痰火为风寒所束而发，但看其人之强弱用药轻重可耳。

肺本金寒水冷之脏，然既已汗吐下损其津液而成肺痿矣，岂清凉之品所能复其津液乎？此仲景之竟用桂枝、人参、姜、枣所宜详究也。

火与痰，本气与津液也。无病则为气与津液，有病则为火为痰。然致病之由，不过内伤外感，有余不足，求其本而治之，则痰消火灭，故曰见痰莫治痰，见热莫治热者以此。

内伤外感，悉能致劳。苟不察其虚实，但施养阴清热之套剂，则虚者未必受补，而实者愈实矣。

失血证毕竟属热者多。世有用寒凉而反剧者，盖有气虚之火，有血虚之火耳。冲气上逆，有上焦之阳不足，而阴气上干者；有下焦之阴不足，而阴火上逆者；有脾胃之湿热下流，而肝肾之气不能固守于下者，俱挟冲脉故耳。

邪火内炽，阳事反痿，苦寒泻之，阳事勃然。火与真阳势不两立如此。世人以助火之剂冀回真阳，非徒无益，而又害之。

所谓虚风者，似风非风也。然亦有阴阳之别！阴虚是热则生风，阳虚是阳气不能卫外。

卫为阳，阳虚不能卫外，故中风。风为阳邪，以类相召故也。但风为阳邪，既中之后，每多显阳热之症，此不可不推求其受病之本，而务从事于见病之标也。

诸病皆治其本，唯中满与大小便不利，当治其标。以证之危急，不暇为本计也。余谓果系实证，则不难消导之，通利之，治其标可也。若涉虚证，其法可行乎？仍当治其本。

东方常实，有泻无补，其说有二。一者，肝为将军之官，其性刚劲急速；一者，木火同居，风乘火势，火助风威，皆母赞其胜也。若言其本，则乙癸同源，养血与滋阴并急。

癫狂痫皆主于痰。癫是虚而致痰，狂是实而致痰，痫是风而致痰。虚、实、风为本，痰皆为标也。

痰在肺曰燥痰，又曰气痰，以肺金为燥而主气也。燥为本，气为标，其痰涩而难出见为证也。往往胸膈阻塞，关节不利，不知者以辛香燥热利其气，燥者益燥，气愈不利。

肺虚咳者，何也？失其降下之令也。徒降其气，咳愈频矣。

黄昏咳多者，是火浮于肺，此阴虚之火。故宜五味子敛而降之。

诸痿喘呕，皆属于上。上者，肺也，不得以香燥利气。

湿胜则濡泄，当以燥剂治之。然逆秋气则伤肺，冬为飧泄，此肺移热于大肠之病。若以温燥治之，是益其病也。

渴固多热，然内外伤感，悉能令津液不行而渴，须求其自。

三阴结是水之本。至肺气不利，发为浮肿，喘嗽，口干，小便涩，腹满，黄汗，身重不能转侧，阴肿阴湿，则又水之标也。

寒邪在表，郁热于经，而令咳血衄血，解表自愈，麻黄杏子汤是也。心肺有疾，而鼻为之不利，不必专主于风寒也。

治病必求其本。本者，下为本，内为本。故上热下寒，但温其寒而热自降。表寒里热，但清其热而寒自已。然须加以反佐之药，以免格拒。至于先伤于风而后伤于寒，先伤于暑而后伤于湿之类，又当相其轻重缓急而施治。

有者求之，无者求之，盛者责之，虚者责之

四肢无力，动作衰乏，虚也。然邪客营卫，则出入之道废；中焦有阻，则升降之机穷，亦能见证如此。故曰：无者求之。

诸痛无补言气逆滞也。虽然，壮者气行则愈，怯者着而成病。真气虚乏之人，诸邪易于留着，着则逆，逆则痛，疏刷之中，不可无补养之品。徒恃攻击，则正愈虚，不能送邪外出；邪愈着而痛无休止也。遇斯疾者，攻补兼施而不愈，遂宜屏弃一切。其要又在断厚味、远房帏，使邪无所助，而正气日胜，然后佐以疏刷，击其惰归，病无不愈。但邪气方炽，病者正在呻吟痛苦之时，医者教之以如此如此，是犹子舆氏教腾君以强为善，鲜不以为迂阔而远于事情者也。又若脾胃亡液，焦燥如割，宜用真生芐。脉阳涩阴弦，而腹中急痛，当用小建中汤。肝气不足，两胁下满，筋急不得太息，四肢厥冷，发呛，心腹痛，目不明了，爪甲枯，口面青，宜补肝汤。房劳过度，肾虚赢怯之人，胸膈间多隐痛，此肾虚不能约气，气虚不能生血之故。气血俱虚，则凝滞而作痛，宜用破故纸之类温肾，芎、归之类养血。又胸痹痛，有真阴虚而然者，有元阳虚地气上干而然者；头痛，有气虚者，有血虚者，有肾虚者，皆不可以无补也（芐，地黄也）。

妇人因产去血过多，腹中急痛，是肝木无血以养，宜当归建中汤，亦是痛而应补者。

妇人居经，血弱气盛，孤阳独呼，阴不能吸。阴为积寒，阳为聚热，故时发洒淅，咽燥汗出，或溲稠数，多唾涎沫。其脉右浮大，左弱涩，此当养血，所见之证勿计也。证象白虎，误服白虎汤必死。言治假以真也。

寒邪闭其营卫，当以升发之药散之。然素有痰热之人，遇此升发之药，痰随气上，闭住肺气，皮毛为之壅遏，邪愈不得泄，病反增剧，又当以苦泄之。

心火不得越，则郁于小肠。肺气不得泄，则郁于大肠，小肠下口即大肠上口，故奔迫无度，里急后重，而成滞下。此是风寒内缩。然徒责之湿热，未能万举万当，所以治痢亦当与治疟半表半里同法。

食积，痰留舍肠胃之间，气行则出，有似鱼脑间以血丝。闭气滑肠，状如痢，痢反快，不可作痢疾治也。

热则生风，痿痹不随而有风象。医以风治之，恐不免致痿也。

便泄肛门热，有火热、有阳陷二端。

失天者，无形之虚，神而已矣。后天者，有形之实，则气血也。治先天当以神治神，治后天当以形益形也。但神虚则气血不生，神乱则气血不宁；气血虚则神无以养，气血乱则神为之迁。此又当消息之耳。

按：气血即神之窟宅。不治气血，何由治神？以神治神，立论如此，尚须着落耳。

吾常谓谈医之道，不可一语模糊，令人徒作天际真人想也。

天地阴阳停匀，方不崩不析，人亦如之。禀畀之后，嗜欲不节，起居无时，七情六淫所伤，致此阴阳有所偏损，偏损则偏胜，故见以为有余，而实非有余，但治其偏损者，而有余自平。

形气有余，病气有余，泻之可也。形气不足，病气不足，补之可也。至若形气有余，病气不足；形气不足，病气有余，当责有无真假。东垣云，但补泻病气之有余不足，不必顾其形气之有余不足，似非确论。

幼科大便黄赤属热是矣。其青白亦未可专以为寒。夫水谷入胃，入大小肠。肠胃无邪，则水谷以次传化。清者入营卫，化精微；浊者下广肠，成糟粕，粪为之变。设肠胃有寒，水谷不得熟腐，故下利清白，完谷未尽化，不得专以为寒也。

肾为先天之本，脾为后天之本，固矣。然肺金不足，或不得其平，亦不能生土，徒责之脾肾无益。故病亦有治标而得者。百病不离乎火。火者，天地所有之气，亦吾身所有之气也。从外入者，天地亢害之气，吾身中以类相感召，亦令此气为之亢害也。此伤暑受热是矣。自若七情以及风寒燥湿动乱为火者，以火喜条达而恶遏抑。今以七情及风寒燥湿遏抑之故，动乱而为害。然发之泻之制之克之可也。迨夫相火，则其体藏于右肾之中，所配左尺之水。俾此水得以彻于上下，周于四表，充肤泽毛，若雾露之溉，虽水为之，实火为之也。设使阴虚，此火失其窟宅，游行于四肢百骸五脏六腑之间，而为大患。阳虚则此火无根，而脱出为患亦然。此不可以湿折水灭，唯当相其人之阴虚阳虚而补养之。独是体虚之人，易于受邪，或内外伤感，抑遏成火，则补虚之中，不可无泻实之药，若六味地黄丸加黄柏、知母等方是也。审此则用药不难中肯綮矣。

按：相火禀命于命门真水。先天水火原属同宫。水以火为主，火以水为原。下论曰：设使阴虚，此火失其窟宅。阴虚即水亏，火脱出即阳虚。岂六味加知、柏可平之者耶？

诸疮将结痂时，必极痒。盖痒为虚，先时邪盛则痛，今邪去则虚，虚则痒。邪去则痂，若痛疽初发便痒，是邪盛正虚也。

上有绝阳之络，下有破阴之纽，皆是气虚不能缉续故也。补之所以缉续之耳。但正气一虚，邪火便盛，又谷气不得升举，壅而为热；又气虚不续，而有留气，为喘为满为痛，往往见有余之证，令人畏首畏尾。而不敢径行施补，迁延就毙者有之。

肺出气，肾纳气，所谓一呼天根，一吸地穴，循环无端，应刻而不疾徐者也。此气一虚，则断而不续，或短气不足以息，或壅而为满。虽云气不归元，其实只是气虚也。若阴虚阳无所附，上见喘满，此则真是气不归元耳。

言而微，终日乃复言者，此夺气也。湿家短气，声如从壅中出，此气为湿所持而然。然则有形之伤，悉能令气短，不得定以夺气也。

诸痛皆主于气滞。但气滞之由，有虚有实，不得专主疏刷。

脚肿无非湿热，盖浊邪下先受之也。膏粱厚味之人，由湿热下流；田野耕凿之人，由寒湿外侵，是为实邪。中气素馁，土虚不能制湿之人，是为虚邪。二者虽有虚实之不同，然皆本于湿。唯是一种形瘦多热老年阴虚者，每至日午脚面浮肿，此何以故？予尝思之。阴虚而至暮年，阴愈虚矣。虚极之阴，便不能吸气归元而升举其阴。于是阳独浮于上，阴独沉于下，而脚至暮浮肿也。

汗多亡阳，下多亡阴。言阳主外、阴主内也。然岂无辛热而损盖覆之阴，岂无苦寒而伤闭蛰之阳？必以见证何等而参之以脉，方为不误。

按：汗多亡卫外之阳，下多亡主内之阴，二者应之速。汗不过一汗再汗，下不过一下再下，而遂亡阳亡阴。辛热损阴，苦寒伤阳，则有渐积使然。

治风热燥火，寒润之中尤必以真阴为先务。治寒湿，温燥之中尤必以真阳为先务。然风热燥火，亦有亡阳者，阴虚阳无所附也；寒湿亦有亡阴者，阳虚阴必走也。

厚味之人，不妨消导。然情欲过度，又宜慎之。藜藿之人，最忌消导。然淡食形盛，又在不禁。

凡病烦躁而愈者，以邪气盛时，正不能与之争，反相安于无事；及其正复而与邪争，故烦躁也。以此知瘫痪不随之证，无痛痒者反难瘳，以正为邪并而不能复耳。

病有在下者，其见证反在上，蓄血发狂是矣；在上者，其见证反在下，肺气壅、大便频，肺气虚、小便数是矣；在里者，其见证反在表，如热深厥亦深及面反戴阳是矣。风温、温疟得之冬，中于风寒，遇温而发，其气自内达外，故多汗。不比风寒外束，闭其营卫，当须发汗解肌也，故以发汗为逆。然其邪自内出，若因汗而骤加敛表之药，邪不得越，为害匪轻。务必相其人之虚实，清解得宜。

虚不受补，邪实也。实不受攻，正虚也。

气有余便是火。气焉能有余？惟是少一分之阴，便多一分之气。此一分之气无所归宿而为火矣。

按：血阴气阳，二者属人。未见其有余，少一分阴，便多一分火。火有余则似气有余也，如此说方透。

阴阳有偏胜为病者，有偏负为病者。然偏胜之中，往往有偏负之假象，补之则益胜；偏负之中，往往有偏胜之假象，泻之则益负。

清气不升，浊气不降，七情、六淫、气血、饮食、痰皆能为之，苟不求其本，而但利其气，气之升降得乎？

疟疾无汗，要有汗固矣。至于有汗要无汗，此亦不可不斟酌也。虽疟邪有虚实之不同，其始有不因暑邪内藏阴邪外束所致。邪气乘阳则阳盛，阳盛则外热，热则腠理开；又暑为阳邪，阳邪多汗，故疟症往往多汗。数发之后，邪气渐衰者，亦以邪从汗解。所以疟疾虽众，不救者少，亦此故也。岂可因其多汗而遂加以固表之药，邪无从解矣。故古人但言扶正为主，亦未尝言固表也。余谓汗少不妨更汗，若汗多不必更发汗，似为得之。

医家要明不可治之病，而后知有可治之病。不可治之病，真阴元阳虚极故耳。如形盛脉细，少气不足以息者死；形瘦脉大，胸中多气者死。世人徒读其文而不绎其义，岂知形盛脉细，元阳虚也；少气不足以息，虚之极也，故死。形瘦脉大，真阴虚也；胸中多气，虚之极也，亦死。又如温病穰穰大热，脉反静者死。下利脉反大者死。又皆正气虚而邪气实也。正不胜邪故死。可见凡病之不可治者，由真阴元阳之虚，则其可治者可意会也。

邪之所凑，其气必虚。故曰不能治其虚，焉问其余。然亦不可执也。岂无壮年之人，违年之和，遇月之虚及思虑应酬之间，为虚邪贼风所乘；又因脾气健旺，过啖甘肥炙煿，酿成胶痰实火，则发表攻里，如河间之推陈致新，有何不可。若因循顾忌，则反累伤正气。所谓五虚死，五实亦死。又云毋实实，毋虚虚。今又不论虚实，动手便用补益，自谓调元之手，亦胶柱而鼓者耳。

庸工但执热则流通，寒则凝滞二语。一遇诸腹胀大，痰气阻滞，与夫大小便秘，遂行温利之药。不知寒热虚实，是病皆有。如诸腹胀大，皆属于热，在心曰热，痰气有余，便是火热，则燥涩为癃，此等可温利乎？夫水下二刻，一周循环，此阴阳相抱之气而然，偏阴偏阳能之乎？故曰：气化则出。其旨深矣。

手足心热及夜热，有虚有实，不得执定阴虚。

鬼贼相刑，固为恶候，然于理为顺。微邪薄所不胜，由己之虚也，于理为逆。所以病亦有微邪而笃者，贼邪而愈者。

营卫之或疾或徐，脾胃之或寒或热，痰因之而中积，血因之而留止，不及为开囊活血，陈者不去，新者不生，始由虚而致实，终因实而致虚，此攻击之品不能无也。

肝欲散，急食辛以散之。肝之实也，肝苦急，急食甘以缓之；肝之虚也，推之他脏，亦然。

女人血结胞门，则上焦之阳不得入于阴，在下则小腹里急，五液时下；在上则孤阳独浮，而为发热，为掌上烦，为唇口干燥，又宜先开痹，破阴结，引阳下行，不徒专事滋阴。

小便少，亦有肺热不能通调水道者。

风湿症以去苍术加白术冲和汤为当。风寒症亦有风，有时开其腠理而自汗者；四时伤风，亦有自汗者，芪、芍宜慎。

风火皆阳，能开其腠理，皆自多汗。一则桂枝，一则白虎，不可紊也。廉泉开，有中焦郁热者，有中风舌纵者。

虚则不能运化精微，郁而为热，此阴黄之由。

紧敛劲缩，燥之体也。风胜反似之，兼胜己之化也。

营卫受气于中，中有所阻，则营虚发热，卫虚恶寒，故气血饮食痰皆能为寒热者质此。

青筋证，面青，唇黑，手足厥冷，气逆血冲使然。医者意中不先有此一证，鲜不认作阴经伤寒也。

按：即今之急痧，北方名为青筋症。

膈间有热痰，热气上蒸，脉道壅塞，故令人头风目昏。治以酒蒸大黄，自上抑之，所谓鸟集高巅，射而落之。此症甚多。眼科庸工，未达至理，反用寒凉冰覆，遂至目生翳，久则盲。

按：予治目疾，初起必先用疏散活血，二三服即愈，从无失明翳瞳之患。是历验心得，今特揭出，启迪后进，足征启东先生学有根柢，非无据之言也。

人身中有形之物，皆属阴。故曰瘦人血虚。然肥人亦有痰生热，热生风，风生燥，燥则伤阴，往往亦有阴虚者，不可不知。

痰之汹涌上焦，结聚胸中，皆由于气。治气又莫先于降火，破气清火，则痰自消，此则言乎六淫七情拂郁暴积之痰耳。若日积月累，老痰凝结，又当积渐以消释之，更当相其人之阳虚阴虚，助以调补，苟如前法，将见痰未降而气已消，为患不可胜言矣。医者晓得当汗而汗，当下而下不难；晓得当汗而不能汗，当下而不可下为难。仲景之可与不可，宜详玩。富贵之人，恣情纵欲，自揣不足，求补于味。不知肾虚则胃弱，不能消磨其厚味，不生津液，而反为痰涎，中州不运矣，气愈弱矣，病者不察虚中有实，医者又不识实中有虚，攻之不安，补之无益，聊藉参、芪，苟延一月，一旦奄逝，自谓其命，宁不悲哉。

按之痛者为实，不痛为虚。夫按则气散，即实；亦有因之而痛减者，虚则气壅而为痛，复按之，气愈壅，即虚。亦因之而益痛者，正未可执此而定其虚实也。若以热手久按，痛止为寒，不止为热，此则差可必耳。

七情所伤，动乱其火而伤阴，此易知也。七情所伤，动乱其神而损气，此难知也。要知神乃气之帅，神乱则气自损耳。

疏其气血令其调达而致和平

膏粱厚味之人，形盛气衰，以气不足以充故也。然气不足则生痰，以为气不足而补之，则痰气愈滞，胸膈不利，营卫不通，加以以肾元衰耗，厥气上逆，诸病丛生。故善治者，补益之中，不可不兼之伐痰。然端本澄源，又在远房帏，断厚味为先务也。

五脏各有专司，六腑互为输泻，不啻百僚师师矣。十二经以行于表里上下，十五络以络之，奇经八脉以藩蔽之，不啻金城汤池矣。然主不明则十二官危，土崩瓦解之势，一朝而至。可见善养生者，全在收摄此心。程子曰：心要在腔子里。朱子曰：必使道心尝为一身之主，而人心每听命焉，则天地万物且位育，岂但区区却病而已。

按：人身别有一主，非心也。谓之君主之官，当与十二官平等，不得独尊心之官为主。若以心之官为主，则下文主不明则十二官危，当云十一官矣。此赵无闾所见甚超也。

阴虚则阳无所附，气有升无降，法当以滋阴药为君，敛降之药为佐。苟徒降其气，则清未必升，而浊且随干矣。此治阴阳偏虚不易之理。外此或七情逆滞，或气血饮食痰阻碍中焦，妨其升降出入之路，其人元气未亏，不妨升之降之可也。然以上悉指后天有形气血而言。若论先天元阴元阳，则阴虚阳必薄，阳虚阴必乘。此时但当峻补其阴阳，无暇为升降治标计也。

八珍汤固是阴阳平补之剂，然人禀受不同，岂无偏胜偏虚。则知少补一分之阳，不足以配阴；少补一分之阴，不足以配阳；多补一分之阳，则阴气耗竭一分；多补一分之阴，则阳气牵滞一分。此调理不足之症，最为棘手。况乎体虚之人，外淫易犯，内情易起，饮食易停，痰血易滞，尤不可仅责其所无而不求其所有也。

阴虽主降，然必欲由天而降。阳虽主升，然必使从地而升，方谓之阴阳相抱。故用苦寒以治火之王，辛温以治水之王，病未去而寒热反增。

邪正相搏则痛。若正不胜邪，不妨补之。然须佐以去邪之药。若正气太虚，又不妨纯补，俟其正复，然后加以去邪之药。兵法云：先为不可胜，以待敌之可胜。又曰：善战者，立于不败之地，而不失敌之所以败也。

虚痛虽有气血寒热之分，然皆主于气郁滞。气不滞则痛无由生，气虚则气行迟，迟则郁滞而痛。血虚则气行疾，疾则前气未行而后气又至，亦令郁滞而痛。故气虚补气，血虚补血，俾阴中有阳，阳中有阴，反其漏下二刻一周循环之常，痛自愈也。

按：阴阳虚实之辨，明且晰矣。医道精蕴，犹兵家之善战，必先明地势，可进可退，自立于不败之地而已。

医经秘旨　卷下

明姑苏盛寅启东笔记
鸳湖石生徐树荣校录
明嘉善高杲果哉校订
绍兴吉生裘庆元校刊
清雉皋晓澜顾金寿订评

适事为故

世间病之杀人者十三，而医药杀人者十七，皆由不知阴阳虚实之理也。如劳瘵未必遽死也，欲退其蒸，频用寒凉，则脾泄而不可救矣。膈噎未必遽死也，欲开其郁，频进香燥，则三阳结而津液竭矣。水肿未必遽死也，欲利其水，频用淡渗，则阴亡而成阳水矣。如此之类，未易枚举，操司命之权者，岂可不知中病即止之理。

反佐以取之

阳虚而见阴热之证，此是真火无根而脱出也。阴虚而见阳热之证，此阴虚阳无所附而然也。阳盛而见阴寒之证，阳盛拒阴也。阴盛而见阳热之证，阴盛格阳也。四者用药差讹，死生反掌。

按：阴阳盛衰之理明，则寒热虚实之证自能了然无误。

阳虚阴必走。水无气以鼓之，不能周流循环，是以走也，故有阳虚失血者。然血本水类，水就下，既无气运之上行，则当从二阴之窍脱出。今阳虚之血，往往见为吐衄者，何也？要知命门火衰之人，真阳脱出，浮游于上，阴血扰乱不宁，亦从而脱出也。海藏云：激而为吐血、衄血者有之，心肺受邪也。其言可想。

阴阳格拒，药用反佐，谓之反治可也。至于真寒而见假热，真热而见假寒，药用反佐，其实正治也。

血脱益气，是阴虚阳无所附，故不得不先补其阳，然后徐调其阴。此从权之治。寻常阴虚、劳瘵不得以之藉口，而以参、芪为家常茶饭。

热则生风，虽有虚实之不同，然皆为假象也。只是古方养血清热之中，而以风药为佐，此不可不深推其义。夫风者，肝木之气，少阳之火系焉，喜条达而恶抑遏也。佐以风药，以辛利之而复其性耳。

黄连、苦参久服而反热，附子、干姜多饮而反寒。虽云久而增气，反招见化之尤，究不外寒之不寒，是无水也，热之不热，是无火也。

痉证在外，阳病者，仰而不俯；在内，阴病者，俯而不仰，此不易之论也。而海藏附子散方云，下治伤寒，阴痉，手足厥冷，筋脉拘急，汗出不止，头项强直，头摇，口噤。夫头项强直，则非俯而不能仰也，奈何阴病亦然。意者，阴盛格阴于外，阳经热盛，故如此。如厥阴经热深厥亦深，亦舌卷囊缩，此又是热乘其本而阴气反走于外也。予曾见头项强直之证，有与寒凉而随毙者，盖未达此理故耳。

肾者胃之关，从阳则开，从阴则阖。阳太胜则开而为消，阴太胜则阖而为水，明矣。仲景治水肿，主之以肾气丸，而治消渴亦然，宁不与阳盛有乖乎？予谓此之消，是肾中阳虚不能收摄也；此之渴，是肾虚引水自救也。喻嘉言谓肾水下趋故消，肾气不上腾故渴，均用此丸蒸动肾气，恐未必然。

上虚固是阳虚，以身半以上同天之阳也。下虚多是阴虚，以身半以下同地之阴也。然一阳根于地下，而水出自高原，阳虚则有降无升，或虚之极，而真阳脱出。阴虚则有升无降，或虚之极，而真阴四射，又不可不进求焉。阳中不可无阴者何？无阴则不能降也。阴中不可无阳者何？无阳则不能升也。故曰，天以阳生阴长，地以阳杀阴藏。

渴而汗出，小便利，大便硬，似不宜更利小便，重伤津液也。然仲景又有宜五苓散者。此盖通因通用。其小便利，乃是热邪偏渗于小肠，故行乘势利导之法，如下利之用承气也。

燥与湿不两立之势。然湿则郁，郁则热，热则燥生，有不得不然之理。亦湿位之下，风气承之，风生燥也。仲景诸黄猪膏法发煎、茵陈五苓散分治气血分之燥旨哉。

截疟劫嗽，本非王道，亦有不能不用之病。如疟邪已去八九，胸中有痰癖留恋其邪，斯时不暇顾其余，而直攻其痰，则邪无留恋之处，而病自愈。设邪气方张，则驱邪之未遑，敢用截药乎？咳嗽邪已去八九，而肺气虚耗，虚则气逆，斯时亦不暇顾虑其邪之未散，而直收涩之，收以止逆，涩以固脱，则正气复而余邪自解。设邪未去八九，而虚邪逆上，敢用劫药乎？

从少从多观其事也

伤寒黄连汤，因其人本虚寒，阳邪传里，与胸中之阳两阳相合，故为上热，下焦之寒则自若也。所以上热下寒，斯时已成乖否之象，病可愈乎？是汤之不可缓矣。

六气相合，有差多差少，有真象，有假象。真假之中，又复有差多差少，所以不可不知从治之法也。

阳虚易于受寒，阴虚易于受热，以身中之不足，感召外邪之有余，此流湿就燥之义，且无以御之之故也。然亦有阴虚中寒，阳虚受热者，其邪盖因虚而招致，不必同类而感召也。治热则恐亡阳，治寒则恐亡阴，最难为矣。

阴虚只当发热不当恶寒。然亦有恶寒者，热胜反兼胜己之化也。气虚只当恶寒不当发热，然亦有发热者，火与元气不两立也。

小便黄赤，多主于热。经又云：肺气虚则肩背痛，寒，少气不足以息，溺色变。又冬脉不及，令人胁清、脊痛，溺色变。二者言肺肾虚寒而小便变。何虚实寒热相悬而其病则同若此。要知肺虚则不能通调水道，肾虚则关门不利，皆能郁而为热，热则溺色变，是热则一。第有虚实之不同耳，亦不可不知从治之法也。

按：小便赤变，有中寒而如是。虚人老人恒多溺色变，热则一，未应说定。

必伏其所主而先其所因

丹毒之与发斑，亦有表里致病之殊。丹毒则系感触时行不正之气，滞于营卫；斑则由阳明瘀热而发于肌肉耳。二者虽宜清热，在丹毒不可不加以解散，在斑又不可不顾其虚。盖斑亦有亡阳于外者。如丹溪所治完颜小将军是也，随出随没，系阴虚而虚火游行者；又身痒瘾疹，有因风湿及痰者。

风伤卫，卫伤则不能固卫津液，故令自汗，此说深得用桂枝汤之旨。表实则里虚，此一语人往往潦草看过，而不求其所以然。盖营卫受气于胸中，而脏腑亦受输于营卫，今营卫受邪而实，则失其转输之职，而里为之虚，亦医道之浅而易忽者。

按：营卫受邪而实，当言卫受邪而实，则营失其卫，而里为之虚。不然，表实里虚一语，终欠明耳。

病有大相悬殊，而其理则同者。如肺痿之与痿躄，肺痈之与痹病不同。然一本与阴虚，一本与阳实，其理则同，故学者不可不知比类。

人身中三阳经卫于外，三阴经守于中，原无胜负。第阳气喜舒而恶郁。郁则热生，七情六淫皆能令郁也。又天产作阳，厚味助火，又劳倦则阳和之气动乱为火。如是则火与热搏击于身形之中，未免伤阴。阴伤则阳旺，阳旺阴愈伤，以至偏胜偏虚。故丹溪发阳有余阴不足之论。世人读其言不精求其义，毋怪其有吠声。

太阴厥阴无热而少阴反有热者，缘少阴与太阳为表里，其经亦里之表；又少阴藏真阳，斯二者俱是反有热之故也。观其用麻黄附子细辛汤概可见矣。胃偏于阳则消谷易饥。又曰：邪热不杀谷。盖消谷是胃阳发露，不杀谷是邪热耳。

《伤寒论》《金匮要略》岂每证治验，然后笔之于书哉？不过以正气与邪气相搏击在何经，又系何邪见证，应作何等，立其例，论其理耳。然却非杜撰。后人亦此等理明白于胸中，何难因此及彼。昔贤议论，真筌谛也。又《要略》者，是举其要而言，扩而充之，存乎其人。燥极而口噤，善惊数欠者，以木被金因而不舒也。妇人脏燥喜悲伤，亦是此意。

寒之而热者取之阴，热之而寒者取之阳，各求其属

当天地不交之时，阳独治于上，无阴以盖覆之，阴独治于下。九窍之原明者，当于阳药中加以收敛降下之品，使阳归于阴；阴药中加以升腾生发之味，使阴加于阳。

过用阴精而阴脱于下，暴喜伤阳而阳脱于上，则各补其阴阳。其有亡阴而阳脱于上，亡阳而阴脱于下，则脱阴者当补其阳，脱阳者当补其阴。

阴虚阳亢，法当益水，或加细生、甘草以泻火。此先天之阴阳也。阴虚而生湿热，法当滋阴以泻湿热，如六味丸加黄柏、知母。此后天之阴阳也。阴虚阳无所附，法当峻补其阴，以摄伏其阳。阳虚而阴无所倚，法当峻补其阳，以承领其阴。阴阳两虚，则平补而各居其位。此后天之阴阳而并通乎先天之阴阳也。

相火有二。在少阴者，元阳也；在少阳者，生发之气也。

皆须阴以养之。咳嗽大半是火来克金，谓之贼邪，故难愈。在实火固可泻，若虚火惟有壮水之主，然壮水之主岂常人之能事，又岂可以岁月程功。况乎阴虚于下，则痰气壅于上，养阴之药又皆阻气留痰，亦未有仓卒取效也。

按：此是内伤阴虚，火来克金之嗽。若风寒外入，肺邪未出失解者，久之火亦克金，传变生痰，又在体认明白。

人有至冬寒时苦足冷，夜半阳气渐生，其冷愈甚。此亦质壮，秋冬夺于所用，病之轻者也。其人上焦必多热，盖两肾阴阳抱负，损一分之阴，即脱出一分之阳。既强力入房，夺其收藏之用，阴精纵未全亏，阳气亦难全藏。是以上焦每多客热，下焦每多客寒，至秋冬三阴气多、三阳气少之时，足为之冷矣。昼当阳气旺，或能入于阴。子后初生之阳，其气尚微，遂不能入于阴而足愈冷也。比之夏至一阴生，而天气反热，冬至一阳生，而天气反寒，其理一也。矧脱出之阳，与上焦初生之阳，至此时两阳搏击于胸中，未免痰气溷滞，此又阳不能入于阴之一义也。

《内经》寒厥论云：春夏则阳气多而阴气少，秋冬则阴气盛而阳气衰。此人者，质壮以秋冬夺于所用，下气上争，不能复精，气溢下，邪气因从而上也。人知秋冬夺于所用，谓秋冬夺于收藏之用，但不知收藏何物。岂知收藏者，指此阳气而言也。阳气至此时，收藏肾中，正当思培义之计，为来岁生长之用。奈何恃其质壮，而以入房，遂夺此收藏之用。于是下焦之阳衰矣。衰则求救于上焦之阳，上焦之阳原赖于下焦之阳为之根，今下焦潜脏之阳既衰而上焦之阳安能复也？阳不能持其阴精，而精气溢下，上下之阳俱虚，时令之寒挟下焦之寒从之而上，故寒厥耳。后人谓夺于所用，是精竭于下，上争而求救于母气。肾所去者太过，肺所生者不及，故不能复。如此言，则是阴虚之证不当见为寒厥，与阳气衰于下则为寒厥，与阳气衰则不能渗营其经络之旨大相背戾。此盖随文顺释之弊，后学无可适从耳。

肾虚水泛为痰，谓肾中阳虚也。阳虚故水泛溢，若阴虚则是有升无降，咳唾痰涎。二者相去径庭，治法迥别。

火之所以沉伏者，多本于阴虚无以堵御。经谓阴脉不足，阳往乘之也。故养得一分之阴，即能托出一分之火。如疟疾，邪微正复将欲愈，口舌反生疮；又伤寒口渴为欲愈是矣。

丹溪阴不足之论，诚为精确，是则当养阴矣。然道家又言纯阳，又是喜阳而恶阴。不知阴阳不可偏胜，亦不可偏负，其相得无间，便是真气。真气即生气也，人生动作不衰，皆赖此阳气。然养此阳气，又全赖此阴气。如鱼之有水。所以阴在内，阳之守也。然阴气匮乏一分，则阳气脱出一分；阴气全绝，则孤阳飞越而去矣。善摄生者，外邪不侵，内情不动，茹淡远则火不作而阴全。阴全则阳气相抱，四肢百骸皆阳气充乎其间。故曰纯阳。苟不知此理，而一味养阳以求生。经曰：有阳无阴，谓之厥阳。厥阳可生乎？

疟之寒热，当知三者之别。一因有形之积，留于中焦。夫中焦之气，主行营卫者也，为有形所阻，则营卫不能受气而虚。卫虚则恶寒，营虚则发热也。再则因暑邪为阴寒所束，在半表半里之间，一旦发动，薄阴则阴实而阳虚，薄阳则阳实而阴虚，阴虚则发热，阳虚则恶寒也。其三因气血两虚，气虚则恶寒，血虚则发热也。凡病见寒热，不越此三者。

按：气血虚恶寒发热说，在疟之寒热条下，宜细心分别。

气不足则中焦之气断续而不行，凝结而为胀满痞塞；血不足则不能吸阳气于下，中焦之气亦断续不行，凝结而为胀满痞塞。于此但当诊其脉证，察阴虚阳虚而补益之。一切破气消导之药，不可用也。夫四肢百骸，皆受气于胸中，气血虚则周身浮肿，亦如中焦之气继续不行，留结而为胀满痞塞也。于此亦当审其气虚血虚而补益之，浮肿自消。一切消肿利水之药不可用也。

明知逆顺正行无间

呕衄血不止，有当下之者。人皆知血出下窍为顺，故其法应施于妄逆之际也。不知血之妄逆，皆因于火，治火必用苦寒，苦寒之药能令血凝而不流，血不流则气逆，呕逆岂能止

乎！纵使得药而止，瘀血之患作矣。所以用苦寒下之，俾火降
而瘀血不留，斯一举而两得也。

按：呕衄用苦寒下之，是逐瘀血也。然不若慎用苦寒，无
使瘀不愈于下之乎。

推本阴阳

表之阳附于津液，大汗亡津液，故曰亡阳。里之阳附于肾
水，房劳损阴精，故曰脱阳。不然，津液与精皆阴类，何以
阳名。

温疟，风温，悉是冬不藏精之人，其寒直中少阴，至春因
温而发病。虽有轻重之不同，而致病之由则一也。《内经》、
仲景未详其治，而但有其论。后人因其论而彷彿其治，总不外
甘寒以救肾，辛凉以祛温，独不思肾虚者，肾中之元阴元阳虚
也，此法施之于阴虚之人则可，施之于阳虚之人其可乎？人但
知冬不藏精谓阴虚，也不思阴既虚矣，阳岂能安其位乎？况两
肾中一点真阳，命曰守邪之神，风寒直中少阴，多由神不能
守，此等又可以前法治乎？安得起仲景于九原，而细商至当不
易之理也。

老人阴虚者，十常八九，阳虚者，百无一二。天地古今之
理亦然。试观古人，敦厚和平，阴之体也；今人尖锐躁急，阳
之体也。世道渐漓，亦指此敦厚和平之阴气渐漓耳。审此则古

方治今病，端有不可执者。至论进阳退阴，进君子退小人，若易之喜复而恶剥。此阳盖指生发之气，阴指肃杀之气，又非谓人身日用消长之阴阳也。

按：老人阴虚者固有，阳虚者更多。有服参、芪、附、桂而日不容已，始长年安保者，则何故耶？是说当论活些，勿执。

寒热，人身中之阴阳耳。治则为阴阳乖则为寒热。

卫属阳，其气慓悍，故行速；营属阴，其气静翕，故行迟。疟邪之间一日及连二日发者，邪之着于营也。如周天之数，日行过之，月行不及，亦是阴阳迟速之分耳。生我者，非他，五运之气也；死我者，非他，亦五运之气也。故有五脏，即具五行。及邪之所凑，或真气本虚，或他脏薄乘，则各呈其象而为病。以脉言之，如真脏脉见，即与之决死期。

烧针益阳损阴，今时阴气渐漓，尽从火化，故烧针一法，多不效，匪无其传也，时世异也。即岐伯生于今之时，亦当舍烧针而从事汤液矣。治病有失之渐者，见病治病是也。有失之深者，诛伐无过是也。推本阴阳，万举万当。

按：阴阳本乎日月循环，以阳主动，阴主静。合五运之气化，包合五行之盛衰，生克制化，各呈其象，分布五脏，应乎世运。可以明虚实、辨表里、别营卫，以参周天之数，日月盈虚，消长之理，皆在其中矣。

脱阳遗精

永乐戊子夏，郁文质选遗精之疾，形体羸弱，兼以痰喘交作，日夕不能休息，遍召市医治之，转剧后乞余诊视。告其致病之由，阳脱也，幸及治之，缓则死矣，非大料重剂则不能疗。于是用附子、天雄为君，佐以人参、於术、云苓，日加数服，夜则减半。自秋徂冬，所服附子约百余只。作药不计，厥疾乃瘳。

按：真阳离根，势已危急，故进大剂回阳，昼夜频饮，方获挽回元阳于将离之际。然非真知灼见，岂能立起沉疴，所以名医异于庸俗者哉。

国朝医学

今世之业医者，挟技以诊疗者则有之矣，求其从师以讲习者何鲜也。我太祖内设太医院，外设府州县医。学医而学为为名。盖欲聚其人以教学，既成功，试之，然后授以一方卫生之任。由是进之，以为国医，其嘉惠天下生民也，至矣。某尝考成周所以谓之医师，国朝所以立为医学之故。精择使判以上官，聚天下习医者，俾其教之，养之，读轩岐之书，研张孙之技，试之通而后授之职，因其长而专其业，稽其事以制其禄，则天下之人皆无夭阏之患而跻仁寿之域矣。是亦王者仁政之一端也。

医不三世辨

昔者宋景濂恒云，古之医师，必通于三世之书。所谓三世者，一曰针灸，二曰《神农本草经》，三曰《素问》《脉经》。《脉经》所以察证，《本草》所以辨药，针灸所以祛疾，非是三者，不足以言医。故记《礼》者有云，医不三世，不服其药。而传经者乃以父子相承为三世，何其惑欤？噫！古之豪杰，自振者不能悉举，若李东垣、朱丹溪、滑伯仁、戴原礼辈皆非世传，而精造医术屡起危殆，著书立言为后进模范。初不闻其父子相传也。是如医在读书而不在于三世明矣。

寒因热用热因寒用

尝闻对门仰同知璇，性嗜方书，凡遇家人有病，辄自疗治，其姊六月间，劳倦中暑，自用六和汤、香薷饮之类，反加虚火上升，面赤身热，后邀刘宗序诊视，六脉疾数，三部豁大而无力。刘曰：此病先因中气不足，内伤瓜果生物致内虚发热，非六和、香薷所能治疗。况夏月伏阴在内，重寒相合，此为阴盛隔阳之症。急用补中益气汤加附子三钱，煨干姜一钱，同煎置冰中浸冷服之。其夜得热寐。至天明微汗而愈。仰拜谢曰：伏阴之说，已领教矣，但不解以药冰之何也？刘曰：此即

《内经》热因寒用，寒因热用之义，何难之有？仰大叹服。

按：此症知中气不足者，因诊六脉疾数。其要在三部豁大而无力，以获其受病之源。用补中益气汤加姜、附健运中宫，使脾阳旺而宿滞自消。其用冰浸冷服，乃用经旨亦巧思矣。

冲为血海

《甲乙经》曰：丈夫以右为命门，左为肾；女子以左为命门，右为肾。无求子曰：男子得阴以生，先生右肾；女子得阳以长，先生左肾。是以女右手命门为子宫，左手肾为血海。二说不同，何也？张洁古云：妇人皆左为肾，右为命门，男子主藏精者，气海也；女子主系胞者，血海也。所主者异，受病则一也。此说当为定论。《灵枢经》曰：冲为血海，任主胞络。血海者，冲脉也。

胃家湿热

近世方书惟戴元礼《证治要诀》议论切当，有益后学。但其间有云，诸血药中半夏、陈皮自不可少。余窃疑之。半夏性燥，功能去湿健脾。古人发渴者尤且禁用，恐其性燥，损耗血分耳。惟气证发渴者不在此例。当时元礼，必因好酒之人，胃气湿热而致吐血者用之则宜。若云诸血药中自不可少，恐非元礼之言，或门人误记之耳。

按：半夏性燥，功能胜湿健脾。古人发渴者所当禁用，以其性燥有耗损营血之虞。或谓嗜酒者、胃有湿热而用之则宜，若无湿热犹当禁之，今特揭明其旨。

酒面伤脾

吴江谢训导，病头痛发热恶寒。初作外感治，或以风治，见热则退热，痛则止疼；或又以气虚治，由是杂治，病加剧，人事不省，饮食已绝。家人意其必死，谢曰：吾病惟盛御医未视诊。命子乞余，诊得右关脉沉而涩，重按有力，乃误药所危。此病法当先去宿滞，疏二陈汤加酒制川军八钱，令其子急煎，频饮之。至夜分，左眼渐动，肝气亦舒，大泻二次，是已有可生之机矣。至半夜时，觉腹中肠鸣，左目睁开，又下积垢数升，中有坚块如鸡卵者数枚。以刀剖视，皆浊痰，里面食也。既而气舒结散，津液流通，知饥索粥，而遂安矣。众人奇其治，互相诘问，答曰：谢君，燕人也，久居于南，饮酒食面皆能助湿，湿胜伤脾生痰，故脾土一亏，百病交集。有是病，服是药，更复奚疑，众皆服膺。凡治病，必先审致疾之因、方土之宜也。

按：此病因湿滞生痰，里结难消，兼以杂方乱投，脾气亦因伤损，乏健运之权矣。用二陈行滞化痰，继之以导滞下行，所以一鼓而擒之，其旨深蕴，可法可传。

富商患腹胀，百药乏效。淮扬江皖诸名家治之，反加胃败，呕吐不食，羸羸不支，危殆极矣。遂乞诊于余。诊视其脉沉迟无力，右并尤甚。研究其因，盖以酒色过度，适当暑月，嗜食冰浸瓜果，贪凉太过，脾阳受伤，而市医妄引诸腹胀大、皆属于热，恣用寒凉，重伤胃气，是错认病源，失其本矣，安能去病。按脉立方，遂用冷香引子合醉乡玉屑法，投剂便觉清爽，熟寐数时溲溺畅行，肿胀渐消，食知味矣。富商惊喜，讯何药之神验如此？余曰：吾以脉理参究时令，推其右关沉而无力，盖君家道殷实，酒色醉饱，冰瓜沉李，以意臆度之耳，竟获桴鼓之应，乃君病当瘳，藉余手而治，由是病除，无他术也，何德之有。

按：名医治病，必由望、闻、问、切详加研究，然后参以经旨而立方。此症重在右关沉迟无力，以显脾气不能健运输化，水气溢于脾经，而为肿胀。以温中化湿之剂，温运脾阳，是治其本矣。腹胀乃膀胱气化不行，浊气因而上入，脾气愈滞而症形焉。

蜘蛛治蛊

象山县乡民有患四肢不浮肿，惟腹胀大，戴元礼所谓蜘蛛病是也。市医进以泄水之剂，病加剧。时值炎暑，以清暑益气汤治之乏应。乞诊于余。偶阅本草，蜘蛛气寒、有毒，能治小儿丁奚腹大。遂以蜘蛛一枚，煎水，加入五苓散料，浓煎去蜘蛛，与病者服一盏，不逾时，腹中作水鸡声，反覆不能安枕，腹有微痛。病家疑药有误，来寓诘问解救法。随答以不必惶恐，待药力到，小溲畅行，而病自瘳。又逾二时，溲溺大行数次，腹胀亦消其大半，遂以温中化湿法，则康健如常矣。

按：此法虽效，然须审辨虚实而用。如其人病气胀，未可浪用。此因蓄水而胀，故有桴鼓之应。亦一时巧思偶中，未足为治蛊恒法也。

湿热生虫腹胀如蛊

有老者，病腹胀，或作或止，百治不效。市医均辞无法，奄奄待毙。邻人代求余诊。六脉洪大，重按濡软。因时值长夏，湿热薰蒸，化生虫胀之候。用槟榔、椿根皮、石榴皮各五钱，长流水浓煎，空心顿服一碗。少顷腹大痛，泻下数次，内有蛔虫长尺余，遂瘳。

五脏之虫形状

许叔微《本事》云：心虫白蛔，脾虫寸白，肾虫如寸截丝缕，肝虫如烂杏，肺虫如蚕，皆能杀人。惟肺虫为急，肺虫居肺叶之内，蚀人肺系，故成瘵疾，咯血，嘶声，药所不到，治之为难。有人说《道藏》中载，诸虫头向下，惟自初一至初五以前，头上行。故用药者多取月朒以前，盖此也。如疗寸白，用《良方》锡沙、芜荑、槟榔者极佳，五更服，虫尽下，白粥将息。药用石榴根浓汁半升，下散三钱，丸五枚。今扩充言之，昔人所谓九虫之状：一曰伏虫，长四分，为诸虫之长；二曰白虫，长一寸，相生至多，其母长至四五丈则杀人；三曰肉虫，状如烂杏，令人烦满；四曰肺虫，其状如蚕，令人咳；五曰胃虫，状如虾蟆，令人吐逆，呕哕；六曰弱虫，性状如瓜瓣，令人多唾；七曰赤虫，状如生肉，令人肠鸣；八曰晓虫，至微细状，如菜虫，居洞肠间，多为痔漏痈疽诸疮，无所不为；九曰蛔虫，长一尺，则杀人；又有尸虫，与人俱生，状如马尾，或如薄筋，依脾而居，长三寸许，大害于人，然多因脏虚寒劳热而生。特于前哲书中衰集而揭明之。

按：虫之患甚大。所谓肺虫，居人肺叶间，食人肺系，其症咳嗽，声嘶，咯血，呕吐，俗称痨瘵沉疴，药石难以直捣虫穴，况虫性敏捷，变幻不测，诚生民之厄也。

初痢忌用涩剂

张仲景法，痢可下者十法，可温者五法。谓之下者，通用承气汤加减；谓之温者，率用姜附汤，何尝以巴豆、粟壳之剂乎？俗医见自利而渴，烦躁不眠，手足微冷者，皆用苦剂攻之。殊不知阴盛发燥，欲坐井中，故前哲用吴茱萸汤，甚者用四逆汤。经曰阳虚阴乘之谓也。丹溪用吴茱萸汤治霍乱吐泻转筋者，亦此意也。近世庸工，不审痢之赤白，症之虚实、新久，概用罂粟壳、石榴皮之类为秘方，其功但施于久痢洞泄者则宜，若初起者，用之闭塞积滞，变生别证，以致经年累月，谓之休息痢者是也。世俗但知涩剂之能塞，不知通剂之能塞也。后之学者，贵在变通，不可执一而治。

按：痢疾古谓滞下，以有积滞壅于肠胃不能传达输泄，故腹痛后重。六腑以通为用，新旧之积，阻滞营卫升降，治宜通因通用。久痢正虚，始可补涩。二者犹如冰炭，岂可不细心分辨，以误人者哉。

冷酒致痢

偶阅《儒门事亲》云，张戴人治一人，病危热，戴人往视之。其人曰：我别无病，三年前时值炎暑，出村野，有以煮酒馈余者，适村落无汤器，冷饮数升，便觉左胁下闷渐作痛，结硬如石，至今不化，针灸磨药殊无寸效。戴人诊其两手脉，俱沉实而有力，先以独圣散吐之，一涌二三升，气味如酒，其痛即止。后服和脾安胃之剂而愈。始知冷酒之致病也如此。

按：冷酒入腹，气血为之冰伏，遏而不宣，遂成结痛痼疾。或谓丹溪之论但知热酒之为害，而不知冷酒之害尤甚也。古人之言物性，均从试验中而得之，岂欺我者。奈后人不知卫生，动辄以酒为浆，是自戕其身哉。

《医经秘旨》卷下终

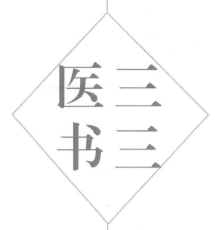

医源

清·荟余氏 撰

清·卢育和 录

提要

　　《医源》一卷，本书多发明经旨之言，较之石氏《医原》尤见精湛。间于疟痢两证，列论为尤详尽。如疟论大纲，疟脉辨，治疟大法，瘅疟论，论《内经》《金匮》温疟治法，疟母论，疟母问答，痢疾大纲，治痢大法，痢疾不可利小便辨，痢疾不可发汗辨等，各立专论。余如痰饮、虚劳、咳嗽，亦多发明。原题芬余氏著，不详其姓氏。前荷社友卢育和君录自同里萧衡先君藏本，又由时逸人君校正者。

序

　　《医源》一书为芬余氏遗著。尝闻吾友萧君衡先曰：余家宝是书，沿留三代，已百年于兹矣。先父介春氏以医名噪于仪征，凡四十余年，宿所根据者惟是而已。先祖吉林氏在清道光年间亦为仪邑名医之冠，声播一时，凡教授及门弟子全以是书为依归。又云：余先祖幼时得是书于某君，某君乃芬余氏之高足云云（萧君对育言时佚其姓名）。此乃萧君亲口对育所言也。育闻而羡之，因力请萧君假我一阅。蒙萧君当时取出，育乃得而见焉。惜苦时匆促，所得无多，而大义微言已略知梗概。去年春，与时君逸人赵君托莘同阅《绍兴医报》，知是社为保存国粹起见，搜罗先哲未刊之遗著。嗣后育之投稿也、订报也，于函中曾谈及是书，蒙裴吉生先生函催索阅书数至矣，育遂晤萧君而道及之，萧君亦欣然允诺，慨出是书。育重录一通，循其章法，仍其句读，明知辗转抄传，难免讹误，而匆匆驹隙，未遑细研究也。因托逸人君详加校正，今书既成矣，付梓将有日矣，爰不揣谫陋而为之序。曰：凡成一书，前辈毕一生之精力，其材其识远乎，尚矣！然不能冀后世之必传者，其故有数端焉。一以后人编订玉屑夹沙，一以录校非人，致多误会，一以木板易朽，鱼鲁难分。其最大之原因乃系夫著者精神之趋向，泥古者薄今，趋时者废古，宗丹溪者视温热如寇仇，信养葵者斥寒凉如蜂虿，故于十百千万之典籍求其允执厥中、不作偏倚之论者，实难其选。且地之习尚不同，人之性情各异，古册流传方沿所不能划一者此也（如《寿世保元》盛行于西川，《救偏琐言》盛行于北京之类）。今夫《医源》一书芬余氏著之，萧氏藏之，未尝不费生平之精力者也。育之重录，逸君之校正，报社之发刊，未尝不费一时之材力者也。然冀其信用社会，流传后世，尚未可必。吁！书籍之能流行也，岂非戛戛乎其难之哉。虽然是书论止四十八篇，而谈生理、谈病理、谈症治、谈药，头头是道，纤细无讹，且对于李东垣、朱丹溪、赵养葵、张景岳、喻嘉言诸家之论说多所辨正，洵足为国医学极有研究之价值者也。有识者试鉴阅之，方知育言为不谬云。

民国八年菊月朔日育和氏
序于北沙东城外容膝寄庐

校正《医源》序

　　洄溪老人曰：经学之不讲久矣。惟知溯流以寻源，源不得则中道而止，未尝有从源以及流也。不佞校正《医源》竣矣，不禁心有感焉。《医源》者，医学之源也。谓医学之源仅在夫是，岂其然乎！且生理、病理、症治、方法、药物诸科，各有天然范围之限制，若笼统混而言之，果为可耶？说者谓市井乡闾之间以医鸣者众矣，往往得一方，明一法，辄矜为枕秘，虽骨肉不相告。故业医者虽多而著书者甚鲜也。浅焉者无论已，等而上之叶天士、费伯雄、王九峰辈名高天下，声盛一时，其所遗著果何如也？子独斤斤乎是，毋乃过矣，不佞有感斯意，遂缺者补之，讹者正之，字句文义之间略为修饰之。若其立论初意，未尝稍有移易也。承育和君来命，重加编订，加以批按，不佞以俗务羁縻，未遑细辨，而自惭学识浅陋，故敬谢不敏。附述于此，以志愧疚。呜呼！吾国医学一科，为理想之医学也，哲学之医学也，故注重天时也，阴阳也，五行也，八卦也。所谓形上之道迥非形下之器也。然以讲气化，谈神志则可，若症治方药诸项而全混乎，此恐多窒碍也。保存国粹，诸君其各慎之。不佞于是书中略见一斑，爰不辞而为之序，以就正于天下之有道云。

孔子纪元二千四百七十年夏历八月二十二日

逸人氏识于江左之研究医事社

目录

医　源

芬余氏著

仪征萧衡先藏本

仪征卢育和重录

仪征时逸人校正

绍兴裘吉生刊行

人身一太极说

太极者，天理自然之道理，气象数之统名也。故天地者，太极之巨廓也。其间动静互根，五行顺布，无物不有，无时不然。其理则致中致和，其气则充塞瀰间。人身者，一小太极之巨廓也。其中有精、有气、有精神，即其静而所生之阴也。气即其动，而所生之阳也。神即主宰，其动静之间而互根不息者也。以五行言，心肝为木火之一源，肺肾为金水之同宫，中宫脾土为之维持调护，此即其五行顺布也。理即其仁义礼智信之具于性者，气即其脏腑阴阳之充乎形者，与夫地宁有殊哉。然天地备太极之全体，而阴阳或有歉期，气数容有否泰，此天地囿于气质之偏而不能尽太极之道也。故自古调元赞化，帝王有裁，成辅相之责。人身备太极之中和，而或内耗其精，外劳其形，阴阳有偏胜之虞，水火无既济之用。故圣人补偏救弊，而岐黄操司命之权。然则圣人之治天下也，使之风雨时山不童泽不涸，人和年丰，天地自然之道无所歉缺矣。岐黄之治人身也，为之损有余补不足，阴阳和、气血平，不夭不折，而人身自然之道无所乖戾矣。古人云：不为良相，当为良医。盖其功用则一也。

女子二七男子一六说

经云：女子二七而天癸至，男子一六而精道通。余尝考之《河图》，而知此乃天地生成之数也。《易》曰：天一生水，地六成之，天三生木，地八成之。《河图》之外阴而内阳也。夫外阴而内阳者，女子也。方其幼时，天一天，三之阳虽具，而地六地八之阴未盈，至二七则盈矣。生数立而成盈数，阳逐阴归而月事来矣。故二七者，八与六之数也。又曰：地二生火，天七成之，地四生金，天九成之，《河图》之外阳而内阴也。夫外阳而内阴者，男子也。方其幼时，地二地四之阴虽具，而天七天九之阳未充，至一六充矣。成数满而生行，阴随阳发而精始通矣。故一六者，七与九之数也。然则《内经》之言本《河图》生成之数也，益信矣。

观《河图》而测五脏病情说

病情莫外乎阴阳，而病证莫重乎五脏。五脏各具阴阳，阴阳别乎形气。余尝体诸《河图》，验之人身，而知病之及五脏者，有伤五脏之形体，有伤五脏之气体。形体伤者伤在后天，犹《河图》之成数坏也；气体伤者伤在先天，犹《河图》之生数坏也。以肾脏而言，腰股板重，两足胕肿，耳闭不能听声者，伤其天一之阳也。咽痛颐红，气急咯血，小水黄赤短涩者，伤其地六之阴也。其至阴痿不举，遗尿不禁，则天一之阳将尽，而地六之阳随之矣。强阳不倒，小水断流，则地六之阴将尽，而天一之阳随之矣。以心脏而论，惊悸怔忡，神呆气怯，盗汗不止者，伤其天七之阳也。烦躁健忘，舌强难言，善笑无休者，伤其地二之阴也。至于昏沉不语，汗出如珠如油，则天七之阳将尽，而地二之阴随之矣。脉促无神，狂言如见鬼状，则地二之阴将尽而天七之阴随之矣。以肝脏而论，筋脉拘挛，积聚募原，目盲不能远视，伤其天三之阳也。筋脉劲急，两胁胀满，头晕不能俯仰者，伤其地八之阴也。至于手足痿废，遍身青紫，则天三之阳捋尽而地八之阴随之矣。直视摇头，神魂飞越，则地八之阴将尽而天三之阳随之矣。以肺脏而言，少咳少嗽，自汗痰壅者，伤其天九之阳也。少咳少嗽，无汗虚喘者，伤其地四之阴也。甚至痰如蟹沫，声如雄鸭，则天九之阳将尽而地四之阴随之矣。肌肤甲坼，血如桃片，则地四之阴将尽而天九之阳随之矣。以脾脏而论，食而不饥，四肢痿软，五更溏泄者，伤其中五之阳也。食而易饥，四肢妄动，大便燥结者，伤其地十之阴也。甚至饮食不进，完谷不化，则中五之阳将尽而地十之阴随之矣。大肉尽脱，便如羊屎，则地十之阴将尽而中五之阳随之矣。以五脏之阴阳合《河图》生成之数，其见症有如此者。至于病情病证，数之可千，推之可万。有一脏见一二证者，有统诸脏而各见数证者，原非笔墨能尽，然举其要领，不过伤阴伤阳之两途而已。学者诚能体《河图》生成之至理，调五脏阴阳之偏胜，伤阳者补之以阳，伤阴者补之以阴，其于医也，思过半矣。

制方本于《洛书》说

人身之病万有不齐，治病之方不可胜纪。有以一方加减而分为数方者，有以数方增损而合为一方者，必先明制方之义，用方之机，然后可以千变万化，应用无穷。余尝玩《洛书》之象，穷其义，识其机，而知制方之不外乎是也。《洛书》之数，九一三七五为阳，二四六八十为阴。阳数用奇，阴数用偶。制方之数，君一臣二，君三臣五，属奇。君二臣四，君二臣六，属偶。奇制用阳，偶制用阴。阳居四正，其象光明，辛甘发散之所以为阳也；阴处四偶，其象幽暗，酸苦涌泄之所以为阴也。自《洛书》之上下观之，则为天地之法象。在上者，阳数多，阴数少。在下者，阳数少，阴数多。故上行之剂必以阳药为主而阴药佐之，本乎天者亲上也。下行之剂必以阴药为主而阳药佐之，本乎地者亲下也。自《洛书》之左右观之，则为阴阳之道路。左之阴多于右，右之阳多于左，右之阴少于左，左之阳少于右。故左行之剂必于阴药之中发之，以阳始不滞于血也。右行之剂必于阳药之中濡之，以阴乃不散其气也。以《洛书》而统观之，则五十居中，一三七九之阳居外，二四六八之阴处偏。即《内经》所谓调气之方，必别阴阳，定其中外，各守其乡之意。至于《洛书》备五行而布列九宫医方，具五味而分行九窍，《洛书》纵横不离五、十医方，始终不外脾胃，《洛书》以五、十居中而宰制八方医方，由脾胃而宣通十二经络。《洛书》有乘有除，乘则数进，除则数退，进退以五为主。方制有加有减，加则制大，减则制小，大小因脾胃为宗。宁静之剂取其养正，即《洛书》之对待则生也。劫夺之剂取其驱邪，即《洛书》之逆行则克也。《洛书》之数，上之九根于下之一，下之一生乎上之九，下之六根乎上之四，上之四生乎下之六，即此可悟金水同宫，上病治下，下病治上之机。左之三母乎右之七，右之七通乎左之三，左之八贯乎右之二，右之二通乎左之八，即此可悟木火一源，虚则补母，实则泻子之义。医者诚能玩《洛书》之象而会其义，识其机，则千方万方可以自我而制，不必蹈古人之辙而已，与古人之方无不吻合矣。不然，虽以伊尹之七方，之才，之十剂，仲景之一百十三，以及古人见闻之所志举之罗列于前，而不明生克乘除之理纵横变化之宜，适足以眩耳目、扰神明耳。

阴阳升降论

天地之道，阴阳而已矣。阴阳之理，升降而已矣。自开辟以至混沌，一大升降也。小儿一岁有一岁之升降，一日有一日之升降，人身之道亦然。以一岁言之，自冬至一阳生，以至芒种，此阳之升而极也。自夏至一阴生，以至大雪，此阴之降而极也。所谓一寒一暑，岁序行焉。一岁之升降也，一日之内，子半而阳生，寅卯而日出于天阳之升也，午半而阴生，酉戌而日入于地阴之降也，所谓日往月来而晦明成焉。一日之升降也，考之先天，八卦自震而乾，为阴之升，由巽而坤，为阴之降。大圆图之自复而乾自垢而坤，无不若合符节。人与天地为一，少而壮，壮而老。一大升降也。小而日兴夜寐，一日之升降也。气出而呼，气入而吸，一息之升降也。昔古圣人先天而天，弗违后天而奉天时，其与天地之阴阳升降，无少差谬，故阴阳不能犯而寒暑莫能侵。至庸庸者流，外为风寒所逼，内为色欲所伤，一身之内，非阳伤则阴损，阳伤者不升，阴损者不降。不降不升而生生之机息矣。病之纷然杂出者，可胜道哉。神农氏出，悯人民夭枉，辨药性以夺造化微权，嗣后岐黄传《内经》，以及历代名医咸有著作，而其大要皆以辨药性之阴阳，以治人身之阴阳，察药性之升降，以调人身之升降而已。故经云：调气之方，必别阴阳。阴病治阳，阳病治阴。又云：阴胜则阳病，阳胜则阴病。又云：阴阳之要，阳密乃固。两者不和，若春无秋，若冬无夏，因而和之，是为圣度。夫所谓调治阴阳而和之者，即其因病立方。高者抑之，下者举之，微者调之，其次平之，盛者夺之，寒热温凉，衰之以属，随其所利之大法也。故吾人业医，必先参天地之阴阳升降，了然于心目间，而后以药性之阴阳，治人身之阴阳，药性之升降，调人身之升降，则人身之阴阳升降自合于天地之阴阳升降矣。

辨赵氏人身一太极图说

太者，大也。极者，至也。太极者，大之至极而无以复加之谓也。大之至极者，体于天地，故曰天地一太极。大之至极者，体于人身，故曰人身一太极。然太极之所以为太极者，全在阴阳之下，离不杂处，见中和之妙。天地之所以为太极者，全在日月之运行上，显不息之功。人身之所以谓太极者，全在心肾之上下相交处，妙互根之用。濂溪周子实有见于周流太虚，莫非阴阳五行对待流行，故既列其图，复为之说，以指出天人一贯之道。无如世远年烟，羲皇心法不明，图象久成绝学，遂令性理一书所载五图不能无谬。养葵赵氏作《医贯》，大旨独揭出命门一义，反复发明，诚足以开聋起聩。惜乎所列诸图，犹仍其误，其第一图乃是一空图〇，无阴阳无动静，则两仪四象八卦从何处而生？其第二图◐阴阳截分，左黑右白，中一空圈，意欲附会命门在两肾中间之说，而不知有对待儿。

脏腑体用相资说

人身五官百骸，有表里则有阴阳，有阴阳则有体用，以阳为体者则以阴为用，以阴为体者则以阳为用。此体用相资之道也。内而脏腑，莫不皆然。脏实而处内，以阴为体者也。腑虚而处外，以阳为用者也。如心与小肠为表里，心为之体则以小肠为心之用，而诸经之阴翳皆从小肠下泄，俾君主之官得以当阳而治。设无小肠以为之用，则乾清宫内皆是阴翳障塞，而神明不能出矣。故治心病用心药，养其体也，佐以利小便药，通其用也。以小肠为体则以心为小肠之用，而诸经之阳光皆得从心健运，俾受盛之官得以宣布化物。设无心以为用，则君主失职，莫为支分派别，而化物无所出矣。故治小肠病用小肠药，疏其体也，佐以清心药，滋其用也。肺与大肠为表里，以肺为之体，则以大肠为之用，而水谷所腐之糟粕皆从大肠外出，俾相傅之官得以辅君出令。设无大肠以为之用，则清肃腑中尽为浊气熏蒸，而治节不能出矣。故治肺病用肺药，从其体也，佐以大肠药泻其用也。以大肠为体则以肺为大肠之用，而水谷所化之精微皆从肺经四布，俾传导之官得以扫清污秽。设无肺以为之用，则升降无权，清浊混淆，而变化不能出矣。故治大肠病用大肠药，涤其体也，佐以肺药，助其用也。肝与胆为表里，肝为之体则以为胆为肝之用，俾躁急之性济以柔和，故卒然临之不惊，无故加之不怒。设无胆以为之用，则将军之官必失之一往直前而谋虑不能出矣。故治肝病用肝药，疏其体也，佐以胆药滋其用也。以胆为体则以肝为胆之用，俾畏葸之性助以刚果，故见义必为信道必笃。设无肝以为之用，则中正之官必失之委靡犹豫，而决断不能出矣。故治胆病用胆药，理其体也，佐以平肝药，达其用也。脾与胃为表里，以脾为体，则以胃为脾之用，俾主输之性必赖胃之充塞，乃得行其化长收藏。设无胃以为之用，则谏议之官未邀升斗之禄，何以施其膏泽乎？故治脾病用脾药，治其体也，佐以胃药，治其用也。以胃为体，则以脾为胃之用，俾主纳之性必赖脾之运化，方得遂其清升浊降。设无脾以为之用，则仓廪之官必至水谷腐烂，将何以调其五味乎？故治胃病用胃药，治其体也，佐以脾药，滋其用也。肾与膀胱为表里，以肾为体，则以膀胱为肾之用，而汪洋之水有所依归。设无膀胱以为之用，则作强之官终不能鉴龙门、穿碣石，旁开一路，以为之趋，而伎巧无所施矣。故肾病用肾药，治其体也，佐以膀胱药，泄其用也。以膀胱为体，则以肾为膀胱之用而清浊所归，能出能藏。设无肾以为之用，则州都之官非城门不闭，即管钥不开，而津液莫能藏，气化莫能出矣。故膀胱病用膀胱药，治其体也，佐以肾药，治其用也。

阴阳对待流行说

人身之阴阳，有对待，有流行。对待者，一而二也，流行者，二而一也。非对待无以立阴阳之用，非流行无以见阴阳之用。故人之心肾二也，气血二也，水火二也。上下各有其位，左右各循其途，两者相为对待依附而不可离也。然水中有火，火中有水，气以行血，血以行气。心根于肾，肾根于心，二者又无始无端互为其宅而不可分也。夫心肾，阴阳之根抵也。言心肾，而水火气血皆在其中矣。今但以心肾言之，心为离火而实火之主，肾为坎水而实水之源，故坎中之阳必升，升则阴随阳发，十土由兹而癣，八木由兹而茂，而两丁之火乃光焰烛天矣。离中之阴必降，则阳随阴敛，五土由是而阖，九金由是而凝，而壬癸之水乃滔滔不竭矣。即如四时之运行亦然。春夏阳之升也，而浓云骤雨，草木敷荣，非阴随阳发之征乎！秋冬阴降敛也，而万宝坚凝，冰霜凛冽，非阳随阴敛之象乎？然此阴阳升降，流行不息，偏不倚无过不及者，有中道焉。过则必至于亢害，不及复至于凝滞。在天地为时令之失正，在人身则寒热之偏陂。古之圣人与日月合其明，四时合其序者，体其道也。

阴阳刚柔论

《易》曰：立天之道曰阴与阳，立地之道曰柔与刚。天以气言，故曰阴阳也，地以质言，故曰柔刚。此天地之相为环应，并行而不相悖者也。故春夏阳之出也，阳出而地乃辟，辟则土膏动而万物敷荣。秋冬阴之入也，阴入而地乃阖，阖则坚冰至，万物敛藏。所以人身之应乎春夏者，神气舒展，体骨柔和，应乎秋冬者，精神爽健，体骨劲强，盖合乎天地阴阳刚柔也。苟当秋冬之令而不能闭藏，则来春无以为发生之机矣，焉得无病？当春夏之令而不能发舒，则阳气内郁而不伸矣，又焉得无病？经云：冬不藏精，春必病温。盖言闭藏者，不能闭藏也。又言：伤寒变热病，盖言发舒者不能发舒也。然则司命者，可不于天地之阴阳刚柔一参究乎？

心肾主病论

人身坎水实根于离之真阴，故人不能节欲则肾水亏，肾水亏必至心阴亦亏，心阴亏则水失其主而无以镇阳光。由是火炎烁金而成咳嗽之症。且心生血者也，真阴亏而不能制火，则所生之血不随心阴下降，反随炎火上升之性，由吐咳而出矣。且心之真阴不特为肾水之根，而诸脏之阴皆根于此。此处一亏，则相火无不俱动，在肝则无水以滋木而火炽，在肺则无水以四布而金烁，在胃则无水以存津而土燥。诸脏亦无不有血，既为邪火煎熬，则津液之未化血者熏蒸而为痰涎，已化血者亦随火动而上逆妄行，此咳血吐血之所必至也。人身离火实根于坎之真阳，故人或思虑劳倦则离火不足，离火不足，必至肾阳亦不足，肾阳不足则火失其原而无以消阴翳，由是水泛土湿而成中满泻痢之证。且肾纳气者也，真阳亏而不能制水，则水谷所化之精气不得随坎阳上升，皆从顺下之性，随地道而去矣。且肾之真阳亦不特为离火之原，而诸经之阳悉原于此。此处一亏，则癸水尽足为患，在肝则无火以达之而木郁，在肺则无火以温之而金寒，在胃则无火以化之而土滞，诸经亦无不有气，一为阴寒凝涩，非至便闭中满而气不能通。即至下利不禁而气不能收，此又中满泄泻之所必至也。

虚火实火辨

当观人身之火，其患有二：感于外者火自外入，动于内者火自内生。外入者，六气时行之火由上而下者也，实火也，故其见证自经及腑，自腑入脏，初则发热咽痛，继则咳嗽呕吐，渐至饮食减少，大便或溏或秘，小便或数或涩。《内经》所谓因形伤气，从阳注阴者也。从阳注阴者，还从阳治，阳道常饶，宜清宜泻，忌补忌温，故仲景于三阳证治除麻、桂发表之外，凡一切外火传入之证，皆用青龙、白虎、承气、猪苓等汤，始终以存阴为主。内生者，七情妄动之火由下而上者也，虚火也，故其见症自脏达腑，自腑达经，始而遗精便泄，继而饮食减少，渐至咳嗽，呕吐，发热咽痛，《内经》所谓因气伤形从阴注阳者也。从阴注阳者，还从阴治，阴道常亏，宜温宜补，忌泻忌清，故仲景于三阴证治除厥阴风火独盛之外，凡一切内火上越者，皆用真武、理中、白通、四逆等汤，始终以扶阴为主。虚实既判，治法迥殊。乃今之医者一见发热咳嗽等证，即是虚火，亦不知用甘润生津之品养阴退热，而专事寒凉，岂知寒凉久服，必至伤脾，脾伤则不能为胃行其津液，而布精于肺，肺虚则不能下生肾水而水亏，水亏而命门之火无制，反随少阴之络上克肺金。虚者固因虚，实者亦虚矣。当此之时，犹不知壮水导火之法，见其咳嗽声哑者，则用贝母、百合，咽痛口破者，则用元参、薄荷，发热不止者，则用黄芩、骨皮，气逆喘急者，则用苏子、橘红，小便短涩者，则用车前、泽泻。不辨其火之出自何经，传于何络，见症治症，以病试药，逮至木焚川竭，火烁金流，犹谓病实难医而不悔，叹惜哉！

先天后天说

人身先天无形之主气，所谓一太极也。至动而生阳，静而生阴，则一分而为二矣。动极而静，静极复动，循环变化而五气顺布，则五地见矣。故周子曰：五行一阴阳也，阴阳一太极也。然虽有太极阴阳五行之异名，而其实一，气之往来无间而已矣。人身太极，本之天地，受之父母，所谓天命之性，妙合于构精之始者也。至于胎育成形，先天已落后天之中矣。所以降生之初，有清浊厚薄之不同，则有生以后，亦遂有强弱寿夭之不齐。此皆非药石所能治，而其所可调养补益者，则惟后天之形质耳。至于先天，何由致力哉？然先天者，后天之主宰也，后天者，先天之宅宇也。后天损坏而先天亦从之去矣，譬之屋宇损废而人犹能安其宅乎？故培养后天，亦正所以防卫先天也。近代医书景岳谓两仪动静为五行之先天，先天者，性道也，五行寒热为两仪之苗，其先天乃上年之稻粒，今虽不见稻粒而稻粒之精神实寓于苗中。苗则在后天，后天者，变体也。冯氏又谓：右尺命门火之元阳生，右关脾土，脾土生，右寸肺金自下而生上，此先天之元气。至于火生土，土生金，金生水，复至自上而生下，此后天之元气。其说纷纷淆乱，难以为训。至先天属肾水，后天属脾土，其说似为近理，然此犹在后天中认识先天也，亦未为确论。余因特为是说以质高明，今试以物，譬之如今岁之后天之形质也。然稻粒犹有形者也，其稻粒之精神凝结于不见不闻者，乃其先天也，所谓上天之载无声无臭者是矣。

君火相火说

今夫火者，人身之充周而无间者也。故外而耳目之所以视听、手足之所以持行，内而五脏六腑之所以游溢精气而变化糟粕者，莫非火之运行之不息也。经曰：君火以明，相火以位，其义不昭然耶？乃东垣云相火者，下焦包络之火，元气之贼也。丹溪述而证之，至景岳复起而辟之，谓轻清而光焰于上者，火之明也，重实而温于下者，火之位也。又云：邪念之火为邪气，君相之火为正气。正气之蓄为元气，凡火之贼伤人者，非君相之真火，皆邪火耳。邪火可言贼，相不可言贼。夫东垣、丹溪直将相火认错，固无足论，即景岳之说，亦属支离。其于经旨，君相之义均失之矣。余谓君火者，主也，明者，虚灵不昧之体。相火者，佐也，位者，靖共尔位之职。君授命于相，相奉命于君，故经云：心者君主之官，神明出焉。又云：主明则下安，以此养生则寿，主不明则十二官危，便道闭塞而不通，以此养生则夭。可见心为君主，故君火断属于心，而相火独归重于命者，以命门为火之所从出，诸经生化之本源也。君明则相良，故心无邪妄之私，相亦无邪妄之作。至于相火妄动，贼伤元气者，是犹权臣窃柄误国也。然其始亦由于君主之不明，而反为相火所役耳。譬之尧舜在上而水火工虞各有专司，自成无为之治，犹君火相火之助为理也。而相火之不可言贼也明矣。桀纣在上，廉来十五国，皆助虐之臣，以至身弑国亡，犹之君火不明而相火为害也。其不可以邪念之火为邪气，而君相之火为正气也亦明矣。故人身不可以无相火，犹君之不可无臣也。若以相火为邪火，臣其妄动而必使之安静无为，是犹豢养其臣而不授之以职，君亦何贵有是相乎？人身亦不可专任相火，犹臣不可无君也。若即以相火为正气而任其妄动，以致心为形役，是犹欺君虐民之臣而无以制之，则相反足以贼其君耳。然则君火相火必如何而后可以相与有成也。意者，惟其有交泰之象乎。

真阴真阳论

经云：水火者，阴阳之征兆也。则是言阴阳者，莫过于水火矣。无如近代医书言水言火每分途而歧视之，而火阳根阴，水阴根阳，终莫之究。至赵养葵始以肾水属坎，指出真阳在坎水之中，为人身命脉之源，而独惜其以坎阴二爻，一属阴水，一属阳水，谓人身真阳亦即在是。更牵附六味、八味二方，强古人以就己之绳尺。呜呼！赵氏真阳之说，可谓发前人所未发，但既识真阳在坎水之中，而独不识真阴所在乎？盖未观乎八卦河洛也。观八卦则坎之对待者离也，知坎中之有阳，则知离中之有阴矣。视《河》《洛》则一六水之对待者，二七火也。知六之有一则知七之有二矣，明此阴阳对待互根之理，则人身之肾水固真阳所寓，不可不保，岂离为真阴之所藏，而遂可忽视乎哉！盖真阳不亏，斯坎六之水不至泛滥瘀滞，犹江汉之潮汐，任呼吸之往来而不爽其期，真阴不亏，斯离七之火不至飞扬燥烈，犹灯烛之光照资膏油之涵养而长明。古人云：壮水之主，以镇阳光，补离中阴也。益火之源，以消阴翳，补坎中阳也。

外感内伤合《河图》生数成数说

上古圣人视《河图》以明阴阳之道，五行之理，天地之所以成变化而行鬼神者，要不出此。人身一天地也，则其为生为成者，亦岂外是哉。故天一生水，地六成之，在人身则为肾。地二生火，天七成之，在人身则为心。天三生木，地八成之，在人身则为肝。地四生金，天九成之，在人身则为肺。天五生土，地十成之，在人身则为脾。故人俱阴阳五行，无异于天地，亦无异于《河图》也。但天地之阴阳五行，往来阖辟，尽其道之自然。人身之阴阳五行，或外为六气所感，内为七情所伤，五行戕贼而病之纷然杂出者，不可胜数矣。然概而论之，其端有二：一在富贵之子深居简出，体无劳倦，而其病即生于饱暖淫欲之中，故外感之气少而内伤之病妥。至内虚而外感亦易入矣，此犹《河图》之生数有亏而成数亦因之而损也。一在贫贱之人，冲风冒雨，手足勤够，而其病每生于饥寒困苦之间，故内伤之疾少而外感之气多。至外感深则内伤亦因之矣，此犹《河图》之成数不立而生数难独存也。病虽杂出，而斯二者之相为表里其大概也。是在司命者，因人审疾，察其内外先后，而施治得宜，则人身之阴阳和合，五行顺布，犹之天地《河图》也。

脾阳合中五说

今夫万物之所以托命者，土也，而五行亦无土不成。故土者后天之根本，而金木水火之枢机也。《洛书》一图中五称为皇极焉。盖天地太和之气，而万物之所以生长收藏者也。在人身则为脾，内而脏腑，外而肢体百骸之所资养，而气血之所从生也，且水得之而不汜，火得之而不炎，木得之而畅茂，金得之而坚凝，况饮食入胃，得脾为之健运，则清者由是而上升，浊者由是而下降。脾土一伤，则一身之枢机不灵，而百体皆困矣。经云：有胃气则生，无胃气则死。盖言土为后天资生之本，而即《洛书》之中五也。夫中五阳也，病则不能运，因之上有中满腹胀不食等证，病则不能化，必至下有泄泻下痢清谷等证，皆五土之失职也。故仲景有建中、理中之制，他如四君、六君子诸方，所以培中五建皇极之意也。夫或曰脾土属阴，何以为《洛书》之中五曰脾土体阴而用阳者也。其质虽阴，而其健运之机则阳也，非《洛书》之中五而何？

龙雷相火辨

《医贯》有龙火雷火之说，喻人身虚火上炎，得水则炽，不知其性而水折之，适足以光焰烛天，穷物方止。识其性而以火逐之，则炎灼自消也。后世景岳、冯氏莫不附和其议，不知其说则是而取，譬而非也。夫龙雷乃天地蒸郁之火，阴随阳发之象也。阴随阳发，而阳复为阴气所抑，郁则阴阳相争，搏而成声，辄为电矣。此龙雷之所以作也。然当炎夏之时，其阳必胜，其阴必负，阳胜阴负则其气伸散。故一时浓云骤雨，得雷奋风散而蒸郁之火豁然解矣。此犹人身外为风邪闭塞，邪热拂郁，头痛恶寒，轻则必用麻、桂等汤，重则必用青龙、白虎，外发其汗，内清其热，而邪由是退也。然则龙雷可以譬人身之实火，而不可以譬人身之虚火明甚。夫人身之所以虚火上炎者，皆由于真阴之不足也。真阴者，离中之一阴也，离火体阳而根阴，故离阳虽升，离阴必降。真阴亏则不能下降，而下交于坎，而坎之阴亦亏，坎根阳者也。坎阴亏则坎中之阳无所附而飞越，惟参附、八味等剂热药冷饮，乃能引而归之，此犹天地九月之候，以阴剥阳，阳气外越，将为纯阴之卦，必急求一阳来复，庶可二阳三阳开泰，以复其初也。故参附、八味之回阳，即大易来复之意，而岂龙雷得水则炽，得火则灭之验哉。

天根月窟说

康节诗云：天根月窟间来往三十六宫，都是春，诚以人身之真阴真阳上下相交循还不息也。盖天根者，坎中之一阳也。即复卦之初九也。有此一阳而三之木、七之火、九之金、莫不始此焉，故不曰天而曰天根，以见阳之所从生也。月窟者，离中之一阴也，姤卦之初六也，有此一阴而四之金、六之水、八之木，莫不肇此焉。故不曰月而曰月窟。以见阴之所由始也。斯二者在天地则为日月，故日往则月来，来往不息而天地始成。其为天地也，于人身为心肾，子半而肾阳上通于心，午半而心阴下交于肾，其气之一呼一吸而往来不穷者，此人之所以生也。然此往也来也，日月之往来，天地以无心而成化也，心肾之往来，至人以有心而无为也。故邵子下一间字，以见自然而然，无所矫强，故往来虽似不间，而实行所无事，俊人不识此理，心多妄动，而真阴渐耗，肾因纵欲而真阳亦亏，甚至水火不交，反泰为否，其原总由水火失职，不相往来耳。故丹溪、东垣辈执阳常有余、阴常不足之论，专以滋阴抑火为治，其见固偏于阴，而未识阴阳，直至赵氏始指命门为坎中真阳，而景岳、冯氏力宗其说，俱以真阳为重，但犹未识真阴在离而

偏于阳，其流弊与丹溪、东垣等，此皆由于未识天根月窟之义
也。今特以邵子诗而为之解，以明人身之阴阳互根。其往来不
息者，实与天地之道吻合，不得以一人之意见妄为轻重于其
间也。

论饮大纲

饮者，水气也。身中有饮，犹地中有水。地非水不能灌溉
万物，人非饮不能滋润百骸。但地中之水流行则为泉为潮，长
发万物，壅塞则停污，横决则泛滥，反为万物之害矣。身中之
饮，运行则为津为液，滋养百骸，瘀滞则胀满，逆行则呕吐，
反为百骸之病矣。然水之所流行者，土中之阳为之也，阳衰则
泛滥，阳郁则停污。饮之所以运行者，脾中之阳为之也。阳衰
则胀满，阳郁则呕吐。故经云：太阴所至为积饮，否隔畜满。
又云：中满腹大，其发濡滞，诚以太阴所至纯是湿土用事，湿
甚则阴衰，不能为胃行其津液，又不能散精上归于肺。饮与湿
合，遂随经横流而病成矣。然湿性就下，虽有五脏留伏之不
同，未有不本于脾者也。随脾经而下决小肠，丙火搏击于内，
以至沥沥有声，谓之痰饮，犹水之畜积，沟渠郁蒸而败浊也。
随脾经而旁决于少阳，阻抑左旋之道，以致咳唾引痛，谓之悬
饮。犹水之壅过高原而为悬河也，随脾经而外决四肢，郁于皮
毛、肌肉，当汗出而不汗出，以至身体疼痛，谓之溢饮，犹水

之不归河道，汪洋四出**而为泽水也**。**随脾经而上决于胸中**，阻其宗气，致短气不得卧，**以至其形如肿**，谓之支饮，犹水之不趋汀海，别开一径而为支河也。总之饮为阴体，以阳为用，阳衰则失其所用而饮愈甚。饮甚则害其所用而阳愈困。故水在心则心之阳受困，不能传化于小肠，致坚筑短气。水在肺则肺之阳受困，不能传化于大肠，致吐涎沫。水在脾则脾之阳受困，不能传化于胃，致少气身重。水在肝则肝之阳受困，不能传化于胆，致胁满嚏痛。水在肾则肾之阳受困，不能传化于膀胱，致心下悸。五脏之阳一亏，皆足以为害。而所以统摄诸经之水者，尤当专责其中州。盖阳盛则土足以制水，阳衰则水反足以侮土，使不早维昏垫之灾，急思奠安之法，始而伤于在表之阳，继而伤于在里之阳，始而伤于五脏之阳，继而伤于胸中之阳，几何不横流四决，神州陆沉者哉！

痰饮辨

痰与饮虽同出一源，而变现各别。痰为火化，因热而浊，饮为水积，因寒而清。余细绎《内经》，止有积饮、溢饮、悬饮等症。凡论饮证中绝无一说及痰者。惟《金匮》中有痰饮之说，然与溢饮、悬饮、支饮、留饮、伏饮数条并列，亦不过就饮证中推出有痰症耳，未尝指饮症皆属于痰也。后人以饮为痰，溷为一证，千百年来无不沿习其误，以致一切饮症认作痰治，百无一效。虽丹溪之明哲，犹有百病皆痰之论，此等大纲，可不条分而缕析之哉？夫痰与饮实有阴阳之分，水火之别，断断不可混淆者。即以痰饮二字之义揣之，痰字从火从炎，皆火之为病，阳也。虽有劳瘵等证，咳嗽吐痰，病实虚寒，然根究其源，亦必阴虚火炽，相火上升所致。其余显然属火者，夫人知之，兹不赘及。凡水皆可曰饮，酒亦曰饮，饮者，其物之濡柔者也。病谓之饮，必因其脾阳困败，土衰不能生金，清肃不行，水精不能四布，因而留伏于经络，横决于四肢，非若痰之胶稠凝结可比。即伤寒中之水气，亦是饮中之一证也。如此分别，泾渭了然，而治法亦迥异矣。

留饮伏饮论

留伏二义，《金匮》论之最详。嘉言先生谓留饮者，留而不去，留饮去而不尽，则名伏饮。伏者，伏而不出也。究竟留伏二字未有分别。余按：留饮全属于水，因五脏阳衰之处而得据其间。伏饮则平素痰气内结，先已暗损胸中之阳，水饮外入，挟痰而伏匿于大气难到之所，流注于中州要害之地，随经深藏结穴，阻抑阳气上升之路，较之留饮更胜十倍矣。再以《金匮》文义细详之，其言留饮者五，伏饮者一。一曰心下有留饮，其人背恶寒，冷如掌大。夫心下者，胃脘之上也。背为胸之府，水饮留止于心下，不特胃脘之阳不振，而督脉之阳亦衰。况胃之俞穴各开一寸五分，上下各离一寸，恰如掌大，故独此处恶寒，此饮之留于心而征于背者也。一曰留饮者，心下痛引缺盆，咳嗽则转甚，言水饮留止胁下，胁下为厥阴少阳专主之地，况少阳之脉由缺盆过季胁，上出肺络，水饮偏阻，生气不达，故吊引缺盆而痛，咳则转甚，此饮之留于胁而征于经络者也。一曰胸中有留饮，其人短气而渴，四肢历节痛。夫胸中者，枢机开发之所也，水饮留于胸中，开发之机不利，阳气阻遏于上，故气短而渴，阴寒凝滞于下，不能宣达四肢，故历节作痛，此饮之留于胸而征于上下四旁者也。一口脉沉者，有留饮，言水饮内郁，脉必失其阳和发越之象，此饮之留于经而征于脉者也。一曰病者脉伏，其人欲自利，利反快，心下续坚满，此为留饮欲去故也。言脉伏不显，水精填塞，窍随胃气不得转输，自利则水似有去路，而仍续坚满，通而复积，有欲去而不去之势，此饮之留于胃口而征于去就无常者也。至伏饮，则曰膈上病，痰满喘咳，吐发则寒热背痛，腰疼，目泣自出，其人振振自瞤而剧，必有伏饮，言胸中乃阳气所治，水邪挟饮而伏匿之，阻遏手足阴阳升降之路，吐发则阴阳相乘而寒热，阳乘阴而郁于下，背痛腰疼，阴乘阴而逆于上，目泣自出，阴阳交争，内外相并，一若伤寒病之振振身瞤而剧，此饮之伏于膈上而征于时作时止者也。观《金匮》留饮五条，证虽不同而源则一。一因督脉之阳不伸，一因卫外之阳不伸，总由一经阳气不伸之处而留止也。若伏饮则尤甚焉。凡手足三阳皆为阻遏，故留饮尽属水而常主于动，伏饮兼有痰而有时则静，留饮尚有驱逐之法，伏饮但有温和之法。虽不立方，而轻重缓急，从可类推矣。

饮证属阳虚论

按：饮证数条，《内经》《金匮》皆责之太阴，吾故曰脾阳不足，积水停污所致也。而嘉言云：饮因于湿，有热有寒。言虽近理，实则模糊，不得不为之辨。天地江淮河汉，水行地中，振而不泄者，皆大气为之包举。人身之水注于经络，贯乎百骸，泽于皮毛，皆脾气为之摄运，苟中宫之阳一败，非泛滥则停污矣。即有湿热郁蒸，变而为败浊者，似属元阳为害，不得概指为寒然。讵知其为阳气困极，虚阳脱于外乎？譬诸沟渠之水积而不流，有经寒冱而凝结者，有经烈日而秽浊者。经寒冱而凝结者，地之阳气不通于外也。经烈日而秽浊者，地之阳气尽浮乎外也。均谓之阳虚可也。然则饮症之属寒也，可知矣乎夫。

痰饮悬饮溢饮支饮论

饮之为患，《内经》独主于脾，以脾为至阴之脏而不至阳之用，且与胃相为表里。胃为水谷之海，水谷入胃，全赖脾阳为之运化，故脾有一分之阳，能消一分之水谷，脾有十分之阳，能消十分之水谷。水谷过多，则胃中之阴胜于脾中之阳，始也饮自外入而不消，继也饮自内生而益甚，不特伤脾中之阳，并伤心肺肝肾之阳。《金匮》统四纲以正其名，分五经以畅其治，无不从一源而出。一曰痰饮，有火炎之象，以其人素盛今瘦，肌肉消化为痰，心气阻遏，下迫水饮而沥沥有声，必至坚筑短气。一曰悬饮，有倒悬之象，以饮后水流胁下，附于募原膈膜之间，肝气内结，咳嗽则吊胁作痛，自必胁下支满。一曰溢饮，有横散之势，以饮水流行，达于四末，肺气不宣，郁于皮毛而不汗出，自必上泛而吐涎沫。一曰支饮，有旁开之象，以其形如肿，中宫失其健运，脾气内郁而至倚息不得卧，自必少气身重。至于水在肾，心下悸，即是痰饮之一证。观伤寒门中水饮在心，心下满而悸，虽见证略有差别，而治法则一。盖以肾水最易凌心也。故仲景即于四饮之中分括五脏，非以四饮之外另有所谓五饮也。后人不察《金匮》之义，妄生五饮六证之说。海藏于五饮汤下云：一留饮在心下，二支饮在胁下，三痰饮在胃中，四溢饮在膈上，五悬饮在肠间。不必问其论症之失，即其论五饮所注之部位已背乱经旨极矣。况欲以一方而统治之，则《大要》论所谓谨守病机，各司其属，有者求之，无者求之，盛者责之，虚者责之之说，将何词以解也？

治饮大法

《金匮》论饮，重在阳衰，治法重在逐水。逐水之法贵因势利导，或使之外出从汗解，或使之内泄而从利解，无多歧也。其中浅深表里之别，大要以身之胸中为里之表，肌肉为表之表，脏腑为里之里。表之表者皆可发汗，里之表者皆可利小便，里之里者皆可利大便。发汗以身重疼痛四字为关键。利小便以支满眩冒四字为关键。利大便以硬坚满痛四字为关键。见证虽错出不一，立主方虽轻重有殊，然能握此意为治饮心法，已恢恢乎游刃有余矣。

治饮证无吐补法论

探吐之法本之仲景，独至饮症二十余条未有一语论及，后人以痰赅饮，遂各以吐法争长，贻害于人，至今尤烈。不知痰由内生，风火所成，其质胶黏，其性炎上，故痰有吐法，饮由外之寒冷所蓄，其性润下，其质濡柔，故饮无吐法。况水饮上出为逆，下趋为顺，故仲景施治，但分浅深远近，使由地中行耳。其浅者、近者，用青龙、苓桂术甘泽等汤，如疏瀹决排，使之注江注海而会归有所。其深者、远者，用甘遂、半夏、十枣、厚朴、大黄、葶苈泻肺等汤，如开导昆仑，通调星宿，使流远而源清。后之学者昧于至理，不辨为饮为痰，辄行吐法，致冲胃之气上逆，胸中之阳大伤，目眩神昏，饮仍不出，中气一馁，反逼处一团，为害益甚。间有明哲之士，不行吐法，又疑《金匮》治饮诸方为峻猛而不敢用，日进参、芪、术、甘培土制水。不知水未泛滥而培土，则土厚而水不能浸。水既泛滥而培土，则土厚而水益壅闭，譬淫雨似暴注，平地成渠，将疏导以行之乎？抑堤防以壅之乎？试观今之黄河，日夜官吏巡视，鸠工奋筑无间，而西风一浪，终罹其祸。可见治水不师神禹则无功，治饮不宗长沙则多害。明乎此，则知吐法固断无之理，即温补亦属善后之方，而非正治之法也。

咳嗽大纲

先哲谓咳无痰而有声，嗽有声而有痰。如此分别，以咳专属火，而嗽则专属乎湿，遂开出后人许多清火清痰之法，致治咳者百无一效。及考之《内经》，但有《咳论》而无《嗽论》。而《咳论》一篇又谓属寒，何彼此相悬若此耶？余谓咳嗽一症，有咳而不嗽者，未有嗽而不咳者。是嗽不可以赅咳，而咳已足以赅嗽也。但阅名家方论，每专责之于肺，而《内经》则言五脏六腑皆令人咳。且详言五脏六腑所见之症，盖以咳之为病，虽见端于肺，而所以致咳之原，则变现而难测。有肺经自受邪气而病咳者，即《内经》所谓皮毛先受邪气，其寒饮食入胃，从胃脉上至于肺，肺寒则内外合邪，因而咳之，则为肺咳是也。有因他经先受邪气，传入肺而病咳者，即《内经》所谓乘春、乘夏、乘至阴、乘冬，五脏各以其时受病，非其时各传以与之，而为心咳、肝咳、肾咳、脾咳之类是也。又有因咳久牵动他经之气，而他经之气上逆于肺，而病咳愈甚者，即《内经》所谓五脏之久咳乃移于六腑，而为胃咳、胆咳、大肠咳、小肠咳、膀胱咳、三焦咳之类是也。大抵肺经本病之咳多属于寒，以肺为体阴而用阳，内外之寒邪相合以伤其用，所以必咳也。若他经传入之咳恒乎暑湿燥火，以他经各传其类而受邪，从肝传入则兼风兼燥，从心脾肾传入则兼暑兼湿兼火，各以其邪合之而成咳也。盖肺之为脏，脉络窍管甚多，有脉络、丝络、孙络，有大管一，小管二十四，其位至高，其体至虚，不能客纤毫之物，惟一团清肃之气弥沦于内，呼则气出，吸则气入，为一身之橐龠。外邪犯之则呼气为之不舒，内邪侵之则吸气为之不转。设于此时不解散其相合之邪，使之呼吸自利，则本经之水精既不能四布，而脉络窍管中所蕴伏之阳气反郁蒸而化火化痰。咳病其何时已耶？彼君相火之刑金，土虚不能生金，木盛反侮其所不胜。咳之见端虽在于肺，而致咳之原仍在于心肾肝脾也。又安得见咳治咳，而专责之肺乎？余是以折衷仲景之五方，而深服嘉言先生此类之说也。

治咳大法

《内经》论咳，博而且详。但文义浩衍，学者有望洋之叹。余遑不自安，虽于大纲中已发明其扼要，然有论无方，终未为后学周行也。因再取论咳一篇，反覆穷研，乃知其总结处全在聚于胃、关于肺二语，虽不言治而治法已寓其中矣。盖肺为脏腑之华盖，而气为之主，胃为脏腑之海而气为之统，气之出入在于肺，气之枢机在于胃。咳嗽虽有五脏六腑之分，内伤外感之别，而咳嗽之因大要有三：一由于气之滞而不宣，一由气之逆而不顺，一由气之虚而不固。外感者，其气多滞，当于散邪中兼利气。内伤者，其气多逆，当于养阴中兼纳气。久咳者，其气多虚，当审其由。由于外感也，于补气之中兼以散表。由于内伤也，于补气之中兼以滋阴。总以气之未动者无扰，已动者得平。不碍其气之出入枢机，为治咳第一关键。

治咳用干姜五味子说

肺，阴经也，而所以通调水道，下输膀胱，水精四布，五经并行者，实阳为之运也。若内外之寒邪相合，阻遏阳气，阳气之郁于内者欲发越而不发越，则咳病生焉。干姜乃辛温横散之品，所以横散内郁之阳气而解散相合之寒邪者也。然肺之阳气固贵有以发越于外，而尤贵者有以退藏于密。盖非发越无以为退藏之用，非退藏无以为发越之根。干姜虽能解散寒邪，而辛温太过设无物以监制之，则肺为娇脏，畏热畏寒，而寒去热留，反耗阴精，变为喘促等症，未可知也。仲景以五味子配之，五味虽酸涩甘苦咸毕具，而酸涩为多。本草言其入肾而有纳气之功，肾者肺之子，正肺气退藏之所也。用之一以制干姜之辛热，一以保肺家之精液，一以使肺气下归于肾，而藏子宫，得金水相生之妙。观仲景于伤寒证中，凡兼咳嗽者，即小青龙、小柴胡等汤，必加五味、干姜，可知五味、干姜乃治咳之圣药。用五味子所以保肺之体，用干姜所以达肺之用，诚有缺一不可者。细考《金匮》治咳五方，止有一方不用干姜，而所不用之故，全在冲气之逆与不通，进退其间，原不在咳满禁忌之例。至于五味，则断未有不用者。今人不知五味与干姜并用之妙，又不解其与表散药并用则有敛而不敛之权，执定表邪禁用之说，置而不用，无怪乎治咳者之百无一效也。

风寒暑湿燥火致咳总论

六气皆能乘肺而令人咳，其寒乘于肺者，仲景有专方，而暑湿燥火之咳亦散见各门，无如后世未得仲景之旨致学者，无处分辨。余因再以暑湿燥火之咳，逐一明辨，庶开卷可了然也。夫暑湿多盛于春夏，以春分后地气上升，天气下降，二气交而土膏水溽润木泽，人身应之，暑湿之病见焉。燥火多盛于秋冬，以秋分后天气不降，地气不升，二气分而草木黄落，山水涸，人身应之，燥火之病见焉。故暑病皆从外之内，郁于阳明，伤胃家之阴。伤于阴者衰其阳，治法不离白虎、越婢之类。湿病皆自下之上，乘于太阴，伤脾家之阳。伤于阳者泄其阴，治法不离天水、五苓之属，而燥则有内外之分。或津亏而燥淫于内，或风胜而燥淫于外。淫于内者滋润其内，二冬、贝母是也。淫于外者凉解其外，薄荷桑皮是也。火则有上下之辨，或从下而之上，相火动而连及君火。或从上而之下，君火动而渐及相火。君火动者折之以黄连，相火动者引之以地黄。至于治法精微各门，另有精蕴，余不过略露一斑，以申明暑湿燥火，皆非肺家本病，见仲景设法之密耳。

申明《金匮》治咳五方

咳嗽一症，《内经》有论而无方，《金匮》有方而无论。余既于《内经》论咳之义一一发明，而又取《金匮》五方再加阐发，犹未申明治气之说也。夫肺统一身之气，气和则水精四布，而宣化有权，气逆则肺窍窒塞，而清浊不行，故咳甚则呕逆。咳久则喘急伤肾，呕逆伤胃。胃者中焦也，肺气之所出入也。喘急伤肾，肾者，下焦也，肺气之所由纳也。然仲景仅言冲气而不及胃气、肾气者，乃古人片言居要之体。盖胃气肾气动尚有不兼冲气者，未有冲气动而不及胃气肾气者。况冲任二脉与肾之大络同起肾下，出胞中，又与胃脉并行，久咳不已，自必胃虚不能统气于中，肾虚不能纳气于下，冲脉之火挟之直行而上，虽以形寒饮冷首推小青龙汤一方为主，而其斡旋之深心，有不可不知者。首条言服小青龙汤，已可知小青龙固治咳之圣药也。一变而至多唾口燥，寸沉尺微，手足逆冷，气从小腹上冲胸咽，即仿伤寒门中之奔豚治法，重用桂、苓加五味、甘草，治其冲气，冲气即低，又一变而更复渴，冲气复发。仲景于此辗转沉思，或因小青龙汤治合邪而误动冲气，或因五味甘草汤治冲气而移合邪，然治咳满不得不加姜、辛，治冲气不得不用桂、苓，无如咳满止、冲气发，冲气低、咳满作，顾此失彼，将何以为后学之准绳？而孰知仲景有一证即有一方，有一变即有一法？云服之当遂渴，可见服之遂渴以细辛、干姜为热药，助冲任之火上熏于面，热如醉状，下流阴股，小便难，今反不渴，其责不在细辛、干姜而在胸中素有支饮，致水气凌心，时冒作呕，故仍用桂、苓以防冲气，但纳半夏以去水，水去呕止，又一变而其人形肿，则在内之支饮虽去而在上之肺气未和。有水邪流注皮肤之象，当用表里两解之定法，而麻黄在所必用矣。如察其人手足痿痹则阴血素亏，不能充溉经络。倘用麻黄以动阳气，势不在发，厥而不已，惟独任杏仁之苦降。俾清无上逆胸咽等症，不过胃家津液大耗，热邪上炽可虞。非加大黄急存胃汁，至瓮干杯尽嗟无及矣。观

《金匮》六条，仲景层层剥进，商出治法，犹且再三致意详慎，而后学者不讲明其所以然，其意何哉？

虚劳大纲

虚劳一症，《内经》所谈甚广，析无尽义。凡外感六淫，内伤七情，正气日亏，邪火日炽，展转乘于脏腑而成偏胜，或大骨枯槁，或大肉陷下，如先贵后贱，病从内生，名曰脱营。先富后贫，病从外生，名曰失精。始乐后苦，皆伤精气，纵酒多欲，精气竭绝。又曰：阴伤者，烦劳则张，精绝，因而强力，肾气乃伤，高骨乃坏。因而大怒，则形气绝而血菀于上。仲景统括《内经》之义而知劳伤则精伤，精伤则气伤，气伤则形伤。《内经》之见证不能尽举，而可一以贯之也。于是立虚劳一门，独以劳为首重，以劳未有不虚，亦《内经》精气夺则虚之旨也。而其扼要，又以精气二字为主。夫精充则能生气，气足则能化精，精气两相眷恋，方为平人。精亏则不能生气，气衰则不能化精，精气而相离失则成劳证。虽有盗汗、自汗、午后发热、咯血、咳嗽、饮食少进，甚则咳痰泄血，咳血吐血，衄血，身热脉数，肌肉消瘦，怠堕嗜卧，足软足酸，骨软，种种见证不一，要不外自外而内者，从上而之下，自内而外者，从下而之上，以致伤精伤气也。学者诚能于上下内外之间权其轻重，握奇之要，将在斯矣。后人不知仲景之意，妄分五蒸六极，七伤，二十三蒸，二十六蒸，三十三种注，九十九种注。欲识源于万派，寻大道于歧途，良可慨也。

治劳大法

虚劳证治，自《金匮》而下，方书汗牛充栋，一切滋阴降火、补肾补心、补肝补脾补肺之说，各各不同。较之《金匮》，洵加详尽。而按方施治，每无定效。盖虚劳一症，未有不始于营卫不和而渐至上损下损者，亦未有不终于营卫不通而甚至过胃过脾者。夫营为水谷之精气，卫为水谷之悍气，卫气行阳二十五度，营气行阴二十五度，日夜流行不息，充周脏腑，何劳之有？惟其不和则营之在内者不能为阴之守，而有亡血失精等证。卫之在外者不能为阳之固而有盗汗烦热等证，不和则有偏胜。营属阴而易偏于弱，卫为阳而易偏于强，偏强偏弱，势必相失而不通。营不通于卫而弱者益弱，卫不通于营而强者益强。弱者益弱，非脱出于外即匿伏于内。强者益强，非蒸灼于上即煎熬于下。脏腑之阴津且有立尽之势，而气急声哑骨痿等证所必至也。惟长沙早见及此，于将成未成之际，不离桂枝建中为加减，渐和其营卫而不嫌其缓。于既成之后，不离大黄䗪虫为加减，急通其营卫而不嫌其峻。后人不解此旨，设出补肾、补心、补肝、补脾、补肺等汤，千蹊万径，徒眩耳目，岂知营卫不和不通，纵有仙丹，亦不能舍营卫而运行脏腑。有心斯道者，可不知通和营卫为治劳第一义耶？按：劳之为病，形与精多不足之证也。《内经》云：形不足者，温之以气，精不足者，补之以味。仲景大小建中等汤气温而平，味甘而厚，正《内经》补形补精之旨。今人置而不用，何其愦愦耶（育附）！

申明《难经》虚劳论

再阅虚劳一证，《难经》独窥底蕴。曰：损脉之为病，奈何？一损损于皮毛，皮聚而毛落。二损损于血脉，血脉虚少，不能荣于五脏六腑。三损损于肌肤，肌肤消瘦，饮食不能生肌肤。四损损于筋，筋缓不能自收持。五损损于骨，骨痿不能起于床。自上下者，过于胃则不可治，自下上者，过于脾则不可治。夫上下者，阴阳之根蒂也，脾胃者，上下之枢机也。且脾属己土，腑于离，胃为戊土，脏于坎。脾中有己土，故能降，胃中有戊土，故能升。然则脾胃者，非阴阳一大关钮乎？观夫此，可知损于心则不特血脉不能荣于脏腑，而胃中之阴亦已暗耗矣。损于肾则不特骨痿不能起于床，而脾中之阳亦已暗伤矣。过胃过脾不易易哉。治者于未过之时，乘脾胃两经之合体未亏，犹可藉后天而培补先天，犹可藉饮食而充养精气。俾下入之邪未过脾者得专在补气，而为戊土立根。上入之邪未过胃者得专在固精，而己土筑基。中焦有主，上下有权，升降渐合其宜，精气日归于足，此越人深得《内经》玄旨，着着皆治病之先机也。即《金匮》所载诸方，亦不外乎是。

虚劳脉论

虚劳之脉专以胃气为本。《脉经》云：有胃气则生，无胃气则死。虽百病皆然，而实辨劳脉生死之吃紧关头也。观《内经》论重虚之脉，既以寸虚、尺虚定虚脉之大概矣，而又结之曰：如此者滑则生，涩则死。诚以上下皆虚之候，精气久伤，所赖后天之水谷入胃，犹可积味化精，积精生气。滑脉虽属血虚，然实系水谷之气充盛于中，故呈指下者觉往来流利，设反是而为涩，则先天精气既脱于上下，而后天水谷复竭于中州，生机灭矣。然此特揭出劳脉生死之机，决其可治不可治耳。而未滑未涩之先，其正有许多脉象可令人寻会者，仲景于此一条曰：劳之为病，其脉浮大。夫胃中水谷之气，别为营卫，营行脉中，卫行脉外，营充乎卫，卫充乎营，此平人之脉所以不浮不沉，不大不小也。惟劳伤其精血，则营亏不能充卫，卫为水谷之悍气，而无营以济之，故浮越于外，而见盛大之象。仲景即于卫气有余处反看出营气不足，以见虚劳之亡血失精多伤营分也。推而至于诸芤动微紧，为男子失精，女子梦交。极虚芤迟为清谷亡血失精，虚弱细微者，善盗汗，无非荣卫相失而见此种种偏陂之象。迨夫营行日迟，卫行日疾，一变而细数，再变而急促，则营亡而卫亦随之矣。有志生人者，可不体《内经》之意，遵《金匮》之法而急通其营卫，全其胃气也哉？

大黄䗪虫丸合陈大夫百劳丸方论

《金匮》云：五劳虚极，羸瘦，腹满不能饮食，食伤、忧伤、房室伤、饥伤、劳伤、经络伤、营卫伤、伤气、伤内，有干血，肌肤甲错，面目黯黑，缓中补虚，大黄䗪虫主之。此总结上七条病情之造于极点者而出其治法，后人不知立言之要，后于五劳之外又分出七伤，何其梦梦。况曰食、曰忧、曰房室、曰饥、曰劳、曰经络、曰营卫、曰气，此八者不特可以该五劳，并可以该万病。仲景恐学者不能细心体认，千头万绪，何处寻踪，故总提五劳之下，自为注解，以见凡一切外入内生之病，延绵日久，皆足成劳。观许州陈大夫百劳丸之名，其义可知矣。方下云：治一切劳瘵积滞，未经药坏者宜服。仲景授而悟之，思人身精气游溢，则化精化气，气血郁结则为滞为瘀，凡饮食起居，过时失节，皆能扰乱气血。气乱则卫在外而为固者反乘于营，而血为之溢。血乱则营在内而为守者反乘于卫，而气为之塞，各失其常道，阴日亏而阳日盛。经曰：阴虚则下脘不通，言气不能统之也。阳盛则上焦不通，言血不能濡之也。由是随其气血不通处成瘀成积，以致五脏失其滋养，征于外而赢瘦不能饮食，肌肤甲错，面目黯黑，枯槁之状非一端可拟，但未经药坏，胃气未为所乱，都作一服，大夫不嫌其过峻，已经药坏，胃气已为所乱，宜变当归、乳、没之油滞而妨胃者，改用甘草、杏仁以和之，地黄、芍药以润之。其蠕动唊血之品虽同，而缓急轻重大相径庭矣。仲景犹恐人虑其猛峻，置而不用，故复结一语曰：缓中补虚。岂非以此方为治痨之第一神药者耶？

辨用大黄䗪虫法

虚劳治法，长沙以后千百年来名医迭起，议论愈多，治法愈杂。专用知柏四物滋阴者不足论矣，即用地黄、归脾、四君、八珍以补脾肾者，亦不过苟延岁月而已。余思仲景之法虽失传，然见今之幼科，治小儿疳积有得其旨者。夫小儿之疳积，多伤于饥饱，大人之虚劳多伤于精气。受病之因虽不同，而见证之情则一也。其眉疏发落与《难经》损于皮毛，皮聚而毛落者何异？五液俱少，与《难经》损于肌肉，肌肉消瘦，饮食不为肌肉者何异？行立时艰，与《难经》损于筋，筋缓不能自收持者何异？手足瘫软，与《难经》损于骨，骨痿不能起于床者何异？即皮肤枯槁，朝凉暮热，腹胀青筋，两目无光，与《金匮》赢瘦腹满，肌肤甲错，面目黑黯，亦无稍异也。倘用滋补之法，立见其毙。余每选古名家相传效方，尽以消积利气为主，投之辄应。盖积滞去则机关自利，营卫行则肌肉渐充。大人虚劳同此积滞，同此营卫，后学者何不因小儿所致疳积，推而知大人所致之虚劳，因先哲疳积之效力，推而用仲景之大黄䗪虫丸也。

疟论大纲

疟之一症，余博览方书，议论纷纷，莫宗一是。求之《金匮》脉证治法，昭昭矣。更求之《内经》，益知疟之一症，或先伤于风，后伤于寒，先伤于寒，后伤于风，未有不从风寒所伤而得之者。盖惟寒故能时止，惟风故能时作。经云：疟生于风。又曰：风气留其处，故常在疟。气随经络，沉以内薄，卫气应，乃作同一气也，而分为风气疟气。可知仅伤于风而不伤于寒，则为风气。既伤于寒，又伤于风，则为疟气。观经之论疟，先热后寒，先寒后热，其义益昭然矣。夫风气之始入也，必伤卫气，卫气伤则风气弥沦于卫气所行之处而常在。在太阳则显头痛项强，在阳明则显目痛鼻干不眠，在少阳则显胁痛口苦呕吐等证。风气不去，卫气不复，必漫无止。其疟气之始入也，则兼伤营气，营气伤则气潜伏于营舍之空窍，随营气不复，漫无止期。疟气之始入也，则兼伤营气，营气伤则气潜伏于营，舍不空窍，随营气所行之经络转入转深，故必待卫冲行于营气之相应而始作。在太阳则亦显头项强，痛在阳明亦显目痛鼻干不眠，在少阳亦显胁痛口苦呕吐等证。卫气既过，疟仍止息，于是知疟气异于风气而时作时止者，此中有机在焉。机动则发，机静则止，机毁则愈。吾得而譬之于弩，弩之为物，有倚伏，有感触，有交会。倚伏者，即《内经》先伤于风，后伤于寒，如弩中之矢也。感触者，即《内经》先伤于寒，后伤于风，如弩上之弦也。交会者，即《内经》卫气并居，营气相合，如弦与矢相接之时也。其日作者，机近而发速，《内经》所谓风无常府，卫气之所发，邪气之所合，则其府也。其间日而作者，机远而发迟，《内经》所谓薄于五脏，横连募原，道远气深行迟也。其间二日而作者，机深以伏而发益迟，《内经》所谓阴邪内伏，阴与阳争不得出也。其日早日晏者，机或由上而渐下，或由下而渐上，《内经》所谓日下一节，其作也晏，日上一节，其作也早。其或休数日而作者，机深以固，与气俱并，《内经》所谓邪气与卫气客于六腑而有时相失，不能相得也。其有疟不应者，犹弓矢虽张，其机不动，《内经》所谓病异形者，反四时也。如《刺疟篇》云：足太阳之疟，刺郄中出血，足阳明之疟，刺足阳明跗上，足少阳之疟，刺足少阳，知机之所在而毁之也。足太阴之疟，呕已乃衰，即取之足少阴之疟，其病难已。足厥阴之疟，刺足厥阴，见血。脾疟之刺足太阴，肾疟之刺足太阳，少阴胃疟之刺足阳明，太阴横脉出血，以及脉满大急，刺背俞。脉小实急，刺指。并脉缓大虚，不宜用针。脉不见，刺十指间出血。虽刺法种种不同，其机则一也。《灵》《素》治疟大论，莫详于此，迨后世刺法置而不讲，长沙研求要领，随证立方，补《内经》之未逮，虽方药与刺法治各不同，而辨证搜根知机则一。观其论疟有云：弦数者，风发也，饮食消息止之。玩消息二字，机字显然意表，余故揭出一机字为治疟法之大纲云。

疟脉辨

世谓疟疾皆属少阳，嘉言先生发明《金匮》亦谓少阳而兼他经者有之，他经而不涉少阳者必无之。事是说不特与《内经》诸条刺谬，抑且与《金匮》诸方不合。后人悉宗其说，遂致弊端种种，遗流至今。皆立言之病也，余考仲景有云：疟脉自弦，弦数者多热，弦迟者多寒，弦小紧者下之瘥。弦迟者可温之，弦紧者可发汗、针灸也。弦数者，风发也，以饮食消息止之，此仲景揭出疟脉之总纲，示人扼要之大法。盖疟者，阴邪也，弦，阴脉也。其所以弦者，以少阳擅枢机之用，枢机利则开阖自如，枢机不利则出入窒碍。况人身脏腑经络各有枢机，如五脏之枢机少阴主之，六腑之枢机少阳主之，经络之枢机营舍主之。邪气客于枢机，欲退而之外不得则为寒，欲进而之内不得则为热，故邪在少阴。亦有脉弦寒热，邪在少阳，亦有脉弦寒热，邪在十二经之营舍。亦莫不有脉弦寒热，正以邪之所凑，必窒碍其枢机也。疟邪始终在枢机，则始终有寒热，则始终有弦脉，如以弦为少阳之一脉，少阳脉亦未尝本弦，弦不过少阳之病派也。即《内经》论春脉多弦，亦不过仿佛稚阳之初动，略见为弦，以应春生之令，而非若疟脉之弦也。《脉经》云：弦如始按弓弦状，试将三指初按弓弦，其意象如何？苟心领神会，实有枢机窒绊坚涩，欲开不开，欲合不合之象，余故曰谓疟脉必弦则可，谓弦属少阳则断断不可也。

治疟大法

按：疟症《内经》有十二经之分，寒温瘅之辨。仲景表章《内经》，述寒温瘅三证，增出一牝疟，而独无十二经之说，后人不深维其意，遂执定疟脉多弦一语，而有专主少阳一经之论。除少阳一经之外，别无治法。不知《内经》以经络为主，故于府舍上定早晏而分浅深。仲景则以营卫为主，故于寒热上别阴阳而分轻重，是以《内经》论刺全在府舍求原，仲景立方尽在寒热起见。如先寒后热者，知其先伤于寒而后伤于风也，则以和营之剂兼以疏卫。先热后寒者，知其先伤于风而后伤于寒也，则以疏卫之剂兼以和营。寒多热少者，则以甘温之品少佐辛凉，热多寒少者，则以辛凉之品少佐甘温。但寒不热者，寒伏于肾也，则以镇涩之剂少佐升发。但热不寒者，热客于心也，则以升发之剂佐以镇涩。仲景制方，一毫不苟，有如此者。

瘅疟论

治疟之法，专以一机字为主，前篇已露一斑。近代针刺不传，而欲以汤药补偏救弊，调营卫而和阴阳，舍《金匮》其奚从焉？观其重引经文云：阴气孤绝，阳气独发，则热而少气烦冤。手足热而欲呕，名曰瘅疟。邪气内藏于心肺，外舍于分肉之间，令人消铄肌肉。此条文义虽以嘉言先生之敏悟，尚支离强合，未悉其旨。窃谓瘅者热也，心者阳也，两阳相合，几何不至心阴消灼，况又言肺素有热，厥气上逆，有所用力，又显三脏受伤之原，阴阳两脱之象。故岐伯独于瘅疟一证前后辨论，较他症尤详。仲景会《内经》之意，有一症即设一法，至稍涉心肾者，必郑重以出之。其独取《内经》前条阴气孤绝至名曰瘅疟一段，取后假邪气内藏于心肺至令人消铄肌肉一段，削去中间相续成文，以见下一段即是上一段之注解。谓邪气内藏心肺，肺气不得下通而金水断源，心阴不能下降而木火沸腾，所以不必再引厥气上逆而可知阴气孤绝矣，不必再引肺素有热而可知阳气独发矣。若外舍分肉之间，令人消灼肌肉，以脾主肌肉，又主四肢，邪之所凑，其经必虚，而况兼孤绝之阴、独发之阳，上下内外相为捍格乎！所以不必再引有所用力而可知少气烦冤，手足热而欲呕矣。噫！瘅疟之暴与阴毒之惨，初无少异，由此可见，疟气之留于皮毛肌肉筋骨六腑募原者犹浅，伤于五脏者深。疟气之行于阳而阳处，胜行于阴而阴胜，阴阳虽偏而胜复得以相乘者，犹浅。但寒不热，但热不寒，阴阳重复而上下各为一偏者深。疟气之连及他脏者犹浅，动关心肾者深，司命者使不于极寒极热之时，速为拔邪救正，延至日久，阴气下竭，阳气上脱，虽有善者亦无如之何矣。故仲景独揭瘅疟经文，冠于篇首，不立治法，其示后人之意微矣。

论《内经》《金匮》温疟治法

温疟一证，有指为春温者，有指为伤寒坏症者，议论纷纭，错出不一。考之《内经》，则冬中于风寒，气藏于骨髓，伏于肾脏，至春阳气大发，犹不能自出。复因大暑，灼肌消腠理发泄，然后有所用力，动其肾气，始得自内达外。发则先热后寒，求之《金匮》，则以为脉如平人，无寒但热，不过骨节烦疼，时时呕逆而已。《内经》言之甚重，《金匮》言之甚轻。夫《金匮》表章《内经》，何轻重相悬若此？余深维其义而知。《金匮》一条正因《内经》言温疟之重，为之防微杜渐，而出一证，示人以未雨绸缪之意。盖冬日风寒深藏骨髓，至于三春阳气大发之时，一切昆虫草木莫不闻雷起蛰，疟邪何物而竟深藏不出耶？纵寒为阴邪，内舍于肾，为阴寒固结而不能自出，而风为阳邪，自当随少阳木火之性发见于外，纵不能遽发于外，亦必显欲出不出之象而有骨节烦疼，时时呕逆，身热等证。于此际而商治法，惟即用白虎以解阳邪，加桂枝以通营卫，先使风性之善行数变者尽为驱除，而后阴寒之内伏者孤而无助，庶不至脑灼而肌消。且精积气充则命门之火升如旭日，即寒邪亦不治而自散。若其人真火衰微，不能解散，必因有所用力，动其肾气，而后与汗俱出。但阳邪即去，势必多寒，使此时而治，非其治则阴邪为害亦正非浅，故又后出多寒者名曰牝疟一条，补其未逮，而用龙骨之体阴而用阳者，合蜀漆轻扬上越之物，直入肾脏，俾所伏之寒一吐而出，此实仲景隐会《内经》温疟一条为极重之证而分作两层治法，以杀其势之意。然不仍其名曰温疟，而变其名曰牝疟者，盖以肾为牝脏，热少寒多，无温之可名也。设此种重证不得仲景，此种分治必待脑烁肌消，风寒俱发，而阴阳两虚，嗟何及已。

疟母论

疟母之说，《内经》独无。盖上古治疾多用针刺，不致疟气久留也。惟《金匮》有云：病疟以月一日发当十五日愈，设不瘥，当月尽解。如其不瘥，结为癥瘕，名曰疟母，急治之，宜鳖甲煎。夫疟邪之初入也，必先伏于营舍，而发则由于卫气。人身之有营卫，犹天之有日月，日月之行于天也，至半月必一大交会，营卫之行于身也，至半月亦一大交会。夫此交会之际，正营卫两旺之时，疟邪何物，而犹得伏于营舍耶？意必有渐入渐深，流经附骨，非随少阴而隐于腰脊，即随少阳而结于募原。募原者，少阳脉之尽处，章门之穴也。上有膈膜，下为软胁，疟邪据之，如依山傍水，稍有触动则随气上攻而作胀，略得安静则恃险内伏而不见。设不急用鳖甲煎破其坚垒，延之日久，必有滋蔓难图之势。今每见患疟经年，遂成疟母，正气日益消，邪气日益炽，不攻则据中，有耗精血，攻之则邪气散漫，往往变成鼓胀等证，岂非不遵仲景急治之法，以至于此乎！

疟母问答

或曰：疟母之结于胸中，其义何居？余曰：疟邪在外则藏于营舍，在内则藏于腰脊募原，此数处皆有空隙，邪得入而居之。若胸中至高之界，至阳之分，宗气之所发原，大气之所周流，所谓握寰中而运四方者也。即伤寒中风亦不能骤犯，而况疟邪乎！然其所以结于胸中者，非失于调养即失于药石。因其数发不止，日服悍勇之剂，俾脾阳困败，中气不支，疟邪因此而上逆作胀，乃更用宽中理气之剂，愈胀愈消，愈消愈胀，始而随气凝结，继而如铁石不动矣。则疟母之结于胸中，岂细故哉。余故曰：治疟之法，断无犯及胸中之阳为第一要义也。

痢疾大纲

痢疾一证，古今治法非不珪璧琳琅，芬然几案。然究之，皆各眩己长，自鸣一得，求其有精微之蕴、会归之旨，终难其人也。余尝考《内经》肠澼字义，谓澼漂絮也，又谓肠中水也，以水而如絮漂泊肠中，非寒湿之凝结，即湿热之郁蒸。譬之污秽之水，得烈日曝晒，因如絮漂泊于上，得严寒冰冻亦如絮漂泊于上，而清水流泉则无也。可知痢疾之源莫不因于湿，而推其源则有二：一者湿兼于寒，一者湿兼于热。盖夏间阴气逼伏于内，阳气浮散于外，恣啖生冷则湿随寒入，暑热暴郁则湿随热入。至秋金司令，阳气将为内敛，而从前所积寒湿热湿之伏郁于内者，触动而痢作矣。总之，或寒或热，虽有不同，而湿之一因实为枢纽，此义如炉冶分金，最为捷要。再详《内经》之义，盖觉彰明较著矣。所云肠澼便血，身热则死，身凉则生，岂非因湿热扰乱，阴已消耗，而复见表热，则内外燔灼，营阴有立尽之势乎。又云肠澼下白沫，脉沉则生，脉浮则死，岂水因寒湿内著，脾阳已困，而反见浮脉，则内外相失，胃气有坐亡之机乎？究《内经》之义，参诸《金匮》数条，若合符节。夫痢疾不外乎寒热，寒热不外乎暑湿。盖当盛夏之时，阳气尽发于表，太阴湿土用事，兼之淫雨阴晦，湿气内侵，则太阴受之，受则必传少阴，所以久痢必关脾肾。脾虚则失其健运，不能为胃行其津液，上输于肺，而悉从下注；肾虚则失其闭藏，不能为小肠通其化物，下达膀胱，而直走大肠，此《内经》之奥而仲景之秘也。观仲景于《金匮》下痢一门，即将《伤寒论》中少阴下利数条治法参入，其意可知矣。盖寒湿、湿热之邪，感即直入于内，虽与伤寒自表而入者悬绝，而于寒邪之直中少阴、热邪之传入少阴者初无少异，故于寒温、温热之极重者，概以少阴下利之方治也。此仲景一定之法，嘉言先生疑有缺文，谓后人借以补入，是亦智者之一失也。考痢疾一证，古谓之肠澼，又曰滞下。其致病之由无不以夏伤于暑一语为铁案。夫夏伤于暑，即仲景所谓中暍，随感随发，顷刻僵仆，其来暴，其中速。至痢则始于微，积于渐，发于秋。寒湿湿热不同，轻重缓急亦异。余推原其故，谓因于暑则可，谓伤于暑则不可也。盖时当六月，四阳浮于外，二阴伏于内，脏本寒也。其在富贵之子，高堂大厦，凉风自生，而又羽扇，瓜梨恣啖，传为中寒而作痢矣。此因于暑之一验也。资贱之子作劳不息，挥汗如雨，张口抬肩，仅存喘息，由是生可啖也，冷可饮也，河水可浴也。夜则坐于风而卧于露也。剥肤之热即消而脏寒，寒之证旋见，此又因于暑之一验也。余究其受病之源，而知得之寒湿者六七，湿热者二三。如《太阴阳明论》曰：饮食不节，起居不时者，阴受之。阴受之则入五脏，入五脏则填满闭塞，下为飧泄，久为肠澼。细参经旨，未有一言及暑热者，奈因近代医流不知伤暑之因，胶执暑为热毒，概以芩、连之属，佐以破坚消滞之品为治痢金丹。噫！未之思耳。虽然大行酷热，暑毒中人，酝酿而为痢，必须以苦寒之品解之，盖有之矣，而认为一定之常例则不可，是又在参证与脉而酌夺也。

治痢大法

湿乃痢疾之根源，少阳乃治痢之线索，何也？湿邪夹寒热直入少阴太阴两脏，太阴为本，少阴为标，少阴生木者也，太阴畏木者也。少阴亏则木失其滋养而生气不伸，太阴亏则木乘所胜而生气下郁，故痢疾之见证虽非一端，而腹痛雷鸣始终兼有。《金匮》云：六腑气绝于外者，手足寒。上气脚缩，五脏气绝于内者，利不禁。下甚者，手足不仁。夫手足，脾所主也，而至不仁脚缩，则脾阳困疾，木邪结塞，为何如也？施治者不可不早为培补脾阳，提出少阳生气，俾中州之土有主，输化有权哉。近代粗工，泥定后重为气滞而不敢用，不知少阳生气不升则肺气奔迫于大肠，未有不后重者也。泥定腹痛为食积而不敢用，不知少阳生气太升则木邪横克于太阴，未有不腹痛者。泥定赤色为暑热而不敢用，不知少阳之生气不升则木火剥削肠胃之膏脂，未有不赤色者。若必待不后重、不腹痛、不赤色而后用培补，势必至六腑气绝于外，五脏气绝于内而后已也。况余之所谓补土者，原非峻补之偏见也。审其为热也，则加以苦寒，审其为寒也，则加以辛温。始终总以土中提出少阳为治痢一大关键。

痢疾不可利小便辨

世谓痢乃热邪内蕴，致膀胱气化不行，小便黄赤不利，当利其小便，分其热势，则下痢自止。此说遂牢不可破，岂知夏秋之交津液外泄，小便本少，再兼热邪内蕴，阴已消灼无几，更欲利之，是重竭其阴也。余因考之《金匮》，治法不下数十余条，未有言利小便者，但有一条曰：下利气者，当其小便利。后人遂以为证据，不知此泄泻非论痢疾也。盖气者，膀胱之气也。不曰下痢而曰下利，气是膀胱之气，并于大肠而下之，故当利其小便，使复还膀胱之气。若果是痢疾，何此独添一个气字哉？粗工不察，专守其说，一见小便短少，即用木通、车前、猪苓、泽泻之类，愈服愈少，以至点滴皆无，反变出发热口渴，岂非阴竭之一验乎！余尝以补脾升清阳之法，正所以利小便也。使清气上升，津液下降，甚至兼以养阴，使肾水内充，虚阳有附。服之数日，短少者转长，黄赤者转清。治经千百，无不如鼓应桴也。

痢疾不可发汗辨

痢疾发汗之说，不知何人作俑。嘉言先生又从而知之，谓冬月伤寒，已称病热，至夏暑湿热三者交蒸，其热十倍，故下痢必先从汗解表。噫！以此引证，诚大谬矣。夫冬月阳在内而阴在外，夏月阴在内而阳在外，故伤寒应发热而不发热为重，以其寒外束而内无阳也。痢疾不应发热，发热则死，以其热外淫而内无阴也。此正当与伤寒对看，不得与伤寒同一例也。明乎此，则知伤寒宜发汗而痢疾不当发汗矣。又谓失于表者，外邪但从里出，不死不休，故虽百日之远，仍用逆挽之法引其邪而出之于外，此说尤为误人。夫久痢皮肤枯槁，津液已竭，汗从何来？逆挽之法，阳气下陷者或偶中之，不可为例。至邪从外解，则断无之理。故仲景特申明下痢攻表之戒，谓汗出必胀满下痢，阴已内泄，发汗再使外泄可乎？至《金匮》所云下痢腹胀满，身体疼痛者，必温其里，乃攻其表者，以外兼表证也。设无身体疼痛，其不可攻表明矣。业医者不于此等大关键处急为加之意哉？

《医源》终

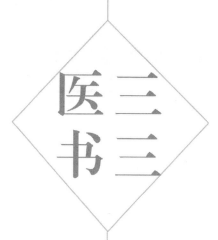

毛对山医话

清·毛祥麟 撰

提要

医家之医话，犹儒家之笔记，最能益人神明。本书囊载周雪樵《医报》，社友卢育和君手录惠寄内容。或究症治，或道经验，搜罗丰富，谈理玄妙，足与《冷庐医话》、赵氏《医话稿》相匹敌。毛氏自言，余初读《灵》《素》，觉其经义渊深，脉理错杂，每若望洋意沮，继复并心一志，遍觉前贤注释有所疑，则镇日默坐苦思，乃渐通晓。每调气度脉，浪决人生死，亦时有验。观此则知三折肱于是道矣。

毛对山医话

仪征卢育和录
绍兴裘庆元吉生校刊

古以五气、五色、五声视人生死，盖即诚中形外之义。亦可见疾虽伏而未发，其脏腑已先受伤，故必现于形声动作。譬室有火患，初不及觉，驯至烟焰满中，则勃发而不可御矣。然为曲突徙薪之计者，近医亦罕。《说郛》载宋神宗精医理，有内侍病肿，太医言不治，帝为诊之曰：阴虽衰阳未竭，犹可疗也。令食蒜煮团鱼而愈。熙宁初京尹吕溱上殿进札，郎中周约随趋，帝问吕体中无恙否？吕以无对。顷之复问，且问周见吕如何？周对如吕。既退，吕引镜自照，顾周曰：面有晦色否？周曰：龙图无自疑，容采安静。未几溱果病，遂不起。噫！如神宗者可云望而知之矣。

切脉、辨症、立方为医家三要，而脉尤重。盖脉既切明，自能辨症，而投药不难也。今医者苦于脉理难凭，乃竟尽弃不究，惟学写医案，作门面语，论症则以活脱为能，用药惟以和平为贵，自谓胜于偏执好奇、孟浪自喜者。不知用药如用兵，贵手神速，若迟疑不进，使邪势蔓延，必致救援不及，致危殆而后已。夫偏执好奇，诚为医家所忌，然或因其立法乖异，在病家尚不轻信，若和平之剂，人即知其未必效，亦取其无害而就之，岂知因循两字误人不浅，在寻常之症弗药亦愈，若生死关头，岂可须臾耽待乎？

余初读《灵》《素》诸书，觉其经义渊深，脉理错杂，每若望洋意沮，继复并心壹志，遍览前贤注释，有所疑则镇日默坐苦思而力索之，乃渐通五运六气、阴阳应象之理。每调气度脉，浪决人生死，亦时或有验。忆昔避兵乡里，对巷有吴某晨起方洒扫，忽仆地不语，移时始醒，延余诊视，仍能起坐接谈，及按脉则势急而锐，真有发如夺索者，盖肾气败也，危期当不越宿。遽辞以出，人咸不之信，诘日未晷而气绝矣。又布商周某偶感微疾，就余诊视，余曰：今所患勿药可愈，惟按心脉独坚，湿痰阻气，气有余即是火，火郁不散，当发痈毒。时周脑后生细疮，累累若贯珠，余曰：君以此无所苦，一旦勃发，为害非浅，亟宜慎之。彼终不为意，及明春果以脑后毒发而死。据此则凭脉决症，似乎如响斯应矣。岂知脉理微茫，又有不可臆断者。余有戚某过余斋，形色困惫，询知患咳经月，行动气喘，故来求治。诊其脉至而不定如火薪然。窃讶其心精已夺，草枯当死。戚固寒士，余以不便明言，特赠二金，惟令安养，时已秋关及霜寒木落，往探之而病已瘥。细思其故，得毋来诊时日已西沉，行急而咳亦甚。因之气塞脉乱，乃有此象欤。然惟于此而愈，不敢自信矣。

脉理渊微，固未易丝分缕析，而世之医家病家咸以脉为首务，岂知脉居四诊之末，上士欲求其备，原难舍脉以言病，而亦不能离病以就脉也。盖凡临症必先询其病之所在，与受之所由，察虚实，观气色，俟胸有成见而后按脉以决其疑。若脉不合症，必更求病之所以然，与脉所以异，准此立方，或可无出入之感，本不专以三部九候为凭也。矧今世粗工略知脉理，便强作解事，谓病之原本按脉能知，在病家亦信其造诣甚深，指下自能洞见，孰知古之宗工亦无此本领乎？余为是言，非轻视夫脉也，正以理甚渊微，未容伪托耳。

胎产非患，惟《稽古杂志》有异胎五则称不救，而方书恰未之载。五者何？一曰束，胞带紧束不解也；一曰冲，临产时冲逆不下也；一曰挺，横截腹中，手足不露；一曰捧心，子捧母心，心随胎落；一曰卷肠，肠断始脱。遇此五者，母子得存其一幸矣。至怀胎之迟速，亦甚不同，有三四年而后生者，此胎气使然，静待固无所害。若见腹膨既久，误认为病，以药攻之，必至胎损而坠，悔何及哉！更有七月五月而生者，考孕生五月，古名赇胎，以父母禀气之旺，阳生而阴即长，故先期而产，此如向阳花木得气在先，十月即华，不待三春始发耳。俗子不明此理，妄有诽讪，至产母忿不欲生，良可痛恨。昔余家有坟丁赵德隆者，娶邻女未六月而产一男，戚党咸窃笑，幸赵知妻素端方无疑问，子后渐长，声音笑貌酷类德隆，于是群疑始释。又有孕终不产者，元人《说郛》所载南邑下砂四灶盐丁顾寿五妻王氏，始笄适顾，子女已生其五，而于至大辛亥复有孕，及期临蓐，七日不娩，后仍如故，每嘱家人死必焚我勿待尽，须检视腹中物以明何疾。继于至正庚寅十月腹骤动痛极而死，越二日，家人遵遗言以火化之，取物视则胞带缠束甚紧，剖之乃一男胎，其胁骨坚如铁石，计怀胎四十年，其妇以甲戌生，死年七十有七矣。胎产常事，有怪异若此者，其故固不可解也。

古云读书不明其义，不如不读，言恐反为书惑也。而在医为尤甚。盖古人方论，惟言一症，不能随其传变，故可意会而不可拘执。即如虚损一症，丹溪谓阳常有余，阴常不足，主治在心肾，以心主血，肾主精，精竭血燥，火盛金衰，而成劳怯，故治以四物、六味补益真阴，俾火自降而肺金清肃。在东垣则又以脾胃为本，言土厚则金旺，而肾水亦足，故以补中益气为主。后世咸宗李而以朱为误，谓造化生机，惟藉此春温之气，若专用沉阴清化之品，则生生大气索然。是盖未知上损从阳，下损从阴之义矣。按《金匮》云：脉大为劳，极虚亦为劳，脉大指损及心脾营血亏，而气分泄越，宜归脾、建中益气养营为要。极虚则言精血内夺，肝肾阴不能自立，宜以四物、八味壮水化源。乃知前贤立方，本各有见，后人不分阴阳，不察脉理，但言治损而茫不知其损之所在也。嗟乎！药能治病，即能致病。昔人有言不遇良医，不如不药，盖治病犹易，治药为难耳。有友僻居乡曲，每言其处苦无医士、无药肆，余谓：果尔，亦未必非一乡之福也。

凡治病必察虚实，无盛盛，无虚虚，疏其血气，令其调达而致和平，此《素问》审治之义也。今之医士每遇年老之人，辄投温补，而补之一字，又为人所乐闻。不知老人脾气既衰，饮食入胃，输化不清，蒸变为痰，气机阻遏，气有余即是火，故治老人略同幼稚，当以清通为主，是即经旨。六腑传化不藏，以通为用也。徐灵胎曰：千年之木往往自焚，盖阴尽火炎，物理然也。余谓积岁沟渠，必多拥塞，人能味此，老人之病非纯以温补为法矣。昔金坛王肯堂年逾八旬，患脾泄经年不愈，医投温补而转剧，延我邑李士材诊之，用巴豆霜下痰数升而愈。此非李之明于辨病不能用，非王之知医亦不敢服耳。张子和曰：良工先治实后治虚，粗工或治实或治虚，谬工即实实虚虚，惟庸工能补其虚不敢治其实也。

昔有人乘舟遇风而患心疾，医者取多年船柁，于手汗所积处剖末饮之而愈。医以意用，初视儿戏，往往巧发奇中，有未易致诘者。卢陵尝举此语坡公，坡公笑曰：然则以才人之笔烧灰饮学者，当疗昏惰推之；饮伯夷之盟水，即可救贪；食比干之饭余，即可已佞；舐樊哙之质亦可治怯；臭西子之珥亦可愈恶疾乎？卢陵亦大笑。余谓是固不可太泥，古人用药，每取形质相类，性气相从，以达病所。亦有纯以意运，如弩牙速产，杵糠下噎，月季调经，扇能止汗，蛇性上窜而引药，蝉膜外脱而退翳，所谓医者意也，殆即此类，本不当以常理格，亦未可以必愈期，如或执而不通，适为坡老所笑耳。

今医士每见身热脉数，辄投柴葛以为邪散，则安不知六淫感症固非一端，见症虽略相同，治法则自有别。盖温邪忌表，湿家忌汗，前贤固有明训。王晋三《古方选注》集伤寒百十三方，攻补温凉无所不备，岂仅以解表为事哉！即足经论治，表散亦不宜太过。盖病中大汗，最能暗耗元阳，致病后每多损怯。尝阅《说郛》所载范云仕梁为治议，时武帝有九锡之命，期在旦夕，而云适病疫，乃召徐文伯诊之，欲求速愈。文伯曰：此甚易，但恐二年后不复能治。云曰：朝闻道，夕死何妨，况二年乎？文伯乃以火煅地，布桃柏叶于上，令云卧之，汗大泄，翌日遂愈。后二年云果暴卒。宣解之不宜过甚如此。

治病不难用药而难于辨症，辨症既明则中有所主，而用药自无疑畏，如明永乐中东宫妃张氏经阻阅十月，疑有孕，上命太医盛启东诊之，盛谓非孕，进方多破血品。东宫怒曰：早晚望诞育，岂宜服此。即屏退，阅月病益剧，复召诊，仍疏前方，东宫禁盛于别室而后服其方，盛家惶怖无地事恐不免，而盛洋洋若不经意，阅三日家人忽闻门外呼殿声甚喧，出视则盛已红棍前引获厚赏归矣。询之知妃服药后下血数斗，疾渐平复，可见识病即真下药，终无疑畏。如盛者于医无愧为良矣。

太素之脉，析五运之微，穷造化之理，能决人富贵利达贫贱寿夭，此无他至于理而止耳。盖人禀天地之气以生，故五行之气隐于五脏，通于六腑，呼吸之间，阴阳开合，造化玄微，靡不毕见。尝考《太素》诸书，首重心脉，心主也一身之动定系焉。凡人贵贱，惟在轻清重浅，其词曰：心脉分明紧秀洪，自然禄位至三公，清调三按俱无绝，福寿绵绵紫诰隆。盖脉清则神清，脉浊则气俗，得先天气厚，故神旺气充，脉必明秀而无杂乱，至贵也。大抵男子以肝木异位为主，女子以肺金兑位为先。清如玉之温润，应指分明，不沉不濡，调调不绝。浊则粗躁无神，息数混杂，按之不显，如撒干砂，此贵贱之所由分也。然一脉分六部，变应万端，其间阴阳聚散生克无穷，义奥同于易理，非真有宿慧者，岂能参其机要哉。

藜藿之躯，不数服药之故，易于见功，膏粱之体未病先药，既病而药难取效。常见富人染病，一日数医，医者争奇，冀得偶中，方药乱投，致多误事。有挽显者诗曰：堂深人不知何病，身贵医争试一方。大抵富人病多误于乱药，贫人病多误于因循。

昔人言病有六不治，骄恣不论于理，轻身重财，衣食不适，恶言羸不肯服药，信巫不信医，六者有一，则为难治。余友沈子涵孝廉，丁未春来沪尝顾余斋，见其神色哀夺，问之曰：去冬患咳，至今未复耳。按其脉左坚细搏指，右关微涩：余曰：此属阴分有亏，木失水涵，冬令失藏，升降太过。夏三月防有失血之患。子涵曰：尚能食饭两碗，固无惧。余曰：虽然还当安闲静养，服药调之。曰：药补不如食补，我有肥鸡烂肉，何用药。余遂不复言，未几航海入都，果咳甚呕血，未及一年卒于京。嗟乎！是时尚可治，因不信医药，以致不救，惜哉。

眼科一症，前人虽有五轮八廓七十二症之义，然以余言之，其要不过辨其阴阳、虚实，急则治标，缓则治本耳。东坡当日与欧阳叔弼、晁无咎、张文潜同在戒坛时，坡公病目，尝以热水洗之，文潜曰：目忌点洗，目有病当存之，齿有病当劳之，不可同也。鲁直有言，眼恶剔决，齿便漱洁，治目当如曹参之治民，治齿当如商鞅之治军，斯为得之。余谓此特以养目言也。若火热壅结，赤肿腐烂，翳膜遮蔽，譬之镜受污垢，必当磨洗，非存养所能愈。余少时常患目赤，初不甚苦，仍于灯下观书，以致肿极而生翳膜，割剔数次始退，然稍不避风，其患立至，目光因之大损，后有友人传一方，于立冬日多觅野菊晒干作枕，自后得无目疾矣。藏器曰：勿使一日失谷气，盖五谷得天地中和之气，能益人脾胃，故以食为主也。然有非餐霞服气数十年不谷食而安然无恙者，是亦奇矣。余戚家一妇绝粒三十余年，日不过食菜疏半碟，或果饵数枚，其起居动作无异平时，今年逾六旬，犹能调羹缝衽，此或胃气使然，故不治亦无害也。《吹影编》云：仲弟芝庭年十四，得奇疾，不食五谷，闻气则呕，家人阴进米汁，乃气逆欲绝，时或长啸以舒气，其声如雷鸣，日惟吃羊豕肉品，食毕即饮冷茶三四瓯，暑月则饮水，亦无腹满作泻之患，有时连旬不食肉，只食瓜果数枚而已，饮酒胜常人，体更肥胖，精神倍于昔时。娶妻生二子一女，家人以为常，亦不强其食也。如是者十五六年，一日忽思食面，食之颇安，后遂能食，而渐羸瘦，不逾年而殁。时苏城吴正功，我邑王协中，皆得医名，吴诊视莫名其症，王则曰食挂。然亦未详其义，余谓是或痰之为患耳。痰留胃脘故不食不饥，痰阻气道故欲扬声以舒之，气有余即是火，久之火盛风生，痰亦为之消烁，而体瘦能食，前十余年强力支持，皆气火为之用耳，痰火虽消而气机亦绝矣。臆度如是，未识然否，存之以质君子。

医以意取，非可言传，每有病情相似，而药有验不验者，此当深究其理也。尝阅《南唐书》载烈祖食饴喉中噎，国医莫能愈。吴廷绍请进楮实汤一服而安，群医他日取用，皆不效，扣廷绍，但言噎因甘起，故以此治之。李时珍曰：楮实久服使人骨软，故能治骨哽，此亦软坚之义也。余谓饴味过甘，而能动火生痰，食饴致噎，盖为痰火所阻，楮实性寒而利，故得开其壅滞，此吴深求克胜之理，故作取验，岂一味楮实而可通治噎患哉。群医之昧，亦可概见矣。

南方卑湿，民苦湿热，每当春令，必阴雨连绵，入夏则暑热骤降，地气上蒸，人感之，入秋不病湿温即患疟痢，盖初感虽微，而湿久则成热，热久又能化湿。昔人言湿热交互如面入酥，乃言最难分理也。余于夏秋每患湿病，入冬始愈，故曾有"淹倒微躯夏复秋，病因暑湿最淹流，方书屡检翻滋感，药性多偏未易投"之句，亦言其淹缠难治耳。芜湖徐绍裘传一方，秋半清晓于残荷叶上收清露，以鲜佩兰叶浸二日，去叶取露，磁瓶贮之，封固，明年入夏，晨起服一二茶匙，常食薏苡粥，可除此患，试之果验。

古方有药只一味者，名曰单方。盖取其力专而效速也，用之往往有奇验。金陵贾人莫丽春避岳来沪，就居城南，与余居近，有子七龄，好食瓜果，因患腹痛，日夜号哭，肌肉尽削。一日有行脚僧过其门，见之曰：此孩腹有虫，今尚可，再延一月即不救。居士肯舍香金五百，当为疗之。莫即首肯，僧于囊中出药草一束，令煎服，是晚泻出白虫升许，腹痛遂止。莫乃以所余草一茎袖来问余，视之粗如笔管，折之则不断，叶疏而色红，余曰：得非本草所谓赤藤者乎？《纲目》谓其能杀虫，而状亦相似。并引《夷坚志》所载赵子山寸白虫病，医令戒酒，赵不能禁，一日醉归夜已半，口渴甚，见庑下瓮水颇清，即连饮数酌而寝，迨晓见虫出盈席，心腹顿宽，异之，视所饮水乃仆浸赤藤以织草履者也。以古证今，其说皆合。特吴中素无此草，未尝见其苗叶，亦不敢言其必然也。

病非习见，自古医书所不载，往往于杂说中得之，时或有验。邑有剃发工孙某，于肉汁中误吞短发，初不为意，年余觉胸次隐痛，甚则肢体厥冷，孙尝出入余家，求余诊治，按脉两手俱平静，自言二便饮食如常，细视患处，皮色无少异。余曰：汝非营卫间病。因询其平日好食何物？曰：无所好。又问曾食异常之物否？曰：无之，惟于二年前曾误吞短发。余曰：病在是矣。因令饮菜油，连进四五杯，乃大吐，遂出短黑虫无数，似发略粗，入水能动，浸二日仍化为发，病遂愈。或问油能杀虫乎？曰：惟取以探吐，且无骨之虫，见油则伏，故得随吐而出。然非《无本谈薮》所载，宋明帝宫人患腰痛牵心，发即气绝，群医以为肉癥，徐文伯曰：此发瘕也，以油灌之，吐物如发，稍稍引之，长三尺，头已成蛇。悬柱上水滴尽，仍一发也。偶忆是说，因以试之，不意果验。

人当年衰，齿牙摇动欲脱，或在壮岁为风火所侵，因而作痛者，最难禁受。余中年多齿患，偶阅《玉壶清话》有固齿乌髭药歌，试之果验，特录于此。歌曰：猪牙皂角及生姜，西国升麻蜀地黄，木律旱莲槐角子，细辛荷叶要相当。青盐等分同烧煅，研细将来使最良，揩齿牢牙髭鬓黑，谁知世上有仙方。并云方得诸西岳莲花峰顶。张师正年五十时齿已疏摇，不便咀嚼，既得此方，匡衡大载，利如刀截，而摇者复固矣。此方授僧文莹，时僧齿亦危如悬蒂，试之辄复固。遂传于世。云古之医士能破胁取癥，割肢疗毒，筋断能续，骨断能接，今世虽罕见，然能通其技者宇内犹有其人，不过得传者少而遇之难耳。昔武林舍范氏之藏松阁主人有子，才六龄，堕楼折胫，遍召医人，咸为束手，有新安郑某自言能治，令取牛筋劈细，揉熟如丝，以续断骨，出药末少许散骨上，以鸡皮封之，两月能起立，经年平复。余尝询其技之所授，云有祖传抄本书数十页，皆伤科秘法，然其药草非肆中所有，入山采取，往往终岁不得。倘得此药，便可接骨，惟损及脏腑则不能治矣。尝阅《翼稗编》载蒋紫真精于医，武进周某，其母所笋倾跌，竹锋入腹，肠已断，求治于蒋，曰创虽可治，十年后当有异疾。遂出药敷肠以线缝纫，纳腹中，研药一丸令腹，夜半而苏，一月创合，后八年乃已死。或问十年后如何？曰：续处必生肉簋，饮食渣滓即从此出耳。观此虽脏腑之损，亦可治也。

失血之症，弱年易犯，而治之颇难。缪仲淳言其要有三：

一宜行不宜止，行则血循经络，不止自止，止则血凝发热，病日痼矣。二宜养肝不宜伐肝，盖血藏于肝，吐则肝失其职，故惟养之使气平而血有所归，伐则虚不能藏血，愈不止也。三宜理气不宜降火，气有余即是火，气顺则火降，血随气行，自不溢出，若欲降火必用寒凉，致伤脾胃，脾气既伤，尚能统血而安络乎。斯论甚明，学者大可于此取则。昔人言凡治血症，服寒凉药十无一生，服童便百无一死，因能降火滋阴，消瘀甚速也。余谓饮童便不如饮自便为佳，既可随便饮，使不失真气，且得因之食淡而远辛咸，夫淡食亦生新之一助也。医者意也，能知变而后能使草木。每见同是一方或分两有差，或少加一引，有验不验之异者，盖药之轻重必谅其病之浅深，使适达患所，过不及则不验。若夫一引之加，似无关系，然如千里行军，不可无一向导也。宋徽宗夏月食冰遂病脾泄，国医进药未效，召杨介诊之，介用大理中丸，帝曰：服之屡矣。介曰：病因食冰，臣以冰煎，犹是治受病之原也。服之果愈。此正经言必伏其所主而先其所因，其始则同，其终则异矣。

用药惟凭气味以扶偏制胜，乃今药肆所售竟有形似而实非者，霉烂而气味全失者，倘非常品，必亲尝而后用之。盖投药如遣将，若未知其人之性情贤否而任之，鲜不偾事。忆昔在乡近镇有王某病火腑秘结，便阻有五十余日，余用更衣丸，以未效而疑之。幸病家细心，服时留取数粒以示余，尝之味甚甘，骇曰：是丸仅用芦荟、朱砂二味，取其苦滑重镇，今味反甘，乃伪耳。因书方令自合，一服即通，知乡间药肆其不可靠有如此者。昔人言用药有三忌，谓从未经验、臭秽猛毒、气味异常也，知此三者，庶可驱使草木耳。

无为程生夏月露坐，夜既深，觉小腹重滞而微痛，久则如有物攻。群医莫名其症，近村有老儒能医而不名，程延以诊视，乃令市诸药料，以次熏腹，至雄黄而腹鸣如雷，曰：此蛇瘕也。是必坐处有蛇窟，夜深将出触其所吐之气，致成此疾。经岁腹膨如鼓，至脐中出水，则不可救矣。遂以雄黄和酒令饮，阅三日，顿泻绿水斗余而愈。按本草载雷丸之治应声虫，与此相类，盖物必有制，因其畏而投之，故能取效。法虽异理自一也。

世俗有云，若要小儿安，须带三分饥与寒。盖言衣絮弗使过暖，饮食弗令过饱，庶无蕴热停滞之患，是亦保婴之一法也。凡襁褓之儿，内症多痰火，外感多风热，每患口舌肿毒，投以辛凉化毒自安。近有推惊婆子，指为螳螂子，言过一周即不治，每用利刀剔儿两颐，以出血块，是惟江浙有之，而吴中为甚，他处未闻有此患也。然孩提之子，肌肤娇薄，即欲稍泄风热，以针略刺犹可，切勿用割裂以伤血络，致不能乳食，可不慎欤。

世言以醋泥涂火烧疮，取验最速，其言恰非无本。盖

《北梦琐言》中载孙光宪家人方作煎饼，一婢抱儿旁玩，失手落儿火上，遽以醋泥涂之，至晚即愈，并无瘢痕。可见当时已有此说，故能应手取效。然则民俗相传，固不厌多闻也。

桐城俞澹香，言其族子昔患水胀，腹膨如鼓，渐至手足面目皆肿，危殆已甚。自问无生理，一日闻邻家葱煎豆腐甚香，思食之，因自煮一碟，食颇快口，而小便觉爽，遂连食数日，溺更大通，肿渐消，腹亦渐小，不半月而病愈。俞谓水蛊重症而以葱腐获痊，殊不可解。余曰：凡人感疾皆由气味相触，内阻流行之机，感时虽微，久能致病，惟遇气味相投之物，一动其机，虽痼疾亦可或瘳。如《内经》言临病人问所便，即是此理，非臆说也。

吐衄诸血症，今人每宗仲景泻心法。不知其所谓泻心者，实泻手厥阴、足厥阴、太阴、阳明四经之邪火有余也。大黄峻利之品，用得其宜，取效固捷。若施之体弱之人，祸可立待。梁武帝时姚僧坦以医擅名，值帝病热欲服大黄，姚言至尊年高，不可轻用快药。帝不从，几殆。其后元帝得心疾，群医拟进补心之品，姚言脉洪而实，盖有宿妨，非大黄不瘥，剂进立愈。观此知大黄之用，必有把握，未可混施。

华亭费秋谷母骤腹痛，频危者再，闻天马山有道人能医，乃亲往延治，途遇一老翁同憩于亭，问何适？费以延医对，翁于囊中出一方曰：此孙思邈所得龙宫方也，服之当有效。费于

匆迫间不辨何药，即市归进母，一服而后，以方示人，盖即
《千金方》温脾汤也。是方寒热并用，补泻兼施，信非凡手所
能定。按唐段成式《酉阳杂俎》，邈尝隐居终南，时逢大旱，
有西域僧奏请于昆明池结坛祈雨，凡七日池水骤缩，忽有老人
夜诣思邈室曰：弟子昆明池龙也，今胡僧利弟子脑诡言祈雨，
实欲杀我，望先生怜而救之。孙曰：余知昆明龙宫有仙方三十
首，尔授我，将救汝。老人曰：此方上帝不许妄传，今事急，
何敢吝。孙得方遂别撰三十卷，每卷入一方，致世莫辨，老翁
所授，盖即真方也。

　　医学十三科惟针科效最速，然非精其技者不可轻试。经
云：形气不足，阴阳俱虚，刺则重伤其阴阳，老者绝灭，壮者
不复矣。东垣曰：脉浮数而发热，咽干舌赤，时作渴者，热在
外也，灸则灾害立至。据此知虚寒忌针，实热忌灸，未明虚实
者，针与灸岂可妄施哉！唐狄梁公性娴医药，尤精针术，显庆
中应制入关，路出华州阛阓之北，稠人广众，聚观如堵，梁公
引辔遥望，有巨牌大书能疗此疾，酬绢千疋，就观之，有儿年
可十四五，卧牌下，鼻端生赘，大如拳石，根蒂缀鼻，才如食
箸，或触之，酸痛刻骨，双目为赘所绳，目睛翻白，痛极欲
绝。公恻然久之，乃曰：吾能为也。其父曰：汝亲属叩颡祈
请。公令扶病者起，即于脑后下针寸许，乃询针气已达痛所
乎？病人颔之。公遽出针，疣赘应手而落，病顿失，其家人且

泣且拜，遂奉缣物。公笑曰：吾哀尔命之危，非鬻技也。不顾
而去。然行针之法必达乎阴阳，分别穴道，倘失毫厘，则差以
千里。如公者始可行其技矣。

咸丰初，郑作夫都阃奉檄征皖南，左额受枪伤，时贼方
炽，郑枕戈露宿，以至肿势日甚，医者谓是破伤风，邪已内
闭，不能治。有一老兵取桑条数十茎，以火烧其中，取和酒，
令服遂愈。此法曾见之方书，不意其奇验如此。然则应验诸
方，医家亦不可不谙也。

《齐谐记》载江夏郭坦有儿，于病后忽能食，日必需米斛
余，阅五年家至罄，坦乃驱使自觅食，儿因饥不可忍，乃取圃
中韭啖之，竟尽二畦，旋觉闷极，因而大呕，陡出一物，状如
龙，撮饭着物即化为水，而其病顿愈，物则恰莫能识云。及观
间阎僧《睡余偶笔》言秦有化谷虫，长仅数寸，于谷器中，
投其一，不二三日谷尽化水。始悟郭儿所呕或即此虫，是必采
韭时未经洗净，误吞其子致有此患。韭能解蛇虫诸毒，故得疗
此异疾。

谚云：走马看伤寒。盖言转眼变更，治之不容稍缓也。若
令晨服一剂，明晚再服，中间已隔两昼一夜，经络已传，药力
有所不及，则难取效矣。故古方有日三服，甚则昼夜服六次，
使药不间断，始能制病。若危急之症，死生于旦暮之间，用药
尤当不失其时。近日有一等医人，日则高卧，晚始出诊，以为

延者众，而深夜犹不得安息。一至病家，故作多心之态，聊且疏方，告其病情则闭目不答，似厌其言之多也。嗟乎！病者求医望之甚切，早延夕至，一日虚过，以致鞭长莫及，谁之过与，其心安乎哉！

有友病疝，尝问方于余，言按前人治疝，各有所偏，立方不无错杂。仲景以寒为名，故主温散，调营补虚，不入气分之药。而子和又以辛香流气为主，谓肝得疏泄，病将自愈也。巢氏言阴气内积，复加寒气，盖由营卫失调而致。陈无择亦言女血因寒湿而为瘕，南气因寒聚而成疝，是以疝属寒者固多。然此病亦有起于湿热者，盖湿热在经，遏郁既久，外复感冒寒气收束，络脉不行，所以作痛。若专作寒论，恐未尽然。近惟叶氏有暴疝多寒，久疝多热之义，发前人所未发，后学似当深味。今友患此有年，且多目疾，维友疝病治肝，十居八九，因以辛甘化风为治，而附其说于此。

经云：湿多成五泄。水湿侵脾，固多注下。然因风病泄者，亦习见焉。盖肠有风则飧泄，胃有风则濡泄。肝为风脏，故厥阴病每多作泻。今之俗工不察病情，以为健脾导湿治泻之要，用药大都香燥，不知肝为刚脏必甘柔酸敛以和之，燥则劫津，香能耗散，不反增其病乎？《竹楼间笔》载宋时有朝贵患痢经年，群医每进升阳理脾之剂，而病转剧，蜀医唐慎微诊之曰：此肠风也。投以育阴之品，不旬而瘥。余每治肠风泄泻亦以柔肝获效，故特笔之。

痢疾古称滞下，盖湿热内阻，气失流行，久成积滞。昔人每以导气分消为主，此诚治夏秋时痢之常法。然风淫火迫，寒侵积痰，亦能致痢。治之又当分别。更有脾肾交亏，饮食入胃，输化不清，积留于肠回曲折之间，入秋气肃收藏不固而下泄者。道光丁酉，先君年七十有三，仲秋患痢，昼夜百余次，初延医诊视，进苦辛调气之剂，因循十余日，病益甚，闻谷即呕，虽汤饮亦不能下，咽满口白糜而作呃逆。举家惶惶，方寸已乱，漫无意见，惟日夜祈祷，因思得一人与之共商，庶可放胆立方。越日适毗陵庄号春冶，曾从余学医，颇有机变，因令诊，春冶蹙额曰：尊年营卫既亏，痢疾大下，阴液已涸，今口糜呃逆，胃气将绝，实难措手，惟有扶持元气，兼养胃阴，冀得胃气稍醒，以图转机，未识是否。余曰子言颇合。遂与定生脉佐芍药、银花、陈皮、炙草等味，以糯稻根煎汤代水，春冶用党参，余曰：是方所重在参，党参气味平淡，仅可调补常病，岂能恃以为治。乃用吉林上好山参，每服五分，日进药一次，参则昼夜四次，如是者五日，旁症悉除，渐能进粥，旬余而痢亦止。然仍不撤参药，至冬初能大啖肉食，盘飧罗列，无不称美，春初始能起床步履，然能食不充肌肉，余窃虑之，气候渐暖，饮食渐减，夏日惟食粥数次，至秋而痢复作，悉依前法治之，遂愈。次年秋病又作，仍进参药，先君谓麟曰：汝素知医，岂不知攻补有时，前者初病，曾服利导之剂，继用参药，是以有效。去年病即服参，积滞未清，故今秋复发，参药断不可再用。余心知非参之不可，而又不敢违命，日夜苦思，忽忆先君昔患肝疾，得苏郡医生阮仁昌治愈，先君每称其能，乃禀知延请，星夜着人赴苏，越五日而阮至，诊之曰：湿热内蕴，参药姑缓。乃用芩、苓、楂、朴等治痢之药，先索方观之，深以为然。命速煎，余不能措一辞，时已申分，服后未及半时，即觉气促神乱，延至亥刻，遽尔见背。呜呼痛哉！可见二载之一息绵存，皆人参之力，一旦受此耗散，气泄不能再续。今日思之，未尝不饮泣而痛恨焉。

余作医话不过遣兴，非沾沾于五运六气而言也。适阅杨瑀《山居新话》载一事，死不以病而疑为病死，余故话不涉医而亦登医话。其略言钱塘韩介石巨室也，延佑某年夏，雷雨骤至，令庖僮登楼闭窗，雨过觅僮，则已僵毙。因疑中风猝死，而观身佩之刀，绦鞘如故，刃则销铄过半。杨言其故，殊不可解。余谓此必雷死，非病死也。尝见西人于高楼及藏火药处每坎地竖铁杆，上出屋宇，以引雷火流入地中，而其旁必尽去五金之属，言能引雷，由此证之，是僮之死亦以刀铁引雷入室而然也，猝中云乎哉。

苏郡叶天士，良医也。有孙六龄发痘，叶视之曰：绝症无生理，不必服药。其子妇只生一子，不忍坐视，因延儿科诊之。遂疏方进药，旬余病良已，儿科颇自得，谓其家人曰：老先生道虽高，究非专科，临症不多，误为逆候，其子若妇亦甚德之，以为乃翁固不若也。叶闻谓其子曰：儿痘果愈耶，某先生力也，当设筵演剧以酬其劳。子遂折柬招之，儿科盛服往，叶出，众客咸称喜，乃颦蹙曰：喜恐不能终席耳。众初不解，及开宴，金鼓一声，儿嗷然哭遂绝。叶乃欢曰：吾早知其必死也。儿科愕然问故，曰：此儿先天既薄，感气又深，不能外达，今未兼旬，勉强收结，所泄乃阳明之毒也。肾经所伏仍然不动，闻震响则心惊，心火既动内迫肾水之火互冲，毒即激发而莫可御矣。儿科惭而退，众始服其识。又我邑医士王惠昭亦名冠一时，四方求治者趾相接，一日随仆行郭外，见隔溪一女子耘于田，王熟视良久，顾仆曰：汝可跣足涉溪，以泥水涂面突前紧执女手作拖其下水之势，任伊号哭不可舍去。仆曰：百步外有耕田者，闻声来救，恐难脱身。王曰：有我在无害也。仆如其言，女大骇极声呼救，其父持挺狂奔而来，王急止之曰：是若女耶，将发痘，非此一惊无活理，三日后必见点，以验我言。其父虽未深信，然素慕王名，姑试之，至期果然，亟延诊视且问故，王曰：此肾经痘也，猝然震骇可使转入心经，今无妨矣。遂为定方，不两旬而愈。或曰：二症皆发于肾经，一则因惊致死，一则因骇得生，何皆言之验也。余曰：叶子年幼质弱，感气既重，正不胜邪，毒伏不能外达，故发即死。村女身大气旺，一发即透，透则生。惊者皆欲触其速发也。然惟叶之能决其必死于初发之时，王能取法于未发之际，是非三折肱者，其能如是哉。

古人尝以水火治病，其效甚速。如熨灸之类，今尚有之，以水疗疾者，世所罕见也。按后汉时有妇人卧疾，经年诸药无效，华佗令坐石槽中，用冷水灌顶，云当百，始及半，已冷颤欲死，灌者惧而欲止，佗许灌至七十，觉有热气，继而气若蒸釜。水如沸汤，满百灌乃始温褥厚被而卧，醒来病若失矣。又《南史》载将军房伯玉服五石散，因以致疾，常觉寒悚，虽夏月必披裘。徐嗣伯诊之曰：伏热也，须以水发之，然非冬月不可。迫至十一月水滴成冰，平旦令伯玉解衣坐石上，取新汲冷水从顶浇之，尽二十斛，口噤气绝，家人啼哭请止，嗣伯怒叱，尽水百斛，伯玉始能动，背上彭彭有起，曰热不可忍，乞冷饮。嗣伯以水一升饮之，疾顿愈。自后肢体常暖，冬月犹服单衣。时珍曰：此皆伏热之证，火郁则发之。必于冬月者，盖冬至后阳气在内，平旦亦阳气方盛之所，折之以寒，使热气郁遏至极而激发之。米真人《灵验篇》云：有人患风疾，掘坑，令人解衣坐坑内，以热汤淋之，良久以簟盖之，汗出而愈。宗奭云：四时暴泄，肢冷腹痛，令坐热汤中，浸至腹上，频频揉擦，生阳诸药，无速于此。二者皆以水疗疾，冷热虽殊，其理一也。

蜘蛛之毒，甚于蛇蝎。余尝见友家一婢，左臂为蛛所啮，肿如瓮，痛极闷绝，或令以羊血冲酒灌之使醉，昏睡一日夜，肿始退。偶阅刘禹锡《传信方》载判官张延尝为斑蛛伤颈，初不觉，越宿首大如斗，有二赤纹绕项下至心前，几至不救。有方士取大蓝汁入麝香、雄黄，以蛛投之即化为水，遂以汁点咬处，两日悉平。本草言蜘蛛能制蜈蚣、蛇伤，其性毒可知。古方有蜘蛛散，取能定幽暗之风，以治阴疝。吴门王晋三《古方选注》云：蜘蛛有毒，人咸畏之，而长邑宰林公瑛山海卫人壮年，调理方多用之，久亦无害。言有毒者，或南北地异，所产不同耳。

物理相制，多有不可解者。顾但知其相制处，亦可救一时之急。邻有幼孩为群蜂所螫，顷刻肿甚，或令捣芋艿缚之而消。按沈括《笔谈》言处士刘阳居王屋山时，见一蜘蛛为蜂螫坠地，其腹如鼓，欲袭乃徐行入田间，啮芋梗，以疮就磨之，良久腹顿消。然则以芋治螫，或亦本于此耳。

乾隆初，郡城某绅患腹痛，发必昏厥，势甚危笃，四方医士延聘殆尽，诸药毕投，竟无一验。乃榜示通衢，有能治者酬千金。时逢岁试，士子咸集郡中。金邑有周生者性好博场，后兴发，薄资尽罄，招覆案发，周不与，同寓亦大半散去，周坐困旅邸，欲归不得，忽梦亡师某谓曰：汝已得取，不负此来。周曰：昨已出案，门生无分，先生尚未知耶。某曰：汝案在红笺上。周方欲再问，某遽起曰：速取看案。周醒，以为妄想所致，晨起无聊，遂至贡院，见案傍果有红笺，视之乃某官招医帖也。因思正无归计，姑就之，倘有机会亦未可料，遂贸然往，略一诊视，诡言此症非汤药可疗，必余手制灵丹方期有效。约以翌日，回寓沉思，必得一物，庶可伪为丹药。因徘徊户外，见墙边有半朽蒲包，乃以黄土封固，焚为灰，分作数包，袖以往曰：越两时可一服，不过三服病当愈。然是非寻常药肆中物，价值昂贵，必先稍尝药资。主人言若有验，不靳重酬，预付不能应命。周不得已，爽然返寓，越日有干仆数辈辇金而至，曰：先生妙药，昨进二服即吐血一块，腹痛顿愈。聊奉薄酬，还求复诊。今病已根去，静养自安，无须用药。余有急务欲归，不克再往，为我谢覆可也。时我邑杨介眉医名重海内，绅延伊调理，称周术之神，杨令将所吐之物洗去血，置清水，顷之蠕蠕自动，引之长四五寸，乃一蚂蝗也。曰：此必饮水误吞入腹，幸未生子，故得一吐而尽。然私慕周之技，乘间往返，登堂肃拜，执弟子礼甚恭，周骇曰：先生医道，谁不敬服，仆素无学问，何敢当此。杨曰：愿闻所以知某绅之患而治之。周见其诚，遂实告。杨曰：蒲包灰尚有否？周乃取余灰出，杨尝之曰：是已，此盐包也。盐能杀蛭，故有此验耳。

　　古有防风粥，以珍珠兰碎金犀，取油煮五香稻为糜耳。一盂价值一金，白居易在翰林日，尝赐一瓯食之，口香七日，云可除风湿，是亦芳香逐湿之意也。

按梁州离记锡醋能消介类，忆《说郛》载有少年眼中尝见一镜，医者言其吃鲙太多，有鱼鳞在胸，致眼生花耳。乃设芥醋一瓶，令于饥时啜之，疾遂愈。又有为鱼骨所鲠几废饮食，后服白锡而解，证此则锡醋之可消介类，其说信然。

走方医卖药市中，或曰一日必疗一病，虽未必然，而亦时有验者。邑有李跛，开鱼行于东门外，自言幼时足背生细疮数颗，无甚痛苦，绝不为意，夏月赤足坐门首，有走方医目之曰：此非癣疥疾也，毒发阳明已久，亟宜外达，不治当发肠疽，此足废矣。伊父怒其妄而叱之，遂去，不逾月病发，医药半年始愈，而足果废。可见走方祝由之类，虽多以小术惑人，讹取财物，而于方药所不能疗之痼疾，往往以符咒草药取效，即此亦见其非全妄也。

曹吉云太史于道光乙巳释褐旋里，行抵山东，其仆坠车折胫，羁旅觅医，闻五十里外有某医能治，遂绕道访之，所居甚幽僻，聚族数十家，皆业农，医者年已半百，须发间白，草履葛衫，吐属温厚，略询邦族，谓行途遭此，洵可怜也。细视伤痕，言骨虽断，尚可续。先出药水一匙令饮，更以药涂之。约越日痛缓，一月可瘥，但必一年不可行远，始复故步耳。酬以四金，亦无不足意。后果如期而愈。可见僻壤荒村，亦有能手，即其举重若轻，而不矜其技，是亦世俗所难耳。嗣于友人席间谈及此事，济南徐济良太常言所饮之药，名木乃伊，凡人骨断得此能续，既阅陶九成《辍耕录》载天方国人有年七十八岁，愿舍身济众者，即绝饮食，日惟澡身啖蜜，经月而便溺皆蜜，既死，国人殓以石棺，仍用蜜满浸，镌其年月识而瘗之，俟百年后起封则成蜜剂。遇伤肢体者，服少许立愈，盖即木乃伊也。然甚可贵，虽在彼国，亦不易得云。据此徐子所言，信有因矣。

泰西医士言善治跌扑损伤，不知此技莫过于蒙古。乾隆时越东俞孝廉澄北上堕车，折断肋骨四根，蒙古医生取驴骨易之，束以帛，半年而愈，惟戒终身弗食驴肉。又齐次风侍郎趋直圆明园，坠马破脑，脑浆流溢，仅存一息，延蒙古伤科治之，刳羊脑以补之，调药末敷其外，一日夜少苏，然视物皆倒悬，以鼓于脑后敲数十捶，视物始正，阅八月而平复。今中外医人恐未必有此神技也。

元明有刚哈剌咱庆王在上都，尝因坠马致两目黑睛俱无，而舌出几至胸，诸医束手。时维广惠司卿聂某言识此症，乃以剪刀去其舌，少顷复出一舌，复去之，并于两旁各去一指许，用药涂之，越夕而目睛如旧，更无疾苦。事见杨瑀《山居新话》，谓聂某亲与言之，其剪下之舌尚存也。按广惠司乃回回医人所隶，聂某或曾见此症，故能为之治。惜当日元诚先生曾未一询其病由也。

咸丰初，黄岩邑某贾，于沪一夕偕友小饮，归时已三鼓，倏有旋风刮地起，风过叶仆地不起，同伴扶掖回寓，逾时气绝。其友徐姓者尝谓余曰：叶年壮盛气体素强，何病之骤而死之速也。余曰：此殆非病，或因惊散生魂耳。问是时尚可救否？曰：按本草以腰刀鞘二三寸烧灰服，谓可救。明年徐赴苏郡，泊舟黄渡，晚餐方毕，闻岸上喧呶声，往观见一人倒地，因询其何病？其家人曰：本无疾苦，因黄昏出门欲往友家，行未半里遽踣于此。徐忆余言，令以刀鞘试之，移时渐苏，顷即坐起，自言初至此，闻树头鸟声乱噪，阴风起林间，使人毫发皆竖，忽来一巨人挥拳猛击，骇极狂窜，正不识路，继闻前面锋刃声甚厉，意巨人持械复来，遂回身而走，不知何以仍在此也。观此可见古书所载奇方异疾，若治之得中，罔无不验者。然此理甚微，不易解。

尝观《拮奇集》载黑犬遍体无杂毛，目如丹朱者，名风夷，能治飞头之疾。初不知飞头何疾，阅《搜神记》，吴时将军朱桓一婢，每夜卧头辄飞去，将晓复还。又《酉阳杂俎》，岭南溪洞中往往有飞头者，故有飞头獠子之名。头飞一日，前颈有痕，匝项如红缕，妻子咸守之，其人及夜状如病，头忽离身而去，将晓复还，如梦觉云。噫！此固疾耶？奇甚矣。未识何由而得，遍阅诸书，无从考证耳。

宋徐文伯入山采药，遇二老人凿石取水自饮，文伯渴甚，欲乞一盂。老人曰：此玉液也，非汝可饮。过恳之，授半盏，方入口，齿即相击，下咽觉冷不可耐。一老曰：何自苦乃尔。遂摘树叶三片使食，食之即觉温暖异常。老人复授书一册，曰：习之能疗世人疾。文伯暮年遂神其技，尝于路旁见一人倒地死，腹大如瓮，文伯曰：此人为爆蛇击死，气虽绝，神未离，尚可活也。乃取药丸纳其鼻孔，顷之腹鸣便泄而苏。众问所施何药，曰夋角犀也。按：夋角犀乃巨蛇角，能解诸毒。又明帝时有内侍患头痛如破，发即厥绝，群医以为风，文伯曰：此脑蛆也。以药点两眼角，顷则鼻中出蛆无数，乃取以捣汁，入药少许，令服曰：此脑蛆所化，非此不能补耳。自后病遂不发。

时下庸浅医流有三恶习，写方作狂草，用药好奇异，不问病情，妄言知脉。不知医称司命，当如何郑重，而率意如此，其道亦概可知矣。要知此辈固未尝读书识字，略知药性温凉，便欲以寒投热，恐人识其学浅而必强书脉案，又虑多别字故作行草，以混字迹，不虑肆人莫辨，不顾病者安危，忍心大胆，莫此为甚。方中每用，非习见之品，有本草所不载者。余尝考其所本，不但不明出处，且未辨其气味，不知古人常用之药不过数十味，如六君、四物、六味等，百世不刊之方，试问有异常之药否？声色证形脉为五诊，故必闻声、观色、辨证、察形、复以脉合病情，庶几胸有成竹。然亦有脉症两歧者，故前人有取症不取脉，取脉不取症之义。按人身络脉，肖乎天地流行，达乎阴阳造化，但可测其常不能尽其变也。晋太医令王叔和撰《脉经》犹未能尽泄其奥。盖脉理渊深，惟求于微茫呼吸之间，岂能了如指掌哉！陶节庵曰指下难明者，真言也。夸言通晓者，但能言而不能行也。其所著《伤寒全生集》惟取浮中沉，以分阴阳虚实，病之传变，但求于动静躁盛之间，此亦宗仲景只别阴阳之义也。

《抱朴子》曰：服金者寿如金，服玉者寿如玉。然炼服之法失传已久，世人未得其术，而轻试之，浅则骨痿，久则致命，是欲延年，而反促其寿矣。后魏李预餐玉致疾，谓其妻曰：服玉者当屏居山林，排弃嗜欲，而我酒色不绝，自致于死，非药之过，然虽死而尸体必当有异，宜勿遽殓，令人知餐服之功。时在七月中，长安毒热如沸，而尸停四日，体仍不变，口亦无秽。昔人有临死服玉屑五斤，死经三年肤壳如生者。李时珍曰：服玉末不能令生者不死，惟能使死者不朽耳。

东坡晚年好烧炼之术，多与方外游，尝遇灵智道人授以炼服丹法方，于二至日常吸鼻液漱咽，独居净室，溺则封置瓷器中，满月开视，当有细砂结其上如浮蚁然，以绢滤取，用新汲水淘净，枣肉为丸，此名阳丹阴炼。又取人乳入银鼎，慢火熬炼如淡金色，为丸，此名阴丹阳炼。盖此二物须经煅炼始有阴阳相济之功，得成九转还丹之力。坡翁谓灵智妙用，沉机捷法，非其人不轻泄也。

成天地者气也，天地成而万物生，气固为生生之本。凡血肉之物，气全则生，气尽则死，此自然之理。术家有服气之法，不过能却病延年，亦不能令人不饥不食，然按《孔子家语》，食石者肥泽而不老，食水者耐寒而若浮，食肉者勇而悍，食谷者智慧而夭，食气者神明而寿，不食者不死而神，是食气固能不死也。尝阅宋人杂话，嘉祐间河北大饥，有民襁负一子觅食他方，中途迫于饥困，遂弃子于空冢中，岁定归乡，过其处收埋残骨，则儿未死，肥健愈于弃时，冢中空无所有，惟见一蟾蜍大如车轮，气咻咻然自出穴中。抱儿归与之食，不食六七岁，肌肤如玉，其父携至京师以示儿科，医者言物之有气者能蛰，燕蛇虾蟆之类是也。能蛰则能不食而寿，此千岁虾蟆也，儿得气故不饥，若听其不食，终身不娶，后必成道。无须药也。《东坡集》亦载其事，谅非子虚。然思儿在冢中得其气而不死，或然，既出穴仍不食不饥，其理殊不易解。

昔在京邸遇东鲁宋老人，太常初年九十有四，须发皓然，颜如童子，下榻福清道院，日惟静坐，一室三餐之外，无所嗜好。余曾叩其摄生之术，曰：饮食但取益人，毋求爽口，弗食与体相妨之物。自言幼时脾胃素弱，故生平不食瓜果、油腻、炙煿，虽佳品罗列，未尝朵颐，故能保此残年，纵口腹而不自惜其身，不可为智。此言胜药石，余尝志之。

　　神农以赭鞭鞭百草，尽去其毒，而后辨其气味，察其寒温，著《本草经》三卷，后虽渐积增加，然至汉末亦仅传三百六十五种。至明东璧氏汇集诸家，著《纲目》一书，多至一千八百九十二种，而歧误亦多。余谓古书简而多缺，今书繁而多讹，近惟澉水吴氏之《从新》去取适中，便于检阅，宜为人所脍炙。然届今甫百年，而品味已多变异，甚至有是名而无是物，肆中遂以他药代之，医者但知某药治某病，泛取而浪用之，贻误尚有穷乎！余不揣固鄙，尝欲明出处、辨气味、诠真伪、去所无、补所缺，更勒一书，名曰《本草时宜》，以切于用。然必考证详确而后笔之，故二十年来仅得七十余种，逾周甲，虑不能竟其事。倘得假吾数年，庶于是书无憾云。

　　人参在古本草云，生上党山谷及辽东，形长而色黄，状如防风。产百济者，形细而坚白，气味薄于上党，此皆言党参也。濒湖李氏辑《本草纲目》广收诸品，而未及于参。至我朝澉水吴氏订《从新》一书，始分人参、党参为两种，知明时尚无人参。百济、新罗、高丽等国来中土互市者，皆上党之类。按《谈苑》载，邵化及为高丽国王治药，言参质极坚，用斧断之，香馥一殿。又《航海续编》云辽东有軼参，色红泽，体实有心，味甘微苦，断之有金井玉阑纹。人衔之走，气息自若。则都指人参而言矣。时以中国未行，故不入内地。国初始见用其名，乃着于时。嗣后采者多而产渐少，入山每无所得，至弃其业。道光初近山农户取子种之，伪充山参，遂以乱真，渐至真者几绝。医者以是物多伪，亦将弃此勿用，是亦参之一厄也。今审古台参久已罕见，惟船厂为上，凤凰城次之。凤产质嫩而糖重，故价亦较贱。但昔以光圆短熟为佳，今则以糙熟兼均为贵，是又参之小变。尝观《瓯北集》云，曩阅国史，我朝以参贸，高丽定价十两一斤，迨定鼎中原，售者多而价渐贵。然考康熙甲午查悔余谢揆恺功惠参诗有十斤易一两，盖是时参价不过十换。乾隆十五年余应京兆试，虑精力不支，以白金一两六钱易参一钱，二十八年因病服参，则其价贵已过半。三十年来何啻更增十倍云云。按今之市价虽不甚相悬，而物产则远不如前矣。余尝悉心辨别，始知是物真伪固非难识，在今之医士，寻常草木尚不深求气味，况非习见之品？有终其身未尝一睹庐山面目者，犹何可与言哉？究之真非绝无，特其价过昂，识者亦罕，故非富贵家素讲服饵者，鲜克知其味矣。然于痘科、产科及元气欲脱之症，实有起死回生之力，断非他药所能代也。忆昔某戚妇每产血必大下，服参则止。道光壬辰复娩，时次参甚行，某置两许，意十倍服之，功力足以相抵，及服崩血愈甚，气竭欲脱，急市山参一钱，服之即止。按参之功用固在诸药之上，行之中土，百有余年，活人无算，自为奸民私种，以致鱼目混珠，遂见疑于世而勿用，可不惜哉。

经云：五谷为养，五蔬为充。蔬者疏也，所以佐谷气而疏通壅滞也。时珍曰：凡草木之可茹者，为韭、芥、葵、葱、藿五菜，然菜固不止于五。《说原》蔬植三百有六十，《纲目》仅收一百五种，余俱不可考。今民生日用之常，更不及十之三四耳。按蔬品惟蒜、胡荽、苜蓿，汉时得之西域，唐贞观中泥婆罗国又献菠棱菜、浑提葱，至今传种不绝。近通泰西诸国，其蓏果携入内地，土人觅种之，市以获利，而毕人亦有以之充馔者，今略择数种，辨其气味，以备考证。卷心菜，俗名哈喇菜，叶卷如球，色青经霜后微红，去数层，内叶嫩黄脆美。俟其自放，其大如盖，气味甘平，利肠清胃，大抵似菘而味不及耳。花菜来自花旗，故名。叶缺刻如细芥，色浅黄，味甘淡，润肺化痰，性亦和平。笋芽色白细长，形如玉箸，味淡微辛，中实无节，固非竹类，土人因其形似笋芽故名之耳。然南菘北植，即化芜菁，今隔数万里重洋而仍不失色味，是亦不可解也。

古人春食凉夏食寒以养阳，秋食温冬食热以养阴，此四时之宜，以合阴阳，而安六腑。然天生果品，亦以应候以益人。如春生梅，酸敛以平肝木；夏生瓜，甘寒以清暑热；秋生梨，甘凉以肃肺金；冬熟杞，甘温以益肾水，此即经言五果为助，五味五色以应五脏也。

方伎之流，以法取童女初行经水，谓之红铅，多方制炼以惑人，而尤甚行于明末。有术士制一粒丹用乳调匀，使人仰卧从鼻灌之，美其名曰进大药，朝贵多趋之。李可灼红丸之案，即此物也。按妇人月水咸热有毒，服之伤脑，术士之言，岂足信哉！观萧了真金丹诗亦可悟矣。

竹根木屑，贤者注意，世固无弃物也。惟医亦然。苟明其意，凡物皆可疗疾。如徐嗣伯尝以棺中死人枕治尸疰、石疣及多见鬼物，均应手取效。或问三症不同，何皆用枕而瘥。嗣伯曰：尸疰鬼气也，伏而未起，故令人沉滞，以枕治之，魂气飞越不赴体矣。石疣甚僻，虫性转坚，非药力可遣，因亦以鬼物驱散之。至眼昏而见魍魉者，邪气入肝也，以邪引邪，固当用枕钩之。三者不相同而适相似，得其意之所在而治之，故皆验也。大抵自宋以前未尝用，嗣后灵鞋、尸席与自缢死绳咸用以治病，而本草亦收之耳。

药有雷丸之名，本草谓与雷斧、雷楔皆霹雳击物时精气所化，若埋于向阳之处，数年后即大如卵，坚如铁矣。按雷火本地中湿蒸之气郁久勃发，地气升泄为阴中之阳。雷丸得其余气，故能除胃火散皮中结热，然久服则令人阴痿，盖亦性阴所致。元至正间邑农家有老妪为雷击死，顷之复苏，口中含药一丸，吐以示人，比邻俞某意为神丹，夺而吞之，遂患喉痛，物格格然若不化，后因怒咳随痰以出，之状如李核，质光润而色黄，斧击不碎，数年之咽痛遂止。意此即雷丸之类，俞吞时其升腾之气方盛，迫火上炎，故患咽痛。迨为怒所激，随气涌出，物既去，宜其病之顿失也。

古无烟草，昔闽人自海外得淡巴菰，燃之以管，吸其烟，云能辟瘴，故明时征滇军中咸服之。至我朝始盛行于内地，今虽担夫农工之辈，无不备以供客。按本草云：其性纯阳，能行能散，故可化湿御寒，其气入口，顷刻而周一身，令人通体俱快。然火气熏灼，大损肺气，今之多患喉舌诸疮，未必非嗜烟所致，近人欲避其火气，以铜为器，置水于中使烟从水底起，名曰水烟袋，以为得既济之法：不知一吸三呼，更伤气分，卫生者还宜远之。

蜀地产椒，分五色以按五行。服饵家谓是草中之大丹，炼服能坚齿发，调关节，耐寒暑，久则轻身益寿。按椒性辛热，能损肺泄气，炼服亦非所宜。今人因其馨香快膈，每用以蘸食腥膻，不知其助火动血，因以致病者伙矣。浙宁陈彦生好食椒，年未五十齿落过半，此其验也。

诸凡含血之物，具骨皆难长。在人自胚胎至成人必二十年，方坚骨髓，惟麋鹿骨自生至坚不过两月，计一日夜能长数寸。虽草木之易生，犹不能及，所以能坚筋骨、强阳道、益精髓。旧有髓道士斑龙丸歌曰：尾闾不禁沧海竭，九转灵丹都漫说，惟有斑龙顶上珠，能补玉堂关下穴。其丸盖鹿茸所合也。但鹿则喜山而属阳，故夏至解角；麋乃喜泽而属阴，故冬至解角。今人采茸不分麋鹿，岂知阴阳既别，功用亦殊，而可混用乎？

四时草木应候而生，采取亦必及时，非其时则气味异而功用亦差，即血肉之品亦不宜生取以失其性。尝闻今之市麝脐者，生而割之，其香未蕴，脐秽尚腥，入药多至损人。按麝食芳草，至冬香蕴于脐，至春脐痒，自以爪剔出。采芳妇女拾以相赠，馨香染袖，经年不退，名曰生香，颇不易得。今山中猎户尝取麝粪暴干，得麝生割脐香以粪实之，或取飞虻去首足翅入脐封固，久之香亦不散，名曰当门子，是以一麝而获五脐之利也。虻且有毒，不良可知，以之和香料犹可，若入药饵，不反有所损乎？

今市卖有所谓醋鳖者，云出普陀山，似螺而扁大如豆粒，言能催生。产妇于临蓐时吞之，儿即持以出。然余尝试之，恰无验也。按《海槎余录》谓是相思子，生海中，好事者取藏箧笥，终岁不坏，出投醋中，则能转旋不已，而无催生之说。据此盖要物耳。正如《闽部疏》载莆田所产小白石，状如杏仁，擘之腹文如虫，取两石离立碟中，须臾自相迎合，名曰雌雄石。近亦有市卖者，谓其能治目疾，且可合媚药，其价故甚昂贵，而不知其藉此愚人，亦无佐验也。

木鳖子，本草言其无毒，能治泻痢、疳积，而发明下又载蓟门人有二子，服此俱毙，特著为戒。近闻南门外有农人曹某年已半百，子仅九龄，患腹痛时发时止，经年不愈，或言此疳积，木鳖可疗。曹即市五文，尽数煎与其子，服不逾时，乃肉颤筋弛，骨节尽解而死。按木鳖有两种，一产南中，形细而底凸，又名木虱子，昔人用以治痢，审其性味不过苦参子之类耳，此种今已绝少。现肆中所卖者，皆番木鳖，出回回国，外科尝用以傅疮，服之能杀人，切勿入药以尝试也。

夏子益曰：天地山川树木皆有脂，此系阴阳气化之余，结而成髓，饮天脂者成上仙，地脂成地仙，山川树木之脂寿俱无量。鬼谷子《语仙录》云：取天脂须于危峰绝顶人迹罕到之处，置金盘盛明珠，每于寅卯之交往采，有清露即倾去，得浆色白，芳香不散，味极清甘者是也。地脂于地脉流行聚合之处，从上涌出，不收仍入地。大抵天地之脂，每六十年一泄。山脂即钟乳石之类，钟乳乃石之汁液，脂，其髓也。水脂出大海中，高喷百丈还落水中，介类吞之得为神。树脂数千老树枯而复荣者，再始有脂，能化婴儿，游行不定，颇不易得。方镇《编年》载高展为并州判官，一日见砌间沫出，以手撮之，试涂一老吏面上，皱皮顿改，颜色如少。展问承天道士，曰：此名地脂，食之不死。展乃发砖，已无有矣。

国朝康熙间顺德有民入山樵采，忽闻树顶有儿啼声，仰视见古木上有气，缕缕如烟，飞鸟过之皆堕。斫视其中，有人状类凝脂，问之不应，拂之则笑。一同伴曰：此名树脂，非恶物也。遂蒸食，食已觉热，寻浴溪中，肉尽溃裂死。而余谓仙佛之书，大都渺茫，固不足信。凡异常之物，智者不食，信然。

使君子之名，相传有潘州郭使君疗小儿腹痛，每用此取效，因有是称。按：小儿腹痛虫患为多，而凡杀虫药多苦辛，惟使君子味甘，孩提服饵，不损脾胃，故尤相宜也。至世俗谓虫无尽杀，杀尽则无以消食，此真愚俗之言。李时珍尝譬之树有蠹，屋有蚁，国有盗，是福是祸，不问可知矣。余亦谓修养之家，必以去三尸，即此类推，虫固宜杀，而不宜留也。

今人好食白瀹鸡子，言能安五脏，益气血。不知其颇不易化，非煮之极熟，多致停滞。《南史》载李道念一病五年，屡治未效。丞相褚澄诊之曰：非冷非热，当是过食白瀹鸡子耳。煮蒜令食，遂吐一物，形如卵，视之雏鸡也，翅足俱全。澄曰：未尽。以蒜更吐之，计出十二枚而愈。李时珍尝见一朝贵，每晨必进鸡子数枚，久而无恙。因询其庖，此外尚有何好？庖言食不撤蒜。李曰：赖有此耳。观此足知是物不宜多食，而蒜之能消肉积，益信然矣。

释道家有五辛之禁，道以韭、薤、蒜、芸苔、胡荽为五荤，而释家则葫、小蒜、兴渠、慈葱、茖葱也。所禁虽有异同，然皆辛熏之品，生食增恚，熟食发淫。以其有损性灵，故屏绝也。

丝瓜本蔬中佳品，世俗相传其性至寒，食之败阳。按本草言甘平能除热利肠，解毒通络。而《生生编》又谓暖胃助阳。

余尝考其性味，不过甘凉之品。因其凉血，故治肠风、崩漏，其络贯串如人脉络，故能通络，其质软滑，故曰败阳暖胃之说，抑何反也。

狗蝇、牛虱，古方未尝用之，而近世医家每以此治痘，盖出《齐东野语》。周密言同僚括苍陈坡老儒也，其孙三岁，出痘半浆倒靥，势已不治，遇一士授药少许，服之移时即红润，乃乞其方以寿世。盖用狗蝇和醋，以酒调服耳。按药中虫蚁不过取其飞扬走散之功，故多施于伤科外症，以通血闭。痘症全赖气血以成浆结痂，元虚之症，当以参、芪培养元气，切勿以此为法也。

尝见幼科取青蒿中虫和药，以治小儿急慢惊风。古方未见用此，惟《保婴集》极言其功效，并有诗云：一半朱砂一半雪，其功只在青蒿节，任教死去也还魂，服时须用生人血。盖用朱砂和之，乳汁点服也。

今人冬月每以酒和牛乳炖食，而薛立斋言酒不可与乳同饮，则乳汁下咽，得酒则凝，颇不易化。若以酒炖食乳，已熟而成块，本无害也。胡小圆太守晨起食乳，不耐膻气，急呼酒饮，遂觉膈间痞闷，一日夜不思饮食，服神曲、麦糵俱无效。余令取酥与消导药服之，遂愈。酥本乳之精华，得同气以相引，故易取效也。

世言茂有百益一损，梨则百损一益。按：茂即木瓜，不过藉酸涩之性得以舒筋伐木，岂若梨之甘能养胃，凉可清心，润燥化痰，除烦解热，且涣风邪而消痛毒哉！尝阅陈鹄《耆旧续闻》载湖南崔孝廉道出泗州，闻吕某精太素脉，俾诊之，吕曰君来年可得官，秋发痈毒，不可治。崔求预处一方，吕谢不能。固请之，乃曰：京师有大马刘者可访也。明年崔果登第，遂访刘，刘令日啖梨至二百余颗，乃遍生小疮，而无他患。又《类编》载有士人状若有疾，厌厌然日无聊赖，医者杨吉老诊之，言气血为热铄，此去三年当以疽死。士人虑之，闻茅山有羽士能医，不轻为人治，乃易青衣投执薪水役，乃以实告道士，亦令食梨而愈。考《经疏》言膏粱之家，厚味脓酒，纵肆无节，不病痰火，必有痈疽卒中之患。惟频食佳梨，能转重为轻，变危为安。据此则梨之功用甚大，损益之说，抑何相反如此耶？

腰膝无力，肾气不足也。栗形如肾，故能补肾虚，每于冬月以袋盛生栗，悬高处干之，晨起吃数颗，再以猪肾粥助之，久则奇效。然须细嚼，连液吞咽，若顿食至饱，致伤脾滞气。苏子由诗：老去自添腰脚病，山翁服栗旧传方，客来为说晨兴后，三咽极收白玉浆。是得食栗之诀矣。

樱桃味甘性热，故王维有"饱食不须愁内热，大官还有蔗浆寒"句。张子和言舞水一富家有二子好食紫樱，日啖一二升，半月后长者发肺痿，幼发痫，相继而殇。嗟乎！天生百果，所以养人，倘纵其嗜欲，反滋其害。邵尧夫云：爽口物多终作疾。真格言也。蓬术气味苦辛，功专杀伐。古人用之，必杂以参、术，虑其耗气也。今人用以破积滞，治胸胁诸痛，取其能散气中之血耳。而好古言亦能益气，然审其性味，亦犹厚朴、槟榔之类，益气之说，切勿轻信。本草载王执中久患心脾痛，服醒脾药反胀，用蓬术泡以水，醋煎服，立愈。余谓脘痛每多肝木犯胃，蓬术苦辛泄降，兼之醋味酸收，正合治肝之法，是以效也。

元素曰：芎䓖上行头目，下行血海，能散肝经之风，为少阳厥阴血虚头痛之圣药。余按：芎䓖性味辛温，以佐地、芍，而使不寒不滞，故四物汤用以为使。此如六味之有泽泻也，其非专任之品可知矣。今人每用以为君，治少阳厥阴症，不知阴弱之人，多虚热挟肝胆之火上炎，而致呕逆痰咳，头痛气喘，是宜甘缓育阴，而使火风自减，岂可以升散之品以助其势乎？虞抟谓骨蒸多汗及气弱者，不可久服芎䓖，盖能令真气走泄，而阴愈虚也。李时珍曰：芎䓖，肝经药也，若单服久服则辛香归肺，肺气偏胜，金来贼木，而肝必受邪，久则偏绝，使人夭亡，故医者贵乎格物也。

昔人言生姜调中益胃，能除肺经诸病，而为呕家圣药。按姜性辛温，用以宣肺气，开寒痰，平呕逆，若为肺胃必需之品则不然。盖胃为阳土，性喜甘柔，肺应秋金，亦宜清肃，辛散之品，恐非所宜。余谓但可用以醒胃，不当用以益胃。或问本草言夜间勿食姜，食之令人气闭，何也？曰：肺以气顺为安，卧则气血宁静。若以辛温助之，使痰气上壅而阻气道。谚云早除萝卜夜除姜，亦此意也。

牡蛎，一名蠔山，附石而生，傀儡相连如房，故亦名蛎房。以是海气所化，体用皆阴，本草故言能治虚损烦热。余尝用以潜阳，较胜于鳆。陶隐居本《通典》，老雕入海化为蛎，云是百岁雕所化。按：蛎即螺类，然蛎生石间，坚实不动，类虽属介，迥异螺蚌，说恐未然。近人疏方，每书左牡蛎，盖以左顾为牡也。陈海藏尝非之，谓是卤水结成，块然不动，阴阳之道，何由而生？但考《南州志》蛎房赞亦有牝牡异斑句，似牝牡又可以斑辨矣。顾余尝验之所谓左右者，以其附石不移，顺流旋转，水激成纹，非有雌雄之别也。

蟹为江乡美品，而吴俗尤多嗜之，每至三秋不撤此味。昔人言蟹能解结散血，故其字从解言。考其性味咸寒，能动风耗血。味虽美，多食恰能损人。《埤雅》言未被霜者不可食。昔余家治屋，工人掘地疏满，获一巨蟹重斤余，烹食之，夜半腹大痛，洞泄而死。《蟹谱》震泽渔者，网得螃蟹，其大如斗，以螯剪网皆断，怒欲烹之。其侣有老于渔者曰：尝闻龟蟹之殊类者，是江湖之使，烹必有祸。乃令释之。然凡物之异于常者，食多伤人，岂独龟蟹而已哉。

菌之类种甚多，闽粤间人所植楠木，沃以米汁而生者，名曰香菌，乃可充馔。若生墟落秽湿之地，则本郁蒸之气所化，其性多毒，食之杀人。我邑新桥镇昔有农人于竹园中得鲜菌数枚，甚肥白，煮而食之，竟以腹泻死。忆道光己酉春，淫雨经月，遍地生菌，友人谢月屏家于庭角忽生一菌，大如盆，色浅红，其纹浅，有鸟兽形，谢以为瑞芝，邀余往观。余曰：此毒菌也，不久当萎。越夕果渐小，未几而蔫谢。人咸以为芝，而余独曰菌，且知其败之速，谓必有所见。余曰：尝阅珍珠船所载李凉公镇朔方时，耕贮于园，树下产菌一本，大数尺，上有楼台，中间二叟对博，并成三字，曰朝荣观。公闻而疑之，乃令虫属掘其地，仅三四尺，即有巨蟒穴其下，目光如镜，口吐沫成菌。今观君家所生，疑即此类，见背有蓑纹，故知非芝，以气化必易萎也。

闽产桂圆，味甘肉厚，能悦胃养营。凡劳损心脾而血耗者，宜食之。因其形如龙目，故又名龙眼。道家每取肉细嚼，待满口生津，汩汩下咽，名饮玉泉。余尝试之，颇益。昔华亭陆平泉宗伯享寿百龄，日惟食龙眼数千，饮食如少时。然其味过甘，多食令人中满，有痰热者，亦似不甚宜也。

初摘鲜莲，气清味甘，能和中养心气，煮粥食之，益人肠胃。昔人言生食须去心，否则恐霍乱。按：莲子中青心，能清心去热，霍乱之说，不知何据。惟今肆中所卖石莲，产粤东，味上，其味大苦，曾见食之而作呕者，今人每用以治痢，误矣。

侧柏代茗，别有一种清芳之气，当春末夏初，嫩叶方长时采服之，能除风湿。但其性味苦燥，非壮水之品，而丹以为补阴要药，说恐未然。咸丰癸丑洞庭陆秋谷贩于陕，遇盗遂入山谷，行数里杳无人迹，忽闻林间人语，周视恰无所见，惟有大柏一株，枝干修伟，高出云际，时腹中甚馁，因采叶食之，遂忘饥渴，今年逾周甲，须发未斑，步履饮啖一如少时，每言食柏之验。曩阅《航海续编》广成子取云阳液，以世人疾苦，虽垂死可活。初不知云阳液为何物，后观《抱朴子》山中树能人语者，非树能语，乃云阳为之。注：云阳，树精也。陆之所食，或即此耳。

王宇泰云：病酒者当服枳椇，一名木蜜，又名金钩。树似白杨，其子著枝端，长才盈寸，骈生如指，曲相连，春生秋熟，霜后味甘如饴。昔人有造酒库，而以枳椇木架屋者，其后一室之酒皆淡薄无味。乃余少时曾伤酒发热，取汁服之，反觉中满，是或味甘所致耳。鸩，毒鸟也。邕州朝天铺及深山处有之。其种有二：一大如鸦，黑身赤目；一大如鹗，毛紫绿色，头长七八寸。雄曰运日，雌曰阴谐。声羯鼓如，遇毒蛇则鸣声邦邦，蛇入石穴，禹步作法，石裂蛇出。秋冬解羽蛰穴，熏之出走，听弦而毙。以法取胆，著银瓶，倘染指指即断。用作毒矢，着人立死。鹄羽沥酒，犀角即解。凡鹄穴处必有犀，天地所以制杀机也。

苏郡某世业药材，精于辨别，同业咸推巨眼。同治间贾于沪，有航海客携犀角一箱托售，某开视，遂邀同市共观曰：此名天马角，伪物也。以此贩楚鄂间，可获利十倍，然杀人亦如之。余若不言，恐售伪者踵至，且虑嗣后无识者，害何底止。遂以百金易之，对众焚毁，客甚感愧。

冬季取大鯖鱼胆，入川贝末，悬壁间，俟干取末，以治咽喉之疾。而郦湛若《赤雅》又云：其胆治目，功比空青。鱼大胆小者上，鱼大胆大者次之，鱼小胆大者下矣。粤东花县渔者得鱼，到县亲剖官税，其胆始敢出市，闻私者杖，故其诗有"金环殉吉鹟，花县税鯖鱼"之句。今藤江所市者，皆以鲩胆灌黄藤膏伪为之耳。辨之不精，必见笑于鱼目矣。

杜诗："岂无青精饭，使我颜色好。"青精，一名南天烛，又名墨饭草。草用以煮饭色纯黑。《仙经》云：草木之正气与神通，食青烛之精，命不复殒是也。

《毛对山医话》终

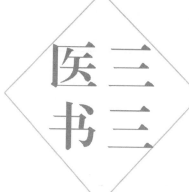

医学课儿策

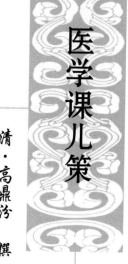

清·高鼎汾 撰

清·王泰林 注

提要

  是书为无锡高上池先生未刊之遗稿，经清季王旭高先生加注，社友周小农君录惠多年，前次第一集编辑未及刊入者。书用对策体以课儿之作搜为一帙，计三万言。无言不法，无法不经。盖为人父者，无不期其子之成，故与他项著作自有不同之处，学医得此教师有不成为国手者，未之信也。望读者回环三复，方知余言之不谬，尤望购者勿因书值之轻，而并轻其文也。

自序

岁癸卯，鼎汾年届五十，从事医学者近二十年，每临症喜穷究其所以然之故，求之不得，质之古人，以寻其极致之理，俾惬于心而后安。于是次儿斗机年长，欲与切磋斯道，用策学条对例，随问随答，以得教学相长之益，名之曰《医学课儿策》。将逐渐添补，逐渐修改，未敢以为定论而问世也。先录数篇，质之同人，倘得直谅多闻之友教所不逮，则鼎汾虽不敏，窃慕先贤蘧夫子之知非。谨录初稿之目如下。时道光癸卯中秋朔日，高鼎汾上池书。

温热一　温热二　温热三　痢疾　中风　虚劳　痉病　暑病　湿病　燥病　疟疾　喉痧　妇人　胎前　肺病

周序

　　有清以来二百数十年医术递变，由伤寒而开治温之道，以周、叶、陈、陈、薛诸氏为先，锡邑当宁、苏之冲，医学一门名贤辈出。嘉、道间，高锦亭先生造诣深邃，著有《疡科心得》，集《景岳新方歌》，邑志有传。孙文清公序而刊行。王氏旭高乃其门下士也，哲嗣上池，学博承其家传，研究治术内外并精，邑人称之。后学昔年与文孙研五遇，出示其令祖所著《医学课儿策》一卷，并谓策中间附旁注，为旭高先生诊余过从共相商榷所注。手录一过，想见当时教学相长，揣摩极精，非晚近浅尝者可及。方今欧风东渐，国学有沦胥之势，浙中诸名彦惧中学之失传也，续行《医报》，订行孤本，越州裘君吉生识高学广，实综其成，函来征书，亟录邮呈，当蒙称许，付梓问世，功非浅鲜。惟当此保存国粹之日，尤愿同志诸君相与搜罗征集，毋使名家著述或致湮没也可。

　　　　　　　　　　　　　　中华民国四年冬月
　　　　　　　　　　　　　　无锡伯华周镇小农谨识

医学课儿策

无锡高鼎汾上池著

无锡周小农参订

无锡王泰林旭高注

绍兴裘吉生刊行

问温病始于《内经》何条？仲景接言者几条？后人治温每与伤寒混者在何处？自汉以来论温病者几家？叶天士出而直接刘河间，以三焦论治而治温之法始详，其理安在？上焦之治不外肺卫心营，肺卫心营见证能详述欤？治肺卫者何方？治心营者何方？兼治者何方？中焦之病在阳明经腑，见证分别何在？白虎、承气变化几方？此外尚有何法？脾脏独不传欤？下焦之病在肝肾，宜详见证治当何方？近日治温多宗叶氏，叶氏之阙失者何在？吴氏之得失安在？与叶氏可互参欤？其详晰书之。

天有六气：风、寒、暑、湿、燥、火，惟火有二，曰君曰相。风湿与燥无不兼温，惟寒水与温相反。然伤寒者必病热，温病亦多矣哉。《阴阳应象大论》曰：重阴必阳，重阳必阴，故曰：冬伤于寒，春必病温。自汉以后，医家皆未注明，因以温病为伤寒伏气，遂以温病与伤寒同治由。其不知故曰二字从上句来也。若曰：冬日严寒重阴者必伤人之阳，而病在阳；春日大热重阳者必伤人之阴，而病在阴。故曰：在冬则名伤寒，在春则名温病，仲景《伤寒论》剖别分明，曰：太阳病，发热、无汗、恶寒、脉浮而紧者，曰伤寒，发热而渴、不恶寒者曰温病；发汗已，身灼热者名曰风温。然则伏气竟不病乎？曰温病之原有三：一曰伏气，指春温兼咳，温疟春初恶寒之病而言。二曰主气，《六元正纪大论》曰：辰戌年初之气民病温厉，寅申丑未岁以次而推，此客气也，若每年主气，春夏之交，时令大热，热气感人，岂无温病。三曰戾气，凶荒兵乱之后，与非其时，而有其气，皆曰戾气。戾气成瘟，沿门相传，又可所谓瘟疫也。明乎此，而伤寒与温病可以不混。宋元以来诸名家，不知温病伤寒之辨，如庞安常《卒病论》、朱肱《活人书》、韩祗和《微旨》、王实之《证治》、刘守真之《伤寒医览》《伤寒直格》、张子和《伤寒心镜》等书，每以伤寒之法治温病，用麻、桂等方于心不安，别立通圣、九味羌活、双解等方，甚至辛温药中加苦寒，皆非理也。近时论温病者张景岳、吴又可、喻嘉言三家。景岳以温病为伤寒，无足论。喻氏有火症断不至化为寒病之说，分晰极清，而亦用辛温辛热之药，是但能治春初伏气之温，而忘乎主气之温病也，又可直断温热之原非风寒所中，一以辟秽为治。彼当崇祯凶荒兵火之时，但能治戾气之瘟疫，忘乎伏气主气之温病也。两家详于治温者，各执己见，不能融会贯通，如此后之治温病者，将何从取法哉？幸也，叶天士出而剖晰分明，谓：伤寒从表入，自太阳经膀胱始，当从六经论传变。温邪自口鼻入，自手太阴肺经始，当从三焦论重轻。伤寒必困其阳，当温散以救阳，得汗而寒解。温病必烁其阴，当辛凉以救阴，得汗而温亦解。大纲之眉目既清，三焦之治可按部而理矣。试言上焦温邪，首先犯肺，逆传心包。肺主卫，心主营。肺卫见证：舌白、咳嗽、口渴、脉右大、微恶寒，甚则发疹，当以辛凉之品，轻则银、翘、竹叶、蒡、桔，重则石膏、知母、元参；心营见证：舌红或黑，神气模糊或见血，甚则见癍，当以清营之剂，轻则芩、连、丹、栀、赤芍，重则犀角、牛黄、麝、玳、紫雪，此皆上焦见证也。方主卫者，银翘散两方、白虎汤化三方；主营者犀角地黄汤，又合银翘汤、五汁饮、栀豉汤，清寒、清营、牛黄、至宝、紫雪，共约治上焦者十方。次言中焦阳明为市，病至四五日后必传阳明，而况平日积滞者最多积在腑，则温热亦引而传于腑，其见证：胸痞拒按，口燥，脉沉实，承气症也。然而变化者十余方，胃实肠虚，用大黄而去芒硝（为小承气）；胃虚肠实，用芒硝而去大黄（为柴胡芒硝）；肠胃实而不痞，轻用硝、黄去朴、实（为调胃承气）；虚者加三参（为新加黄龙）；兼上焦者，加瓜蒌、杏仁、石膏；兼心营者，大黄汤化牛黄丸；兼小肠，小便不通，大黄同芩、连、丹、地苦泄之液；涸甚者，硝、黄同元参、地、麦合用，名增液。皆承气变法也。若在经见证，脉必洪大浮躁，白虎三法外，又有竹叶石膏、化癍汤两方，此皆中焦见证化方也。若伤脾者必发黄，其病最急，茵陈栀子大黄汤急救法也。下焦之病见于肝者、痉厥见于肾者、烦而不寐治痉者，宜龟甲、鳖甲、牡蛎、阿胶等。治烦者，黄连阿胶、地芍共约十方，皆从定风珠、复脉、黄连阿胶数方变化。壮火盛者，不得用定风珠、复脉。邪少虚多者，不得用黄连阿胶。除虚痉，不得用青蒿鳖甲。若夫叶氏阙失在无消食消痰。盖温病初起，岂无夹食，当用保和之类；岂无胸满夹痰，当用陷胸之类者，叶氏方中独阙。而芳香化秽、甘寒生津二法，实足为温病死中求活之方。故吴又可能荡涤而短于养津，香化能治藜藿而不能治膏粱。叶天士能柔和而短于消痰，消食能治膏粱而不能治藜藿，此定论也。在今日读两公书者，去其偏而救其弊，何不可互参欤？

　　问：治病必先定病名，而后可按证立方。王叔和虽不能自立温病之方，而《伤寒例》中立温病名目九条，能一一分晰其见证欤！吴又可著《瘟疫论》，瘟温二字能详辨欤？温病始于上焦，能言其所以然欤？温病之因与伤寒分别处安在？明乎死症之所以然，而后可救其生。温病之死法有几？能历历详言之欤？温病不用麻黄发汗者曷故？而冬温病葳蕤法独用麻黄者曷故？何者为癍？何者为疹？能详其所生所发之源欤？或曰宜托，或曰宜化，能剖其宜托宜化之故欤？医家以实事应人之求，了然于心者，先当了然于手。

温病有风温，有温热，有温疫，有温毒，有暑温，有湿温，有秋燥，有冬温，有温疟，共九条。王叔和以一切外感叙于伤寒例中，悉以伤寒法治之，贻惠无穷。今按：风温者，初春阳气始开，厥阴令行，风夹温也；热者，春末夏初，阳气弛张，温盛为热也；温疫者，厉气流行多兼秽浊，家家如是，若役使然也；温毒者，诸温夹毒，秽浊太甚也；暑温者，正夏之时，暑病之偏于热者也；湿温者，长夏初秋，湿中生热，即暑病之偏于湿者也；秋燥者，秋金燥烈之气也；冬温者，冬应寒而反温，阳不潜藏，民病温也；温疟者，阴气先伤，又因于暑，阳气独发也。《瘟疫论》一书，又可特论瘟疫一端，瘟字从温之半，仍属热病，但只指厉气为病耳，不可以统治四时之温病也。试言温病起手太阴之故：夫天地一阴阳也，若在时节一寒暑也，而寒暑之成由风变也。自秋而冬，风从西北方来，乃凛栗之寒风，寒必伤阳。膀胱，足太阳腑也。寒邪郁遏阳气，而为头痛恶寒之伤寒。自春而夏，风从东南方来，乃解冻之温，风温必伤阴。肺经手太阴脏也，温邪郁遏阴气，而为咳嗽、自汗、口渴、身热之温病。故伤寒从太阳经肌表始，由表而里；温病从太阴上焦始，由上而下。一纵一横，而寒热之病情彰矣。故曰：水火者，阴阳之征兆也；南北者，阴阳之极致也。天地之阴阳和平，而万物生；人身之阴阳和平，而百病却。一有所偏，即为病。偏于水者病寒，偏于火者病热。烛其病在水也，温之热之；烛其病在火也，凉之寒之。各救其偏，以底于平，而医之能事毕矣。虽然不明乎温病，所以死之故，将何以救其生？夫温病死状大略不外五条：一曰火势燎原，血从上溢，肺之化源绝者死；二曰热入心营，心神内闭，内闭外脱者死；三曰阳明太实，土克水者死；四曰肝郁发黄，黄极则窍为闭，秽浊塞窍者死；五曰在下焦者，无非销烁津液，涸尽而死也。明乎此，病既了然于心，药可了然于手下矣。若夫温病发汗不用麻黄之故，可罕譬而知之。今夫冬令严寒，西北令行也。西北风为主风，见之不雨，风转东南而雨来矣。春夏温暖，东南令行也，东南风为主风，见之不雨，风转西北而雨至矣。人之汗，以天地之雨名之，夏令安得用辛温之麻黄发表之药乎？且夫汗也者，以阳气为运用，以阴津为材料。阴津有余，阳气不足，又为寒邪杀厉之气所搏，不能自出，必用麻、桂辛温味薄急走之药，以运其阳气而汗始出，故《伤寒》一书始终以救阳气为主。若阳气有余，阴津不足，又为温热升发之气所烁，而汗自出，或不出必用膏、知、冬、地辛凉甘润之品培养其阴津为材料，以为正汗之地。故治温病者，始终以救阴津为主，至葳蕤用麻黄，虽感冬时之温，仍有冷风外束也，故以石膏治温，麻黄达表，或温病而误发太阳经之汗，其人热甚，血燥不能蒸汗，温邪郁于肌表血分，必发瘫疹，不知手经本是逆传。手太阴病不解，本有必传手厥阴心包络之理，故温病中发疹者十八九，发瘫者十二三。瘫乃纯赤大片，为肌肉病，胃主肌肉，胃病也，赤为营色，故化以石膏、知母，亦可加犀角、元参，所谓主以咸寒佐以苦甘法也。若夫疹系红点，高起系血络中病，肺病也，当主以银、蒡芳香透络，薄、翘辛凉解肌，甘、竹、地、元参甘寒清血，一皆主以化法为正。彼吴又可出一托里举瘫法，用归、升、柴、芷、山甲温燥之品。当春夏阳升时更升阳气，能不畏其烁津液乎？此不通经文之过也，宜戒用之。

（一）论寒暑由乎风变及寒风伤阳、温风伤阴之故，询是特识。

（二）论温病发汗不用麻黄或用麻黄一节，理明辞畅。

（三）叶氏《温热论》中有琐碎小点淡红色，非属阴瘫即属虚瘫之说，似宜补托，如加减复脉之类亦托法也。若又可之托里举瘫、温燥升发，断不可从。　王旭高注。

问：温病上焦肺卫心营外，尚有何证何方？中焦脾胃外，尚有何证何方？下焦肝肾外，尚有何证何方？今人论舌苔较细，古人能分辨其见证欤？甘寒、苦寒、咸寒能分辨其当用欤？辛凉与香化用法，能言其故欤？古人每用败毒散起首，或陶节庵柴葛解肌，其宜安在？其禁安在？今人每用吴氏达原饮起首，其宜安在？其禁安在？白虎、承气、复脉三方之禁，能详言欤？小儿麻疹之类，与瘩疹同源欤？妇人胎前产后之温病，丹溪谓宜先补气血，景岳谓宜急清外邪内食，能独出手眼欤？平日明白辨之，临时庶应手用之。

上焦营卫外，有夹痰证，咳喘、苔腻、脘闷，宜小陷胸汤；有夹饮症，烦躁、面红、苔黄，宜大陷胸汤；有膈间症，舌微黄、寸盛、懊憹、欲呕，宜栀豉汤；痰涎涌甚者，宜瓜蒂散；有液涸症，口渴、白沫，宜五汁饮。中焦脾胃外，下后汗自出，下既伤阴，汗又泄阴，当复其阴，宜益胃汤；下后无汗，脉数，宜清燥汤加沙参、梨汁、牡蛎，懊憹、小便不利，宜栀子柏皮汤，渴饮舌燥、发黄，茵陈蒿汤；证未可下，小溲短，宜冬地三黄汤。下焦肝肾外，少阴心烦不得卧，宜黄连阿胶汤；阴中伏热夜甚者，宜青蒿鳖甲汤；瘀血，漱水、便黑者，宜犀角地黄汤；少腹坚满，蓄血，宜桃仁承气抵当；便脓血者，宜桃花粥；少阴胸满、心烦者，宜猪肤汤；咽痛者，甘桔汤；少阴咽疮，苦酒汤。

试言舌苔：舌绛不渴夜甚，乃入营的候（清营），绛而中心黄者，当气血两清（玉女）；纯绛鲜红，急涤心包（清营、牛黄）；中心干绛，两清心胃（化斑、元犀）；尖独干绛，专泄火腑（冬地、三黄）；舌绛而干，当濡胃阴（五汁）；绛而枯萎，急用胶黄；干绛无色，急投复脉。以上仍宜脉症合参。若舌绛，兼有白苔或黄白相兼，邪仍在气分；绛而滑苔，湿热熏蒸，忌血药腻补，邪必难解。若夫温家用方，经云：风淫于内，治以辛凉，佐以苦甘；热淫于内，治以咸寒，佐以甘苦。甘寒，如麦、地、石膏、梨、蔗之属；苦寒如芩、连、知、柏、山栀。盖咸寒保肾水而安心体（犀角、金汁），苦寒通火腑而泻心火（连、栀、黄柏）。甘寒则养胃液而保肺阴，加以芳香化秽浊而利机窍（麝香、冰片、郁金、雄黄），是从仲景温化之外立一凉化法门，搜剔络中之秽最为微妙。活人败毒散、柴葛解肌汤，是冷风外罩肌肉、温邪内伏于里，其症必先恶寒、骨节烦疼。立此法者，先去其新感之寒，再理其温。然而阴亏者宜禁，自汗者宜禁。若夫吴氏之达原饮，达募原之邪，其见症所谓厌厌慑慑、苔如白粉然，惟强壮实体者宜之，液枯者禁，火重者亦禁，白虎之禁，脉沉细者禁，不渴者禁，汗不出者禁。承气非实热蔽锢、血气俱结者，不可用。复脉之用在邪少虚多，阴虚欲痉、壮火尚甚者禁之。若小儿麻疹、瘄痧与温邪之疹无异，皆属热邪犯肺。但疹之限期最迫，只有三日。前人有痘宜温、疹宜凉之论，实为确见。惟温疹，更甚于小儿之风热疹，当先以辛凉清解，后以甘凉收功。今夫春升秋降，天地之常理也。况病温者，下焦之精气本虚，当春升之令，下虚之体再升，其少阳主气能无下竭上厥乎？治温疹者，忌麻黄、四河柳之辛温伤肺，尤忌羌、防、柴、葛之表散升提，误用必致喘咳欲厥。救其误者，仍宜用辛凉之品加苦桔、旋覆上升，下降甚则白虎加旋覆、杏仁。若癍为胃病已详言之，妇人胎前产后之温病，又当分别言之。朱丹溪曰：产后当大补气血，即有疾病，从末治之。一切病多是血虚，不可发表，是原于仲景亡血禁汗之条。张景岳曰：产后表邪宜解，火邪宜清，内滞宜消。此原于仲景小柴胡承气等法。是二子之论，不可偏废。然而产后自有妙法。妙法云何？手挥目送是也。手下所治是实症，目中心中意中注定是产后，识症真对病确，一击而罢。如病从上焦来，治上不犯中，药不可轻，须用多备少服法。外感已，即复其虚，所谓无粮之兵贵在速战；若畏产后虚怯，用药过轻，延至三四日后反不能胜药矣。如腹痛拒按则化瘀，喜按即补络，快如转丸。其六气为病，除伤寒遵仲景外，当于温热条中三焦救之，斟酌轻重而急用之，所谓另出手眼者不外是矣。顾产后热病之难，更有故。盖温经之药多能补虚，而补虚之品不能清热。此则复脉、三甲定风等法，能补前人之未备，而产后阴气大亏之热症，可相机而用矣。若夫类白虎一症，东垣用当归补血汤，是劳役伤阳气之的方，产后之妙法也。而胎前一切病，仍各从见症，应清则清，应下则下，断弗拘执，思过半矣。

（一）宜与叶氏《温热论》中舌苔一段合看。

（二）手挥目送四字妙妙。　王旭高注。

问：《内经》诸痉强直皆属于湿，其义安在？仲景治痉几方能举其要欤？今日之治痉可以通用乎？痉瘛痫厥四症，分别处何在？痉病之寒热虚实能历历剖分之欤？痉病亦有六气所感欤？俗传小儿惊风分明是痉，俗传产后惊风分明是痉，可一一详言之欤？此症为时邪，变症最多，当细辨之。

《内经》云：诸痉强直皆属于湿，此湿字，风字传写之误也。痉症现象皆风木刚强屈拗之象，湿性下行而柔，木性上行而刚，湿非无痉也，而湿字不能包括痉病方中，行痉书十八条，除《素问》《千金》二条外，其余皆仲景之言，其论脉二条，曰痉脉紧兼弦，曰痉脉伏坚直，皆风木之象，余十四条，风寒致痉居其十，风家禁下一条，疮家禁汗一条，新产亡血两条，皆内因也。明乎此而外感内伤皆能致痉其理灼然，何不可通于今日之治痉乎？痉瘛痫厥四字最宜分别。痉者强直之谓，后人所谓角弓反张，古人所谓痉也；瘛者蠕动引缩之谓，后人所谓抽掣搐搦，古人所谓瘛也；抽掣搐搦时作时止，数日数月复发，发则不治而自止者，痫也；四肢冷如水者，厥也，四肢热如火者，亦厥也。仲景曰：阴阳气不相接，故曰厥，《素问》谓太阳所至为痉，少阳所至为瘈。盖痉属水而瘈属火，一则因寒，一则因热，各不相谋也。大抵痉、瘈、痫、厥四症皆当以寒热虚实辨之。六淫致痉，实症也；产妇亡血病久致痉，风家误下，温病误汗，疮家发汗，皆虚痉也；风寒风湿致痉者，寒痉也；风温、风热、风暑、燥火致痉者，热痉也；俗传慢惊风者，虚寒痉也；阴液虚而本脏自病者，虚热痉也。后人皆以痉名，其实寒为痉而热为瘈。仲景刚痉柔痉之论，为伤寒者而言，未尝议及瘈病，故总在寒水一门，兼风则为有汗之柔痉。盖寒而实者也，除寒痉外，皆瘈病之实而热也，治痉宜用刚而温，治瘈宜用柔而凉。痉而兼瘈，水极而似火也。瘈而兼痉，火极而似水也，此其大略也。欲细分六气内伤之条目，先当明辨痉瘈之九大纲。九纲云何？一曰寒痉，仲景之太阳病，身体强，几几然，脉沉迟有汗者为柔痉，因其风多寒少而用桂枝汤加味。无汗为刚痉，属寒，用葛根汤，内有麻黄、桂枝，而不用麻、桂立名者，病已至阳明也。若冷风咳嗽致痉者，用杏苏散。一曰风温痉，即瘈症也。当阳气发泄之时，君火主气之候，轻则用辛凉轻剂银翘散，重则用辛凉重剂白虎汤。伤津液者，加地冬；神昏者，用芳香开膻中，如清宫牛黄、紫雪，愈后用三才六味，以复其津；咳者，用桑菊饮，此症最忌辛温。一曰温热痉，此其病发于夏至之前，六淫之火气销烁真阴而致此症，较前症重而多，治法一如上，但药之浅深轻重，视病之浅深轻重而已。一曰暑痉，其症发于夏至以后，其时二气发泄，邪之来也如奔马，其传变也如击电。如身热、头痛、项强、无汗，暑兼风寒，宜香薷饮。有汗者，用银翘重加桑叶，咳用桑菊，汗多用白虎，脉芤喘者用人参白虎，身重汗少，用苍术白虎，脉芤、汗赤、多言、喘咳、欲脱用生脉，神识不清用清营加钩勾、羚角、丹皮，神昏者紫雪、牛黄，势轻者清络饮。一曰湿痉，其症有寒有热，寒湿泻久作痫，五苓散或三仁汤；湿火入心包，清宫去莲、麦加赤小豆，重者紫雪、银翘、马勃、苇茎加滑、杏，寒湿苔白，经络拘急，桂枝、姜、附，余见苔黄手足疭者用黄连泻心亦愈。一曰燥痉，燥气化火销烁津液，本能致痉，证略似风温，正秋时凉风外罩之症，宜辛凉润，有伏暑则兼湿，宜苦辛淡燥气化寒胁痛呕吐法，用苦温佐以甘辛。一曰内伤饮食痉，即俗所谓慢惊也。必先由吐泻有脾胃两伤者，有专伤脾阳、专伤胃阳者，有伤及肾阳者，参苓白术、四君、六君、异功、补中益气、理中等皆可选用，虚寒甚者理中加丁香、肉桂、肉果、诃子类，因他病伤寒凉者亦同此例。一曰客忤痉，此则因惊吓而致者也。盖小儿神怯气弱，见非常物、听非常声或失足落空百中一二，如谓皆因惊吓而致则谬矣。其症发热面青、时为呓语、四肢蠕动，宜复脉去参、桂、姜、枣，加丹皮、丹参、犀角，补心之体配心之用，便结加元参，溏加牡蛎，汗多神不宁恐惧者加龙骨、整

琥珀、朱砂，然必得确情而后用之。一曰本脏自病痉，治此者
一以育阴柔肝为主。以上所谓外感痉，即今日俗所传小儿惊风
之痉也。以上所谓内伤痉，即今日俗所传产后惊风之痉也。盖
小儿易痉之故，一由肌肤薄弱、脏腑嫩小、变传最速；一由近
世不明六气，一见外感即与发表，既痉之后重用苦寒，虽壮男
壮女，误汗致痉者多矣。

寒为痉而热为痉，一语破的。　王旭高注。

问：湿温之病，其所由成者何因？湿温见症，以何证为提
纲？其不能速愈者何故？忌汗者何故？忌下者何故？忌清润者
何故？治当以何方为主方？上焦之变症何方？中焦之病何症何
方？其蔓延三焦之病亦分气血，治气分者何方？治血分者何
方？湿温并治者何方？病至下焦与温热病异处在在？当斡旋者
何方？此病今人混称瘅疟久矣，必须详辨明晰，庶几挽世
之谬。

暑兼湿与热者也。苍瘦而黑之人阴虚而火旺，感暑之热而
即发者，为暑温。肥白面黄之人，感暑之湿不即发，至秋后发
者，曰湿温。今人谬言瘅疟，其实皆湿温也。湿温所由成，湿
重热轻，热伏湿中而成也。其见症头痛、恶寒、胸闷、不饥、
午后身热、状若阴虚，而必以舌白不渴、脉细而濡、面色淡黄
为提纲。盖恶寒、身痛、头痛、发热，伤寒似之，脉濡则别于
伤寒矣。舌白不渴、面黄，则并非伤暑之偏于火者矣，此湿温

之的症也。湿闭清阳之道，则胸闷不饥。湿为阴邪，阴邪旺于阴分，故与阴虚同，午后之发热，湿性氤氲黏腻，非若寒邪之一汗即解，温邪之一凉即退，其症较之温病势最缓而实重，故难速已。世医不知其湿温，见其恶寒、头痛、身热，以为伤寒也，而汗之。汗伤心阳。湿随辛温表药蒸腾上逆，内蒙清窍，则神昏；上蒙清窍，则耳聋目瞑。不言湿症之所以忌汗也，见其中满不饥，以为停滞而大下之。误下则伤阴而重抑脾阳之升。脾气转陷，湿邪内溃，故洞泄，湿症之所以忌下也。见其午后身热，以为阴虚而用柔药润之，湿为胶滞阴邪，再加柔润阴药，二阴相合，同气相求，遂有锢结而不可解之势，湿症之所以忌清润也。治之之法，宜三仁汤，用杏、蔻、朴、半等先开上焦肺气。肺主一身之气，气化则湿亦化。用滑石、通草等分利下焦，此治湿之正方也。湿气弥漫，本无形质，最忌以重浊滋腻之药治之，愈治愈坏。其有热感肺胃营分者，咽喉阻膈而痛，银翘、马勃、牛蒡、射干。湿郁气分者，为呃，宣痹法，用射干、枇杷叶、郁金、香豉。喘促者，苇茎加杏仁、滑石，此皆上焦之变症治法也。中焦之病略同于暑病，不食、不饥、不便，由浊痰凝窍而痞，宜半、枳开气分之湿结，芩、连开气分之热结，杏仁开肺大肠之痹。若其蔓延三焦，舌滑微黄者，邪在气分，仍以手太阴一经为要领。盖肺与大肠一家，气化则暑湿俱化，肺能通调水道，下达膀胱。肺痹开则膀胱亦开。治肺而胃与膀胱皆在治中，此三石汤，微苦辛寒，用滑石、寒水石、石膏、杏、草宣气分之用，用竹茹通络，金汁、银花败暑之热毒而兼芳香之治也。若邪气久留，舌绛苔少，热传血分，用苦辛寒法，清宫汤加知母、银花、竹沥，以治血分，此暑病延三焦气血分治之法也。湿温化火，亦宜照此用之。若夫伏暑舌白、胸痞、自利、呕恶，湿之见症也，潮热、烦渴、汗出、溺短，热之见症也，热处湿中，湿蕴生热，湿热交混，非偏寒偏热可治，以杏仁、滑石、通草，宣肺、膀胱之湿，厚朴苦温泻湿满，芩、连清里止湿热之利，郁金芳香走窍而开闭结，橘、半化痰止呕，三焦之邪皆得分解，此湿温并治之方也。若病至下焦，湿邪深入厥阴肝、少阴肾，与暑温同法。若阴分大虚，则与湿热下焦病者同法。此外若正气误伤于药，邪气窃踞于中，锢结不解，攻补难施，须旋转清浊之法，则来复丹复阳于下，寒热相配，阴阳互济，有扶危拯逆之功。阴液与元气俱伤者，可用三才兼补其阳；若饮留胁下者，旋覆苏子霜、二陈，甚则控涎丹，此皆湿温与温热不同处，亦即斡旋之法也。而奈何今人混称瘅疟也，不知此症与阴气先虚、阳气独发之旨迥不相侔，谨明辨之，以俟有识者裁焉。

又有一种膏粱嗜酒体肥之人，时值春末夏秋，触染温邪与湿相抟，亦属湿温。　王旭高注。

问：湿之体质，何物能详言欤？仲景论湿十数条，多用温药，岂湿之体本寒软？抑别有湿热之见症软？湿之在人，有中有伤，有外感曰风湿，有直中曰湿痹，有内生曰痰湿，能条分缕晰其所以然软？湿在上焦伤肺之见证若何？应何治法？湿在中焦伤胃阴之见证若何？伤胃阳之见证若何？伤脾阴之见证若何？伤脾阳之见证若何？宜各详治法。湿在下焦伤肝肾之见证若何？宜详治法。试明辨之。

尝读《易》曰：水流湿，湿之体质水也。在天之阳时为雨露、阴时为霜雪，在山为泉，在川为水。包含于土中者为湿。在人则与肺脾胃肝肾合，以人与天地异出同源，土为杂气水为天一所生，无处不合者也。今人竞恶湿之病人，而不知人为倮虫之长倮者。土也，亦藉湿以为生长者也。故喻氏有瘦人以湿为宝之论，非探本者不能言仲景论湿十余条，其出方有四：桂枝附子汤、桂枝白术汤、麻黄白术汤、甘草附子汤。大都夹风之病多，其所谓风则冷风也，故多用温法。其湿痹一症留于关节者，以利小便为主，隐非五苓在于言下。其身色如熏黄者，属热，隐非麻黄赤小豆汤，甚则栀子柏皮汤、茵陈蒿汤在言下，其丹田有寒、胸中有热、渴欲得水一症，有泻心汤意在言下，斯三者皆湿热也，读仲景书可不明辨乎。或问中湿、风湿、伤湿之别，张石顽曰：山泽阴雨薰蒸之气，人气虚而冒袭者，曰中湿，脾肾受病也。其见证或身痛，或身色如薰黄，脉缓，治之以燥胜湿，兼利小便。汗出当风、湿郁腠理，名曰风湿，此膀胱与胃受湿也。其症恶风不欲去衣，支节痛，脉浮涩，治之以风胜湿兼取微汗。若水谷内蕴，肺虚不能化气，脾虚不能散津，或饮寒饮冷，或酒客中虚，内外相合，客邪既从表入、伏邪又从内发，此脾胃受湿也。其症或痞满，或呕吐、腹胀、便泄，治之以和脾胃，此外治湿之法。在上焦犯肺者，气不得化水反克火，肺病心亦病，救上焦者以开肺气、救心阳为主，《金匮》太阴中暍，身热疼痛，脉微弱，此夏月伤冷水，水行皮中所致，用瓜蒂吐之，此湿郁于肺之一证也。又寒湿伤阳、形寒脉缓、舌淡白滑、不咳、经络拘束，桂术姜附汤，此亦湿郁于肺之一证也。皆属上焦中焦之病，土最恶湿，治法不外开沟渠、运中阳、崇刚土、作堤防。若伤胃阴，则口渴不饥、潮热、得食烦加。复胃阴者莫若甘酸化阴，用麦冬、麻仁、白芍、首乌、乌梅、知母。伤胃阳者，呕吐不食、膈胀、胸痛、渴不欲饮、味酸变浊，加减人参泻心汤。湿伤脾阳，在中则不运，痞满，以茯、半培阳土以吸阴土之湿，厚朴苦温泻湿满，连以渗湿通草利水，若木来克土者，腹胀、溺涩、便溏似滞，四苓加厚朴、秦皮。湿困脾阳甚者，肢冷、苔灰、自利、舌謇、神昏，四苓加木瓜、草果、厚朴。若中焦痞滞者，草果茵陈汤，甚则面黄支冷阳虚者，茵陈四逆同服。若舌灰、脉迟、不食、寐者，椒附白通汤，皆所以治脾阳也。若脾阴为湿伤者，舌先灰滑，后反苔燥、大便坚结，治以连、芩、白芍、枳实、半夏。已上皆所以治中焦之湿也。若湿伤于下，邪水旺一分，正水亏一分。若跗踵者，治以鹿附汤升督脉之阳，佐以菟丝。独一味草果，清太阴独胜之寒以醒脾阳。俾地气上蒸，白苔可除。若脾败而及肾者安肾丸，以鹿茸补督脉，附、韭补真阳，芩、术渗湿，所谓釜底增薪法也。又有痿弱不振、肢体麻痹、便血者，芩姜术附汤及古方黄土汤。夫肾之真水生于一阳，治少阴之湿，一以护肾阳，使火能生土以化湿；一以泄膀胱之积水从下治，亦所以安肾中真阳也；一以升脾阳从上治，亦所以使水不没真阳也，此治少阴之湿也。若湿太过，水能泛木，木无生气，自失其疏泄之任。治厥阴之湿，复其风木之本性，便能疏泄，此治厥阴法也。皆下焦法也。

问：《大易》水流湿，火就燥二句之义能畅言欤？《内经》少秋伤于燥一句，后人遂疑燥不为病，得毋误欤？夫寒热燥湿皆有胜气、复气，燥病胜复二气能分别欤？喻西昌转补秋伤于燥二句有所本欤？自立清燥救肺法其用当在秋之何节欤？以此治燥法果该备欤？燥症之见于三焦者，何证分治者何方，能详言欤？燥病之变症能类举一二欤？《素问》有燥极而泽，能言其故欤？宋元明书罕言及燥，今人尤混，当细剖之。

圣人于乾之九五示人以后天太极之象，此一节当连读、急读，言下俨然有一活太极在目前。若分读则无意味，缓读则失神。理水、流湿二句有三义：既是水则自然流湿，既是火则自然就燥，一义也。水之流湿已有就燥之机，火之就燥已有流湿之机，又一义也。水不能流湿，有火为之宰而湿乃流；火不能就燥，因水为之烁而燥乃就，又一义也。医家明乎此二句急读之，故中藏三义之说。治湿当常目在燥，治燥当常目在湿。余曾于疮痒验之，东南风起则滋水淋漓，顷之风转西北干枯燥痒，此其证也。《内经》少秋燥一句，后人疑燥不为病，固属诞妄，而知论燥者如戴人云，休治风兮休治燥，治得火时风燥了。亦仅知以润药治燥，以清药治火，是治燥之复气而非燥之胜气也。复气云何？大抵五行之理，克之太过，其子必为母复仇，知冬伤于寒，其胜气是寒胜热，用麻、桂、姜、附治寒之胜气也。寒水剽火，克之太过则火之子为母复仇，白虎、承气治胃土，即寒之复气也。燥气亦然，燥属金，金属阴属寒，金能克木，克之太过，木之子火，也为母复仇而化火，故治燥之胜气属寒，治燥之复气属火。喻西昌补秋伤于燥，冬生咳嗽二句本《生气通天论》曰：秋伤于燥，上逆而咳，发为痿厥数语，其自立清燥救肺汤甘寒润液治诸气膹郁，诸痿喘呕之因于燥者，亦以治燥之复气而非治燥之胜气也。大抵秋分以前属长夏，伤湿之余气为病，秋分以后小雪以前，属阳明燥气为病。《内经》曰：阳明之胜清发于中，左胜胁痛，溏泄，内为嗌塞，外发癫疝，大凉肃杀，华英改容，毛虫乃殃，胸中不便，嗌塞而咳。据此经文，燥令必有凉气感人，肝木受邪而为燥也。《性理大全》谓：燥属次寒。知燥病属寒，与伤寒同类。经以寒淫所胜，治以甘热。此则燥淫所胜，治以苦温，用苦温、辛温解表，与冬令麻、桂、姜、附虽不同，和中攻里则一，故不立方。且如夏暑薰蒸肌肉潮润，冬寒肃杀，干槁燥冽，深秋气凉，肺金应之肌肤亦燥，火令无权。奈何诸贤皆谓属火，大相径庭也。知此，则喻氏此法但可治复气之燥，而不可谓该备也。欲求该备，先论上焦胜气为病。初感必在肺卫，清气分者桑杏汤，用桑、杏、象贝、香豉以化其表，用沙参、梨皮、栀子以清其本，咳者桑菊饮。如燥伤肺卫阴分，北沙参麦冬汤，用甘草、玉竹、桑叶、扁豆。清窍不利，用薄荷、桔梗、黑栀、绿豆衣、牛蒡、枯草。所谓火郁发之，如初寒咳嗽、痰稀、鼻塞、无汗，此诚燥之正病也，用杏苏散治之，皆治上焦法也。中焦之病，金能克木，木病与金病同见胸胁作痛，甚则疝瘕痛，以柴胡达少阳之气，即所以达肝木之气，合桂枝而外，出太阳加吴萸、川楝、茴香，苦温通降。若病在阳明里实而坚者有二法，脉仍短涩兼紧、面青，此未从热化也，用苦温下之，如《金匮》大黄附子细辛汤及天台乌药散加巴霜之类。如脉已数而坚、面赤、舌黄，参之他证皆见火象，此已从热化也，用苦寒下之，如三承气之类，轻用硝、黄亦可。病在下焦，燥气结于血分而成瘕者，无论男女，皆当以化瘕回生丹主之，经又曰：燥淫所胜，男子癫疝，女子少腹痛。故燥症中下焦病癥疝为多，所谓燥之变症也，亦自然之病也。然则变症其尽于此乎？未也，中燥之极重者，如霍乱、寒疫。盖风火暑为阳邪，与秽浊相参则为瘟疫；湿燥寒为阴邪，与秽浊相参则为寒疫。其证支麻、转筋、逆冷、吐泻，甚至反恶热、大渴、凉饮。经谓：雾伤于上，湿伤于下。此症乃燥金寒湿之气直犯筋络，由大络、别络内伤三阴脏真，所以转筋入腹即死。吐泻者，阴阳逆乱也；诸痛者，燥金湿土之气所抟也；渴思凉饮者，仲景谓自利而渴者属少阴虚，故饮水自救也；阴邪上逼，阳不能降，所谓戴阳也；喜凉恶热者，饮邪内踞，阳气无附，欲外散也；阴病见阳症，水极似火也。辨此症者，以当脐痛甚，拒按者为真阴症，治之之法以附、桂、椒、姜、草果、吴萸、良姜驱其内走之寒，保住阳气，乌木、降香、雄黄、薤白、丁、茴等芳香去秽，用细辛、石菖等以开其道，一面由真脏而别络大络外出筋经以达皮毛，一面由脏络腑络以通六腑外达九窍，俾秽浊阴邪一齐立解，所谓离照当空，群阴退避，今人以谓痧症，谬矣。若夫燥极而泽一语，以水为金子、土为金母故也，其病多见于寒湿伏暑门中，如腹痛呕吐之类，均苦温治燥之正法也。学者宜知湿有兼热兼寒、暑有兼风兼燥、燥有热化寒化，先将燥湿分开，再将寒热细细辨之，庶几胸有准的，而手下丝丝入扣乎。

问：疟疾之因何由，而发疟疾之理何书最详，能细述欤？

历来论疟何家最精，何方最妙，能缕述欤？温疟、瘅疟古方甚著，何以不验欤？痎疟、夜疟其说甚多，能辨其故欤？疟在少阳一经，其轻重深浅亦分上中下三焦脏腑论治，能分剖而明辨欤？外感有风寒暑湿，内伤有痰食瘀阻、有汗无汗、新久虚实，能条分缕晰欤？疟母、疟劳能详病因治法欤？其逐层条对，毋忽。

疟之因由于夏暑，疟之理详于《内经》。经曰：阴阳上下交争，虚实更作，阳并于阴，则阴实而阳虚，阳明虚则寒栗、鼓颔，巨阳虚则腹背头项痛，三阳俱虚则阴虚骨寒而痛，寒生于内故中外皆寒，阴气逆极则复出之阳，阳与阴复，并于外则阴虚而阳实，阳盛则外热，阴虚则内热，故渴而欲饮水也，此皆得之夏、伤于暑热。气藏于肌肤之内肠胃之外营气之所舍也，此令人汗孔疏，因得秋气，汗出遇风，及得之于浴水，遂闭汗孔，暑毒无从发泄，故气舍于皮肤之内，与卫气并居。卫气者，盖日行于阳夜行于阴，此气得阳而外出，得阴而内薄，内外相薄，是以日作。其间日作者，由气之舍深内薄于阴，其道远，其气深，其行迟，不能与卫气俱行，不得皆出，故间日而作也。读以上经文，明朗如月，后人著作不昌斯言矣（以上疟因）。惜无治法，不得不求之后贤，而后贤亦有精当之论，可与经文并行者，朱丹溪曰：无痰不成疟。疟由暑邪舍于营卫，腠理不密，复遇风寒，郁闭汗孔，郁汗成痰，寒热相搏，故为疟。其治法：无汗者要有汗，散邪为主，兼补正气；有汗者要无汗，扶正为主，兼散邪气。按丹溪补出痰字，所以易于缠绵。有汗无汗最当明辨于后，秦元宫曰：少阳胆为震，为乾之长子，诸阳所从，邪欲入阴而拒之，遂积于经，随气行少阳而与邪争，二阳三阳并而入内为援。由是外无阳而战栗，顷之阳从外出则大热，胜复之道也。间日一发者，战后两衰不能争，休息而更战也。按：此条可作经注。又曰：四序五行皆顺生，惟夏交秋为火克金，虽有坤土间之，热极忽凉，火未退而金受制。庚日为伏，是火未退而金潜伏也。立秋后金令当权，而木藉子之势不肯受制，于是金木相战。《易》曰战乎乾是也。疟病者，金木相战也。脉弦，木强之征也。然必有外邪交构而祸作。暑邪甚者党木，寒邪甚者党金。始则金先犯木，木火退而身寒；继则木出相争而大热，此其常也。木火强者木先犯金，先热后寒，变也。但热不寒者瘅疟，木火太旺，肺金束手无权，不得不用石膏、知母以泻其子，治法以助金为正理，以讲和为善术，柴胡疏肝，黄芩助肺金，甘草调和，半夏驱邪，而阴用人参、生姜补肺金为左祖，使相和而止，甚则膏、知以助金，归、桂以和肝。若虚人胃呕吐不堪，用人参、姜皮专补肺金，使木不敢交锋，大兵压胜法也。露一宿者，藉秋气之助金也。按：此条精当奇确，在诸家之上，能清其界（以上语诸家）。薛一瓢曰：疟邪皆得自夏秋浴水凄风，俞穴留邪与卫气相遇乃作。《内经》温疟论谓：冬寒藏于少阴，大暑用力而发，皆纸上空谈，仲景之白虎桂枝用之不见其撤热之功，反见营热烦躁之害，石膏徒足郁邪，桂枝反热其营，故不中病情。余制一方，治温疟、瘅疟颇效，名清疟饮，用青蒿、炒蜀漆、知母、花粉、淡芩、鳖甲、丹皮，取蜀漆苦辛引达疟邪，知、芩、花粉、苦盐清肺胃之热，鳖甲、丹皮、辛盐、清盐以破肝血，其症自愈，然不能速治，不可急，急则生变。按：此条知今日但热不寒之瘅疟，与古人方论不合，当另出心裁（温疟、瘅疟）。三日一发为痎疟，以气虚不能抵受暑邪，邪气深陷故也。先哲皆以大补元气为主，立斋用参、术、煨姜顿服即止，丹溪用大剂补中益气加煨姜亦妙。其有不效者因暑邪未清，先宜清暑益气汤，驱散暑邪，补养正气，再用温补。其病在脾肝肾，方详下焦疟中（痎疟）。夜疟者，诸书皆作阴分受邪，惟汪石山谓阳虚陷入，当用助气药加血药引入阴分，如四君加羌、防、柴、桂、升接三阳，芎、归、桃仁引入阴分以出还阳分。按：此条论夜疟，宜与分晰。三四发后渐入阴分者，从阳虚陷入，宜上法；若初起即发于夜，是阴分受邪，宜桂枝桃仁汤直散血中之邪。薛氏清疟饮、追疟饮亦治热入营中之疟（夜疟）。上焦之疟，舌白、浊饮、咳嗽频仍，寒从背起，名曰肺疟，最忌小柴胡，以肺去半表半里甚远，不得引邪深入，用杏、蔻、翘、桑、芩、滑轻宣肺气，无使邪聚则愈

（肺疟）。昏狂谵语、烦渴者曰心疟，加减银翘汤，甚则牛黄丸、紫雪丹（心疟）。中焦之疟变化最多，大约不外胃热脾湿两种。湿疟见疮，苍术、白虎加草果，此胃热也。胸中痞结，邪渐入阴，草果、知母、半、朴、芩、粉、姜、梅汤，此脾湿也。惟草果能治太阴独胜之寒，能升邪使出，朴、半助之；知母能泻阳明独胜之热，花粉佐之；姜、半开痞，梅、芩清热和肝，此从清脾达原两方化裁而出，实疟门之主方，用之善于剪裁可也。伤胃阴者味变酸浊，加减泻心汤；不复者麦冬、麻仁、白芍、首乌、乌梅、知母（胃疟）。脾疟多呕，热聚心胸，芩、连、枳、芍、姜、半；燥甚者，牛黄丸；脉濡腹满肢冷，露姜饮；呕吐噫气，腹鸣溏泄，参、姜、草果、青皮、陈、半；久不止者气虚，补中益气；偏热重者，青蒿鳖甲饮；少阳如伤寒者，小柴胡，热多加花粉，寒多加干姜；舌白、脘闷、肢冷、渴喜热饮，湿蕴之故，厚朴草果汤（脾疟）。下焦之疟皆三阴痎疟。在太阴脾者腹胀、不渴、呕水，温脾汤，草果、桂、朴、苓、漆、生姜；在少阴肾者形寒、嗜卧、舌淡、脉微，扶阳汤，鹿茸、参、附、归、桂、漆；在厥阴者痞结、气逆、欲呕，减味乌梅丸，术、附、参、橘、归。此皆下焦法也（以上三焦）。风疟，恶风、自汗、脉浮，桂枝羌活汤（羌、桂、防、草）；无汗加麻黄，呕加陈、半（风疟）。寒疟，恶寒、无汗、脉紧，麻黄羌活汤（即前方加麻黄）。暑疟，面垢、口渴、热退亦常自汗，白虎汤（暑疟）。湿疟，小便不利、骨节重痛而烦、胀满、自汗，渗湿汤加柴、芩，或胃苓汤加黄芩（湿疟）。痰疟，痰涎潮壅，二陈加常山、枳实、柴、芩（痰疟）。食疟，恶食、吞酸、嗳气、膈中不宽，平胃散加砂仁、草果、神曲、青皮（食疟）。瘀阻，即阴分夜疟之一种，桂枝桃仁汤（瘀阻）。久疟无汗，属气虚，宜扶元气，不宜散，虽属有汗，仍身疼怕风，此汗未彻，仍须汗之。初发多汗，当清暑疏风；无汗寒多，风寒未散，烦热多汗，暑热未清，气虚者，参、术、苓、芪，人参养营汤；血虚者，何首乌散（有汗、无汗、新久、虚实）。疟邪日久不散，私结营垒于肝木之部，名曰疟母，宜鳖煎丸。常在左胁结癖，其延久气血衰而寒热时作者疟劳，仍当从阴阳偏处调补。

问：滞下之病古称肠澼，后世名痢。痢字作顺利解，今以涩滞名痢者何居？其所以涩滞者何故？赤色者何故？色白者何故？赤白相兼见者何故？色黑者何故？色青者何故？纯血者何故？如浓血稀薄者何故？如豆汁者何故？如屋漏水者何故？自古论痢诸名家其精当可道者，能详述乎？诸家皆谓湿火，景岳、石顽独有寒冷一种，其故安在？厌食者曰噤口痢，时发者曰休息痢，当详所因所治，孕妇尤难，皆宜辨。

经曰：饮食不节，起居不时，阴受之则入，五脏填满闭塞，下为飧泄，久为肠澼。言脏气久滞不能运行，津液移于二肠而为澼积崩迫，阴气受伤所致也。审是痢疾，古名肠澼，今以痢名，传述之谬也。欲其所以滞下，所以五色，当求之诸名家。李东垣曰：饮食起居不时损，其胃气则上升，清阳之气反下降为飧泄，久则太阴伤少阴为肠澼，寒冷伤中而胀者为飧泄，宜温热消导。湿热伤中下浓血，宜苦寒疏利。风邪下陷，宜升举。湿热内盛，宜分别：里急者宜下，后重者宜调，洞泄肠鸣脉细者温收之，稠粘涩滞脉有力者寒下之。按：此条前注经而后统论痢病，最明晰。朱丹溪曰：赤痢自小肠来，白痢自大肠来，皆以湿热为本。按：此条明金色白而火色赤。王宇泰曰：胃有湿热拂郁不化，气凝注大肠成白痢，血凝注小肠成赤痢，二肠均受赤白并下，以大肠合肺、小肠合心也。初起实者必推荡之，通因通用也。如失下，五六日后脾胃虚，难胜下。白者平胃加楂、槟、枳、芍、芩、连、滑、曲、归、姜，红者芍药汤加桃仁、滑石、枳壳、青皮、苍术，以引血调气。纯血脉弦，风邪伤肝，肝主血，宜防风白芍汤；痢如豆汁者，此元气大虚，香参散加当归、粟壳；赤黑相杂者，此湿胜也。按：此条论痢甚明。薛立斋曰：久痢黄中带青，肝木刑脾土，宜补脾平肝，四君白芍；黄而兼白，子全母虚，宜补脾胃，用益黄散；黄而兼黑，肾水侮土，宜补土制水，六君加姜、桂。按：此条明青黑色之所以然。张景岳曰：痢起夏秋，湿蒸热郁，本乎天也。因热求冷，过吞生冷，由乎人也。气壮而伤于天者，郁热居多；气弱而伤于人者，阴寒为甚。寒者必虚，热者必实。按：此条似痢有阴寒一种。周慎斋曰：夏日太阴用事，过食生冷，积而不化，积久成热。发于秋者，阳气入里，攻之使发，治宜苦寒，燥湿涤热，佐以辛热，开郁达气，故曰：行血则便脓自已，调气则后重自除。又曰：肺主气，凝滞伤气，移热大肠，气凝涩而成白痢。心主血，郁热伤血，移热小肠，则血凝涩而成赤痢。此二脏二腑之积热也。若胃伤于冷物则胃寒，精气不输于脾，脾不能散精于肺，津液留滞于胃为胃积。症见呕逆、恶心、便色如桃胶、不臭、右关沉细而紧，当用朴、桂、萸、姜、木香；虚者附子理中，非二肠之积可比也。按：此条辨寒者属胃积，热者是肠积。又曰：色黑有两种。焦黑者，热极反兼胜己之化，芩芍汤送香连丸；如漆有光者，瘀血凝久，桃核承气汤。按：此条辨黑色更明。张石顽曰：刘、李、朱三家皆以痢主湿热，恣用苦寒，蒙害至今未已，曷知血色鲜紫浓厚者，信乎属热。若瘀晦稀淡及玛瑙色者，如阳虚不能制阴而下，非温理其气则血不清，理气如炉冶分金，最为捷法。余凡遇五色噤口及瘀晦清血诸痢，每用甘草干姜汤专理脾胃，肉桂、茯苓专伐肾邪，其效如神。腹痛后重加木香、槟榔以泄之；饮食艰进，兼枳实、焦术以运之；阴气上逆干呕，木香、吴萸以温之；呕吐涎水，橘、半、生姜以豁之；脓血稠粘，茜根、乌梅理之。按：此条合以温法。秦元宫曰：秋时肺金气欲降，而小肠有火，间不使达于大肠。小肠丙火克庚金，秋金燥，故腹痛后重而气不能通。正治之法，不过砂糖利小肠，莱菔汁以通大肠，加陈松萝茶四五钱以泻火，淡关头海蜇以润燥则愈。火甚闭结者，用槟榔二三钱，煎汤下黑金丸三四钱，或酒蒸大黄饭丸三四钱亦可。若其人肥甘过度，瓜果炙煿煎炒热毒遗积肠间，肺气敛降，随小肠之火而急奔大肠，则如被火焚，腹大痛、痢不休、烦躁口渴，急须芩、连、槟、柏大剂以救之。脉必数而有力，缓则肠胃腐烂。若兼发热脉浮者，必有外邪，用败毒散热服取微汗。兼疟者，先治疟。先辈脾传胃之说迂而未当，此症腹痛是丙火克庚金，与木克土不同，宜用通法，不宜芍、草、归等。若纯红者，热入血分，用凉血汤地榆、槐花、神曲酒炒各三钱，煎七分，藕汁一杯，砂糖调服。按：此条明白晓畅，胜于前辈。从来论痢皆属火，而石顽、景岳独言寒凉者，皆寒药误治而变之痢，非痢之本病也。因其始不急通大肠，而徒用栀、柏、芩、连，肠仍未通而胃已寒。或屡用香、陈、槟、朴，致火未除而气已大耗，未有痢疾起始而先虚寒者也。此丙火小肠闭塞而肾燥，肉苁蓉为对症之的药。他如恶心厌食者曰噤口痢，是湿热之气上塞于胃口也。若未下者脉有力，仍须大黄，下通上自宽也。若下过脉弱者，养胃汤，茉莉、扁豆花、连肉、菖蒲根、枳壳、粳米、炒黄米、绿豆皮、人参，用老苏梗乘热泡药，再隔煮三四沸即服。

渴者加连一分，银花露温服数杯亦妙。服此不愈者，胃气大虚，用升麻一钱、炒莲肉五钱、人参三钱，煎服，此治噤口症也。又如经年累月时作时止者曰休息痢，因兜涩太早，积未尽除之故，宜再投荡积之药，后调脾胃。如虚者，以调养之中微加消导药。仲景云：下痢已差，至其年月日后发者，以积未尽也。当下之，余用补中益气加肉果煎送驻车丸，多效。至如孕妇痢疾，里急后重，最为棘手，只用苏梗、杏仁、枳壳，不宜槟榔，黄芩可以重用，中气不和少加木香，重用砂仁，金银花露宜多服，不可缺也。若夫纯血，如尘腐色，如屋漏水，大孔如竹筒，唇如朱红，身热，脉大有力，四肢肿冷及呃逆者，皆不治。

问：中风急症也，先当分辨闭脱二症，若何见症？脱者何因？闭者何因？其次有中外风见症，有中内风见症，有风入肠胃见症，有风入经络见症，有类中风见症，有痰厥见症，有中暑见症，有客忤见症，又有无病忽然风发见症，以上十症各宜分别定方。此症风外惟痰，痰有从火化者，有从湿化者，皆宜明辨。又此症初病时往往不能言，切脉又为要务，当分别详细书之。

中风当先辨闭脱二证。脱者见症：口开、目合、自汗、遗尿、喘急，此由真阴本衰，不能外固其阳，加以忧思劳心，郁火既久，一值酒色过伤，或触大怒，于是坎中之阳与雷电肝胆之火一齐冲击而上，卒然颠仆，脾绝而口开，肾绝而遗尿，肝绝而目合，心绝则自汗，肺绝则喘促。急治之法用奠坤汤。此脱症也，犹地震山崩也，故不治者多，亦有一脏未绝，停七日而死者（已上脱症），外此皆闭症也。闭者手握、口噤、目张、晕眩、昏迷，此名中风。有外内之别。中外风者，有六经见证，脉浮、恶寒、发热、拘急、不仁，用《录验》续命汤，即大青龙加芎、归、人参也；河间小续命，即益以熟、附、黄芩、防己、防风；其夹食者腹满便闭，用三化汤，即小承气加羌活。此纯实症也，江以南极少间有之（以上外风）。中内风者，肝胆火郁，冲击于上，火盛风生，狂风勃发，其性刚急，气血大乱，风火由下直上，将胃中津液顷刻皆化为痰涎，壅塞上焦，痰因凝聚而心气混浊。难言者，舌本干燥也；昏愦者，气血内乱也；手足劲直或摇动者，风能烁真阴也；口眼歪斜者，风入经络也；麻痹不仁者，血痹不流也；半身偏枯者，经络无血也。此皆风从火出，所谓内风也，位在震巽，左关寸之脉必弦急洪滑或数疾；如木反侮金，右寸亦弦数滑大。《史记·仓公传》曰：迥风其脉滑，滑者内风发也。巽风大旺，自当以助金平木为要义，以养血滋木为正治，治宜缓风汤。若饮食未消而风逼则痰食交结而胸满作痛，先用盐汤探吐之。口不开者，胜金丹或侧柏叶汤（以上内风）。若内风入肠胃者，《金匮》有风引汤及侯氏黑散，取诸石属金、金能平木之义。

其冷食十日，俾药积腹中填塞空窍，治法高出千古（以上风
入肠胃）。若内风入经络及风息血不归经，筋被风燥，手足不
遂，半身偏枯，宜养血以润之，宜润枯汤及煮酒方（风入经
络）。若肥人素多痰湿，脉缓或沉涩，肢节重痛，手足筋软，
是痰湿积于络中也，宜桑枝汤（痰入络中）。又有类中风者不
可不辨。其人素多湿痰，忽然气逆痰塞，牙关紧急，是名痰厥
中风者，左脉浮弦。此症右脉沉涩，左脉和平，亦有脉伏者，
以胆星、木香为末灌之，后用顺气汤。若醉饱恼怒之后忽然昏
迷，右脉紧盛，急用陈皮姜盐汤，调以消食健脾之品（以上
痰食）。又有暑天闷倒，昏不知人，冷汗出，手足冷或吐泻、
喘满，是谓中暑，急用皂角末烧存性，同甘草、新汲水调下。
轻者香薷饮冷服，大渴大热者茅术白虎汤（以上中暑）。又有
飞尸鬼击、卒厥客忤或吊死问丧，忽然面青、错语、牙闭、口
噤、昏愦，是名中恶，急以苏合香丸灌之（以上客忤）。若夫
似轻而实重，毫无病苦，忽然一手一足重不能举，心神如醉，
少顷复常，其脉沉迟，非风也，是脾肾阳虚，胃中有痰，有时
不运，为后来脱症之根，急急用六君培养（以上阳虚）。此外
内风一种，内有痰从火化，心中烦闷，言语謇涩者，经所谓风
淫于内，治以甘凉。是症多阴虚瘦削之人，肝火郁热而生痰招
风，宜先服竹沥汤。脾胃热者，用地黄煎。若邪中经络与痰气
相抟，神暴昏、脉暴绝者，惟香药能达经隧通神明。然亦有寒

热之别。其脉沉缓，或迟或伏，须用回天再造丸或地黄饮子。有脉数大有力，或浮或滑，须用苏合香丸及至宝丹。同一开法有寒热各分，虚者以四君汤送（以上痰有火湿）。他如经络中有死血、湿痰留滞者，宜活络丹。此症名论最多，略举数家。喻嘉言曰：河间指火为本，东垣指气为本，丹溪指痰为本，曷不曰：阳虚邪害孔窍为本，而风从外入者，必扶身中素有之邪，或火或气或痰而为标耶，故挟虚者补虚则风去，挟火者清热则风去，挟气者开郁则风去，挟痰者豁痰则风去。按：此条笔最该括，然犹不敢别乎外风而言也。薛立斋曰：阳主气，以天地之疾风名之，不必外感而名风也。左半肝肾之居。肝藏血主筋，肾藏精主骨。精血枯槁不能滋养，故筋骨废。缪仲淳曰：南方质多柔脆，多热，多痰，真阴既亏，内热弥甚，煎熬津液凝结为痰，壅塞气道不得通利，热甚生风，亦致卒仆。按：此二条皆言内风也。张景岳曰：人之根本，真阴也。阴虚有二，阴中之水虚，病在精血；阴中之火虚，病在神气。阳衰则气去，神志昏乱，非火虚乎！阴亏则形坏，支体废驰，非水虚乎！以神离形坏之证，不求其源而治风乎，宜培养真阴以救根本。惟有实症者，但察其因痰因气，而暂开之。按：此条分明补阴为主。张石顽曰：中风之脉皆真气内亏，即南方属痰，总由肾气衰微不能主持，是以脉不能沉，随虚风鼓激而见浮缓之象。昔人云：中风脉见沉伏，亦有脉随气奔指下洪盛者。当知中风者多体肥痰盛，外有余中不足，加以房劳。初中气闭脉必沉伏，少顷气还脉见洪盛，皆风火痰湿用事也。大都中风之脉浮小缓弱者生，坚大急疾者危。盖浮缓为中风之本脉，兼紧则多表邪，兼大则多气虚，兼迟则多虚寒，兼数则多虚热，兼滑则多痰湿，皆为可治之脉。惟兼涩者为脉不应病，多为危状。以痰症脉涩为正虚气衰经络闭滞，难于搜剔也，所以中风之脉最忌伏涩，尤忌坚大急疾云。

问：虚劳一症，仲景《金匮》七方多偏重阳虚，丹溪多用寒凉，后人薛立斋、张景岳、李士材等多非丹溪之寒凉而是温补，又未必用仲景之方，今人遵用立斋、景岳等法，又未必效，其故何欤？夫病有寒热虚实，岂容预定，自宋元以来各家出入是非可详晰言之欤？近时名家治此病者能否有细腻沉着胜前人者乎？抑或另出心裁因症论治可补前人之未备乎？医贵实效，不必拘守前辈也，其细参之。

虚劳一症古今治法各殊，仲景七法卓然典型，其失精家少腹急、阴头寒、目眩，用桂枝龙牡汤。张石顽曰：人身气血全赖后天水谷滋生，水谷入胃，清者为营，浊者为卫。营气不营，上热血溢，卫气不卫，下寒精亡。营卫和三焦各司其职，而火自归根，热者不热，寒者不寒，水谷之精微输化，而精血之源有赖矣。以亡脱既愦恐下焦虚滑不紧，乃加龙、牡以固敛之，以龙骨入肝敛魂，牡蛎入肾固精，皆收敛精魂之品入桂枝

汤中，则为固蛰封藏之本药也。若失精悸衄腹痛，本方加胶饴
为小建中；里急为营卫枯槁，更加黄芪为黄芪建中，此皆后天
不足以调和营卫为主治。后人专用滋阴降火，未至于剧用此，
尚可挽回。若先天肾虚者八味肾气；虚烦不眠酸枣仁汤；干血
者䗪虫丸。惟薯蓣丸专治表邪不解、误用凉药伤犯肺胃、自上
而下之虚劳。秦元宫曰：仲景用建中复脉以扶胃而建立中气，
以胃为气血生化之原。其人稍见膈虚内热，神气不旺，以建中
未雨绸缪，桂枝和卫，白芍和营，调剂阴阳，而以饴糖、甘
草、大枣补胃土，以生姜生发多服，胃气旺而上升于肺，肺行
降下之令而生水，所谓地气上为云也，天气下为雨，山泽通气
之道也。故一则曰脉大为劳；又曰浮则无血，大则无气；又曰
脉极虚芤迟，从未闻数脉也，亦未闻兼咳嗽也。失此不治而阴
火上升，脉之迟者变而为数，火上弄金而咳嗽起，岂可仍用桂
枝。按：此条论仲景所治，非今日脉数、咳嗽、阴火上升之虚
劳也。后贤论治，或以谓补气者，当补肺之母脾；补血者当补
肝之母肾。又曰土旺而金自生，勿拘拘乎保肺；水盛而火自
熄，勿汲汲乎寒凉。东垣谓：人参补肺，气旺则四脏之气皆
旺，精自生而形自盛。白飞霞谓：多服人参，回元气于无何有
之乡。肺虚喘嗽者，并宜服之。王好古谓：肺热还伤肺。王节
斋谓：虚劳服参、芪者必死。按：古书如聚讼，愚以谓无脉证
而论治，犹无题而论文。宋元诸名家论理极是，施之实事皆属

似是而非，惟沈朗仲曰：阴虚多火之人，即感客邪，蒸热咳嗽，切忌羌、防、柴、葛表散，亦不可用桔、杏、苏、橘清肺止嗽，有积者忌消导，当静以养阴。亦属调停之见（以上论古）。大抵此症起于斫丧者，肝肾过劳，多亡血失精，强中阴竭而死；起于郁结者，内火烁津，多致血结，干咳，嗜食，发癥而死；起于药误者，脾肺受疾居多，多致饮食减少，喘嗽泄泻而死。此其大概也。治之之法：阴火刑金而咳，脉数，为内风生，生则气行急疾，一呼一吸或六七至，气急巽风用事，逼血妄行，或吐衄，或血去，而阴益虚，不独肺燥，胆汁亦枯。胆枯木将自焚，且肺既嗽，又能激动火势化液为痰，逮肺枯而痿生，水之源绝，潮热不休，安得不死。仲景曰：脉数者风发也，以饮食消息止之。至精至妙。实虚劳生死之关，趁其人胃气尚强以饮食补之，所谓形不足者补之以味。补气血，以肥鸭、牛肉之属；补阴如海参、鳗、鳖；补土如童雌黄鸡、鲫鱼、鳝鱼；清火则燕窝、蛤蜊；补肺猪肺、百合；健脾大枣、莲子。多其火候，恣意食之，不可过饱，恐脾难运化。食后徐步，服滋生丸一丸，俾心闲气静内火不生，久久食入，于阴气长于阳，胃气充足，上升于肺，肺能生水，脉数乃退，所忌发风、动气、生冷之品。此胃尚强时，饮食调补一法也（以上食养）。其或迁延日久，服药差误，大耗真气，中虚胃弱，食少不运，前法难施，议者多本壮水制火，知、柏苦寒，地黄湿滞，即苓、术亦苦燥。夫水从金出为天一之水，方能有济。金之所以能生水者，全赖脾胃之气上升而水可生。脾湿胃益弱，而肺金愈无土生。若用敛降，无论难降，即或火降，而气既下陷，酷日无云，雨安从来，过时复升，其火愈甚，皆不明水出高源、水泽通气之义也。盖脉数不除，风行不息，必无愈机。诊虚劳脉者，尽一昼夜间必有一刻其数少减，此正阴阳自为胜复之时，乘此投药迎机而导，否则寅初气注肺时服回风汤，入米芪露一杯。数服后，兼服丙辛汤及三合水汤，脉少减者，即是生机。盖此风与中风之风异，彼则阴霾昼晦，发屋拔木狂暴之风，此则夏日亢阳，东南熏熟之风。逆其势自西而东，则西方凉风至，而雨可望矣。故阳不上升者用柴胡左升以趋右？今当升右之阳以趋左，此又一法也（以上回风）。若夫虚火上升，面赤心烦，咳嗽口干，其脉寸盛尺弱，来盛去衰者，病又加进，先用导火汤引火下入小肠，静坐数刻，火从下降，降至丹田，乘火在下时服赤帜汤填实中焦，不使火得再上，是韩信拔赵帜立汉帜法也，此又一法也（以上赤帜法）。若血初见时，慎不可用酸敛止涩及生地之泥滞，恐血凝而瘀，须用黑金散降火去瘀最妙。若劳力内伤呕血者，活蟹一大只捣烂，温陈酒调服，此皆阴火上升而生内风之虚劳也（以上血症）。如痰中带血如丝缕者，是因咳伤肺也，用清肺汤；血从咯出者，从肝肾来，火犹未入于肺，急服镇火汤统治诸血；发热者，有三

阴阳虚劳，常服者有升阴养血汤、止嗽汤。常服金生丸，可引
肺气下入于肾（以上总治）。此外有发热昼夜不休，肌肤涩绝
无汗者，必有外邪未清，或误为补药所痼，用内托汤热服发汗
（以上夹邪）。又有骨蒸劳病，肌肤不甚热，按之骨间甚热，
其人善食而瘦，皮肤枯涩，无汗，大便结实，其脉沉紧数有
力，与诸虚劳不同，皆起于风寒外邪，日久蕴蓄而成，当用苦
寒大补阴之类，大忌燥热之品。盖其热在骨髓，亦不宜用升散
之，使其热炎灼于外。又诸虚皆系胆汁枯，则肝木之火无水
制，而风火大发。骨蒸一症，胆汁尤枯，用退蒸汤（以上骨
蒸）。又如每日先寒后热如疟，汗出而热始退者，桂枝柴胡各
半汤加胆汁二匙。此外有因血瘀而发者，妇人尤多，古人䗪虫
丸之外有麦煎散，今方黑金丸。若夫传尸瘵症，其症心中烦热
欲露体，覆之即闷，惊悸、怔忡、面无颜色、忘前失后，乃心
蒸之状，用传尸劳方。若骨蒸五心烦热者，清骨散。

　　问：烂喉丹痧见于仲景书否，此症宋元名家议论绝少，能
言其发病之故乎？或曰由乎司天，然燥令湿令俱能发病，主气
客气不一，其说能详说其所以然乎？顺症何如，逆症何如，初
起之治法当何如，中后之治法当何如，当清之见证当何若，当
下之见症何若，能详言欤？此症近来颇多。

　　家大人已立论在前，尤当扩充其意而详说之。

　　《金匮》云：阳毒之为病，面赤斑斑如锦纹，咽喉痛，吐

· 387 ·

脓血，五日可治，七日不可治。升麻鳖甲汤主之。此条经文与今之烂喉丹痧绝似，而治法则不可从，无论蜀椒、雄黄温燥不可服。亦思此症发于春夏，地气本升，不当再用升麻，因于温热，血中伏火不必更用当归，人所共知也。古书绝少今时盛行者，宋元名家多北人，而此病盛于江南也，从来论司天者其说不一，吾以为客气不足凭，当实求之主气与运行之令气。客气如先天之八卦，有定位而无用。主气令气则参互错综，随时而见。如今年春令，地气本温而多西北风，阴雨数旬，此太阴湿土令气加临少阳相火。主气病必见湿遏郁伏，烂喉丹痧所由发也。发之何如？因疫疠之气从口鼻而入于肺胃也。何以烂喉？湿热郁蒸也。如何为痧？与疹为类，是血络中病，与癍之出于胃者不同，当主芳香透络，辛凉解肌，甘寒清血。其后逆传心胞，仍不外乎叶老温热之旨。然一症宜分三种，风邪化热者治宜清透，湿邪化热者治宜清渗，痰火凝结者治宜清降。顺症初起，脉紧弦数，恶寒，头胀，肤红，肌热，喉中碎腐而痛，疹现隐隐。三四日后温邪化火，热盛痧透。五六日后，热甚，神昏，喉烂。此火盛逆传，内逼心胞见症也。七日后，热退，偏体焦紫，痧如麸壳，脱皮而愈，此顺症也。若逆症，一二日脉见细劲，身虽红痧不外透，神识已昏，语言错乱，气逆喘急，此由邪毒内闭肺胃，内闭则外厥而脱矣。治之之法：顺症一二日宜疏表，牛蒡解肌汤或银翘散，加消食之品，吹以珠黄散。

三四日化火，前方加犀角、羚角、花粉、石斛。五六日，见内逼心胞，症在营分，犀角地黄汤。有汗神清者，邪在气分，玉女煎加胆星、石菖、西黄药珠，甚则紫雪。中后之治法大都如此。其或便结燥实、舌干而黄黑者，凉膈散，即下法也。协热便泄、舌苔白腻者，葛根芩连。至于逆症，火毒内闭于肺胃，用鲜地四两捣汁，加金汁、梨汁、蔗浆更葛根芩连。至于逆症，火毒内闭于肺胃，用鲜地四两捣汁，加金汁、梨汁、蔗浆，更用鲜芦根煎汤，磨犀角汁，冲和紫雪丹，或珠黄散，要不外乎清开泄热为主。若夫不治之症，鼻塞流涕者，肺已伤，不治；合眼朦胧者，肝欲坏，不治；色白如粉皮者，气色败，尤属不治。盖元气虚者，不能托毒外出，毒且深伏，虽有清补化邪一法，究属难图，尚不如阴虚者可重用养阴泄热也。治详于温热症下焦篇中。家大人老年议论甚恶。夫清之太早者，以感风感湿未曾化火而先清，必有结毒发颐之变。善乎！祖鸿范之言曰：初起发热憎寒者，以透散为主，火郁发之也。恶寒已止，内蕴之邪火方张，以凉解为宜，若仍执辛散，火得风而益炽，肿热必增，当于先后次第之间随机权变，各中其窾要，斯为尽善。

问：妇人之病胎产为要，妊子之脉能分辨欤？男女之分可预测欤？试胎之法果孰胜欤？恶阻之因治之之法能详言欤？胎漏小产其因其治能详说欤？妊妇有头痛、心痛、胃脘痛、少腹痛、股痛、环跳痛、目赤、咽痛、甚至于跌仆损伤，能各举其证因治法大略欤？胎死腹中验法下法，亦附详焉。

经曰：手少阴脉动甚为妊子，阴搏阳别为妊子，身病无邪脉为妊子，尺脉不绝为妊子。夫尺者是少阴肾脉也。肾脉滑利亦见带症，惟与手少阴心动脉相应乃为妊子，无疑是即所谓阴搏阳别也。且血留气聚，胞宫内实，能无尺阴滑数乎？其与虚劳数脉分别处：胎脉数中有胃气，劳脉则兼弦涩无胃气也。然亦有中年赢妇细小而不数者，其微弱中必有隐隐滑动之象可凭也。辨男女之脉最难执，左大为男、右大为女之说，不有脏气偏胜者乎？闻之先业师曰：妇人背阴而面阳，其左男子之右也，右则男子之左也。所以丹溪谓是诊脉者左右手，此不可凭者也，惟两寸浮滑为阳脉，主男胎，两尺沉滑为阴脉，主女胎。庶几近之然。曷不辨之男胎三月动，而脐凸硬，腹如釜，女胎五月动，脐软腹如箕之为直捷也。瘀阻与胎混，不得已而用试法：陈酒调佛手散（归七分，芎一钱），待两时许，脐腹微动为胎，不动者为经滞。法颇稳当。恶阻者恶心，阻其饮食也。其故有二：一由胃虚，宿有痰饮而兼气滞；一由冲任上壅，气不下行。盖经血既闭，水渍于脏，脏气不宣通，故心烦愦闷，气逆而呕吐。及三月后胎渐大，子能食血，自无上逆之患。然而间有不恶阻者，何也？中宫气健，胃无宿痰，清浊自能升降，不令秽气上壅，自无恶阻矣。治法：虚者加味参橘饮

（温胆加参、木、归、藿、砂），实者小和中饮（陈、朴、苓、楂、扁、草），吐酸不止者二香（藿草、香附）为末（服二钱）。大约胃寒者加丁香、豆蔻、砂仁，脾虚有火加黄芩、山栀、竹茹。要不外丹溪两言：肥人多痰，瘦人多火。其法则二陈加减，须知此病不必疑半夏、茯苓二味为碍胎。胎漏小产由于气血虚弱者多，气虚则提摄不固，血弱则灌溉不周。而系胞者肾，腰为肾腑，腰痛则堕，不可不防。外此，则血太热而妄行。大凡暴下水者，胎必堕。若徐下者，可用补气安神治之。此症之脉宜弦牢滑利，忌沉细而微。其治视禀质所偏，阴虚内热者而用艾、附、白术、砂仁，温剂则阴愈消，如草木之无雨露，枯萎立见矣。阳虚内寒者，而用芩、芍，凉血则脾胃虚寒，气血亦弱，如果实秋冬少结矣。三月前宜养脾胃，四月后宜壮腰肾，此大法也。以泰山磐石山散为主方（八珍去苓，加参、断、芩、芪）。血热者加黄柏、阿胶，气寒者加艾叶、炮姜。然而胎漏一症，辨之宜慎。有妊妇血盛月信常来而不堕者，治之反堕；亦有孕妇脉见滑数、月事略少，至三四月止者。今人以为七月生，其实足月也。又有壮盛之妇前三月按月去血点滴者，苟无腰酸胎动，不须服药。此又当合形体论也。再世人一月堕胎者最多，其人好洁，日必举足洗下体而滑也。胎前诸痛，气虚、血虚、血热三种宜常目在之。而外感内伤，仍各宜分剖。如头痛血虚多火者，四物加减；感风者，加味芎归（芩、木、茶）；心腹痛或素有痰饮更触外感者，正气散；按之痛者积滞，保元；不痛者脾胃伤，六君；满痛及心，芩、术、芍三味；不时腹痛者血虚，熟地、当归二味煎汤服之；重坠者气虚也，补中益气；胁痛者不宜破气，童便和酒服之；少腹冷痛，小建中加炮姜；腰痛，环跳痛者，宜补；目赤、口舌咽痛者，凉膈亦可服；若跌仆伤者，胶、艾、芎、归加地。此其大略也。至如面青舌红母死子活，面红舌青母活子死，为验死胎之诀，一定无疑。下之之法：丹溪用佛手散重剂（归一两，芎七钱），要不若平胃加芒硝为稳。

问：胎前症，最多子悬症，多心腹胀满，以紫苏饮为主方，其故何欤？抑另有法欤？又有子嗽、喘咳、子肿、子气、子满、子烦、五心烦热、烦躁口干、子淋、子痫、胎压膀胱遗尿等症，更有吐血、衄血、咳血、便血诸症，其因其治可详言欤？夫妇科诸书似少专门，名家所作每见头绪烦多杂乱无章，如能条分缕晰，俾学者知各门用方之所以然，岂不善欤？

子悬者，怀子六七月胸腹满而胎上悬也。中于气郁者多，紫苏饮一方出许学士《本事方》中，自注云：有妇产数日，催生法不验，此必心怀畏惧、气结不行。经谓恐则气下，精神怯，法则上焦闭，闭则气还，还则下焦胀，气乃不行。爰制此方，服之即产，分明紫苏、川芎、陈皮、腹皮疏气舒郁，归、芍补血，参、草补气，皆佐使也。自注又云：兼治六七月子悬，数有效，亦疏气开郁之意。有热加芩、栀，胀甚加木香汁、归、术，名和气安胎饮。停滞呕吐加苍、朴，名加参平胃散；郁多者加味逍遥；子嗽者，妊妇外感风寒则咳，咳久亦易坠胎，古方用宁嗽散（苏、桑、杏、皮、知、桔、麦、草），亦有土虚不能生金者，归脾；有阴火上炎者六味，斟酌用之。以余所用胎前咳四五月不止者，橘饼一枚，松子肉一两，冰糖三钱，煎服甚效。喘由外感者，参苏饮。然火动而喘，孕妇最多，治不外二母、芩、冬，他若腰痛短气，脾虚则母令子虚，肾气不归元而上乘于肺也，生脉补肺益气汤，补脾须去升、柴为妥，子肿与子气名异而相类。子气肿下体，子肿肿上体，子满又名胎水，在五六月后，因胎大而腹满遍身浮肿耳。三症皆属脾虚，或因泄利耗伤，病渴多饮，湿渍脾胃，水渍于胞，胎易损伤，急治为宜。治法不外健脾利水四字，健脾用六君，利水用五皮出入，两方者利气之乌药、香附、紫苏，甚则加炮姜，古人用五皮，以白术易去桑皮。阎纯玺以为点铁成金手，可类推矣。外此，治水气有天仙藤（即青木香藤）散（香附子六分，木香二分，陈皮四分）。气虚加参术，血虚加归。《千金》有鲤鱼汤（重一斤者。橘一分，姜七片）同煮汁，入（术、芩、归、芍）同煎，虚加人参，此尤下水最捷法。子烦者，心惊胆怯，烦闷不安，由心肺虚热或积痰于胸，胎动不安，竹叶安胎饮为主方。君以竹叶、条芩、麦冬，臣以枣仁、远志，佐以四君去苓、四物去芍。渴加竹茹，痰积者以竹叶换竹沥、茯苓，躁甚热壅口干者加犀角、知母，气虚倍人参。又有因药多致烦不得眠者用知母二两，枣肉丸弹子大，每日参汤化一丸。又有口干不卧，川连一味、米饮调一钱。子淋者，小便淋漓涩少，因气血养胎，不及敷荣渗道，且胞系于肾，肾中虚热移于膀胱，安荣汤主之，君以灯心、通草、苓皮、参、术补气，归补血，麦冬清肺，去原方之滑石，恶其重镇而滑也，以石斛、山栀代之。如在脉微弱气陷者，大剂参、芪。类此者有转胞症，因小便不通，脐下急痛，此由饱食忍尿或忍尿入房，水气上逆，气逼于胞，屈戾不得舒张所致，非小肠膀胱病，当治其气，所谓胎压膀胱也。补中益气为主方，去湿者加油炒半夏六分，血虚加芎、地，急用盐汤吐提。又不若稳婆以香油涂手从产户托起其胎，俾溺之涨解为稳使。此症因虚。子淋之因火者不同，他如遗尿不知胎满之故，用白薇、白芍，酒调末服三钱。虚者同地丹服。子痫、口噤、项强、支挛、语謇、痰壅、人事不省、忽然卒倒，与痫疭同，不可作风治。多因血虚血燥，阴火上炎，鼓动其痰，主以羚羊角散（钩、枣、独），气虚加（参、芪、术），血虚加（归、芍、苓），有用南星（一斤，炭火炕，酒制合）、琥珀一两、朱砂五钱、猪心血为丸，服五十丸，参汤下。此方通治痫症，胎前亦宜。妊家诸血症自当作火论，然胎前宜清一语不可拘泥，当分晰其火所由来。第一辨虚实，实火宜清，其中又当分内外。从外感者，风热内郁所化（凉膈加归、地、茅、花），从内发者，肝经怒火（加味逍遥），膏粱积热，加味清胃（川、连、翘、丹、地、归）；郁结伤脾之火（加味归脾），虚火宜补，当分阴阳，有气不摄血者（补中益气），有阴虚火旺者（地、归、二冬、知母、陈、犀、草、芩、栀、术、苑），有肾经虚火（六味加芩、地），此口鼻血也。二便之血多湿热，便血（槐、榆、防、归、乌梅），尿血导赤加（山栀、发灰、阿胶、麦、味）。

问：肺病咳嗽为多，咳字嗽字何解，能分讲欤？咳嗽症不外外感内伤两种，能分别欤？外感不外风寒暑湿燥火六气，六气分见于四时，四时皆可以受六淫之邪，能各举其见证治法欤？内伤不外阳虚阴虚，阳虚者多痰，阴虚者多见血，能各言其见证治法欤？劳风一症，外感内伤并见，能举其治法欤？先业师论治病莫妙于剖析分明，愈细愈精，曷不剖分而详说之。

咳者何？谐声也，其音开口而出，仿佛亥字之音，故有声无痰曰咳。嗽则如盥嗽然，有物在喉，漾漾而出，故从口从欶。后人遂以有痰者谓嗽。然则咳嗽之病何从生？曰病有万变，要不外内伤外感两端。试言外感。外感者，风寒暑湿燥火尽之。而六者论其常，各主一时为病。论其变，则四时皆可以受六淫之邪。今且即风寒论感风咳者，鼻塞声重、恶风涕清，此证也，左脉浮弦，此脉也。而风之中又有辨，春则伤温风，肝木用事则伤肝。而有又中气中血之别，伤气者为卫（参苏饮、桑菊饮），伤血者为营（芎苏饮）。夏则为热风伤心胞（鸡苏散），或伤冷风者（香薷饮）；秋为凉风犯肺（败毒散），兼痰者（金沸草散）；冬为寒风伤肾（麻黄汤加减），兼饮者（桂枝厚朴杏仁汤），倘冬时天热而感寒风（葳蕤汤、阳旦汤）。惟秋冬有暑湿，如春夏无燥气。他如先伤风而后伤热为热之寒（葳蕤），肺热感寒为寒之热（金沸草散），嗽而痰出稠黏者脾湿胜（二陈），连嗽无痰者肺燥胜（清燥救肺），此皆外感咳嗽也。内伤则痰饮。阴虚两种：痰饮者多阳虚，浅者六安煎，有火者温胆；虚者金水六君煎，阳虚而不可攻者（玉竹饮子），有痰火者盐降法，喘甚者（降气合贞元）。他若阴虚者阴火上升也，胃气不清者（麦门冬汤），五更咳甚曾见血者（四阴煎），痰多而浓无胃气者（六君加减），痰少嗌干胃气未绝者（六味八仙长寿）。凡若此者，所谓隔二隔三之治，土不生金者，补脾木反侮金者平肝，火上刑心者治心，皆隔一之治也。若水不涵木，因而反侮金者补肾，即补肺；命门之火不能生土，因而土不生金者，补火即所以补肺。皆所谓隔二隔三之治也。此外又有劳风一门，古人所谓发在肺下，今俗所谓寒入肺底是也。其病浅者（秦艽鳖甲、黄芪鳖甲），病深者柴前梅连煎（《千金》法）。至于（芎、枳）之治寒久郁肺，主未化火者而言，若化火而兼络伤者，服之必见血。二母之治虚火刑金，主已化火者而言，犹（泻白）之泻肺之母也。咳嗽一门稍分其类，已成三十余言，此即剖析分明之道乎。他病可类推矣，而兼证兼方又用之无穷矣。

《医学课儿策》终

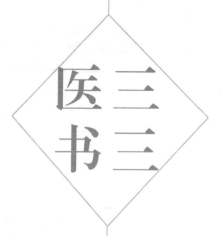

医书

三三

经历杂论

清·刘恒瑞撰

提要

　　中国医书欲求其别具卓见、学说不雷同者，实鲜见焉。京江刘吉人社友经验宏深、见解特异、著作等身，惜皆未付剞劂。本社在绍时，荷寄书稿多种，乃因偏隅之处，印刷未便，遂致鸿篇谠论湮没有年。现在书经付刊而刘君已先物故，濡毫至此不禁泪潸然下也。本书亦其遗作之一，所论多别开生面之文。读其书者，要知先人一言一句皆从呕心绞脑而来，未可等闲视之。

序

　　老马识途，以其经历多也。谚云：熟读王叔和，不如临症多。盖临症既多，其学问见识亦有从经历而渐推广者。故医家有医案之传，以为前车之鉴。然以医案传者，每有重复雷同之弊。兹将余二十年所经历诸症诊治之法，不拘泥古方古法而获效者列案于后，而以余心得之法作一论，以冠于前。案验虽多，仅记一二。凡无甚大异之案，一概删去不录，以免烦冗。所记皆新奇创解，未曾经古人道破者，以开后学之见闻，神而明之，存乎其人，青过于蓝，则幸甚矣。

著者识

目录

经历杂论

京江刘恒瑞吉人遗著
绍兴裘庆元吉生校刊

正名论

孔子云：名不正则言不顺。医方所载病名是也，其命名之理真伪混杂，专总不分，名不正故其言亦不顺，其治法亦难讲求矣。余故谓：必以正名为先，得其正名，然后知讲求治法。凡古书所载，如伤寒、中寒、中暍、中暑、伤风、中风、中恶等名，是正名也，是专名也，可以其名求其治法、用其方者也。忽又杂入疟疾、痢疾、类中风等名，疟痢是总名也。仍有专名在焉，如伤寒化疟则名曰寒疟也。可伤风、伤热化疟则名曰风疟、热疟也，可类中风伪病名也，自有其真名在焉。如血虚内风动，肝厥则名曰肝厥，或名曰内风可也；痰厥则名曰痰厥，或名曰中痰可也。乃不正其名，或以总名名之，或以伪名

·405·

名之，又或杂入一二正名专名者，昧者不知其故，见一名即以
一名门中治法囫囵治之，不效则曰吾照古法治之，非吾之过
也。此皆古人命名不清，不能点清后学眉目之故也。降至后世
其弊更甚，如霍乱，古之总名也，后人名之曰发痧，且有子午
痧、瘟螺痧、转筋吊脚痧、绞肠痧等名；小儿惊痫，古人之总
名也，乃后人又有急惊、慢惊、慢脾风、鲫鱼惊、蛾口惊、老
鹳惊、天吊惊、披弓惊、疳惊等名；翻胃呕吐，古人一症名
也，后人遂有胃家寒、噎膈、隔食等名。按：后人捏造名中，
惟胃家寒之名最正最专最切，惜无一人名胃家热者以对待之，
于是死于胃家寒者多矣，以其只知有胃家寒之症，有以胃家热
告之者必讪其妄，以未之闻也。此外更有各处方言不同，如苏
人患疟则名曰脾寒，南京人名瘟螺痧曰鬼偷肉，是更无理取
闹，像形随意命名，更不可从者也。今余以正名告后学，而分
别总名、专名，求其至当不易之理焉。今之人闻人有病辄问
曰：何病？内症乎？外症乎？则外症内症是总名也（外症需
外科，内症请内科）。内症中有二大总名，曰内伤，曰外感
（内伤五志，外感六淫）。可执此总名以治病乎？总名曰外感，
分而言之各有专名在焉，轻者曰伤，重者曰中，故有伤风、中
风、伤寒、中寒、伤暑、中暑、伤湿、中湿、伤燥、中燥、伤
热、中热之专名焉。感而不即发病，过后由里而发者总名曰伏
邪，故有伏风、伏寒、伏湿、伏暑、伏燥、伏热之专名焉，此

外感病之专名、真名也，可以其名求其治法者也。其有兼感两气者，则兼名之兼治之，可也。内伤之因于五志七情者，曰喜笑伤心，曰郁怒伤肝，曰思虑伤脾，曰恐惧伤肾，曰操持动作伤肾，曰色欲伤肾，曰悲泣伤肺。外此，又有气血痰食所生之病焉。此四者是六淫之渊薮，邪气所依踞者也，曰气虚（邪伤气，则气伤而虚），曰气实（初感则实），曰气郁（安按：六淫七情皆能遏郁气机），曰气复（安按：热病后血液大伤，气易复，血液难复，多变浮肿症，名曰气复），曰气急（呼吸太速，血难随之。安按：亦有邪壅气关，气逆而急者），曰血虚（安按：血不能配气则虚，有因邪伤者，有本质素偏者），曰血瘀（安按：血停经隧曰瘀），曰血涨（安按：血泛若水，贯注经络，曰涨爪。有红纹，一名血蛊），曰血溢（安按：溢泛于外也，阳络伤则血外溢，阴络伤则血内溢），曰痰结（安按：结，凝聚也。有寒气冰凝而结者，有火热炕干，烧炼而结者，有气郁而结者），曰痰核（有形之核生于皮内，推之移，按之酸者是也），曰痰饮（安按：痰有风寒燥湿火之分，饮者水也，痰饮者，稀痰如水也。有寒饮，有湿饮，有风饮，有热饮，有热燥极反泽之假饮），曰痰气流注（安按：流注者，痰气流于腠理膜内也，为肿痛，溃则难敛，亦有阴阳虚实之分焉。红痰属阳属实，白痰属阴属虚，其实皆阴邪也），曰痰痹（痹者，痹于四肢经络之外也。痰气痹痛，肌肉不仁，四肢胁肋常见之症也），曰痰阻（阻者，阻于脏腑之内也。如痰阻肺络，喉中拽锯声），曰痰厥（安按：痰火蒙蔽清明则厥），曰食积（安按：胃阳虚则不能腐食，或胃阴虚不能运食），曰食痞（安按：非谓食水谷而为痞，乃指幼孩食黄土、纸、布、砖瓦之类，最难消化，多成痞块），曰生冷伤脾（安按：脾土喜燥，最恶生冷之物），曰食腐浊不消（安按：腐浊者食化也，不消者不降也，有因肺气不开，有因胃气不降也），曰宿粪结滞（安按：粪在腹中，如舟在水中，须水液以载之，风气以运之。今曰结滞，其为无津液，或气郁可知矣），曰食复（安按：热病后重食助邪化热，湿病后重食阻遏气化，咸能复病）。此以上皆气血痰食所生病之名也。有兼六淫外感而生者，有口腹起居不慎、七情不适而生者，当因名分别求治焉。其余又有以脏腑经络命名者，如胃寒、胃热、肝风、心悸、脾虚、膀胱气闭、转胞、肺胀等类，皆以所受病之脏腑命名也；如阳明热结、厥阴伏暑等类，是以经络命名也，如此等命名取义，欲人知病所犯脏腑经络，分别用药引经，无张冠李戴也。其他如疟疾之名，则很病之总称也，以其至其日时而即病也，门类甚多。有六淫气血痰食之别，当分别求治焉。如痢疾则滞之下总名也，亦必如上，分别治之。推而广之，如发热、恶寒、呕吐、吐血、泄泻、遗精、怔忡、谵语、自汗、烦热、发狂、战栗、昏迷、抽搐、瘛疭、角弓反张、腹痛、疝瘕等类，皆非病之真名，实一病中之证候名也。以证候之浅深，知病邪之轻重耳。皆不可因名求治者也，必求其病之所以致有此证候之理，而后有治法焉。即《伤寒》《金匮》有阴阳易、百合、狐惑等名，亦诸邪皆有之证，不独伤寒为然也。亦当分别因何症之后传变而犯此症以治之也，使泥于古方投之不效，将如之何哉？亦必因症变化，别求方法以救之矣。若外症之名，惟曰痈、曰疽、曰石疽、曰脱营、曰病移、曰疔、曰疮、曰疖而已，此可以名求治者也。其余有以穴道部位名者，欲人知分别用药引经也。有以形像名者，如杨梅疮、蛇头疔、鱼口等名是也，此不过状其形症而已，至于治法则虚实互异，阴阳不同，湿火迥别，《外科》《金鉴》《正宗》亦皆详言之，特未尽其旨耳。兼考本论后疔疮、痈疽诸辨症法自得之矣。故欲后学了然无疑，点清眉目，必以正名为先，名正而法亦随之正矣。慎勿为古人伪名、像形之名、总称之名、证候之名所惑也。

疼痛辨

近世医者遇疼痛之症，莫不以通则不痛、痛则不通二句定案，所用之药无非芳香辛通，破血行气之品，岂知痛有虚实之别乎？实痛由于气血凝滞，痛当拒按；虚痛由于气血不足，痛当喜按。此理在稍有学问者莫不知之然，其中犹有一至理焉，予亲历数症而得之者也。以痛生于血气，有血瘀、气虚、气不足以行血者，痛喜轻按，重按之则痛甚，必待推揉之而后减。法当补气以行血，其脉必举之不足、按之弦滑而长兼牢者也。有血虚、气郁、血不足以配气，痛喜重按，轻按之毫不减痛，当补血配气，其脉必芤涩而大，按之若按破芦管状者是也。更有六淫所生之痛，治六淫即治痛也。惟虚热之痛最易惑人，但补虚则痛甚拒按，但清热则痛甚喜按，必清补兼施方可，清补之中有偏胜亦如是。变法当随症变化，加补加清，平而后已。凡六淫之痛，皆有虚痛实痛之别，虚者正虚，实者邪实，治邪则正虚，补虚则邪实，故痛之喜按拒按不能不因药而变也。正虚则邪陷，扶正即所以捍邪，使邪得以外解也。即用治邪之药亦必正气助力，而后邪乃外解也，非徒恃攻邪之药可以祛邪也。倘正气不能捍邪，虽用攻邪之药，邪不解而正反伤矣。如用兵剿匪，军粮不足，兵必变而为匪矣。正气者兵粮也，善用兵者必先屯粮。善治邪者，必先养正。其有邪实正虚之症，不去邪，正不得复，不养正，邪不能解，妙在去邪不伤正，扶正不助邪，斯得法矣。

外症之痛，未溃脓为实痛，既溃脓仍痛，为虚痛，人皆知之，殊不知亦有未溃脓，正气不胜毒气之虚痛，亦有既溃脓，毒气仍实之实痛者，不可不知。

马队营总延寿民肺俞穴生红饼，其大如顺治钱，其色鲜红如洋红棉胭脂，有白头在中，痛彻骨，觉衣裳压之，若不胜其重，不能得脓。予曰：肺气虚也，因以独参汤进伊服，党参至八钱，一剂独用，一服痛减，三服得脓，服至收敛方已，并未用别方。

诸痛论

古人谓通则不痛，痛则不通，盖为实痛而言。若执此以治诸痛，则谬矣。今将余历治诸痛而得效者，为业医者备陈之。夫痛亦各病中之一证也，必详其所因而后治之，始无差谬也。痛之名目不一，有少腹痛、胁肋痛、脐痛、大腹痛、胸脘痛、膈上痛、天府痛、头角痛、巅顶痛、眉棱痛、太阳痛、颊车痛、咽喉痛、项脊痛、肩胛痛、腰背痛、髀骨痛、肘臂痛、手腕痛、腿足痛、周身筋骨痛、痞块痛、走窜痛、流注痛、疔疮痛、痈疽痛、足跟痛、溺管痛、疝气痛，此以上皆痛之名也，而非痛之因也。若问其痛所因，总纲则有虚有实，有半虚半实，有阴虚阳实，有阳虚阴实，有阴阳皆虚。有阴阳两实。阴属血分，阳属气分。气血何以有虚实？当辨其外感六淫是何邪所伤？内伤七情是何脏受病？更有不内不外，乃人事之乖者，如跌打震动、刀伤失血等类，此所以致痛之因也。辨之之法，全在切按二字详细工夫。内症之因于六淫者，如寒从上受，发为太阳表症，则头项痛，太阳痛，头痛如劈，脉浮紧，无汗，表散之则愈。寒从中受，发为胸脘胁肋痛、吐水，甚引背痛，脉弦迟而紧，痛绵绵不已，无止息无松紧，喜热手按摩者，温中散寒则愈。寒从下受，传入三阴，发为脐腹疝瘕痛，甚则如奔豚上逆，痛有定所，痛若筋牵引，无止息无松紧，爪甲青白，甚则厥逆、肢冷，喜热熨者，急温足三阴则愈。阳明燥金胜气兼寒化者，其症相若。燥金本气之痛，症相似但脉象弦涩而短，善伤血分，血虚人易患此，法当温润。有燥结者，当温润以下之，若将化火，其脉兼数，当平润以和之。风痛者，善走窜，痛无定所，血虚人多患此，其脉浮大而缓，按之芤，此肝血亏虚，经络隧道空匮，血不配气，气行太速之故。古人以内风名之，脉不甚芤者，养血祛风；芤甚者，当填补血液。湿邪流注而为痹痛，多手足四肢症，当宣气化湿以胜湿邪。若郁于内而为脐腹胁肋痛者，痛有止息有松紧，绵绵难愈，多太阴脾症，其脉缓，法当宣燥调气。化暑热之兼湿者，当先从湿治化热，而后从热治之。热症头痛如裂，胸膈痛如夹，胁肋痛如胀，脐腹痛如吹，爪甲红紫，痛有止息松紧，其脉数，法当清热。若夫七情狂喜大笑，心脉震动，火气赫曦，血散四旁，当胸而痛，其脉洪数，法当酸敛。大怒伤肝，木气奋游，血液妄行，经络震痛，其脉弦劲，按之芤，法宜甘酸以缓之，微辛以和之。哀郁伤肺，气机阻滞，胸膈隐痛，其脉结涩，法当宣畅气机。小郁者，芳香宣达。大郁者，则中气受伤，法当寓宣于补。思郁伤脾，木气遏郁，脾气不舒，胁肋脐上隐痛，饮食不甘，其脉结而涩，往来不利，见于右关，左关弦细，法当芳香醒脾，甘酸柔肝。恐惧伤肾，腰髀虚痛喜按，法当甘咸补肾。色欲失精，劳心失血，血液枯槁，经隧空痛喜按，始则腰脊，继则项背，甚则随处皆空痛而喜按，当用血肉有情填补精血。盖虚则喜按，实则拒按。气虚轻按不痛，血瘀重按则痛，揉之痛减。气实血虚轻按痛，重按不痛，久按之乃快。更有虚极反实，发为伪癥瘕者，喜按；发为石疽脱营者，亦拒按也。其脉弦劲无和滑之象，按之则芤。外症之红肿高大者，起尖顶必焮痛，脉必数而有力，阳毒也，必清解消散之。胀痛者，浓汗已成，中顶必软，可溃之，去腐生新。已溃而反痛增者，虚也，脉必虚芤或散，当补之。漫肿无头、不起尖顶、日痛轻夜痛重者，半阴半阳，当用回阳法，使归于阳而后泄之、溃之、提之、托之。皮色不变、塌肿无头、痛而兼酸，全阴也，始终以回阳法治之。已溃而平、烂蔓延、紫晕红开、痛不胜衣、虽薄绢衣压之觉有多重者，虚甚也，急宜峻补气血。跌打不破者，多血瘀气滞，当行和。刀伤失血者，气血两虚，当平补。其色证形象，即虚实二痛之师鉴也。天府穴痛、足跟痛，肺痈、肺痿二候也，亦当察其所因而治之；疝症属肝，有气疝、血疝，有虚实六淫之别、七情之分，亦如上法以辨之；溺管痛，有虚实，当通利，当滋补，亦如上法以辨之。兹不赘述。

虚痨真伪辨

世人以痨瘵之症为必死者，多死于庸医之手也。遂致因噎废食，坐而毙，相习成风，良可慨矣！而医家见此症亦推辞不治，或见勉强之则必曰：另请高明斟酌，以为谢过塞责地步。嗟呼！操活人之术者，安可不求其生乎？使求其生而不得，然后彼死于病，而不死于我也。余少时，凡遇人不敢治之症莫不勉强以求其生，苦索深思，务必欲于无治之中得一治，法投之间有一二不效者，必深以为己责，抑用药未尽善欤？抑辨症未确的欤？抑病人服药未如法欤？必求得其法而后已。念年以来，声名虽因之不振，学问则因此而增，知虚痨之症除古人所论五痨七伤，而犹有似痨非痨者几种存焉，故虚痨真伪不可不请求分别以施治也。兹为后学敬告之，古人所论五痨者，五脏自生之症，五脏中有一脏败坏也，故有心痨（计会撑持竭尽心血）、肝痨（郁怒伤肝耗血）、脾痨（思虑歌读，饮食伤脾）、肺痨（咳嗽多言，喘促多痰）、肾痨（房事失精，恐惧伤肾），五痨之目焉；七伤者，七情所伤也，仍不外五志五脏之治法也。痨病之所以难治者，因七情而伤其无形之元气。元气无补法，医道所不能到者也。如有此能便是回天妙手，天地是我做矣。若无形之元气未受大伤，仅伤有形之精血，虽曰七情之病较难于六淫，然余尚可设法以救之，法载七情篇中。然此五痨七伤真痨，其不兼六淫者，皆五脏自生之病，其来势也缓，其成功也徐，非半年一年之久，不致有性命之危。苟初起之时，遇明医治之便不致增重矣。若似痨非痨，有兼夹六淫伏邪者，或本非痨病，实因六淫伏邪为病，状似虚痨者，其病反速于真痨。俗传百日痨病大约皆似痨非痨者也，有伏淫似痨者，有伏暑似痨、伏热似痨者，有痰饮喘咳似痨者，有疟疾久而不愈似痨者，有伏风在内咳嗽似痨者，有伏燥伤阴似痨者，兹将真痨伪痨案验列后。

余未冠时，家严每戒余不得妄治人病。而余每见有待毙之症，辄技痒多事，偶有效者，辄相传就余诊。一日，有患噎膈老妇复诊，偕一少妇来。少妇颜色鲜媚动人，并无脂粉，老妇诊后少妇戏谓余曰：先生看我有病否？余诊得两关细弱，因谓曰：肝脾两虚，痨将成矣。午后至夜半当寒热，五更汗出，心悸，心窝如凉水，饮食不香，天癸愆期久矣。少妇惊曰：先生何以如见乎？予家寒无力医治，先生虽洞见病情，奈我连药资难得，惟待毙而已。余劝之曰：煎剂多费尔用不起，以余观之有二百文即可愈矣。少妇曰：何太容易？何太便宜？余曰：请试之便知不谬。少妇喜请赐方，余以二丸各四两与之。早服六君子丸三钱，淡姜汤下；晚服六味地黄丸三钱，淡盐汤下。药尽病痊。

逾年，少妇又偕一中年妇来诊，余见中妇脉两关弦长而迟缓，左寸芤涩，舌白滑，两颧微红，咳，余曰：痰饮停于中宫，隔断心肾不能交媾，夜间咳甚，所吐皆白沫，寒热，大汗如水，传尸痨成矣。头上当有红发三根，取下焙灰服之。因用六君子加黄连、官桂、桃仁、明雄少许与之服下，夜间得寐，次日早起作呕，吐出痨虫一，长二三寸，红绿花色。又来复诊，遂去桃仁、明雄，命服二剂后，用六君子丸收功。后来谢曰：予家六口病此而死，惟予一人赖先生独生，恨不早遇也。一同学生员李，苦读用功，家计亦绌，心肝血耗，至暮夜骨蒸，天明盗汗，予见脉芤涩而弱，因用猪腰子汤加忘忧草煨食，每夜五更时嚼龙眼肉二五枚，随津细咽之，半月愈。

一邵姓，肾虚成痨，咳嗽失音，坐必曲身而后能寝，且痰甚多，诸医药以化痰补脾补肺滋水之品皆不应。余偶过访，见其面色鲜洁，黄白无滞色，虽形消骨立，尚可救治，请脉则芤字一字而已，因劝之曰：药不可服，痰不可化，愈化愈多，脾不可健，愈健脾死愈速也。经曰：精不足者补之以味，凡有气之药闻之即吐矣。宜不服药，以留胃中未亡之阴为能饮食地步，但食猪腰子汤、生鸡子黄盐水海参汤与猪肤汤，或羊肉汤、羊肾汤间日配搭用之，自可活命。若再用药肆中物必不可救矣。邵从余言，服食半月已能行走上街买物矣。后忽耳某明医名，从其弟数十里同往就医，数日回家不起，不可救矣。以上真五劳也。

伪劳。一乡人，午后发热，状似阴虚劳瘵状，余诊其脉缓，曰：伏湿，似劳非劳也。藿香正气散加滑石，三剂愈。

艾竹楼嫂，日晡寒热，胸闷腹胀，天癸不调，四肢倦怠，腰痛。王锡仁治之十余日不解，后告其邻曰：艾嫂劳瘵已成，嘱不必治矣。艾嫂闻之，请竹楼哀哭托孤，以为必死。竹楼笑曰：焉得有如此速死之劳病，此症刘吉人治之如反手耳。因请余治之。余诊其脉两尺长大，两关虽细弱而涩，而右关重按之有力，余曰：伏暑结于阳明也。以青蒿鳖甲加蒌、贝，与之二三剂，加调味承气法微下之，七剂而愈。

朱霞村外室，湘产也，偶感风咳嗽，润医不知湘江地土，犯柔润之弊，遂加剧，每日吐白沫一二盂。霞村遇余于途，沾饮后因曰：敝室劳病已成，万难全活，昨卜吉凶，需路遇良医方可救之。见余执《扁鹊心书》，喜曰：吉翁用心此道，敝室救星也。因同至其家，见其卧蚕浮肿，久卧床席，脉则双弦迟缓，舌润白，余曰：水饮、寒痰凝结中宫，卧必咳喘较甚矣。因以苍、朴、桂、附、苓、术大剂与之，一剂较愈一剂，五七日能起床矣。后水去，脉芤，血虚象见，加甘温补血，如桂元肉、鹿角胶、阿胶等类，实土补血收功。

辨浮肿鼓胀

古法所载，如脾虚湿肿、肺虚气肿、血瘀成胀、水溢为肿、风入腠理、头面痒肿、大风疠疾、周身浮肿外，仍有温热之气复为肿，鞠通已载于《杂说》矣。又有一种未经古人言及者，则阳明伏热传变为浮肿是也。夫肿胀亦一症之形也，见肿胀者当求其致肿致胀之因，而分别治之。尤奈近世医者皆认为脾虚湿肿，张冠李戴，妄为施治，能勿夭乎？兹将各样浮肿鼓胀之诊治分别之法，细详于后。

湿肿由于脾虚。脾阳不旺，不能消有形之水液，湿气泛滥，弥漫中宫。必先食不香，饮入辄胀，四肢倦怠。脾土濡润胀大，土濡不能克水，不能作堤岸之功，而肿势成矣。及其肿也，势亦缓缓而增，不甚骤急也。其人面色黄暗，肿处色亦黄暗不鲜洁，始则不甚光亮，继则肿极，方见微有光亮，其脉缓无力鼓指，其爪甲甚不红，其舌质淡，其唇之四白微浮，不起棱角。治宜培土，宣气化，调水道。

气肿，肺病也，先喘后肿。由于肺之燥金本气不足，燥不胜湿，肺之津液痰涎有余，涨满肺络，肺气不安，格于外而为肿也。其人面色浮白，显于黄暗之上，额上白如浮粉，目下微浮，脉气口缓大如散而不聚，不能鼓指，治宜培土生金，复其燥金之本气。

血瘀致肿胀大腹者，乃二阳之病发心脾，不得隐曲，女子不月，冲任不通，月事不来，瘀血塞其道路，寒热作于日晡，多梦怪诞。视其因寒、因郁、因热分别之。寒瘀，人人能治，以通血脉之药多温也。古有陈法，兹不复述。热瘀之理人鲜知之，以热伤血络，血中稀汁明汁干耗，久则为火热，炼干如血余炭热。昧者不知此理，仍用温通之法以益其火热，乌不自焚乎！法当从鞠通加减桃仁承气法加增液之品，使耗干者复化为稀，稀而后能通行也。郁者，气郁不能统有形之血液以行也，然气郁久多化火热，症每多热。因郁所化非真热，不可清也，脉必浮涩，但解郁舒气，气行血亦随行矣。

水溢致成肿胀者，《金匮》有风水、皮水、黄汗、停饮，治法具在，学者可于《金匮心典》中求之。古人有阴水阳水之别。阴水者，阳气已虚，坎中真火不足，阴寒之水充溢皮肤，形症较实者，尚可用温下之法；虚甚者，先建补真阳，待脉气稍旺，再温下之，以散其流，后用补火生土，以收全功。

阳水者，在腑之病也。阳气仅受遏郁，未受大伤，阳郁而化热，淫热之水充溢于皮肤之间，如《金匮》葶苈泻肺，《外台》茯苓饮，甘遂、芫花、大戟之属，下之可也。余更以《内经》水热者刺其络之旨，用针浅刺其委中、承山、阴陵泉、三阳交，以分消之。诸水之脉弦长，沉则滑利，浮则不能鼓指，或缓、或迟、或数，无定也。水热兼数，湿水则缓，寒水则迟，水液有余则滑利。以上之症其势缓，不若以下之症其肿速也。风入腠理，头面先痒，其肿甚，一日可遍身皆肿，其皮色不变，脉浮缓大，而风热则数。大风疠疾周身浮肿，每逢骨节其肿较甚，眉脱，筋骨酸痛，渐至手足不仁。诊治法详于伏风条下。

温热气复之肿，由温热病后阴液大伤，余热未尽，阴液未能来复，阳气先复，无阴以敛之故，气暂浮居于外而为肿也。如人遭兵燹之后，夫先回家，妻尚未归，夫必寄食于外，待妻回，自一室安居矣。治之之法，惟补阴以配气，补肾以纳气，其肿自消矣。

案：张西园长子时疹之后，鼻流黄水，一二日间周身浮肿，其势甚急。柳幼安诊之曰：绝非湿热，然不知所以致肿之理，吾不能立方也，敢辞。后遇二医误作湿热，治以淡渗法，小便遂不通矣。延余入见，其夏月裸衣坐床上，浑若玉人，其周身皮色鲜洁，如羊脂玉中孩儿面色，一望而知其为气复矣。诊其脉芤大涩数，舌赤少苔，用生脉增液合法，加猪肉肾汤。西园以为创见疑，余曰：但服余药，明日小便通是余第一功也。次日将鞠通先生书与看，始信。服七剂而消。阳明伏热传变浮肿，详伏热条下。

案：张西园族人先是阳明伏热化疟后发疮，乃假愈内伏，遂腿足浮肿、腹大、囊阴皆肿、呕不纳水谷，诸医皆以湿水，治之更剧。余诊其脉，状似促而涩，两尺虚火而长，静中有动似虾游，以增液承气下阳明之热结，一剂呕止、疮见点，再下大消。

虚极反实生伪癥瘕与石疽辨

经云：虚极反实，阳极似阴，燥极反泽。皆有至理存焉。阳极燥极之症前已言之，惟虚极反实症，古书不多见也。除燥热伤耗胃阴、胸中反觉痞闷是常有之症外，仍有血虚已极，气独走注下元，少腹、胁肋等处反见硬块，疼痛喜按，类似癥瘕痞块实症，而非癥瘕痞块者，病家以为痞块，医者亦以痞块攻之，误杀者多矣。又有坚硬如石包在皮肉之内者，按之移者为硬核，推之不移者为石疽，此皆气血两虚，死气发也，全赖温和补气补血，方有转硬为和、消患无形之望。否则溃敛无日矣，可慎哉（石疽之症溃则难愈，因其气血两虚，不能化脓，多出腐渣、饭末、硬石、枯骨之形，动辄崩塌如地陷。然不可以外症法治，但温养生化其气血可耳）！

一刘姓女痨瘵将危，忽生一硬块在少腹关元穴。以予善针灸，攻痞有奇功，延予治之。予诊其脉芤弦相合，无和缓，气咳甚，夜热，痛处喜人用手按之，刻不可离。予曰：虚极反实，伪癥瘕假痞块也，宜补之则消。刘不信，固请针灸，予开导再三，始服。予论以为闻所未闻，予用甘酸温和两补气血法加猪腰子汤、鸡子稀黄，一剂痛止，三剂软化，七剂消，内症亦大效。后以环跳穴生石疽，刘用大红袍药敷之，疽未成而宗气大伤。延予，予辞曰：此症可以望救者，无形之气未受大伤耳。今麝香耗散真元，医之短者惟真元无补法耳，不可救矣。
不日卒。

一向兰谷，右翼协领也，胯纹际生石疽。一名医用提脓
法，以为得脓则生。其子告予，予曰：陷成矣，防有石团出，
不可救矣。未旬日卒。

一予业师严，介眉、腰间生石疽，延予友王少徐治之，虽
溃少，徐用温和膏外贴，用温补药内服，竟能化脓生肌收功。
予自左胯纹间生一石疽，如近世五月所卖角黍状，坚硬如有三
角石在皮内，服独参汤、猪腰子汤消。

气郁徒用攻散禁

凡人敢怒而不敢言之事谓之郁。世医治郁率用攻散之品，
如槟榔、枳实、青皮、郁金、乌药、香附、木香等类，非不暂
解，终无愈期。盖以此等药治郁，如以石投水，非不暂开，石
下复合，再以石投之，旋开旋合，而水亦因飞溅之多折耗多
矣。气犹水也，易耗而难生长者也，岂可屡胜攻散之药乎？予
观郁症初起者，气结而不通畅，尚可稍用芳香借舒阳气。其郁
之久者，非特气虚，且阴血因之暗耗矣。故气郁之初症，脉象
浮涩沉滑，久症脉则浮沉皆涩矣。温散太过，有脉变尫虚散大
者矣。攻散降气太过，有脉无力鼓指、若有若无者矣。夫郁本
于七情，人之阳气不能舒畅耳。有兼感六淫者，有不兼六淫

者。不兼六淫治之较易，若兼六淫治之较难，全在医者明白寓攻于补、寓补于攻，调治得宜耳。治不得法，耗伤气血，病中生病，更难支持矣。兹将治验列案于下。

一杨姓妇，久郁成瘕，医攻散之，久而不愈，痛更甚。予诊其脉，细涩若无，因用独参汤，潞党五钱一味主之，服三剂安。

一予姨母之婶，因久郁患胃气痛，呕吐不纳，医治无功，因往孟河就医，回以方示予，予曰：无功效，明春木旺恐大发作。次年正月杪病发，诸医束手，复延予。时已大痛七日，不食不寐矣。予诊其脉芤虚弦，因谓之曰：气郁血虚，血不配气，经隧空疼延胸引背，非补血配气不可，勿徒怪气郁也。因用温和补血甘酸并用法加鸡子稀黄。一剂安，又用膏四五料，竟不复发。

一予姨母因与伊子怒，郁甚而无如之何。翌日至予家以冀散闷，予见其口吐粉红沫，因问之，姨曰：昨因作气后即如此，且口中自觉败鸡肝臭味甚重。予请诊脉，左关若绝若续，予曰：肝已伤矣，速回服药。因与真阿胶五钱属配（生炒）蒲黄各四分，分煎，化胶顿服。次日觉左肢一边大痛不止，延予，予曰：郁气发，欲通而不能通之候也。因仍用昨日方，外以黄芪、全归、红枣各二两煎浓洗熨，渣敷，次日效。

初下便用生军禁

下法始于仲景，试看伤寒入阳明化燥用承气篇中，大黄之下有注明酒炒者，有注明酒浸者，有注明是酒洗者，岂无分别取义乎？夫大黄，将军药也，医之用大黄如国家之将将，全赖用之得当，驾驭有法耳。故善用将军药，为医家第一能事。考本草大黄条下，称其有冲墙捣壁之功，走而不守，由胃中直走，下达肛门，能逐无形之热同有形之粪而出。本草又称为黄良，以其无毒也。又曰：得酒良。今之庸医，畏之如虎如毒而不敢轻用，以不善于用将之过也。近世时医，见识不广，读书不多，知其然而不求其所以然，故偶尔知用承气法，而不知承气命名之义，竟昧昧然用之，误杀者多，旁观者遂相习成风，因咽废食，竟视大黄为毒药矣。予为后学正告之：大黄入阳明药也，入胃与大肠；酒制之则下力缓，可在胃与小肠稍为停留，而后方入大肠也，能降无形之火热，非攻有形不化之积滞者也。凡温热之初感在肺，不解传阳明，胃之上脘作结胸痞闷，神糊谵语者，此时之热邪犹在肺之上膈。若仅用蒌、贝下法又恐势缓，有病重药轻之弊；若竟用承气又有太过之虞，法当用蒌、贝微加酒炒大黄以佐之，则以一剂而解。若大黄不用酒炒酒浸，生用之，必有遗热在上不解之弊。兹将予以历验之案，述为后学之戒。

一祝姓名家仪，住鲇鱼套四圩中，向曾在予家茶业学徒。丙戌岁感暑热，予诊视后劝其在店服药易愈，奈祝归心似箭，竟自擅回。途中烈日曝背半天，受暑热更重，归服予方嫌轻不解。遂延圩中潘医诊治，老潘以正气散法投之。翌日炕热神糊，复改延其子小潘诊治。小潘见其结胸痞闷、舌如芒刺，急下之，数剂不解，大便已下黑垢半桶矣，而谵语如故也。又下之，至小便不通，欲便则厥逆汗出，小潘仍以五苓、八正等方求通之，势更危。延予下圩，予至时已二更，见其脉虚芤而涩，手足下颏皆冷，惟额上胸间微热，予曰：势急矣，脱在一二时耳。急用银花一两，白芍、麦冬各五钱，生甘草稍三钱，阿胶三钱，姜一小片，枣三枚。煎服后小便通，厥冷回，神志清楚，家人皆喜。次早，予复诊其脉，两尺关仍虚芤，两寸已有数象，戒曰：勿喜，尚有恐吓在后，今日仍服昨方去姜、枣，明日当复炕热谵语，今留一法在此，予回矣。留方，案曰：津液元气稍复，遗热在上膈者，如仍作谵语炕热，法用去姜、枣之方加制军一钱，再以钱大一片口含之，随津咽汁以搜至高之热使下尽，则可调理善后矣。后果如予言复下黑垢半盆，方神清热退。

滋阴徒用甘寒草木之品禁

阴者，凡人之肾水、五液、津吐、痰涎、精血等，流动有

形稀汁之总名也。凡人身内流动有形稀汁亏乏，名曰阴虚。此
滋阴法不可不讲也。如热症起之轻者，仅耗其无形之阴气，而
不能骤伤其有形之阴质。若热邪久羁，伤及有形之质，始则内
肾水亏，肺经精液干耗，口乏涎吐，继则胃汁上溢，胃中之汁
反少，末后则骨髓干槁，真精亦耗。脏精既耗，反吸身中经络
之血，而血亦耗，此热邪伤阴先后轻重之分也。此外又有燥气
伤人，先耗肺液，继耗胃汁肝血，终及肾水真精。若风亦能先
耗肝血，继及胃汁，终及肾水真精。寒邪伤人，营血先耗，五
液敛少，如寒暑表水银缩下状。暑邪伤人，先使人血液泛涨，
如寒暑表水银之升，继则炼升丹，水银上溢，锅底反干。湿气
先伤人之阳气，阳气伤不能通调水道，如水道下流淤塞，上流
泛溢，必为水灾；一旦水退，干旱从之，亦能使人真阴不生
长，而耗及阴液。经曰：湿伤肉。肉何物乎？即脾胃之阴汁贯
注皮内腠理耳。此皆六淫伤人之阴自然之理也。然滋阴者，当
先辨其水亏、液亏、汁亏、精亏、血亏及无形之阴气亏，分别
治之补之矣。乃近时医生，率以甘寒滋润，如冬、地之属草木
之品以滋阴，在热伤肾水之症，未尝无效。若大肉削脱、大骨
枯槁、大热伤及精血、腹中脂膏有限者，何能起死回生乎？因
病久伤阴，阳气亦必累累，如妻病甚夫亦忧劳不安，斯时若仅
用甘寒草木之脂膏汁水以填补失丧之精血，少用无济于事，多
用阳气不足以消化煎炼而化为血液。若用之太骤，大剂甘寒药

汁存留胃中，有反伤中阳之弊。予于精血亏乏脂膏不足之症，改用物类血肉有形之脂膏，以填补人之失丧之脂膏，同类相济，像形补形，较草木之汁水事半功倍，且无需阳气煎炼即可复其本元。以告后学，多一法门变化耳。

肾水不足精耗者，猪腰子汤，取以水中之水补水也，无伤阳之弊。

精血脂膏胃汁大耗者，用猪肤汤，去白粉、白蜜单用猪皮。遇肌肤甲错大肉脱者，以此汤缓缓沃之。

血虚者以鸡子稀黄补之，煮干则有损无益，稍老则其功减。

胃汁肺液虚甚者，生鸡子温水浸去冷气，生吞之。

以上之法，皆以近时无好阿胶用，代阿胶法也。

血虚气亦虚者，连皮羊肉汤补之。

肝虚者，鸡肝汤，心虚者，亦可用。

若仅热伤阴，龟板汤补之。

前祝家仪，神清热退后，仍延潘医调理善后，潘遵温病法，率以甘寒滋阴之品大剂投之。越七八日，复急请予下圩。予至圩，诊其脉象弦细，往来滑利而缓，惟两寸稍大，症现大渴欲热饮，饮不解渴，腹胀胸冷，身体软弱，头汗出，舌反赤无苔，予曰：是必滋阴太骤，甘寒柔腻有汁之药水停结中宫，中阳困惫，不能通调水道而化生津液，故脉滑、舌干、时求热饮也。若投以辛温，又恐余热复炽，思维至再，惟有用甘辛淡渗法，以甘辛和阳，淡渗消饮，小其制，遂用制半夏一钱，云茯苓五钱，生苡仁三钱，秫米一钱，姜一片，枣二枚与之。服一剂解。因思调理善后不善，尚生枝节，而彼素贫寒，又非可常费舆金者，虽合膏滋补亦难为力，余因留善后之策，属用猪腰子汤、乌龟汤间服。十日后，又以大便难告于予求方。予以猪肤羹、生鸡子与之。七日后，又来告予曰：大便如常，一切皆好，惟腿足腰间力不能坐立。予以独用金毛狗脊汤舆之。一月后壮健如常，到店矣。

温下寒下润下攻下不可混用禁

俗尚日偷甫读《汤头歌》便思行道者，多矣。子和汗、吐、下三大法，皆医家选锋治真病者也，用之当否，吉凶立见。汗吐之法不多，兹不另议。惟下法门类极多，古方甚夥，其大纲有温下、寒下、润下、攻下四者之别。温下，如古法天台乌药散加巴霜，以下寒燥之结者也。脉必短小紧涩有力，方可用之。来复丹，以下寒湿凝结者也。脉必迟缓兼结者，方可用之。寒下，如调胃承气、增液承气用大黄、芒硝是也。脉也，气口大数或小数有力，方可用之。润下，如蒌仁泥、火麻仁等品，取其有油滑润以下之是也。脉兼细涩、血少阴虚便秘者，方可用之。攻下，如木香槟榔丸用槟榔、枳壳、枳实、神曲、山楂消导等品，以下饮食痰滞有形之积滞者是也。脉必气口紧甚或牢坚而滑，方可用之。此外，有寒温并用以下之者，如大小承气、大黄附子细辛汤是也。大小承气可以下伤寒已化为燥，燥化热之剂，大黄附子细辛可以下寒伤营血化燥之剂。润下法，有温润润下法，如用归身、淡苁蓉、金紫、苏子、杏仁泥等品，以下燥气伤血、血少人虚之燥结者也。五仁丸亦温润下法也。去砂仁，则为平润下法。寒润下法若增液承气减大黄，或少用大黄，以下火热伤阴、便秘人虚或热结旁流、自利多日、阴液耗损者也。攻下法有攻瘀血者，如桃仁承气是也。必右尺脉长大而数，血海瘀热，方可用之。有攻痰涎胶固者，如礞石滚痰丸、竹沥达痰丸是也。必气口脉滑大有力，方可用之。有下痰饮水液者，如《外台》茯苓饮、泄肺汤、芫花、大戟、甘遂等下阳水者是也。必脉象弦长流利而至缓者，方可用之。有用巴霜下寒饮阴水者，必脉象细长、往来流利、至迟二三至者，方可用之。再合舌症、人形虚实斟酌轻重用之，方可无失。若指下不清，目中不清，当寒用温，当润用攻，祸不旋踵矣。

谵狂症不可专认心胞火热辨

近世医生，有因读叶氏、吴氏温热论，善治温热而得名者。其尤易名噪一时者，则莫如心胞火症，用牛黄、至宝、紫雪等症。盖此等症最恐吓病家，最易拨乱反正。此辈见识浅短，读书不多，凡遇谵狂，莫不以其得意之法治之，反将古人所论各种谵狂症忘却矣。按：《内经》有心胞火症因于暑，汗，静则多言之文，凡心胞谵语之症，其人必沉迷而阴有烦躁之象，不甚狂也，语声低，脉两寸独大数或促而有力，舌赤，尖更如火灼，方是心胞火热症之的候，方可用清心宫法。若其人狂甚，烦躁显然，言语声洪亮，但妄言妄见、所问非所答，则是阳明谵语。考谵语之症，古法以伤寒化燥结于阳明、胃中有燥屎为第一。谵语症法当下之。若误用牛黄、紫雪等，芳香太甚反伤其宗气，不胜下药，且有开门揖盗引邪入心之弊。又有热入血室、厥阴瘀热与阳明合病，亦能谵语、妄言妄见，如有鬼神凭附状。由伤寒传变者，用仲圣桃仁承气法；由温病传变者，用吴鞠通加减桃仁承气法。此外，仍有痰迷鬼祟症亦能谵语，当祛痰逐鬼者，不可不知。盖鬼祟凭附之症，无论其鬼之真与有与无，即使真有鬼祟，然鬼为阴物，使其人无痰瘀阴物阻遏阳气，鬼何由得近人身？故鬼祟附人必借痰与瘀血为渊薮，去其痰瘀，鬼亦无所附矣。孙真人《千金方》有案验、徐灵胎有案验，可查，兹不复赘。

案：予堂妹婿患阳明谵语，神志半明半昧，予曰：当调胃承气下之。其家畏大黄如虎，不听，他医用紫雪，三服不应，元气耗散，自利虚脱而死。

一友人王少徐谈及其友柳明之症曰：胸闷拒按，谵语烦躁，苔老，汗不达腰以下，脉涩小有力，类似促结，他医投犀角、至宝、紫雪不应，今延予。予谢不敏，未敢立方，请问此症倘可救否？予曰：此阳明热结症也，君明日往诊，其右脉尚有力，稍能鼓指，虽涩小，可以增液承气主之。王从予言，遂七八剂愈。

一索姓女妄言妄见，如有鬼神，骇人听闻，他医用清宫法不效，用巫亦不效，予以吴氏减加桃仁承气汤合青蒿鳖甲法，二剂痊。

咯血咳血非死症辨

世人每以吐血为危症，而必欲勉强止之者，此犹人情，不知医者之常不足怪也。乃亦有通品医生，亦以咯血咳血为危血症中难治之症，且见有痰中带血丝、血点者，即名之曰金丝吊虾蟆，极险之症，以为必死。如此吓人，病者闻之亦恐甚，多致不救。不知此辈之言从何而来？学无根据可知矣。殊不知血症之死者，多死于勉强止血耳。不治其本，徒塞其流，非不暂遏其势，而崩溃随之，反致势不可救。故善治血者，不治其血，必求其致血出之因以治之，其效虽缓，然可保无反覆之弊。兹举一二症，为后学开拓心目。

甲申年，予友浙人陈惠尧患痰中带血症，医治多人，率用甘寒清润法。积久弊生，胁下停蓄水饮，漉漉有声，不能寝食，自知必死，株守而已。予因治朱友姜之病遇于朱家。朱因促之，出手诊脉，予曰：脉缓而弦细，阳气不足，水饮停留，法当宣燥。且许之曰：水饮可治也，痰血不必治也，予但能使君寝食如常，操作如常，而不能使君痰中无血也。陈曰：血不止命难久已，每日饮食能化血几何而可使之常出乎？予曰：男子之所重者莫贵乎精矣，好色之徒，家中内色旦旦伐之者有之，即每日一度所泄，必较君所吐者多，况有宿妓三四度者乎！白血尚如此其贱，何况君之红血乎！陈闻此，比大笑曰：吾无忧矣！因服药十余剂，寝食如常，身体精神复旧。次年出而经纪至上海输船中，遇浙人四五，内有同病者三，皆至上海就医者，见陈痰中亦有血点，惊曰：君不治乎？因固邀同至上海名医处就诊。三人得方皆服，惟陈不服。三人医三日，血止而食不能进矣，延未多日三死其二，其一速回，免作异乡之鬼。陈后十年遇予，亲告其事曰：彼三人以止血死，我独以吐血生，先生所赐也。

安胎论

胎之不安必有所因，非漫然拘执古方即可以求安者。古安胎之方用寒、用热、用补、用泻、用涩、用通各有取义，非无故而造出此方可以安尽人之胎也。其有因跌仆殴打损伤动胎者，伤轻尚可望安，伤重万难获效；亦有因举重动高而动者，攀高则身体伸长，血管脱离儿口，重压则气不舒展，阳气压下遏郁，血难流通，此数者皆人事不慎使然也。治法惟攀高者，宜酸甘以敛之。余则宜伤科法和血舒气，使其瘀积之血得行，再生新补助以益之，则不致血竭胎蒂枯落之患矣。

有因外感六淫邪气害正，胎无好气好血以养之者，世医因辨症不清，用药错误，益邪伤胎者。遂至胎前外感六淫之症，对症之药，每以妨胎而不敢用，坐误机宜，卒至大小同亡，良可慨矣！予谓胎因热邪不安者，清热即可安胎，虽寒如大黄，用之可也。因寒不安者，散寒即可安胎，虽热如桂、附，用之可也。在辨症清楚、用药的当耳，慎无以大黄、桂、附伤胎而不用也，经曰：有故无殒。言有病则病受之，治邪尚且不足，焉有余力以伤胎乎？兹举一二症，以备后学隅反。

一刘子聪妻，孕五月，患疔毒，治愈后火毒结于阳明，漫延督脉、阴跷脉，腿弯而不直，膝并而难开，虽欲入一指于两膝间而不可入，且身体硬直，头难转动。前医亦名士，执古法不敢下，延月余势急。予用增液调胃两承气合法，加羚羊、犀角咸寒之品，服四十余剂，膝开，后足月而生。生后又四十余剂，腿方直。

一周大云外室，孕三月，患阳明伏热内结症。予用亦两承气合咸寒法治之，至十二朝，伏热外达，症势似险，周延樊医评论子方曰：药当。病重，伏邪外出也。方甚合，宜可不必改。但大黄能下胎宜去之。周阴从其言。二三日，予讶其脉不甚流利，有欲停之势，因问得其故，予曰：保胎将军安可去乎？遂加用。至三十二剂，病痊胎安如故。

催生与下胎之不同辨

下胎者，如胎死腹中或私胎不可使人知，二者皆但欲下之，而不必保全其胎之能生长也。若有夫之妇，孕胎足月，临盆太早，生产疑难，除试痛非正产，仍需安胎，可不必催者外，有已当正产，因有他故不能遂生，不得不借仗于药力者曰催生。虽催之使下，而生下之后，务必期保全此儿易长易育，能长大长寿无灾病也，非徒下之则已者可比。古方兔脑丸、凿柄木等方，但取捣下之义。然予观之，用此等法者，产后大人小儿多不健旺长寿，是以戒催生者不可拘执古方。凡下胎之方，更不可用。

生产本妇人常事，本无难者。试观胎生之畜类与私产之室女，可有难产者乎？其所以有难产者，除因惊觉太早，累次临盆，空费气力者外，亦有因气不足者（如船在江河中无风以送之也），亦有因血液虚者（如船在河中，潮小无水，不足以载舟，徒费推移之力，不能行也。当补血液），亦有因气郁已久、气逆而不能降者（胎前家中多拂意，有肝气郁抑已久。

如船在江河中，虽有风，奈非顺风，不能行也。当解郁顺气），亦有因肝肾素虚、阴虚不足以化生者（老阴不足，则无以生化。当培肝肾之阴），亦有因外感六淫、邪气缚正而不生者（感热则血耗干不能运动）（感寒燥则血凝结阳气不能运行）（感风则本气上逆营卫不和，血因风耗）（感湿则中气困乏，阳气不运，脾不统血，不能运行），亦有因七情五志所伤不能生者（悲则气结不能运血）（恐则肾伤，肾阴不足，不能生化）（思则脾气郁，不能统血）（怒则气逆，肝木横张肺失肃清下降）（喜甚则肺气涣散，亦不能降）（惊则气上越，散而不聚，乱而不顺）。

以上有一，皆足以妨碍正产之势，故不能速生。此催生法不可不讲也，谨将旧案有效者列下。

催生通用外贴膏（龟板、蛇蜕）入麻油炸枯后，去渣入龟板胶，收摊贴少腹。如无此膏，仓卒用龟胶化贴亦可。本古方龟壳散化出，取补老阴，阴足则能生化之义。如惊觉太早，用之亦可安胎。

一妇因惊觉太早，予诊其脉未离，经水未下，贴此膏腹痛止，过三日方生。

一苏姓妇难产，周时不下。予诊其脉芤虚，已过鱼际、劳宫，中指节两旁动甚，予曰：血不足以运胎也。用阿胶杭芍生甘草汤，外贴催生膏，越戌至辰，六时而生一子。

一胡姓妇难产，二日不下。予诊其脉细如游丝，不能鼓指，用四君子汤，越六时生。

一刘姓妇难产，三日不下。余见其面青、舌赤、寒战，脉大无伦。用龟板（一两）、生甘草（三钱）服下，痛止安眠不战，越七时而生。

一卜姓妇产，二日不下，气喘急、舌黄赤、脉大数、口渴，余曰：大热血干，气逆不降。用清降法，羚羊、石膏、冬、地，少加大黄，以降之，服下，逾时即生。

一妇产二日不下，脉弦涩如循刀，按之微滑利。余曰：此气郁也。用香附芎归汤服下，越三时生。

一妇产三日不下，又当冬令，面青、脉紧甚、逼指有力，余曰：寒邪缚阳气也。用苏梗防风辛散解表之剂，服下，一时得微汗，三时生。

胞衣不下不必惊慌论

稳婆无识，每见胞衣不下，故作惊慌者，但须镇定，勿为所惑。俗有用自己发入口作恶心取下者，其法亦效。然有沥浆生者，因下血水过多，胞衣干涸，滞于腹内者，需用补血生其血液，方能达下。法宜于增液四物汤，酌虚实寒热、脉象，择而用之，并无因胞衣不下上走至心者，医家勿为邪说所愚可也。

亦有反胞而生者。因胞已仰承在腹内，胞中满注瘀血不下者，但须稳婆用手伸入，以一指顶胞底，则胞内瘀血得溢于外，亦可下矣。

产后论

古人论：产前多实热、产后多虚寒，世俗遂因之。新产后必食红糖粥汤、胡椒汤、蕲艾汤、生化汤等类牢不可破，习俗相沿，永定为例。即寻常庸医，亦只知以芎归四物汤、佛手散、乌金丸、生化汤温和之剂调理产后诸症。间有产后虚热、瘀热、温热等，需用甘寒辛凉之剂者，无不群相讪谤，以为不可。殊不知古人立言下一多字者，亦不过虚寒症多于虚热实热耳，非谓必无热症也。若产前岂无一二伤寒、虚寒需用温者乎？产后岂无一二虚热、实热用寒者乎？岂可胶柱鼓瑟拘执一偏之见乎？学者但须照脉、舌、症合参断病，宜寒则寒之，宜温则温之，宜补则补之，宜通则通之，全在指下清楚，目下清楚，务在得其病根，不致张冠李戴耳。兹将产后破格用药治愈之案列后，以告后学，知所变通焉。

一郑姓女，因夫妻相打，动胎下血，延余安胎不遇。次日余往，其夫曰：昨日请君不至，因抄《达生编》中安胎方服下，何反比催生散更速乎？余见其脉洪数，鼓指有力，按之力更甚，因谓其夫曰：方中殆用归、芎、续断等品，现在热血已干滞腹中矣。宜戒俗用通套艾、椒、红糖之品，下咽恐难挽回，过七日自见热症大作矣。过七日延余，诊脉更数，至七八至，炕热气喘，有汗不退热，腹中时痛时止，口渴，余曰：气血两燔，今西瓜上市，可用西瓜自然汁缓缓沃之，需服七八日再议。其夫不敢信，门外门内邻医闻之吐舌。幸病人自主索西瓜甚急，因与之。一抔稍安。后其夫胆渐大，遂日以西瓜汁三次，当三餐。七八日周身出红痱，数次始变白痱，白痱出，腹觉胀痛。又延余，余用吴氏加减桃仁承气汤，一剂大寒热，二剂经行，其病如失。

按：此症与古产后黄芪汤血虚症相似，惟脉有根无根之别耳。此症全在脉按之愈数愈有力定案，若按之虚空无力，则是血虚阳无所附症矣。仍遵古法可也。

目疾论

眼科诸书率以风热外感主治，久患者率以补肾、补肝等法主治。殊不知眼之全体属肝，黑珠属肾，白睛属肺与大肠，两目角红肉属心与小肠，上下胞属脾胃，目外眦属少阳，内眦下属阳明，睛明穴上胞眉棱骨属太阳、阳明。五运六气偏胜，六淫皆能为病，亦有气血痰湿自生之病，其湿邪如云雾蔽太阳，患目者固多，而瘀血、湿痰、阴凝之气侵目者亦复不少，气虚血瘀不能生光退红者亦复时有。非深明医法者，不能出古法拘执范围也。

辨之之法全在于脉，六淫时气脉症，诊治如以上内症法，特神而明之，存乎其人耳。谨将罕闻创见之反乎古法、治之获效者列案于下。

一耿姓患目念年，医以滋补肝肾法治之久不效，且觉羞明，不可见些微之光，胸中气怯，甘甜之物不能稍离片刻。余诊其脉缓大如绵包，止三四至，往来滑利。余曰：此湿痰凝结中宫症。上下胞浮肿光亮，用苦辛温兼苦寒法，倍苍、朴、黄芩、黄连，微加桂、附以消前服阴寒药，配药时药店力阻勿服。次日又延余，余曰：尔觉虚甚，桂圆、蜜枣不能稍离，然亦不能不虚尔。先购川朴（二分）来，放一二片入口嚼之，如比枣圆有功，觉不甚虚矣，尔即服昨方，不必改也。二剂愈矣。

一施琴夫婢女，左目白睛有黄脓一点，如苏子大，外眦红丝贯之。余曰：瘀血循少阳胆经贯目，其殆天癸来不畅欤？用加减桃仁承气法，二剂愈。

余侄文澜，黑睛下白脓一点，如苏子大，揉之觉睛酸，余曰：此痰气循阳明经上也。用二陈汤，一剂愈。

一吴霖生，患二目久不愈。至余处时，已欲相者扶至，余诊其脉浮涩沉滑而细，二目红瘀不辨黑白。余曰：此气郁血凝，因不遂意而得也。误服凉润矣。用辛温散郁，七八剂愈。

痈疽论

痈疽者，外症之总名，其小者为疖（大不一寸之径），大者为痈（二三寸大者，有头）。高起有头、溃脓有包者为痈，平肿扁塌、平烂横延者为疽。亦有高起如覆杯、如小馒首，根脚如绳束引头，如平圆棋子、小豆饼者，溃后深凹起肛口，亦阴疽也。

疖，阳毒，根浅，来源少，易治（内服清凉，外用升丹、太乙膏）。痈，阳毒，根深，来源远大，难治。《内经》有初传热中，末为寒中之文，故有始实终虚者，亦有毒实人虚者，有始末皆虚者（未溃已虚，既溃更虚，脉芤血虚，脉涩弱气血两虚，脉细弱气虚，法当甘补，甘温益气），有半阴半阳者（湿热相兼，治宜平剂，内用《金鉴》《正宗》活命饮，有八珍汤等法，外用忌疔散、擒王散、万应膏），全阳者（脉数，舌宣，红肿有头，初宜清解，溃后防虚，宜兼扶正），有阳毒发于阴部位者，有兼阴毒而发于阳部位者（如伏兔疽、环跳疽部位则阳病，因有兼寒湿血气凝滞者，阴部如囊痈、横痃鱼口、大腿里面、腋下、胸腹等是也）。疽，阴症也。有气血凝滞而发者（如范增因恚忿发疽而死），有湿痰凝结而发者（如红痰、白痰、痰核等），有气血不足死气而发者，如石疽脱营等症是也（诸书有以红白辨阴阳虚实分痈疽治法者，然余每见有初起不红之疽，因治不得法变为红紫而平烂者，甚有紫暗灰暗色者。若曾经治颜色已变，从何分别乎？法当问其初起颜色形状以定之。盖白疽误用凉散之药，水凝其血，其色必改变，红紫灰暗矣，法当用阳和膏或小散阴膏贴之。如石疽脱营之症，其脉多弦细紧涩，按之如引绳循刀，坚而不移，往来不利，法当内外温补，虚甚者用血肉有情填补之法），有介乎痈疽之间，实因内症不解，发于外而为病移者（其外症形势介乎不痈不疽之间，传变症候不与外症古人定论相合，必问其外症未起之先曾有他病否？但此种病移之外症，多阳明当下不下症传变而来，但有暑热燥湿之异耳。治之之法务在得其内症之根由，对症施治，除尽病根方愈。外亦勿用痈疽古法末药敷掺之，但以温和膏药贴获其外。慎毋用凉血败毒提脓之法，若外用凉药遏其内邪外解之势，则绵延难愈，横烂侵淫，脓水多稀，累月经年杳无效验矣）。

疔疮论

疔毒之发有二种：一为火毒独发，一为兼火兼湿而发。生于手足少阴经穴极重，两厥阴、两阳明次之（少冲、涌泉穴极重，大敦、劳宫穴次之），皆有红丝，人中、口角、虎口、眉头、眉心、阳明部皆易散大漫肿。古方法多拙，惟菊叶汁入酒少许服，为治湿火之疔最当法。今增一法，凡脉数极有力振指者，大黄甘草汤；脉无力大数，软如绵包而滑近散者，大黄汤一味主之，外用砭石或磁锋角针等刺之，出紫恶血，有红丝，用金针刺红丝尽处出血，外贴洞天仙草膏，稍加陈升九一丹贴之，单洞天膏贴之亦可，皮薄肉薄之处禁用升丹，恐生努肉肛口，不可不知。

疮　毒

疮有干疥、湿疥、脓窠之异。干疥，颗粒密而小，色红隐于皮内者，多搔破有血，火气所发也，肺胃肾肝血热也。其脉细数，沉数舌质红。治宜清凉血分。湿疥，粒如珍珠光亮。有水湿热平等者，亦有红盘湿重者，无红盘，脉缓滑。治宜甘辛淡渗法，从太阴主治脓窠。亦有有红盘者，亦有无红盘者，亦从上法分别治之。其颗粒较大如豆式，兼阳明肌肉之分也。若大如元眼、大如杨梅者，从下梅疮治法治之。

如用一扫光合掌丸治之者，其效虽速，必变他症。有化疟痢者，有变生疮蛊浮肿者，有发为大痈疽者，不可不知。

干疥，用三仙丹猪油调搽。湿疥，用二妙丸末干掺脓窠，用万应膏或救苦膏加陈升丹，和入黐内摊贴。干掺者，必极陈者方可。不痛不起努肉，和入摊贴则无弊矣。不陈者，更宜少用为佳。

疮蛊浮肿，古有蟹黄酒发之之法。但在脉滑数不芤涩者，可用。设脉已细涩芤数，是热已伤阴，营血已耗，岂堪再用破血之蟹乎？蟹为介虫，属金，得燥金之胜气，故西北风起，九月菊黄，则蟹正盛矣，以治湿热相兼之疮蛊，诚是以治火热之疮蛊，则恐有竭阴之弊。兹改用增液承气汤加（麻黄、升麻、薄荷、细辛）等一二分，微兼辛以开其表，不致冰伏内陷足矣。此四种药中，择一二味合用者，用之可耳，不必全用也。透发于外，后去之。

杨梅疮诊治法

痘疮，因于先天相火而成。梅疮，则后天相火而成，有挟湿毒者，有不兼湿气者，有妄治妄泻、克伐太过、伤及元气、津液、精血而成内陷者，有误用轻粉劫药而成结毒者。何谓结毒？以梅疮属阳毒，轻粉属阴毒。阴阳二毒凝结一团，清之不可，温之不可。故曰：杨疮虽重易治，结毒虽轻难医。

其脉数大有力鼓指，苔黄厚腐，虽体无完肤易治，以增液承气汤加鲜生地下之，以其相火一气为病也。

其脉数大而软如绵包者，兼湿气也。加苦寒以泻之，苦辛以和阳气，淡渗以通水道。

其脉芤虚涩者，元气阴血不足也。宜先清补滋益之，以防内陷托毒外出。

脉象弦数兼紧涩者，恐已误服轻粉，阴阳二象并见，如有筋骨酸痛、肌肉麻痹如蚁行瑟瑟处者，必已误服无疑矣。宜用收水银法，取尽轻粉毒气方愈。法用开口花椒十四粒整吞，如送丸药法，每日吞之便出。至不开口止。外以金针取穴道，引轻粉气吸针上。缓缓日日针之，取尽阴毒方止。凡服轻粉霜者，牙龈必肿，口流涎水，其犯阳明经可知。凡病人阳明多不再传，用金针取法，亦取足三里、手合谷二阳明经穴耳，深内针久留之，待气至然后出针。弱者徐出针，恐其不胜大泄也。富者可用赤金为珠，如绿豆大数粒，当丸吞之，待其由大便出，拣出洗净，其色必淡白，用火烧后再吞，便出再烧，如是可数次。再筋骨酸痛、肌肉麻痹如蚁附之处，用金器磨之。磨擦久，皮转紫黑，如破用真金箔贴之。若结毒已溃者极难敛，需用金叶作油纸，摊散阴膏掺制，去油硫黄末贴之。如无桂末，与花椒末，亦可用赤金者，取物类相感，水银食金之意也。痘疹另有专书。

斑疹诊治法

斑疹者，肺胃病也。肺主皮毛，胃主肌肉。疹病轻，斑病重。斑有大小，小者其根浅，病轻，邪易外解。大者其根深，入肌肉之里，其因肺肾心三脏血热涨泛而成，虽有阴阳之别，实则伏热所在。阴斑者，其色紫黑暗重浊，有因外寒遏郁内热而成阴斑，有因气血两虚，正不能捍邪而成灰暗之斑。与痘疮灰陷、黑陷、五陷无异。庸医以斑疹二症必须发表，有妄用刚燥之药者，亦有以斑疹属热，妄用凉剂苦寒者，如用茅根妄用至四两者。并不审其气血虚实、在表在里，率以上二法治之，误人多矣。故分别治法，大略于后。

其脉浮或缓。风疹，风温也，辛平解肌。其脉浮紧者，有表寒缚之也，方可辛温透表。舍此一脉象，无辛温发散之理。其脉中部数大，甘寒微苦法以清之。其脉实大有力搏指者，阳明实热在里，虽斑疹未能透达，时隐时伏，必微下利之，里和则表白透达矣。两尺脉数大而长者，甘寒咸寒苦以泻之。虚数芤者阴虚，重用甘寒以润之。脉象虚芤者，益气增液以滋益之，否则白痦空泡作矣。有白如水晶、有光亮者，气分独发也，脉滑缓无力，舌润白，气分湿邪所发，宜加甘辛淡法。脉不滑缓而仍沉数者，血伤于热，血少不能随气而出于表也。法当益血滋润以助其外达之力。曾经误治、误燥、误表，脉散者，甘酸以敛之，如生脉法最佳。误泻气弱脉微者，加减复脉法与生脉法合用。

小儿脐风撮口诊治法

面色微青白，额上黄、目胞黄、鼻黄，黄至口角则不治。脉象弦紧而微，口如荷包撮，紧锁不能出声，不乳不食。按：此症《幼科铁镜》有成法具在，可不必再论。但夏氏之说有未尽者，引而伸之。夏氏谓此症断脐时受风也，七日以外无是症也，发作必在七日以内。然己丑年八月，吾胞侄文选生已半月，忽患此症。吾以夏氏灯火十三醮法治之，虽有效，仍未能出声，延一日至晚间，先进温散足三阴药，仍未全效。后灸肺俞二穴，灸神阙，各三壮，始哭出声，能乳矣。盖灯火醮法近于发散。虽面色转红，黄色退，口不甚撮，而不能出声者，肺脾两太阴之气虚也。吾用补法灸之，气得补方能有声也。后此子常患寒水喘哮之症，足见两太阴阳气不足矣。

犯太岁鬼神奇怪症诊治法

其人面色中部黄暗，脉象变，现症亦无定形，此必其鬼神邪祟症也（宜禳解，巫医并用）。

医家首重望字，末重切字。余于庚寅年左胯纹际生一核，状如鸡子。自知因境所郁，先宽后窄，症类脱营，法当不治。先治以解郁不应。后因友人敦劝再三，勉从其议，服醒消丸三分。翌日身不可直，向之如鸡子大者，反变成硬坚，如石、如角黍大矣。适有友人朱霞村善风鉴，因事顾我，见面色惊曰：吉翁特无犯太岁乎？面色险矣。余答以无修造事，何得犯之。朱不信，遍视宅内，回告曰：君宅内寅宫有粪坑，是何时所作？余曰：是旧坑也，殆小奴不听吾言私倾于内耳。此污犯也，敢求禳解。朱为选时日如法禳之。余自用补气补肾法，一二日硬块消，疾如失。

乙未，邻女赵病黄。延余诊视，视三日略有效，而黄终不减。余细诊之，见其脉乍大乍小，乍数乍缓，余曰：此变脉也，鬼神为病。敢问宅内曾动土乎？宅母细思曰：病者前七日曾在西南角栽扁豆。余视其方，正值未上太岁，因问曰：宅长曾有恙乎？曰：栽次日，宅长重病三日，不药愈。愈则女黄作矣。余因学朱法教之禳解，不药愈。

中表姐丈苏植三，因起灶犯岁，破飞五黄杀灶，未成而苏病。延余视之，见其面色黄赤黑暗，如炒枳壳色。病脉三日，一日一变，代其细查动工日，知所犯者重，必有或十或五数日之厄，因力辞医任，教之禳解法，曰：得保命幸矣。尸后由内症变为外症，重困五十日，方渐安痊。

《经历杂论》终

三三医书

第三辑

裘庆元 辑

医话医论秘本十五种 下册

中国中医药出版社
·北京·

图书在版编目（CIP）数据

医话医论秘本十五种：全 2 册/裘庆元辑 . —北京：中国中医药出版社，2019. 5
（三三医书）

ISBN 978 - 7 - 5132 - 4458 - 9

Ⅰ.①医…　Ⅱ.①裘…　Ⅲ.①医话－汇编－中国 ②医论－汇编－中国
Ⅳ.①R249. 1

中国版本图书馆 CIP 数据核字（2017）第 236996 号

中国中医药出版社出版

北京经济技术开发区科创十三街 31 号院二区 8 号楼
邮政编码　100176
传真　010 - 64405750
河北新华第二印刷有限责任公司印刷
各地新华书店经销

开本 880 × 1230　1/32　印张 29.5　字数 2592 千字
2019 年 5 月第 1 版　2019 年 5 月第 1 次印刷
书号　ISBN 978 - 7 - 5132 - 4458 - 9

定价　149. 00 元
网址　www. cptcm. com

社 长 热 线　010 - 64405720
购 书 热 线　010 - 89535836
维 权 打 假　010 - 64405753

微信服务号　zgzyycbs
微商城网址　https：//kdt. im/LIdUGr
官 方 微 博　http：//e. weibo. com/cptcm
天猫旗舰店网址　https：//zgzyycbs. tmall. com

出版说明

　　近代著名医家裘庆元先生编辑的《三三医书》(又名《秘本医学丛书》)，不仅保存了大量珍贵的中医孤本秘籍，而且所选书目多为家传秘本，疗效独特，简练实用，自 1924 年刊印以来，深受中医读者欢迎，对推动中医的发展起到了积极的作用。1998 年中国中医药出版社组织有关专家、学者对此书重新进行了整理出版，使此书得以更广泛的传播，影响日增。

　　然而，美中不足的是，原著三大卷，洋洋近五百万字，卷帙浩繁，所收的 99 种书籍又都随意编排，没有分类，给读者阅读、研究带来极大不便。有鉴于此，我们又对原著重新进行了整理编排：

　　1. 根据原著所收 99 本书每本书的基本内容，按中医学科重新进行分类编排，分为《医经秘本四种》《伤寒秘本三种》《诊法秘本五种》《本草秘本三种》《方书秘本八种》《临证综合秘本五种》《温病秘本十四种》《内科秘本六种》《外伤科、皮科秘本九种》《妇科秘本三种》《儿科秘本二种》《咽喉口齿科秘本四种》《针灸、养生秘本三种》《医案秘本十五种》《医话医论秘本十五种》，共 15 册，改为大 32 开简装本，分别刊印，以满足更广大读者的需求。

2. 全书改为现代简体横排。每本书的整理仍以上海书店影印本为底本，以现存最早刻本、影印本或近期出版的铅印本为参校本。除系底本明显由刊刻、抄写等导致的错误，经核实确认后径改（不出注），以及因版式改动，某些方位词如"左""右"相应改为"上""下"外，目录根据套书内容做相应调整，其余基本忠实原著。原书刊印时为填补版面而增加的"补白""告白"之类也予以保留。

限于水平，加之时间仓促，整理编排难免有错漏，欢迎读者批评指正。挖掘整理出版优秀的中医古籍是我们的重要任务之一，我们将一如既往，继续努力，为传播、弘扬中医药文化、知识做出更大贡献。

中国中医药出版社

2018 年 3 月

内容提要

《三三医书·医话医论秘本十五种》包括《重订灵兰要览》《肯堂医论》《上池杂说》《证治心传》《医经秘旨》《医源》《毛对山医话》《医学课儿策》《经历杂论》《医医医》《医阶辨证》《鲐残篇》《医学体用》《先哲医话》《医余》等十五种，列述历代医家对诸证的论说，以发明病机，阐微析奥。

《重订灵兰要览》追溯诸贤经典之论，结合王肯堂个人行医体会，选载有关各科病证主治的医论四十三篇，以为临证指归。《肯堂医论》卷首论述痘疹、惊风的病因、诊断和治法，其后阐发或评论历代医家对内科杂病、妇科疑难病症的治验。《上池杂说》为医话漫谈，集各家医论二十余条，收载良方三十余首。《证治心传》着重介绍前贤及作者个人临证心得，主要阐述了疟疾、咳嗽、中风、水肿、虚劳、胸胁腹痛等多种病证的证治，并对温热、温疫之异同予以辨析，对时医治幼科病诸种谬说痛予针砭。《医经秘旨》前半部为医论及阐发医经之要旨，后半部为作者的读书心得和临证体会。《医源》多发明经旨之言，对疟痢两证列论尤为详尽。《毛对山医话》对医药典故、医林逸事、民间疗法等均有记述，涉及内、外、妇、儿等各科。《医学课儿策》以问答形式，论述了温热、痢疾、中风、虚劳、痉病、暑病、湿病、燥病、疟疾、喉痧、妇人病、肺病等十余种病证的病因、症状、辨证及治疗。《经历杂论》共列医案二十四种，为作者二十年所诊疾病之显效者，颇具特色。

《医医医》主要阐述了朝廷对于医者之医方、世界对于医者之医方、医者自医之医方。《医阶辨证》就内科杂病、妇科疾病的辨证要点做了阐述，所列病证一百四十种。《鲙残篇》叙述医论传记十余篇，包括论药、论病因病理、疏释古方、辨证。各篇探源析流，并附历代名医的相关论述及个人心得。《医学体用》以内科病证为重点，融合作者的临床经验及学术理论，对风痨臌膈、三消证、水肿腹胀、猝中、喉痹咽烂等二十余种病证进行辨治。《先哲医话》集录日本古代十三位名哲，如后藤艮山、荻野台州、惠美宁固、多纪桂山等有关医药方面的医论、医话。《医余》分命数、养生、疾病、治术四篇，凡经史百家有关医事医理者，分类选录，并偶附评语。

十五本书皆为作者斟酌历代医家，结合个人临证经验，对前贤诸说剖判得失，并附以己验，为后学者深研中医提供启迪。

作者简介

裘庆元（1873—1948），浙江绍兴人，近代著名医家。16岁时进钱庄当学徒，因患肺病，遂发奋专攻中医学，并广收医籍秘本，造诣日深。后渐为人治病，每获良效，名声大振。

逢国内时局动荡，遇事远走东北，得识日本医界名士，获睹大量祖国珍本医籍，深慨祖国医籍散佚之多，乃有志于搜求。民国初年返绍，易名吉生，遂以医为业，以济世活人为己任。当时受外来文化影响，民族虚无主义思潮泛滥，中医药事业处于危急存亡之秋，先生毅然以复兴中医为己任，主持绍兴医药联合会，与何廉臣、曹炳章等创办《绍兴医药学报》，兼编《国医百家丛书》，并任绍郡医药研究社副社长。1929年废止中医事起，先生赴南京请愿，积极参加反对废止中医药的斗争。1923年迁居杭州，成立三三医社，出《三三医报》。先生深慨罕世之珍本秘籍，人多自秘，衡世之书，人难得见，叹曰："医书乃活人之书，何忍令其湮没，又何可令其秘而不传。"于是，或刊广告，或询社友，征救全国收藏之秘籍，得书千余种。乃精加选辑，于1924年刊《三三医书》，共3集，每集各33种，每书各撰提要，使读者一览而知全书概况。

后先生又精选珍贵孤本90种，于1935年复与世界书局商定，刊行《珍本医书集成》第一集。其第二、三集编目虽已确定，但因抗战爆发，被迫中止。

医话医论秘本十五种

医三书三

医话医论秘本十五种

下册目录

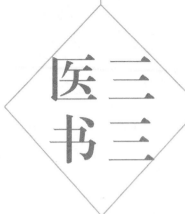

医医医

清·孟今氏 撰

提要

　　医医医三字，骤观之似奇特不可解，换言之，即医治医生之医法也。书分三卷，分则每卷成一文，合则三卷为一篇。一气呵成，切中吾中国医界之病，其所设医治之法确为根本之谋。前年部分取缔中医之时，本社在绍时征得全国之意见书无数，欲求如是书之所计划者，绝无仅有也。裘君吉生录自何廉臣社友藏本，今特刊行，以供全国同道之谋保存中医者之采择焉。

序

国朝钦定《四库全书》，经史子集三十六万卷，其未入《四库》以及后出，昭昭在人耳目者，不知凡几。虽未遍观尽识，而流览涉猎，要多不可磨灭。然自四子九经如日月经天，江河行地外，大都各成一家言而已。方今四海交通，朝命翻译欧西、东洋各国书籍，以为土壤细流之助有志之士。又从而广译之，毋虑数千万种，其善者亦不过一家言已耳。一本万殊，万殊一本之道，未尝有贯穿群籍合为一书者，而况医籍向以小道目之，杂家属之耶。《医医医》一书则大异是，孟今于风八先生桢龆年在桂林闻名相思，即有神交之契，亲炙后不时过从，适与共治经学、医学暨举子业，尝语人曰：有汉儒之实学而无琐碎之病，有宋儒之实行而无迂拘之迹，吾不如于风八，乃各以亲老家贫，日藉笔耕供菽水，频年奔走，时相暌合桢于佐人政治之余，辄喜著述，撰有《四书质疑》《孝经质疑》《三国志质疑》《算学入门》《勾股精义》《靖冥馆诗古文词集》若干卷，每一书成，必函质之，先生虽皆许弗置，而终疑其未惬于心，至今思之犹滋悬焉。先生自永感后绝意进取，专一于医，于是名誉益广，当道大吏，四路争迎，有屡以道府敦迫出而济世者，先生皆夷然不以为意，而乃以性情率野，学问粗疏，不宜处于公卿之间而与公卿之事，力却而善辞之。于以知先生，达无加，穷亦无损，二十年前尝请其著一《医说寿世》，先生以为斯未能信，迟之又久。顷始邮到近著《医医医》一书，嘱为校序，伏读久之，始而异其名之奇，继乃悉其论之正，终且叹服其苦心孤诣，超越古今，致广大而尽精微，极高明而道中庸，有不可以寻常名医论说拟议，所谓一本万殊，万殊一本，贯穿群籍而为一书者非欤。其中所论医理尽抉岐景之奥，且多发前贤所未发。如论治道兵机，大声疾呼，头头是道，而复丝丝入扣，以示医学源流。《伤寒论翼》更觉郑重分明，功殊不在禹下，大有裨于政界，军界。桢虽不敏，请事斯语。至以孔孟为内伤国手，欲人人皆能自治，以循至于圣贤之涂，犹为宪政无尚之理，空前绝后之论，洵属闻所未闻，迥非今世中医西医所能梦见。诚能朝廷、世界、医者各服篇中，鼎峙三方，岂仅改群医之良，治万端之病，起八代之衰已哉。盖将立万世之宪而息列强之争矣。唯愿读是编者，潜心静气，反覆寻绎，勿轻放过一句，勿忽略过一字，如食蜂蜜，当味其有百花之香，如饮醇醪，须知其非一时之酿，乃为不负东观未见之书，且以知桢之言非阿好也，医籍云乎哉。

宣统纪元岁次己酉十二月，

卸署江北提督、记名提督、

苏松镇总兵统领、江南全省练兵、

第九镇统制、番禺举人

徐绍桢固卿拜序于江南陆军营次

自叙

噫噫噫，医医医，医何易言哉！医之为道，广矣大矣，精矣微矣，危乎危矣！举凡古今中外，学问事业，无有难于此者矣。名为卫生去疾之道，实不止于卫生去疾已也。盖合格致诚正、修齐治平之道，而一以贯之，且更有难焉者也。非探天地阴阳之秘，尽人物之性，明气化之理，博考古今，随时观变，汇通中外，因地制宜，而又临事，而惧澄心定灵，必不能语于此。虽然，夫妇之愚可以与知焉，及其至也，圣人亦有所不能焉，故夫一知半解、摇铃悬壶之徒充斥天壤，时或生人，黄农岐景之圣，卓绝古今，而又未尝不死人。究之生之者偶然，而杀之者无算，死之者适然而生之者恒众，是非成败，明镜谁悬？此医道所以不明不行也。今天竞言医矣，且广开医院矣，又新开医学研究会矣，更多开办军医学堂矣。十室之邑必有忠信，百步之地必生芳草，不敢谓千虑者必无一得也。当道大吏谬以余为老马，屡嘱余为提倡一医学堂，举甚美，意亦甚挚，余唯唯唯否否，迁延岁月，卒不能应。大吏热心兴学，一切新政次第举行，唯此医学一界，尚觉梦如，切诘再四，无以谢之，不能不有以晓之日。噫噫噫，医医医，医非不至要也，如所谓一切新政，皆医之事也，医道不明而欲使庶政更新，窃不谓然。盖医道，通于治道，不可殚述，即如强种强兵，犹为密切关系。且中外交通以来，吾国无事不落人后，其犹有可望胜于他人者，医学、文学而已。文学之妙已造其极，毋庸赘言，医学虽当晦盲否塞之秋，而胚胎于黄农，萌芽于岐景，固已久矣！如有伟人起而振之，引而伸之，变而通之，郑而重之，大可冀放奇光异彩于环球上，使吾道文明亦有以输入于他邦，而为开通西医之导线。近之蔑视中医者固其宜，而其谬许西医、偏重西医者殊耳食而目论也，则开办医学堂之举不更急务乎！然尚有难言也。方今吾国医界，皆为读书不成、他业不就者之逋逃薮，道其所道，既非黄岐之道，更非吾所谓一贯之道。其自待菲薄，绝无精妙高明者，原不足怪，而其腐败不堪，庸恶陋劣之病，又实对待于医者，苟且轻贱之心有以中之，虽亦由于医者之自取戾，然医者之病已自深入，已遍天下，将极终古，莫之能愈。尚欲其善为医，又更为医国，犹之拯饥者而求粒于荒垦，断断乎其未有也。今拟开办医学堂，亦思有以医医之病也。然不知医者之病之所在，而徒为之严章程，订功课，令之勤讲求，精诊切，是犹治其标而未治其本也。虽学堂开遍天下，办至百年，无当也。医之病何在，医医之方何在？非得朝廷之一人与世界之多数人为之探其病源，——洗其旧染腐败之气，庸恶陋劣之习，苟且轻贱之俗而改良焉，必不能起其沉疴，而望医学之进步，诚能得斯二者而出吾方以医医，并令医者时进吾方以自医，则医界自将耳目一新，别开生面，精神奋发，志向异趣，学业日精，即不开办学堂亦必人才辈出，医道昌明也。医之病源，既深且赜，医医之方，似难实易，然非片言可明，请于篇内，分析论之。余为医学界明医道、求人才、储良方，即所以为他日开办医学堂之嚆矢，不禁痛心疾首，发愤而著此编，名之曰《医医医》，一以寓一字三叹之意，一则先求有以医医之医也。噫噫噫，医医医，医岂易言哉！

　　　　　　　　　宣统纪元岁己酉秋八月孟今氏撰

目录

医医医 卷一

清孟今氏著

裘吉生刊

朝廷对于医者之医方

名利者，绝技之师，天地生死，人人之具，古今中外，帝王驱遣群伦，培养人才，而转移风俗之妙用也。圣贤豪杰，或不为利动，而不能不为名动，唯恐不好名之说，不只为三代以下言也。孔子曰：忠信重禄，所以劝士，西汉经学之盛，班孟坚谓是利禄使然。至于唐以诗赋盛，宋以理学经义盛，有明以迄国朝，皆以八股取士。八股至今，至无用当也。而当未废之前，毋论智愚贤否，莫不竭尽毕生精力以入其中而卒之，以此称神品，称能品，号大家名家者不可胜数，以之致大位，拥大富，膺懋赏殊荣者不知几何。当时未闻有八股学堂也，不过人自为学而已，虽有书院之名，每省不过数区，省外则无几矣。

虽有院长之号，每月不过数课，课外不他问矣，而何以八股之盛于斯也？所谓风会之所趋，而当王者贵也。又实为富与贵之所驱，名与利之所使也，是可藉为医医之方也。

八股之外又有卷摺，其视八股，尤为无谓，而当时卷摺人才之盛，亦几与八股相埒，盖非工此，虽八股入彀，仍不得与于状元宰相之荣，于是天下士夫咸相率而成此种人才。各相虑而唯恐不及此种人才。呜呼，时亦未闻有卷摺学堂也，而卷摺人才之盛又如彼，要亦风会之所趋而当王者贵也。又何莫非富与贵之所驱，名与利之所使哉？是更可为医医之方也。朝廷医官置太医院，位仅三品，有差俸只百金以外，而又囿于一部，不能流通转用，以至老死，真所谓不甚爱惜之官也。官犹如此，则所谓医士医生者，更无怪世人小道目之，贱工待之矣。稍有聪明才力者，且不屑为，而谓贤智为之乎？虽有豪杰崛起代兴，自成名流，而一代不过数人，当其盛名鼎鼎，曾不数闻一字之褒，及其既也，要亦不过列入方技传中，如扁鹊、仓公、华佗、思邈而已。最可怪者，圣如仲景，史汉并无一传，尤令人索解不得。当时八股卷摺为富贵之阶梯，群既趋于彼矣。今日新学新政为终南之捷径，群又趋于此矣。而谓辞尊居卑，辞富居贫，别有人才，其人才亦可想见，是皆所以致医之病也。

医道较有用于八股卷摺万万一，实按之则尽人知之矣，八股卷摺早已可废，医道则虽终天地不可废，乃以早可废者而曾见其隆盛如彼，以万不可废者而转任其腐败若此。不知医者自存何心？对待于医者又何心也？

医道殊有济于新政新学亦万万，非切言之，则人莫或知也。新政新学似欲以医旧政旧学之病，非善医之则虽终天地而仍无济，乃新政新学今则并举，而莫敢废矣。医道之有济于新政新学者，今乃犹是，废莫能举焉，不知医者自有何说？对待于医者又何说？

朝廷之置医官也，岂不以医之为用卫生治疾已耳。政治无与，焉不知医之为道，必合格致诚正修齐治平之事而一之，通天地人而贯之，然后可谓之医。所谓良医良相，所谓国手，更所谓补天手者，非虚拟之词，实当然之事，而固有之道也。惜古今中外，医者思想多不到此，学问向不由此，资格都不及此，遂致对待于医者，相习而忘之，相忽而轻之，一至于此。

医不止于卫生治疾已也，即只以为卫生治疾计，虽在常人，亦万不宜苟且轻忽而托之于庸恶陋劣之手以尝试。况朝廷之莅天下也，将以治万方之疾苦，使无一夫不被其泽，循至天地位而万物育，所谓一人有庆，兆民赖之。圣躬偶然违和，即属治于太医，京师口号国子监之文章，銮舆卫之刀枪，太医之药方诚有概乎言之也，一有不效，则各直省督抚将军应诏以进群医，太医群医，吾皆闻之熟矣，知之稔矣，封疆大吏又皆非真知医者，乌得有真？是非亦唯荷？朝廷洪福，或藉手以奏功，不可谓非一得之能，一时之幸，然而临大敌则恐非真将军矣。王子安与程伊川曰：为人子者，不可不知医。愚则曰：为人臣者，亦不可不知医。实则凡为人者，皆不可不知医。所谓知者，又非一知半解之知，必灼见真知之知，乃为知也。

设使朝廷变通医官，或与封疆台阁并重并用，或与台阁封疆流通转用，或特设高爵厚禄以寓医官，专为顾问，天下利病先诏天下学者，凡识字读书之始，必兼习医，使医道治道合而为一。盖医道无一不通于治道，治道亦无一不通于医道，未有不谙治道而能医病者，亦未有不精医道而能治国者。治民如治病，良相无异于良医；用药如用兵，名医即可为名将。兴利除害，补偏救弊，理本一源；锄暴安良，驱邪养正，道原一贯。古今中外，歧而为二，其称治者，尚非郅治，所号名医，仍非通医，诚能贯而通之，则人人皆能自治，皆能治人，皆能治疾，皆能治国，皆能治兵。所谓良相良医，名医名将，所在皆是仁寿之宇，无敌之国，大同之世，且将见之如此，而犹虑医界之人才不辈出，如八股卷摺之盛，吾不信也。转移风气，端在朝廷，然总不越乎名与利二者之妙用，故曰：名利者，绝技之师。诚如是也，不特医学堂无事开办，即各学堂亦不必设立。只悬名利以为鹄，而高爵厚禄以为招，则人莫不自为学，且将合医界、学界、政界、兵界而一以贯之，截留无限经费，以待学成者之懋赏，此一本万殊，万殊一本，抱一而为天下式之理，非故为高论也。医道无一不通于治道，虽古今中外大儒名医未尝几见及此，故世多墨墨诚诚，纵观而博考之，静按而细绎之，何一端不相通，何一理不相贯，而乃任其苟且轻贱，庸恶陋劣，各相隔阂几千万年，无惑乎医道之不明不行也。今之偏重西医，与言西人之重医，皆属耳食目论，若徒论其解剖、实验、制药，良不无一得之长，然解剖亦为吾国先代俞跗、华佗辈所遗，其中得失参半，昧者未尝索考外篇，已为缕晰言之，若论气化，则仍如今之中医茫然如堕五里雾中，若复望其通治化则更堕百里雾中矣。又安能语于医道。伏愿圣人在上，起百代之衰，振千秋之业，通一贯之道，开万世之利，渐以吾国医道之文明输入列邦，而为开通外人之导线，岂不懿欤！尤有进者，朝廷治化，莫要于赏罚，亦莫先于赏罚。如承明诏，变通医官，振兴医学。既悬懋赏，以为鼓励之方。即订严刑，以为滥竽之戒。庸医杀人，向不论抵此，虽世人苟且轻贱之习有以自召，以致是非成败，难于稽核，久使庸医漏网，乃复充斥人间。今必明谕重申，先令世界之人毋得仍蹈苟且轻贱于医之习，以自取祸，且当格外隆重以致敬礼，再于地方为立乡医、县医、府医、省医各等医官名目，而令真能通医可为国师者，按临各省，认真考试，或令

试于京师，如中式者即录之而分布各区，一切经费悉由各区
社会及地方官合筹分给各医，总以优裕足赡医之身家，使得
藉以资医穷乏。其不录者，仍自归为医士，加功探讨，以待
后日续选，不许即妄与人诊治。更令各区之医遇证立案，将
脉相、证相、治否方法逐一详列，存之病家，并榜诸通衢，
按月分年，报官核验，以定是非功过，而为赏罚黜陟，然后
上之大府，奏之朝廷。若果成效多著，而又能通治道者，即
行破格录用，不次超迁举主，并予上赏。若仍恶劣如前以及
大不韪者，则即治以应得之罪，或更予以不测之诛，并将举
主连坐，虽功过只论是非，难论成败，然有真是非者，自必
多成鲜败，虽天之降才各殊，通才谈何容易。然能悉照愚方
以医医，即不能人人合医道治道为一贯，亦必良医辈出，多
谙治道，一洗前习之陋，是可决也。故上赏者为医医之先
声，而严罚者又医医之后盾也。此者朝廷医医之良方也。

　　　　　　　　　　　　　　　　　《医医医》卷一终

医医医 卷二

清孟今氏著

裘吉生刊

世界对于医者之医方

人生何生乎？莫不生于钱。人生何死乎？莫不死于病。甚矣。生命，金钱，疾病，三者固互相维系，而变相为用者也。生命重乎？金钱重乎？疾病重乎？非有生命不能有金钱，非无疾病不能保生命，则生命重矣。天之于人，既不能各长其生命，悉与以金钱尽免其疾病，则医又重矣。医所以去病卫生也，无论良否，能舍金钱以生乎，抑或天别与医以金钱乎？奈何世之人壹是皆以要钱为本，壹是皆以一己要钱为本，壹是皆以不愿他人要钱为本，其至一钱如命，或竟要钱不要命，或且得命又思财，此世界之普通病，即所以致医之病也。在穷乏无告者，犹或可说，而不谓富贵利达者，转居多数也。可谓不恕之甚矣。非强恕而行世，安得有良医哉！庸医杀人，不可胜道，然亦实由重视金钱者之自误，虽即谓之自杀也。可又况有一知半解者，舍脉论病，舍病论药，从旁助刀耶。

世之人曰：医者意也。意为之者也。又曰：医者，易也。至便至易之事也。此不特门外汉之言，实病医而误尽苍生之言，不知医之为言，易也，精微广大有如《易》道，诚合古今中外事业学问，无有难于此者。孔子曰：人而无恒，不可以作巫医。恒，常久也。《易》，卦也。所谓天地之道，恒久而不已也。日月得天而能久照，四时变化而能久成，圣人于其道而天下化成，观其所恒而天地万物之情可见矣。恒之时义如此，医之道亦当如此。医既为子之所训，故疾遂为子之所慎，未达不敢尝之旨，其难其慎为何如乎？自朱子误注，虽小道必有可观，章谓小道如农圃医卜之属，于是世人更以小道目贱工待之，至重者，不过数金之酬，或只数十百钱呼之即至，且有并此区区而不畀者，一有不效，诟毁随之，不恕之事莫此为甚。尤可怪者，平时既以小道贱工视之，而临病时又以神仙望之，岂小道贱工中有神仙游戏耶？自问当亦哑然自笑（医本于《易》，章虚谷先生《医门棒喝》论之精详，此段发端与章不同，故持论各异，非有出入也）。

小道贱工之名，数十百钱之利，其微末亦至极矣，而谓贤者为之乎？乃欲以求良医而保生命，不唯不恕，亦且自轻良医，如何可得？盖良医虽不好利，未尝不自惜名，在病者之意，不过谓病有大小轻重浅深之不同，小者、轻者、浅者何必定求良医，不知不遇良医则小者、轻者、浅者必致于大、致于重、致于深，或更致于危险而不可为，此病之常势也。善卫生者，必谨小慎微而不忽略于轻浅，以故圣人治未病，不治已病，所谓治制于未乱，保邦于未危也。奈何世人只以金钱为重，殆至危险而不可为，则虽有善者，亦无如之何矣。况当是时尚，多不能舍金钱以求保生命于一线，卒之又不能带入冥中，徒令后人笑其拙。呜呼，亦可怜矣。

此种可怜情形，古今天下当如恒河沙数，《史记·扁鹊传》谓扁鹊受桑君之术，饮上池之水，视见垣一方人，以此视病，洞见五脏癥结，尝于赵、于虢多著神效，天下尽以为能生死人。及于齐，齐桓侯客之，入朝见曰：君有疾，在腠理，不治将深。桓侯曰：寡人无疾。扁鹊出，桓侯谓左右曰：医之好利也，欲以不疾者为功。后五日，扁鹊复见曰：君有疾，在血脉，不治恐深。桓侯曰：寡人无疾。扁鹊出，桓侯不悦。又五日，扁鹊复见曰：君有疾，在肠胃，不治必深。桓侯不应，扁鹊出，桓侯不悦。五日，扁鹊复见，望见桓侯而退走，桓侯使人问其故。扁鹊曰：疾之在腠理也，汤熨之所及也；在血脉，针石之所及也；其在肠胃，酒醪之所及也。今在骨髓，虽司命无奈之何，臣是以无请也。后五日，桓侯体病，使人召扁鹊，扁鹊已逃去，桓候遂死。使圣人预知微，能使良医得早从事，则疾可已，身可活也。人之所病病疾多，而医之所病病道少。故病有六不治：骄恣不论理，一不治也；轻身重财，二不治也；衣食不能适，三不治也；阴阳并，脏气不定，四不治也；形羸不能服药，五不治也；信巫不信医，六不治也。有此一者则重难治也。夫扁鹊，良医也。桓候，富有之国君也。即使扁鹊好利，桓候非不能应，况扁鹊并无是心，其所以谆谆于桓候者，不过欲神其术以为广大，名誉则或有之，而不意桓候重财轻身，转以好利疑之，卒致疾发而不可为，殊可哀也。又仲景见侍中王仲宣时年二十余，谓曰：君有病，四十当眉落，眉落半年而死，令服五石汤可免。仲宣嫌其言忤，受汤不服。居三日，见仲宣，谓曰：服汤否？仲宣曰：已服。仲景曰：色候固非服汤之诊，君何轻命也。仲宣犹不言。后二十年，果眉落，落后一百八十七日而死。此二事者，所谓圣人治未病也。愚尝于中风、虚劳两证辄先谆谆于人，如扁鹊之于桓候，仲景之于仲宣，唯人不曰危词耸听，即曰意别有在，卒之皆竟如桓候、仲宣。噫！今天下如扁鹊、仲景者无几，而如桓候、仲宣者无限，世人其不惜为桓候、仲宣乎？抑不愿为桓候、仲宣乎？或亦望有扁鹊、仲景者乎？自计不可不早。

如必欲生命金钱并保，唯有人人读书，必兼习医，且必如吾之所谓医而后可，不然则不得不听命于医。医欲良乎？否乎？此不待问而知也。谚云：又要马儿跑得好，又要马儿不食草，世界那得有是事，世人却多有是心，此神骏龙驹所以不世出也。

吾不敢谓世之人皆重财也，自世道衰而势利甚，捐纳之途，夤缘之风，弊混之事，日骎骎乎天下而不可遏。虽盈千累万之金钱，亦必呕呕焉谋之而乐为用，甚至倾家荡产，以及丧耻辱身，曾不稍自顾惜。唯一旦对于医者，则必反其所为，纵较向所乐用者，不过千万之一二，仍如出纳之吝而不肯少宽假，此最不可解者也。岂不曰以利为利，谋生之事大，而卫生之事小耶。亦何轻重失宜至是耶。

又尝见夫挥金如土，掷金若沙于嫖赌者矣。当其初入迷途，尚未至于倾家荡产，父兄或预为严责，师友或婉为戒劝，皆不能阻其挥霍浪掷之心。及一旦对于医者，则又大反其所为，虽区区者亦必靳以与人，而卒之家产仍然倾荡于嫖赌中，或且召染恶疾，或且流为盗匪，并至丧失其身而不悔，此尤不可解者也。然此特无益有损之大者耳，而凡小焉者毋论矣。世之人盖禁绝无益之用而转为有益之用哉。

圣人之用财也，自奉俭约，待人丰厚，而于理欲之界，尤严防其出入。世人之用财，则反是矣。于欲路上，虽恣用千万不嫌其多，于理路中，虽偶用一二即谓为过。此圣道所以日衰，世道医道因此日坏也。然亦间有理欲并用者，则仍是求福免祸之心，非真能绳向理路上为作用也。如各省官医局及各赠医院，皆官界社会，所以分济贫乏也，局中院中主持医者，不知果为良否，然一医日诊数十人者有之，且过百诊者亦有之，此虽圣神不能如是，是直以为儿戏矣。其中纵或有一得，而究之所失者多，然则官医局与各赠医院之设，非仁者与？非也，所谓好仁不好学也。

医本仁术，赠医局院之发起，亦本仁心，唯不得其道，则转以仁者之心而反为不仁之事。盖得一良医，可以活千万人，否则，反是何如？得千万之良医而全活天下后世无量数之人？此其义虽前人亦偶见及，不过责望医者之自为良而不能深切著明，医者之病根，改良医者之方药，纵使责望再深，学堂开遍，局院设满于天下，无当也。《医医医》一篇正所以济仁者无穷之心，而不使偶有贻误，稍留缺憾，只须厚筹经费，丰给修火，多聘通医，严订功过，无论局院，大小病者多寡，限制各医一日不得过十诊，并须随证详立脉相病情、治否方法以及一切禁忌，交给病人，仍一面注册存之局院，按月分年合榜通衢，以待官府考核。照此章程逐渐扩充，由省会以及各府州县，自城市以至各乡村落，一省如此，直省皆然。除富厚者足以自行奉请外，其有不能设立局院者，即合一区之众，预为厚集养医之费，或论年月给奉，或临时分诊给奉，皆可取之公中，总使医者足以赡其身家而有余，并一洗从前苟且轻贱之习，则天下随处皆良医，天下病者亦皆全活而无患矣。

《医医医》一篇，非特欲世界之人皆无疾病，医尽良医，且更望人人皆为圣贤。人生富贵不可必，神仙不可求，而疾病则可却，圣贤亦可为也。古今天下之病，推而广之，不知几千万种，而一证又千头万绪，差之毫厘，谬以千里，诚不易言医治。约而言之，又不过外感、内伤两病，外感则风、寒、暑、湿、燥、火六淫之气为之，内伤则喜、怒、哀、乐、爱、恶、欲七情所发，合之所谓十三因也。然人能慎起居而适其寒温，自可以却外感，且外感除伤寒两感、温疫四感与中风之直中脏者，则俱可以不死，而世之多死于外感者，皆医药误之也。内伤则无不死者，何也？本非草木无情可治也。间尝窃论神农、黄帝、岐伯、仲景为外感之国手，若内伤则孔孟为国手，降而宋儒、明儒，旁及老庄、佛氏亦内伤之好手，其书千言万语，莫非治人性情，洵为内伤良药。惜古今天下人无一善读而觉者，古今天下医更无一梦见而觉者，故死于内伤者又不知何限。今特为世界医界大放光明，如此于岐景孔孟之书以及各大家诸大儒之语论一一寻绎，融会深长思之，则外感内伤无不毕治矣。明儒吕新吾先生有曰：以淡食为二陈，以寡欲为四物，以清心省事为四君子，无方之药，不名之医，取诸身而已。旨哉斯言，庶几与吾不谋而合，惟惜阐发未尽耳。吾尝于内伤之证，辄先以言语之药为治，其情并属病者，以情治情，无如皆

以为迂腐，不但不服此方，且非笑之，而唯乞灵于草木，曷可
得耶？世界之人如不愿轻身重财也，则请悉遵吾方以医医，良
医自必辈出，以应所欲。如仍生命财产并重也，则唯人人多读
书而兼习医，合医道治过而为一贯，更以自治而渐进于圣贤之
室，循致默化列强竞争之病而合中外为大同之世，勿谓圣贤不
可为也。颜渊曰：舜何人也？予何人也？有为者亦若是。公明
仪曰：文王，我师也。周公岂欺我哉。曹交曰：人皆可以为尧
舜。孟子曰：尧舜与人同耳。又曰：圣人与我同类也。此皆为
圣贤之方药也。疾病云乎哉，若以为徒为高论，是不为也，非
不能也，吾未如之何也已。

《医医医》卷二终

医医医　卷三

清孟今氏著

裘吉生刊

医者自医之医方

读书宜识字，顾名即思义，人事尽如斯，少弊自多利。

今医者满天下矣，试问以医字作何解说，莫不张口茫然，如坠烟雾。字且不识，而欲其技之良、道之精，得乎？

医之字义从匚从矢从殳从酉。匚，受物之器，受矢于器为医。《说文》训为盛弓弩短矢器，加殳于右上，殳亦兵器，下复从酉，酉，古酒字，古为毒物，故大禹绝之（石顽谓为从古服药多以酒助，非也）。神农尝毒，经谓药多为毒物，凡治某病皆谓以某药毒之，《内经》亦多如此，即以毒攻毒之义，可见医之为用尽伤人之具矣。病者既积矢殳、毒酒之属于一身，其危已可想见，医者如再不慎之又慎，不更危乎其危乎？

黄帝以治兵之余治病，于是医字下笔从医，《国语》兵不解医本此，所谓用药如用兵也，凡欲为医者，可不知所从事哉？

古之医者，人皆神圣而又贵为天子，富有四海，或为大臣，如岐伯、伊尹是，或为达官，如长沙太守仲景是。大臣达官虽富贵不逮天子，而身家皆自优裕，得以专一于医，而无别虑萦扰，且复药皆自尝自备（今之西医、东医亦自备药，颇合吾国古法，此其一得），一遇病者，无不应手奏效。盖先于经络脏腑，洞见癥结，更于气化传变，预为防制，非若今之西医，必待其人死后，购而剖解，始知其病之所在，自以为实验，人亦莫不以为然，然究不知其病之所在也。人唯有生气，方有气化传变，既死则气已绝而无迹可寻。如咳嗽病，有因外感，有因内伤，有因外感而变成内伤，或只关本脏，或为火刑金，或为子累母，或为母累子，或不能胜其所胜而转使胜其所不胜。《内经》所云：五脏皆令人咳，甚则移传六脏。此皆古圣神人明气化传变之理，传之至今，历历不爽者也。西医则剖解后见肺叶焦枯，或且溃烂，遂只名之曰肺炎。凡遇咳嗽，概以肺炎治之，无论寒热有异，即只以肺炎论，亦不知其炎之由于心，由于肾，由于脾胃与肝胆，徒执一本位为治，无怪其多不效。而转以为本不治，是皆由于不明五运六气以及脉息之确有可凭，故虽至死亦不知病之所以然。今之重视西医、从学西医者，直与西医同梦，吾所以为医者，立自医之方，并欲以开通西医者，以其一也。类乎此者，不知凡几。

又如寻常疟疾，寒热来往，作止有时，一证既有，来往之名必有来往之处，来从何作？往从何止？医者昧昧，漫不加察，虽中古以后之名大家亦皆不知其病之所在，稍贤明者，不过能分十二经络，或阴或阳，于邪来时，所注重之经界，经界既正，则药力专到，不致累及无辜。然必既专且久，邪始渐衰而退，非能直指病之来源也。下此则皆囫囵乱治，抄撮本证数方投之，或以止截为功，或当邪衰自愈，以故病疟者无不经年累月受害。西医亦只知以金鸡纳霜截之，然亦有效有不效（阴虚者，则多不效，且不宜服）。即使收效一时，后必再发，更或变生他证而不可救，吾见不可殚述。岂知凡病皆不离经络、脏腑，唯此病若不在经络、脏腑而别有所寄发作时，始由经络而脏腑，退止时又由脏腑而经络而止其所休焉。以时来往者，则又胃气为之也。胃于五行属土，于五德属信，故有信若潮，如人饥则思食，皆胃之日信，与妇女之月信同。然此虽予一人之私言，然实体验有得，圣人复起，不易吾言矣。《内经》阴阳疟论，岐伯曰：疟之将来也，阴阳之且移也，必从四末始也，坚束其处而决去之。只此四语，贼情，贼踪，贼窟，治法无不毕具。如法为之，无论何疟，莫不霍然，所谓捣其老巢，老贼净尽，非圣人而能若是乎？非真洞见脏腑经络而能若是乎？又何须效西医之剖解而始为实验耶！恐虽剖解，亦莫名其妙也。今特为医者揭之，以为自医医人最便宜方，更以开通西医，使知吾国古圣人之法，不事剖解，向能洞见经络脏腑之神（此证唯张子和、喻嘉言见及经旨，惜皆不能笃守圣法而杂出多方）。

今之医者，大率下愚者多，其较古之圣神不知几千万里。且又皆读书不成，别业不就，无聊之极，思始遁于医之一途。于是圣神与天地参之道，遂变为至愚无聊者之逋逃薮，况当世界，苟且轻贱之积习牢不可破，其欲以为利者亦未矣。或别有会心者藉此以夤缘入官，遇上官病，或其家属病，不俟延请，行同毛遂，时运一至，偶然幸中，美差优缺，纷至踏来，上官亦最乐，此所谓惠而不费也。富贵逼人，亦常有事，是则不必问其道之若何矣。若其不善夤缘，又无真实本领，不过聊为糊口计，且有时并口亦不能糊，徒见轻鄙于世界，且并贻讥于外人，以为吾国医者如是，任意推测古圣之道，亦不过如是言。念及此，吾又不愿人之再业此，如果有发愤而欲为此者，则请相率而进吾之方，毋虑其愚也，以学愈之，毋虑其贫也，以勤俭愈之，毋虑其糊口不能也，以夷齐首阳之日孔子在陈之时较之，虽饿死事小也，能如是天下何事不可为乎？则再请进吾之多方更以自医。

医道务从正心博学为体，而以继往开来为用，其间息邪说，距诐行贯，治道功夫，亦万不可少。若徒以日诊数人，月好数病，年活多人为毕能事，而于国家元气，天下恫瘝毫无所裨，人虽视我甚重，自待未免尚轻，良医良相之说，非虚语也。燮理阴阳，且足以弥天地之灾沴，于人事更无论矣，相位不可必期，道理要归一致，出位之思君子，当不禁此，且不必问朝廷世界对待医者何如，而只裕吾胞与之怀时，切饥溺之思尤于贫贱，富贵不易其心，所谓宁可人负我，不可我负人，此正心之说也，即自医之第一方也。

博学者于识字读书之始即以《灵》《素》《内经》《难经》《伤寒论》《金匮玉函经》《甲乙经》《活人书》合《四子》《五经》《尔雅》先后并读，更于性理经济书多读，然后再读《神农本草经》《长沙方》，经唐、宋、金、元、明代、国朝各大名家著述，以及欧亚之《儒门事亲》，西医五种广学汇编，英国产科诸书择其大要者，次第阅之。其余如《千金》《外台》《圣济总录》《证治准绳》《古今医统》《名医类案》《三因方》之类，不过为医家之大类书，略为涉猎，以备参考可耳。至若邪说诐行，有乖圣道古法而误世者，则概从阁置，或直以从火，唯读时须精考古书之简脱，与后儒之参附者，勿使为其蒙蔽而贻误，尤须于经史子集中不明言医而于医道有合者，心领而神会之，所谓无字句间之医也。此博学而又须善学者也，自医之第二方也。

学医最忌先看本草与各方书，一经寓目，即可略识药品，聊记汤头，凑杂成方，于天地阴阳五运六气，全无理会，于人身经络脏腑、病机脉情，毫无觉察。一遇病者，遂觉技痒，为之诊治，偶然幸中，自鸣得意。人有见之，亦谓知医，于是误尽苍生，终无入道之日。今之医者大都如是。况所阅本草，既非《神农本经》所见，方书又非古圣经方，不过坊间所刊俗本，如《本草备要》《医方集解》《验方新编》《三指禅》《笔花医镜》《万病回春》《冯氏锦囊》《东医宝鉴》《医宗必读》之类，此种最易误人之书，却最盛行于今之世，几于家置一编，以为医道尽于此矣。况且并此种类，亦未尽读熟读，凡有病家必为彼辈先试其手。及至辗转贻误，始思一延名医，而时所谓名医者，又不过薛立斋、赵养葵、张景岳、李士材、陈修园之徒。然其自命亦颇不凡，意谓较多读书，总属儒医，其实于医道仍是隔靴搔痒，不知取法乎上，仅得其中，取法乎中，品斯下矣。又况等而下之耶，有志医道，其唯从吾息邪说距诐行而直入于圣人之室。

学医尤忌误解《伤寒论》，案仲景自序云：作《伤寒杂病论》合十六卷，原为万病立法，所谓法者，即六经气化传变，而方药随之而变之法也。以六经提纲者，使医者必先明六经经界，则万病不外乎六经。唐宋以来，致力于《伤寒论》者无虑百数十家，究其所作，不出二义。一则因本文为之注疏，犹《公》《谷》之说《春秋》，一则引本文而为立论，犹韩婴说诗。外传非多，以辞害义，即失断章取义。自王叔和编次伤寒、杂病分为两书，于本论削去杂病而论中杂病又存，而未去者尚多，且参以私意，紊乱仲景原文，改头换面不少，以致世之读《伤寒论》者谓能治伤寒即能治杂病，遂多以杂病当伤寒，以伤寒概杂病而混治之。不知天下之病杂病多而伤寒少，如地当西北，时当严寒，或多伤寒，外此则皆杂病矣。若地当东南，则杂病温病为多，即时当严寒亦不过感寒冒寒而已。医者不明六经之法是统伤寒杂病而论，只以治伤寒之方药概治杂病，而不知以六经之法分治杂病，此皆叔和阶之厉也。叔和序例所引《内经》，莫不增句易字，况仲景耶！欲识真仲景者，当于原书本论逐条察其笔法，知《考工记》自不合于《周官》，褚先生大不侔于太史，世皆以《金匮要略》为仲景《杂病论》，有若似圣人唯曾子以为不可耳。柯韵伯《伤寒论翼》辨之最精且详，吾敢附于柯曰：王叔和者，岐伯、仲景之罪人，而后世医道之蟊贼也。虽《金匮》由叔和而始彰，其功亦不可没，然究功不掩罪，有志医道者，不得仲景《伤寒杂病论》原本十六卷而读之，慎勿以伤寒之药治杂病而误尽苍生，幸甚幸甚。

学医必须讲究气化传变，欲知气化传变又必先明阴阳，切忌混论阴阳，不分六经经界。脏腑固分阴阳，而一脏又各有阴阳，一腑亦各有阴阳，俱宜逐脏逐腑一一分清，气化传变始能分晓。此在古名大家已少概见，今世中外业此者更无。徒梦见人身只阴阳两端，一病则千头万绪，非能先正经界，鲜不堕入迷途，差之毫厘，谬以千里。世之学者既不曾闻大道，又不力追上乘，只以苟且从事，因陋就简，谬以袭谬，歧之又歧，全不知气化为何事，何能梦岐景耶！不能窥见岐景，又何能与论医道耶！君子之道，辟如行远必自迩，辟如登高必自卑，所谓下学而上达也。若夫医道，则必上学而旁达，笃守古圣之法，然后旁通四达，以斯推广博大而收土壤细流之助，仍不出古圣范围，方为医学正宗。

学医更须知凡病是随脏腑之气而变，又随药气而变。如太阳恶寒，非必伤寒始恶寒也，无论风寒湿暑燥火，邪气一入太阳，无不恶寒。盖以太阳本寒水经，邪入触动寒水之气，遂自恶寒。阳明发热，非必中热即发热也，阳明为南方火部，无论何邪，一入阳明，未有不发热也。如入少阳，少阳为太阳、阳明转枢，在半表半里之间，故又有寒热往来之势。或又随药气而变使然。不然，何以伤寒在太阳有桂枝、麻黄等方，一入阳明、少阳又有葛根、白虎、承气、大小柴胡等方，是一经界中已有在经在脏在腑之别。若邪未入阳明，尚在太阳，一用葛根未有不入阳明也。尚在太阳或在阳明，一用柴胡未有不入少阳也。是皆脏腑气化传变与药气传变之故也。不独伤寒为然，杂病亦莫不然。不独三阳为然，即六阳六阴亦莫不然。仲景

《伤寒杂病论》先以六经提纲者，亦此之故，虽未条分缕晰，善学者，要当善悟而三反也。世之混论阴阳，只论寒热虚实者，何能语于医道？而况乎能辨寒热虚实者亦寡矣，学者可不知所务乎？西医不亦闻所未闻乎！

用药如用兵，兵法之要在明地势，用药之要在明经界。凡治病必先明六经之界，始知贼邪所从来，知某方是某府来路，某方是某郡去路。来路如边关三阳是也，去路如内境三阴是也。六经来路各不同，太阳是大路，少阳是僻路，阳明是直路，太阴近路也。少阴后路也，厥阴斜路也。客邪多从三阳来，主邪多由三阴起。犹外寇自边关至，乱民自内地生也。明六经地形，始得握万病之枢机；详六经来路，乃能操治病之规则。如伤寒，大寇也，病从外来；中风，流寇也，病因旁及；杂病、内病，乱民也，病由中起。既认为何等之贼，又知为何地所起，发于其境，便御之本境，移祸邻郡，即两路来攻，如邪入太阳地面，即汗而散之，犹陈利兵于要害，乘其未定而击之也。邪之轻者在卫，重者在营，尤重者在胸膈。犹寇之浅者在关外，其深者在关上，尤深者在关内也。是麻黄为关外之师，桂枝为关上之师，大小青龙为关内之师矣。凡外寇不靖，内地盗贼必起而应之，因立两解法，故又有大小青龙及桂枝、麻黄加减诸方。如前军无纪，致内乱蜂起，当重内轻外，因有五苓、十枣、陷胸、抵当等汤也。邪入少阳地面，宜杂用表里寒热攻补之品，为防御和解之法，如偏僻小路利于短兵，不利于矛戟，利于守备，不利于战争也。邪之轻者入腠理，重者入募原，尤重者入脾胃，小柴胡腠理之剂也，大柴胡募原之剂也，小建中、半夏泻心、黄芩、黄连四汤少阳脾剂也，柴胡加芒硝、龙牡二方少阳胃剂也。如太阳少阳有合并病，是一军犯太阳，一军犯少阳矣，用柴胡桂枝汤是两路分击之师也。甚至三阳合并病，是三面受敌矣，法在独取阳明，阳明之地肃清，则太少两路之阳邪不攻自解，但得内寇宁而外患自息，此白虎之所由奏捷耳。若阳邪一陷于内地，用大承气以急下之，是攻贼以护主；若阴邪直入于中宫，用四逆汤以急救其里，是强主以逐寇也。阳明为内地，阳明界上即太阳少阳地面，邪入阳明之界，近太阳地面，虽不犯太阳，太阳之师不得坐视而不救，故阳明之营卫病即假麻黄、桂枝等方以汗之。邪近少阳地面，虽不入少阳，少阳之师不得高垒而无战，故阳明之腠理病即假柴胡以解之。是阳明之失守，非太阳之不固，即少阳之无备，所以每每两阳相合而为病也。若邪已在阳明地面，必出师夺击，以大逐其邪，不使少留，故用栀、豉、瓜蒂之吐法以迅扫之。若深入内地，不可复驱，则当清野千里，使无所标掠，是又白虎得力处也。若邪在内庭，又当清宫除盗，此二承气所由取胜，加茵陈、猪苓辈又为失纪之师立法矣。太阴亦内地，少阴厥阴是太阴之夹界也。太阴居中州，虽外通三阳而阴阳既已殊涂，心腹更有膈膜之藩蔽，故寒水之邪从太阳外属者轻，由少阴内受者重。风木之邪，自少阳来侵者微，因厥阴上袭者甚。又本经主邪转属阳明而为实，犹师老势穷，可下之而愈。如阳明实邪转属本经而成虚，则邪盛正衰，温补挽回者甚难。盖太阳阳明地面虽分，并无阻隔。阳明犹受敌之通衢甲兵所聚四战之地也。太阴犹仓廪重地，三军所依，亦盗贼之巢穴也。故元气有余，则邪入阳明，元气不支，则邪入太阴。在阳明地面则陈师鞠旅可背城借一取胜，须臾在太阴地面则焚劫积蓄，仓廪空虚，拐腹之士无能御敌矣。厥阴之地，相火游行之区也，其平气则为少火，若风寒燥湿之邪一入其境，悉化为热，即是壮火。其少火为一身之生机，而壮火为心腹之大患，且其地面通达三焦，邪犯上焦则气上撞心，心中疼热，消渴，口烂，咽痛，喉痹。逼入中焦则手足厥冷，脉微欲绝，饥不欲食，食则吐蛔。移祸下焦则热利下重，或便脓血，为害非浅，犹跋扈之师也。乌梅丸方，寒热并用，攻补兼施，通理气血，调和三焦，为平治厥阴之主方，犹总督内地之大师也。其与五苓以治消渴，茯苓甘草汤以治水，炙甘草汤以复脉，当归四逆以治厥，是间出锐师分头以救上焦之心主而安神明也，用白虎、承气辈清胃而平中焦之热实，白头翁、四逆散清脾而止下焦之热利，是分头以救腹中之阴而扶胃脘之元气耳。胃为一腑而分阴阳二经，少阴一经而兼阴阳两脏者，皆为根本之地故也。邪有阴阳两途，脏分阴阳二气。如阳邪犯少阴之阳反发热、心烦、喉渴、咽痛；阳邪犯少阴之阴，则腹痛、自利，或便脓血；阴邪犯少阴之阳，则身体骨节痛，手足逆冷，背恶寒而身蜷卧；阴邪犯少阴之阴则恶寒、呕吐、下利清谷、烦躁欲死。仲景制麻黄附子细辛、黄连阿胶、甘草桔梗、猪肤、半夏、苦酒等汤，御阳邪犯少阴之阳也。制桃花、猪苓等汤御阳邪入少阴之阴也。附子、吴茱萸、四逆等汤御阴邪犯少阴之阳也。通脉四逆、茯苓四逆、干姜附子等汤御阴邪入少阴之阴也。少阴为六经根本而外通太阳，内接阳明，故初得之而反发热，与八九日而一身手足尽热者，是少阴阳邪侵及太阳地面也，自利纯清水、心下痛、口燥、舌干者，少阴阳邪侵及阳明地面也。出太阳则用麻黄为锐师而督以附子，入阳明则全仗大承气而不设监制，犹兵家用向导与用本部不同法也。其阴邪侵入太阴则用理中四逆加入尿猪胆等法，亦犹是矣。此伤寒六经正治之法，所谓层层节制，步步为营也。若夫传经之邪，必先夺其未至，所以断敌要道也。横暴之邪必急保其未病（如中风证必为填窍），所以守我岩疆也。挟宿食而病者，先除其食，则敌之资粮已焚。合旧疾而发者必防其并，则敌之内应既轻，别经界而不诛伐无过，此之谓王者之师。因寒热而有反佐之方，此之谓行间之术。一病而分治之，则用寡可以胜众，使前后不相救而势自衰。数病而合治之，则并力捣其中坚，使离散无所统而众悉溃。病方进，则不治其太甚，固守元气，所以老其师。病方衰，则必穷其所之更益精锐，所以捣其穴。虚体之邪攻不可过，衰敝之日不可穷民力也。实邪之伤攻不可缓，富强之国可以振武威也。然而选材必当，器械必良，克期不愆，布阵有方，此又不可更仆数也。孙武子十三篇治病之法尽之矣，《灵》《素》两经、《伤寒杂病论》十六卷，治兵之法亦尽之矣。

国朝惟柯韵伯、徐洄溪两先生见及此义，言之甚详，学者诚能究心岐景，先明经络脏腑、六经气化传变，而用药如用兵，神明于规矩之中，谁谓名医不即名将哉！世言强兵者可不知医哉？

病有万端，其实不过外感、内伤两病，再推广之，外感不过六淫之气，内伤不过七情之害，所谓十三因也。治外感则岐景为国手。治内伤则孔孟为国手，降而宋儒、明儒以及老、庄、释迦，古今大词章家（诗古文词佳者，大可感发人之志气，宣畅性情，时一为之，亦足抒写郁抱）。它如各国诸哲学家亦皆治内伤好手，学者诚能祖述岐景，宪章孔孟，旁及诸子百家，则外感内伤无不毕治。此虽创论，实是至理。圣贤千言万语，无非使人节制性情，发抒性情。喜怒哀乐之未发谓之中，发而皆中节谓之和。致中和天地位焉，万物育焉，天地位而万物育，又何有于七情之害，《论语》二十篇孔圣答诸贤之问，莫不各就其性情之偏而医之，《孟子》七篇，七年之病，三年之艾，如耻之莫若师文王与夫好勇、好货、好色之喻，心不若人则不知恶之类，亦皆因其所病而医之，此非孔孟治内伤之圣剂哉？类推者不可殚述，奈世人皆不知服此等药，以为自治而入圣贤之阶，有内伤者仍不肯服此等药，以为自治其情之剂，而唯乞灵于草木。不知草木之品，神农、黄帝、岐伯、仲景所以治外感也，若内伤则必须服圣贤语言之药，以情治情，自为节制，或藉草木之品，聊与宣通血气，始为治内伤者之至良法。医者苟能预诸此等良方，遇内伤者即以投之。内伤者如能顺受其治，则世界自无不治之内伤，且皆以自治而入圣贤之途，学者当亦闻所未闻也，西医不更闻所未闻乎。

内伤即虚劳证，方书列于中风之后，中风为外感第一难治，虚劳为内伤第一难治。以风为贼，邪行速而数变，如疾风暴雨，其来也骤，猝不及防。然唯直中脏者不治，若中经络、血脉与中腑证尚皆可治。而虚劳则皆不可治，何也？一由病者向所见闻，失血之证终成虚劳而不可救，今忽己身患此，不免心惊，病一入心，已不易出。医者又见患此证者终亦必亡，只为敷衍，不与深求，既不知进以圣贤语言之药，而只以草木之品杂乱投之，又不能层层节制，步步为营，徒为见血止血，见咳治咳，见热治热，混论阴虚阳虚，任意滋阴补阳，而不审其血之何由失。盖吐血者阳络破也，下血者阴络破也，虽吐逆而下顺治法难易攸分，然其破络则一。人身只血气两端，日夜循行经络躯壳，周流无间，何故破络而出？必先切察其出之因，按经循去，即为止血。血止之后，已离经而吐未尽之血，与吐时所过络口黏滞之血，皆为瘀血，此种瘀血为害最大，而隐不去其瘀，则日夜循行经络之血所过瘀积之地必致瘀结日甚，一旦有所感触，不论外因、内因，又必破络而出，则络口日大，瘀结更多，屡发则络口愈大，瘀结愈多。如地方积匪不去，则必扰害良民，勾结党援，盘踞日坚，乘机窃发，往往决裂而不可治。故必止血之后，即与去瘀，分别经界络口，各为扫除净尽，随即更与补络，乃称完善。不然，罔不复发，发之不已，罔不危殆？愚于此证必为大声疾呼，先与订明止血、去瘀、补络三法，并谆谆以圣师语言之药，使其自治其情，以竟全功。能遵法者，无不收效，而藐藐自误者亦复不少，吾未如之何也。已治此证者，元代葛可久，国朝徐灵胎、叶天士先辈，俱为世所推重。然《十药神书》与《叶氏医案》皆无深切著明之义，唯《洄溪医案》琼玉膏方论尚觉高简有法，惜仍未尽其法耳。奈失血者求医，只求止血而已，医者亦只知止血为能事毕矣。去瘀之论，前贤中或偶一见，及补络之议，则直前无古人。但愿后有来者，合以吾创立圣贤语言之药方为内伤失血而成虚劳者，一一次第，先后以尽法度，则世无不治之内伤矣，岂非世界医界之大幸哉。圣人复起，当不狂悖吾言，中医西医与世之病此者，其谓然乎？其不谓然乎？有此棒喝，虽在梦酣，皆当警醒（本草方书至多，皆无明白补络方药，必须化裁成方，已详《医医医外编》。本证门中，兹不赘见）。

学医不可为古人所愚，亦不可为古人所囿。盖古书流传日远，虽圣经，不免有后人参附错简者，非明眼人不能分辨，比不可为所愚也。若夫古今有变迁，病情亦有变迁，有古人多此病，今人少此病，古人无此病，今人多此病（《医医医外编》已为详列古今各证门中）。又汉以后之方书，所云不治者，今非必皆不治也，必须神明变化，殚虑竭思，以尽其法。如汤液不治者，或针灸可治，针灸不治者或又汤液可治，此不可为古人所囿也。古人立言，或一时不尽其词，或散佚不尽其传，此正古人留余地，以待后之学者。况《内经》治病之法，针灸为本而佐之以砭石、熨浴、按摩、导引、酒醴等法，病各有宜，缺一不可，今世只一汤剂了事。汤者，荡也，其行速，其质轻，其力易过而不留，唯病在经络、营卫、肠胃者其效最速，其余诸平病有宜丸者，宜散者，宜膏者，非各适宜则难奏效。若邪在筋骨肌肉之中，则病属有形，药之气味不能奏功也，必用针灸等法以适其宜，而委曲施治，病始无遁形。《灵》《素》两经，其详论脏腑经穴疾病等说，为针法言者十之七八，为方药言者十之二三。上古之重针法如此，然针道难而方药易，病者亦乐于药而苦于针，所以后世方药盛行而针法不讲。今之为针者，其显然之失有十，而精微尚不与焉。两经所言十二经之出入起止，深浅左右，交错不齐，其穴随经上下，亦参差无定。今人只执同身寸，依左右一直竖量，并不依经曲折，则经非经而穴非穴，此一失也。两经治病，云某病取某穴者固多，其余则指经而不指穴。如《灵·终始》篇云：人迎一盛，泻足少阳补足太阴。《厥病》篇云：厥头痛，或取足阳明太阴，或取手少阳足少阴，耳聋，取手阳明，嗌干取足少阴。皆不言某穴，其中又有泻子补母等义。今则每病指定几穴，此二失也。两经论治，井荥输经合最重，冬刺井，春刺荥，夏刺输，长夏刺经，秋刺合，凡只言某经而不言某穴者，大都皆指井荥五者为言，今则皆不讲矣，此三失也。补泻之法，《内经》云：吸则内针，无令气忤，静以久留，无令邪布，吸则转针，以得气为度，候呼引针，呼尽乃去，大气皆出，为泻；呼尽内针，静以久留，以气至为度，候吸引针，气不得出，各在其处，推阖其门，令神气存，大气留止，为补。又必迎其经气，疾内而徐出，不按其痏，为泻。随其经气，徐内而疾出，即按其病，为补。其法多端，今则转针之时，以大指推出为泻，搓入为补，此四失也。纳针之后，必候其气。刺实者，阴气隆至乃去针，刺虚者，阳气隆至乃出针。气不至，无问其数，气至，即去之，勿复针。《难经》云：先以左手压按所针之处，弹而努之，爪而下之，其气来如动脉之状，顺而刺之，得气因而推内之，是谓补，动而伸之，是谓泻。今则时时转动，俟针下宽转而后出针，不问气之至与不至，此五失也。凡针之深浅，随时不同，春气在毛，夏气在皮肤，秋气在肌肉，冬气在筋骨，故春夏刺浅，秋冬刺深，反此有害。今则不论四时分寸有定数，此六失也。古之用针，凡疟疾、伤寒、寒热、咳嗽一切脏腑七窍等病，无所不治，今则只治经脉、形体、痿痹、屈伸等病而已，此七失也。古人刺法，取血甚多，《灵枢·血络论》言之最详，而头痛、腰痛，尤必大泻其血，凡血络有邪者必尽去之，若血射出而黑，必令主色见赤而止，否则病不除而反有害。今则偶尔见血，病者医者已俱惶恐失据，此八失也。《内经》刺法有九变、十二节。九变者：输刺、远道刺、经刺、络刺、分刺、大写刺、毛刺、巨刺、焠刺，十二节者：偶刺、报刺、恢刺、齐刺、扬刺、直针刺、输刺、短刺、浮刺、阴刺、傍刺、赞刺。以上二十一所，视病所宜，不可更易。一法不备，则病不愈，今则只直刺一法，此九失也。古之针制有九，镵针、员针、堤针、锋针、铍针、员利针、毫针、长针、大针，亦随病所宜而用，一失其制，则病不应。今则大者如员针，小者如毫针而已，岂能治痼疾暴气，此十失也。大端之失已如此，而其尤要者更在神志专一，手法精严，经云：神在秋毫，属意病者，审视血脉，刺之无殆。又云：经气已至，慎守勿失，深浅在志，远所若一，如临深渊，手如握虎，神无营于众物。又云：伏如横弩，起如发机，其专精敏妙如此。今之医者随手下针，漫不经意，即使针法如古，志不凝而机不达，犹恐无效，况全与古法相背乎？此外尚有先后之序，迎随之异，贵贱之殊，劳逸之分，肥瘦之度，多少之数，抉发难数，果能潜心体察以合圣度，必有神功。其如人之畏难就易，尽违古法，所以世之视针甚轻，而其术亦不行也。若灸法则较针所治之病不过十之一二，知针之理则灸又易易耳。此《医学源流》所以郑重分明言之，不惮烦者，甚望学者勿误入歧途，而转失古圣之正传也。

医道最可怪而又可笑者，莫如内外分科，不知始于何时何人。试思人身不能外经络、躯壳、筋骨、脏腑以成人，凡病变不外六淫七情以为病，试问外科之证，何一非经络脏腑所发？原无所谓内外也。若不深明六气、七情、五运、六经经界，两科中皆不得立足，未有能治内科而不能治外科，亦未有能治外科而不能治内科者也。在前人之分之者，不过以医道繁难，通才不易，分之欲其专精。不谓世之各执其业者，竟如分门别户，不相通问，如画鸿沟而东西卒之，专门名家皆不可得，似乎业内科者，可以不必多读书，只奉《医方合编》以为秘本，即号精理内科。业外科者，更可不必多识字，只须略辨之无聊，记败毒、拔脓、生肌、收口数方，即号精理外科。于是显然为内证者即属内科治之。显然为外证者即属外科治之。其有病在腹中，内外皆未显然，而患又最深大，如所谓腹内痈者，则又将谁属哉？腹内之痈，又有数证，有肺痈，有肝痈，有胃脘痈，有大小肠痈，有膀胱痈。唯肺痈咳吐腥痰，人犹易辨，余则或以为痞结，或以为瘀血，或以为痰积、食积，医药杂投，卒莫知病，及至成脓，治已无及。并有不及成脓而死者，病者医者始终不知何以致死，比比然也。今先为辨明痞结、瘀血、痰积、食积之状。凡痞结瘀血，必有所因，且由渐而成。痰积则痛止无定，又必别现痰证。食积则必有受伤之日，且三五日后大便一通即解。唯外证则痛有常所，而迁延日甚，《金匮》云：诸脉浮数，应当发热而反淅淅恶寒，若有痛处当发其痈，以手按肿上热者有脓，不热者无脓。此数句乃内痈真谛也。又云：肠痈之为病，身甲错，腹皮急，按之濡如肿状，腹无积聚，身无热是也。若肝痈，则胁内隐隐痛，日久亦吐脓血。小肠痈与大肠相似而位略高。膀胱痈则痛在少腹之下近毛际，着皮即痛，小便亦艰而痛。胃脘痈者，有虚实二种，实者易消，若成脓必大吐脓血而愈；唯虚证则多不治，先胃中痛胀，久而心下渐高，其坚如石，或有寒热，饮食不进，按之尤痛，形体枯瘦，此乃思世伤脾之证，不待痈成即死。故凡腹中有一定痛处，恶寒蜷卧不能食者，皆当审察，防成内痈，慎毋因循求治于不明之人，以致久而脓溃，自伤其生也。又有邪留经络致成剐足，伤寒瘀留经络致成背胸奇痛等证，今之外科名手与西医之向称善治外证者，其知此乎？或云跌打刀伤可属外科似也，然跌打刀伤之顷尚属外证，以后而溃气散，或血瘀气滞仍属内科，盖人身只气血两端，终不能分内外也。唯望分业内外者仍合内外为一贯，而精深以求之。至于妇人一科，不过多胎产两端，小儿一科则已七情之病，而世更有分之者，不唯不见专精而转少，使因陋就简，又何为哉。

近年，闽广时疫流行，每至春夏之交尤甚，病发时寒热、呕吐、神昏、谵语，或闷绝不知人事，辄于项颈、两腋、两肱之际发出恶核，有谓鼠疫者，有谓标蛇者，有谓天花毒者，又有当痈疽治者种种，妄立名目，千百不救一二。患者沿门比户，互相传染，闻者心慌胆裂，蛇影杯弓。医者既不知病名，何能知病源？只以方药杂投，或寒、或热、或攻、或散、或泻、或表，皆无当于病情。西医则更可笑，或以冰压其胸，或以黄熏其体，更或以臭丸臭水洒满居室，以刀割其核，以蛭吮其血，卒之亦无一效，而转速死不可胜计。殆至死后，并剖解视查，究为何病，而亦不敢，恐其传染也。又有上吐下泻，转筋，类乎霍乱而实非霍乱者，间年流行，亦与核证之恶且速相似，此则速用温补收摄之剂，偶有治疗一二，迟则不及。实则两病，皆脚气一病，不过来路不同耳。脚气传于肝胆则发核，脚气传于脾胃则吐泻，两病只要毒气不攻心，无不可治，诸经方虽有脚气之论，古人却少此病（脚气之名，《金匮》已载，但患者少）。自永嘉南渡，衣缨士人多有患者，有支法存、仰道人等，并留意经方，偏善此术，多获全济。又宋齐之间，释门深师述二公等诸家旧方为二十卷，其脚气一方近百余首，魏周之代亦无此病。所以姚公《集验》殊不殷勤，徐王撰录未以为意，特以三方鼎峙，风教未一，霜露不均，寒暑不等，关西河北，不识此疾，唐代开辟，无外南极之地，坐镇于彼，往往皆遭。元和十二年二月，柳柳州得此病，夜半痞绝，两胁有核，块大如石，且死，困塞不知人事，三日，荣阳郑洵美进杉木汤，服半日食顷，大小便三次，气通核散（方详《医医医外编》脚气汤中）。此病先从脚起，甚微，饮食如故，深师云脚弱，《内经》云缓风湿痹，一旦发泄，遂成恶疾。或问：风毒中人随处皆得，作病何偏著于脚？答曰：人有五脏，心、肺经络所起在十手指，余三脏经络所起在足十趾，地之寒暑风湿皆作蒸气，足常履之，所以寒暑风湿邪毒之中人，必先中脚，久而不去，遍及四肢腹背头项，经云次传、间传是也。凡脚气皆感风湿之毒所致，人多不即觉，曾因它病一度始发，闽广皆当湿热之地，故每于春夏之交，一遇风邪暑邪触动，遂即决裂而出，莫之能御。世医既不能多读古书，自不能多识病名，作余病治，罔不尽弊。余于甲午之际，适在岭南，正值此证盛发之时，遂亟起而作《时疫辨治》一编，大声疾呼，并汇集《千金》《外台》所述岭南恶核证治，以告病者医者，而皆貌蔽置之，惟经诊治者除病，已入心及已误它药者，无不循法获救，愿以后遇是证时，医者悉于脚气中求之，慎勿再妄立名目以误人，而终自误。更以知怪病百出，总不外六气六经以为治也。

人禀天地之气以生，人亦因天地之气以病，医者不明三才相应之理，侈口言医，是犹出门而不由户也。天地只此阴阳，化生五运六气，人身亦只此阴阳，生成五脏六腑，万病莫不由五运六气五脏六腑所生。不深究夫气化之源，而徒执乎中西之见，皆属梦中说梦耳。方今四海一家，五洲同轨，要使轸域俱化，有无交通，酌剂盈虚，共由大道。欧西各国自入中土，不独声光电汽诸学矜能，即医学一道亦诋中国为非，此虽中国近今医者苟且庸陋，有以启之，殊不知中国古圣之精确迥非西医所能梦见。盖《内》《难》仲景之书，西医从未之闻，故以剖瞟实验自矜，然皆详形迹而昧气化，未免得粗遗精。世之重视西医与从学西学者，尤皆耳食目论，道听途说，举凡五运六气，人身阴阳，五脏所藏，五脏所主，六腑所合，五脏所开九窍，男女天癸，营卫生会，六经六气，经气主治，十二经脉，奇经八脉，中国古圣言之凿凿者，晋唐以后中医且多不讲，近医尤多不知，又何怪西医之昧昧耶？西医以剖解脏腑，形迹列图，虽较中国旧图为详，然其说则皆知其当然，而不知其所以然。且并有当然亦全不知者，因皆执死者之尸具为据，而云人是锑锇养炭等十四质凑合而成。夫彼所谓十四质，皆经剖解锻炼而得，而人之未死者，岂止此块然之质哉？况生气已尽，何从知所谓气化耶？如西医动言脑筋，而不知脑是何物所化。又常论髓，亦不知髓是何物所生。又云饮食之汁由吸管递运至颈会管，与心血混为赤色，此一混字殊谬，岂有日日混入而赤色不日淡者乎？不知汁入颈会管即水交于火也，变为赤色，即奉心火之化而为血也。又云血内有红白二轮，红多白少，不知其白者水液之本，形也，其红者奉心所化之赤色也，即《内经》所云：中焦受气取汁，变化而赤，谓血也。又云：心有出血管，导血出，又有回血管，导血入。西医名管，中国名脉，二而一也。脉气流经者，谓流行于各经络而回复有常。又云：心左房之血由出血管导行于周身，心体动跳不休，每一跳则周身之脉应之而跳，血既行遍周身，则转入回血管，其色变紫，以受炭气也。紫血由回血管递传复返于颈会管，得肺气呼出，则炭气出而紫色退，复变为赤，入心右房；转至左房而又出也，则脉气流经之谓矣。时医有大络散众络、众络散孙络之说，言其出而不言复，与流经二字尚不确切，故引西医之说证之。西医所图脉管详矣，然不能分别十二经脉，奇经八脉，以为脉不足凭，《医林改错》亦然，不知彼皆割视死人，安能复辨经脉。又其言回血不能知几时方回于心，唯内言一呼脉行三寸，一吸脉行三寸，计昼夜一万三千五百息，脉行五十度，则能算

出血行之时节，何时出者当何时回。西医虽经剖视实验，何能
如中国古圣之精确哉！至若六经六气，经气主治之理，西医则
更全然不知，治病焉能悉当。它如种种卤莽，不可殚论，虽其
法皆本五禽图，然万不及其精细。蜀中唐容川宗海曾著《中
西汇通医经精义》一书，缕晰条分，层层互证，苦心孤诣，
先得我心。惜其书尚未盛行于世，又无善释者释之，与吾
《医医医》三编及《内》《难》仲景诸经并以输入欧西各国，
使西医得以窥见吾国古圣之精法，而有以自悔其失，并以渐进
文明，以为环球康济，斯民之助。

　　治病犹治天下也，天下之乱，不过外患内忧，人身之病，
不过外感内伤。风寒暑湿燥火六气之疾，所谓外患也；喜怒忧
思悲惊恐，七情之害，所谓内忧也。治外患者，以攻胜四郊不
靖而选将出师，速驱除之可也。临辟雍而讲礼乐，则敌在门
矣。故邪气未尽而骤用补者，必使邪气内陷而亡。治内伤者以
养胜，纪纲不正而崇儒重道，徐化导之可也。若任刑罚而严诛
戮，则祸益深矣。故正气不足而轻用攻者，必致正气消尽而
死。然而全盛之世，不无玩民，故刑罚不废，则补中之攻也。
如以小寇而遽起兵戎，是扰民矣。故补中之攻不可过也。征诛
之年亦修内政，故教养不弛，则攻中之补也。若以戎首而稍存
姑息，则养寇矣。故攻中之补不可误也。天下大事以天下全力
为之，则事不堕，天下小事以一人从容处之，则事不扰。患大

病以大药制之，则病气无余，患小病以小方处之，则正气不
伤。然又必大小有方，先后有序，轻重有度，疏密有数，纯而
不杂，整而不乱。所用之药，各得其性，则器使之道，所处之
方，各得其理，则调度之法上。古圣人治未病，更须于望形察
色予为之防，即制治于未乱，保邦于未危也。所谓医道通于治
道，良相即是良医，大略如此。若夫临机应变，又必随事参
观，神而明之，存乎其人，不可执成见而为定论，此《医学
源流》正义，用特引而伸之，诚能朝廷变通，医官世界郑重
重医，道医者，精通医学，悉以《医医医》三编方药分服之，
而各尽其道，且以开通外人，变齐变鲁以至于道。仁寿之宇，
大同之世，不可睹哉！医医医，噫噫噫！

《医医医》卷三终

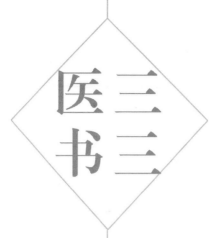

医阶辨证

清·汪必昌 撰

提要

　　《医阶辨证》一卷，为清嘉庆御前太医汪必昌所著。凡内外证候之有病状相同而原因或异者，无不详辩明晰，读之堪助。临诊之机，世鲜刊本曩岁裘君吉生向徐石生先生价购抄稿，题曰《医阶辨证》卷上。明徐升诚斋辑，后学汪必昌重订。因其无下卷，而又于原抄本题签处字迹挖补，无从考证。嗣经永嘉薛君立夫录寄一本，知确为汪氏所著，书原一卷，爰特刊行，以公同好。

序

　　予读历代名医诸书，其立言广发前贤之未备，足开后人之学术，各逞家技，不一而足。分门别类，寒热消补而治之，不为不详悉矣。以予察之，然犹未尽善也。盖有门类，而无指引。譬如一室之内，非止一家，一家之内，非止一门，临于疑似之际，存乎其人之摸索。业斯道者，智者能有几人？智者能明而愚者即昧矣。岂非前贤之过欤？故曰：症候不明，悉入迷路；经络不明，盲子夜行。李士材曰：天下皆轻谈医，医者辄以长自许。一日临疑似之证，若处云雾之中，不辨东西南北，几微之际，瞬息杀人矣。予辑斯集也，简而明，浅而易，使学者察而精之，则临疑似之症，即有下手处。一定不可移，再用前贤诸方。虚者补之，实者泻之，寒者温之，热者清之，如鼓应桴，不致疑误，而病者不致含冤于地下。此予之所大欲也。故名之曰《医阶辨证》云。

嘉庆庚午夏月御前太医新安燕亭氏

汪必昌题于都中观光堂

目录

医阶辨证

清太医新安燕亭氏汪必昌辑著
温州薛显名立夫录存
绍兴裘庆元吉生校刊

猝中暴厥辨

猝中者，忽然昏倒，如被射然，故曰中。盖有风中、寒中、暑中、湿中、恶中之五者，此皆因外来之邪而得之。暴厥者，忽然昏倒，如颠蹶然，故曰厥。盖有气厥、血厥、食厥、蛔厥、痰厥之五者。别如癫痫、郁冒、脚气诸病，亦暴然而厥者，皆因里气上逆而得之。风中之状，猝然昏倒不知人，面赤身热，恶风自汗，甚者牙关紧急，痰涎潮壅，脉浮盛，甚则沉伏。寒中之状，猝然昏倒不知人，口噤，身强直，厥逆，恶寒无汗，脉浮迟或沉微，严寒时得之。暑中之状，猝然昏倒不知人，面垢，冷汗出，手足微冷，或吐或泻，或喘满，脉虚大或弦迟，盛暑时得之。湿中之状，猝然昏倒不知人，关节重痛，浮肿喘满，腹胀烦闷，脉沉缓或沉细，久居水湿地得之。恶中之状，猝然昏倒不知人，手足逆冷，肌肤粟起，头面青黑，精神不守，口噤或错误妄言，脉浮大而疾，吊死问病，入朝登冢，夜行广野时得之。

猝然倒后见有喑（因哑也）、痱（肥，小肿）、偏枯、㖞（歪，不正也）僻之症即为风。或曰火曰气曰温，必挟有风始为诸症。五者初时昏倒，其状皆同，但中风者，随显面赤、身热、自汗之风证；中寒者，随显厥逆、强直之寒证；中暑者，随显面垢、冷汗之暑证；中湿者，随显重痛、浮肿之湿证；中恶者，随显头面青黑、肌肤粟起之恶证。迥然不同，可辨而知。

暴厥五证辨

疾厥之状，忽然颠蹶不知人，痰涎壅上，响如曳锯，声在咽中，脉浮滑或沉。气厥之状，忽然颠蹶不知人，身冷，无痰涎，轻者扶起则苏，气口脉微数或沉迟。血厥之状，忽然身不动，口不能言，恶闻人声，脉如故，妇人有之。食厥之状，醉饱后忽然厥逆，口不能言，肢不能举，气口脉紧盛。蛔厥之状，忽然昏厥，随见心腹绞痛，面青，口吐涎，必带唇红，面有白斑。按：诸厥皆无口噤。

五者皆内因也。一时厥气上逆，初病皆相似，随显本症，皆有明辨。外此有癫痫，亦忽然仆倒，手足搐搦，喉中作声，少顷自苏。有郁冒者，妇人产后，恶露上冲，亦忽然昏眩不知人。有脚气者，厥气上逆，死于顷刻，与诸厥殊异。

中风类中辨

风中之状，猝然仆，不省人事，口噤涎潮，身热自汗，恶风，中后见暗痱偏枯，喝僻痹痛诸证。火中之状，猝仆不省人事，口噤涎潮，内外皆热，不恶风，自汗，中后或见口暗偏枯，喝僻痹痛诸证。湿中之状，猝仆不省人事，口噤涎潮，身不甚热，中后亦见口暗偏枯，喝僻痹痛诸证。

古云中风者，谓八方风邪中人也。火中者，即刘河间所谓心火暴甚，忽然勃发而昏仆无知也。湿中者，即朱丹溪所谓湿生痰，痰生热，热生风，风痰上壅，故亦猝然无知也。三者内外之因不同而病相类，故曰头中风。然中风者，其人表虚，外为风邪所中，直入脏腑，鼓痰火而作，是风为本而痰火为标。火中、湿中二者，乃痰火内动而生风，是湿痰与火为本，而风为标。治应不同。三者之证相类，有可辨者。在风则身热自汗；在火则内外皆热而不恶风，无汗；在湿痰则痰盛而身不热，以此而辨之。二病中后，随显脏腑之中证者，是必外挟风邪，而作与中风相似一类，故名之曰类中风。

口噤涎潮同异辨

口噤者，牙关紧急也。涎潮者，痰涎上壅也，惟风痰症有之。如火中、湿中，亦有其证，必兼外中风邪而后作，故曰类中风。若无上等证，则不得以风治也。

中寒、中恶，但口噤而不涎潮。痰厥，涎潮而不口噤，诸厥者无此症。

诸喑证辨

风中脏者，心神昏昧而不能言，但噫嘻作声。风痰者，舌本强硬而不能言。

风热者，舌纵大满口而不能言。寒中三阴者，舌短缩而不能言。内虚者，语言謇涩而不明。劳嗽者，真气极不能上通心肺，语声不出。亡血者，三阴脉虚而不能作声。叫号失音者，风入会厌，而不能开阖作声。咳嗽失音者，痰壅肺孔而不能出声。舌喑者，喉中有声而舌不能转掉言语。喉喑者，喉不出声而舌能转掉也。在外者风寒，在内者热、痰、虚也。

半身不遂手足不随麻木不仁痿躄瘫曳辨

半身不遂者，或左或右，半体顽麻，肢节拳曲，而不直遂，在左为瘫，在右为痪。

手足不随者，手足痿罢而不随，或软弱无力。麻木不仁者，肌肉顽痹，搔之不知痛痒。痿躄者，下体筋骨懈弛，机关不束，行则躄而不正。弹（朵）曳者，弹肩而曳行。

半身不遂即偏枯也，四肢不随即痪也，麻木不仁即着痹也，弹曳亦痿之类也。

偏枯三证辨

风偏枯，手足拳挛动摇而痛；火偏估，筋急不能伸，肌肉枯燥；湿偏枯，手足拳曲，肉腑痿约。

振动为风，燥急为火，肉腑为湿。

喝僻五证辨

风中喝僻，口目牵引而蠕动，筋脉弛长，不喝过为病。湿中喝僻，口目牵引而不急，筋脉弛长为病。寒中喝僻，口目牵引而紧急，厥逆，筋脉短缩为病。风痛喝僻，口目牵引，喝过如故。无猝仆风湿诸证而喝僻，属风痰上壅，不治将为痰厥。

冬令外伤七证辨

太阳伤寒，其状头项强，腰脊痛，无汗而恶寒，尺寸脉浮紧。两感伤寒，其状头项强痛，见太阳证，又见口燥舌干之少阴证，表里阴阳并传。夹食伤寒，其状头项强痛，又腹满，噫臭吞酸，人迎气口并脉大。劳力伤寒，其状汗出无力，腰膝酸疼，困怠，脉浮濡。

四者皆阳证伤寒也。太阳外伤两间阴凝之气，正伤寒也。两感伤寒，阴阳并伤，不必治，不治症也。夹食伤寒，或外感寒而后内伤食，或内伤食而后外伤寒。先者为本，后者为标。劳力伤寒，因劳伤而受寒。劳为本，寒为标，皆重证也。

三阴中寒，腹满痛，吐自利，恶寒厥逆。或厥逆下利，但欲寐，心烦，或舌卷囊缩，二便利，巅脑痛，吐沫，厥逆而利，脉沉微。猝中寒，身仆倒地，口噤强直，或口㖞目斜，脉细沉。

二者阴证伤寒也。三阴寒证多端，病只在本经而不传变，猝中昏仆，由寒邪直入三阴之脏，即阴寒之甚者耳。冬温之状，头痛、身热、咽干、心烦、咳嗽、痰唾稠粘，比户皆然。伤寒、中寒，冬令时病也。冬温，冬应寒而反热，不时病也。

春令外伤七证辨

太阳中风，其状头项强，腰脊疼，发热，自汗，恶风，脉浮缓。伤风之状，头痛，身热，咳嗽，鼻塞，声音重，涕唾稠黏，脉洪大。风温之状，身灼热，自汗，鼻鼾，身重多眠，语言难出。春温之状，先热后寒，作止有时，脉紧涩。大头瘟之状，头面焮肿而赤痛，憎寒壮热，脉阳濡弱阴弦紧。感冒风寒，其状如太阳症，头项腰脊痛，恶寒无汗。

太阳中风，风伤卫，故恶风自汗，与寒证异。伤风，风为春病，咳嗽，鼻塞，身重，风壅于肺也。风温，自汗，风也，身灼热，温也。春温，冬伤于寒，不即发，至春气温而后发，故身热口渴而成里热之症，即晚发伤寒也。温疟，亦冬寒春发，重感温气，故先热后寒也。大头瘟，乃风寒湿三气蕴结为毒，而发于三阳也，不独春时见之，而春病为多。感冒风寒，即三时伤寒也。在春分前得者，仍与正伤寒同治，阴寒已退而有太阳病，则宜以风治。

夏令外伤七证辨

夏热病，其状头痛，身壮热，大恶热而渴，脉阳洪数阴实大。伤暑之状，头痛发热，面垢自汗，背微恶寒，身体不痛，脉芤或细或弦迟。中暑之状，猝然仆倒，面垢身微冷，冷汗出，脉虚大。中热之状，头痛躁越，汗大泄，烦渴，口齿燥，脉实大。

湿温之状，发热甚而恶寒，胸腹闷，妄言，自汗，两胫逆冷，四肢倦怠，脉寸软弱，尺小急。感冒风寒，状如太阳症，或有汗或无汗。温疫之状，头痛，身形拘急而痛，恶寒无汗，脉阳软弱阴弦紧。

先夏至日为热，热者冬伤于寒，久郁，至夏而发，故壮热，大恶热，成内外皆热之证，即晚发伤寒也。后夏至日为病暑。暑者，阴邪外覆，阳气内郁，不得发越，故发热而背恶寒，即夏之寒病也。中暑即伤暑之重者，暑中心肺之脏，故猝仆不知人，如中风也。中暑者，阴寒覆于外，夏病之阴症也。中热者，阳热乘于内外，夏病之阳证也。此暑热二证之辨也。夏令，天之暍气盛于上，地之湿气盛于下，两间之热气盛于中，中热者，暍热二气为病。湿温者，湿热二气为病也，此中热、中湿之辨也。感冒风寒，外伤凄清之气，见太阳证者是也。若不身痛、不恶寒而有汗，则为伤暑，非伤寒也。瘟疫者，非时之气为病，若非长幼比户同病，则亦不得以为疫也。

秋令外伤三证辨

伤燥之状，便溺涩少，津液枯涸，筋脉干劲，皮肤皴揭，脉细涩。寒热疟，或先寒后热，或先热后寒，或有汗，或无汗，或日作，或间日作，或三日一作，然必止作有时，脉多弦。感冒风寒，头项痛，或身痛，或有汗，或无汗，脉浮紧。

秋令燥气流行，有病燥者，时气为病也。白露以前，暑气未退，有病如暑热证者，当从夏令治之。霜降以后，有病如太阳症者，即伤寒也。如冬令治之疟病，始于夏暑，重感秋气而作。经曰：夏伤于暑，秋为痎疟是也。

温疫三证辨

寒疫之状，身形拘急而痛，恶寒无汗。温疫之状，头痛身热，咽干心烦，涕唾稠粘。湿疫之状，头重痛，项强，一身尽痛，憎寒壮热，肢体腑肿，胸腹满胀。

疫者，非时之气为病，比户长幼皆同病者是也。夏病寒疫，状如太阳伤寒；冬病瘟疫，状如伤风；湿气流行，状如中湿。但以病相袭染则为疫（立按：瘟疫，气从中蒸达于外，病即有臭气触人）。

暑霍乱寒霍乱二证辨

霍乱吐利，肢冷烦躁，是中暑证。霍乱吐利，头痛发热，是伤寒证。

吐利证辨

霍乱之吐利是外感挟内伤证。无霍乱状而吐利是单内伤饮食证。

四时疟十二证辨

牝疟，但寒不热，无汗寒栗，头痛，病属太阳；瘅疟，但热不寒，烦热自汗，病属阳明；风疟，先热后寒，恶风自汗，头疼，属少阳；湿疟，先寒后热，身重呕逆，病属太阴；痎疟，寒热间日一作，或三日一作，缠绵不已，病属少阴厥阴。

五者皆属外感，六经受病之不同。

痰疟，寒热往来，膈满不思食。食疟，寒热往来，饥不欲食，食即中满欲呕。瘴疟，寒热狂躁或暗不能言。疟母，腹胁有形块，饮食阻滞。

四者皆由先外感暑湿，复有内伤积痰停食，蓄血留饮而成。

疫疟，寒热有时，长幼并作，比户皆同，得之天时。劳疟，寒热不甚，倦怠少气，微劳即作，得之劳倦。温疟，先热后寒，头痛，发于春时。

诸疟皆发于夏秋。唯温疟发于春，由冬伤于寒，而春后伤于温气而作也。

伤饮证辨

伤饮酒，头痛身热，口渴而呕逆，溺色赤。伤饮茶水，腹满冷痛，小便不利。

酒者，湿热，故伤之身热、口渴、溺色赤。茶水为寒湿，故伤之腹冷痛而不身热口渴。

伤食食伤脾胃辨

伤食，食多停滞，膈塞呕逆，咽酸噫臭而恶食。食伤脾胃，饥饱不匀所致气倦、畏食、口不知味。

伤食者，食滞中脘，不能消化，则有膈塞、呕逆等证。若因饥饱失时，损伤中气而为病，是胃脾受伤而不能克化饮食而不食，故无膈塞噫臭诸证。

恶食、不能食、饥不欲食三证辨

恶食，心下痞满，见食恶食，甚则恶闻食臭。不能食，心下不痞满，自不能食。饥不欲食，心下自不嗜食，若饥状。

饥饱伤中劳役伤中辨

饥饱内伤之状，头痛，气喘，少气，寒热困倦，手按心口痛，脉右关损弱，惟显脾脉大而数，时一代。劳役内伤之状，头痛，气喘，少气，寒热困倦，手按心口不痛，右关脉大而数，时一代而涩。

饥饱伤中、劳役伤中，其证多同，但按之心口痛者，饥饱伤也。按之不痛者，劳倦也，脉亦少异。

外伤内伤辨

外伤有余之症，寒热并作，语声重浊，前轻后重，高厉有力，腹中和，口知谷味，手背热，手心不甚热。内伤不足之证，寒热间作，口鼻中气短，少气不足以息，困倦，语言前重后轻，气不相续，腹中不和，不知谷味，手心热，手背不甚热。

内伤、外伤，形证殊甚。外伤所见，皆表证；内伤所见，皆里证。外伤脉见人迎，内伤脉见气口，殊别。

内伤脾胃内伤肝肾辨

内伤脾胃之症，发热恶寒，热发肌表，扪之烙手，口鼻中气不足以息，语言气短，腹中不和，不知味，心下痞，满闷，二便不调，脉见气口大而数。内伤肝肾之症，骨蒸蒸然热，或潮热，心怯气短，夜多盗汗，气不降，痰涎上逆，昼少精神，眼花耳鸣，脉浮大而虚。

饥饱劳役过度，损伤脾胃之阳，故显证皆阳虚。房劳过度，损伤肝肾之阴，故显证皆阴虚。即最易辨者：阳虚热，午前潮，午后止；阴虚热，午后潮，夜半止。阳虚脉见右关，阴虚脉见二尺。

虚损劳伤极辨

虚者，气血不足也。气虚则阳虚表虚。血虚则阴虚里虚。损者，虚甚，五脏有亏损也。肺损，皮聚毛落，面色白夭；心损，惊悸健忘，色不荣；脾胃损，饮食少进，不能克化，倦怠；肝损，目暗爪枯，筋不荣；肾损，漏精遗浊，腰膝痿弱。劳伤极者，形劳则伤肺，甚则气极，皮毛焦，津液枯，乏气喘息。神劳则伤心，甚则脉极，咳而心痛，咽肿喉中介介如梗。愁劳则脾伤，甚则肉极，四肢困倦，不思食，肌肉削瘦。罢劳则伤肝，甚则筋极，肢挛，指甲疼，转筋。房劳则肾伤，甚则骨极，面黑，腰脊痛，气衰，毛发枯，精极，阴寒精自出，齿弱，核小，视听已卸。

头痛寒热内外十五证辨

太阳伤寒，头项腰脊痛，恶寒而无汗，初无热。太阳中风，头项强痛，发热自汗而恶风。三阴中寒，身冷，恶寒而不头痛，发热。晚发伤寒，头痛，身壮热，不恶寒而恶热。伤风，头痛发热，恶风自汗而咳嗽，鼻塞声重。风温，身灼热，自汗，多眠而不头痛。湿温，身热自汗，恶寒而胫逆冷，腹冷而不头痛。伤暑，头痛发热，但背微寒。中热，头痛，身躁热，汗大出，大恶热，不恶寒。瘟疫，头痛身热，或恶寒，或恶热，比户同病。疟，寒热，或单热单寒，或头疼，或不疼，但作止有期。

内伤饮酒，头痛身热而口渴呕哕。内伤食，头颅痛，胸腹胁热，噫臭恶食。

内伤劳倦，头不甚痛，恶小风寒，有时烦热，口不知味。虚劳，骨蒸热或潮热，或恶寒，或有汗，而不头痛。

凡内外之伤，皆有头痛、寒热之证。所可辨者，外伤头痛不止，止则其病愈，或传变为别证。内伤头痛，作止无时。外伤发热而恶寒，寒热并作。内伤蒸热而畏寒，寒热间作，迥然不同。

真热假热辨

伤寒内传阳明，躁热渴饮，舌胎黄或焦黑有芒刺，脉洪盛。内伤血虚，肌热躁热，困倦，口渴引饮，目赤面红，脉大而虚，按之全无。内伤阴虚发热，烦渴引饮，面目赤，舌生芒刺，唇黑裂，喉间如烟火上冲，手足心如火燎，痰壅喘息，脉洪数无伦次，按之微弱。

三者之证相似。但阳明热实之证，脉洪大按之有力；而血虚之脉，无洪大，按之全无；阴虚之脉，虽洪数，按之微弱。实虚之辨在此。

阴分潮热三证辨

阴虚潮热，午后潮，夜半止，其热下体甚。血虚潮热，遇夜身微热，早起如常，其热胸胁甚。大肠有宿食潮热，入暮作，平旦止，其热大腹甚。

痰食潮热辨

痰饮潮热，胸膈壅塞，背心痛。伤食潮热，胸膈痞闷，心口痛。

按：脾胃之俞在背，膈有痰饮，气不得输转，故背心痛。胃在心下，食伤胃，故心口痛。

心烦内外证辨

外邪内入，心烦不得眠，或呕或渴，或不利。内因火动，心烦卧不安，或头痛气短，或心忡口燥。

在外为有余，故所见皆实证；在内为不足，故所见皆虚证。

恶寒反恶寒辨

伤寒恶寒而无汗。郁火反恶寒而有汗。

寒邪在表则表实，故无汗。火郁于内，则里热而表虚，故有汗。

背恶寒三证辨

太阳伤暑，背恶寒，身热，口渴有汗。阳明燥热，背恶寒，大汗出，口中渴。心下有痰饮，背恶寒，冷如冰而无汗。

内外以有汗、无汗辨之。暑为热，又以有汗而冷，大汗热辨之。

振栗五证辨

汗后心动摇，肉𥆧筋惕，心下悸。阴寒身冷，振振欲擗地。振寒，遇炎暑，禁栗，如丧神守。牝疟，作战栗鼓颔，但寒不热，无汗，作止有时。颤振，筋脉约束不住，而不任持，身体动摇。

五者皆有明辨。汗后振振汗多，亡阳也；身冷振振，阴寒胜也；牝疟寒栗，邪与正争也；炎暑禁栗，炎郁于内也；颤振动摇，风火乘虚也。

寒热八证辨

伤寒少阳证，寒热往来，胸胁满而耳聋。外伤露风，寒热交作。风热内入血室，寒热发作，有时谵语。阴阳相胜，发热而恶寒，口干，心烦，肢节疼。饮食伤脾胃，寒热并作，腹满恶食。经络有痰饮，寒热间作，往来无定期。虚劳，夜发寒热，困怠少气。疟，寒热作止有定时。

八者皆有明辨。少阳传经必口苦舌干。露风，寒热交作。热入血室必值亡血之时。阴阳相胜由脾热胃寒之不和。饮食伤脾胃则寒热间作。痰饮，寒热作止不定。虚劳寒热必发于阴分。疟，寒热先后，作罢有时，可辨。

阳厥阴厥热厥寒厥辨

阳厥，内热外寒，手足虽冷而指甲温。阴厥，内外皆寒，厥逆。热厥，热从足下起，上至膝。寒厥，寒从足下起，上至膝。

阳厥阴厥，在外皆冷。厥逆，冷也。热厥是热，寒厥是寒。厥，下气上逆也。

六郁为病辨

气郁生病，胸胁痛，或喘咳少痰沫，或肺胀咽塞如欲呕，或心下攻走，痛如针刺，或心中痞闷而噫气。血郁生病，上为衄血，下结阴下血。痰郁生病，痰厥，声在咽间，或喘息，喉中有痰声，或为梅核气，咽嗌不利，咯不出，咽不下，或吞酸，或嘈杂，或呕，或哕，或嗳气。食郁生病，噫酸噫臭，或腹满不欲食，或腹疼欲呕。湿郁生病，周身走痛，或关节重痛，遇天阴则作。热郁生病，目瞀，小便赤，或狂越躁扰，或噤栗如丧神守，或喉闭，或耳鸣，或重舌木舌。

六郁为病多端。凡病之久而不已者，皆郁也。

郁痞证辨

郁者，胸中滞而不通，中脏气不平，六腑传化失常而然。痞者，心下痞而不通泰，由脾之湿，上乘于心，与热合而为痞。

痰生百病八证辨

痰因风而生者，病在肝，其面青，四肢满闷（满闷二字可商），便溺秘涩，心多躁怒，变生病为瘫痪，为喎僻，为掉眩呕吐，为暗风闷乱，为风痫搐搦。痰因热而生者，病在心，其面赤，烦热心痛，唇口干燥，多喜笑，变生病为头风，为烦躁烂眼，怔忡懊忱，惊悸癫厥，喉闭咽肿，口疮舌糜，重舌木舌，耳作鼓声，牙痛腐烂。痰因湿而生者，病在脾，其面黄，肢体沉重，嗜卧，四肢不收，腹胀而食不消，变生病胁下注痛，四肢不举，恶心呕吐。痰因气而生者，病在肺，其面白，气上喘促，悲愁不乐，洒淅寒热，变生病头痛眩晕，身疼走注攻刺，咳嗽哮喘。痰因寒而生者，病在肾，其面黑，小便急痛足冷，下多恐怖，变生病为骨痹，四肢不举，气凝刺痛，心头冷痛，背冷一块痛。痰因惊而生者，病在心胆，时惊骇，心包络痛，变生病为惊、痫、狂、癫、厥。痰因酒食而生者，病在脾胃，饮酒即吐，腹满不食，口出臭气。痰因脾虚而生者，食不美，反胃呕吐。

饮生诸病五证辨

饮留于上，喘，咳嗽，短气不得卧，时呕清水，或酸或苦，头目眩晕，面目胕肿，胸中结满。饮留于中，喘不得卧，卧则喘，胸满呕吐，肠鸣有声，渴，饮入即吐，胸中瘗，食易消。饮留于下，脚胕肿，阴囊肿，大如斗。饮留于外，身肿注痛，咳唾引胁痛，通身洪肿，水壅皮肤，聂聂而动，行则濯濯有声，喘咳不定。饮留于内，腹中满而肿大，四肢亦肿，按之凹。

痰，精液所生也。饮，水饮所化也。留之为病多端。凡病不可名目者，痰饮病也。

痰饮涎沫辨

稠浊为痰，津液凝聚。清稀为饮，水饮留积。绵缠为涎风热津所结。清沫为沫，气虚液不行。

咳嗽分证合兼证辨

肺生燥，干咳，有声无痰。肺中发咳频多，痰唾少。肺旺，喘咳上气，胸膈壅满。

咳为气病，咳而声微无力为虚，声高有力为实，身热口燥为热，身凉口不燥为寒。嗽而不咳，有痰无声。饮气喘嗽，胸膈满，痰唾多，喉中作水鸡声。

嗽因痰饮出于脾胃，而不动肺，故不咳。风咳嗽，痰唾稠粘，喉中痒，鼻流清涕。

暑热咳嗽，唾沫，口中渴，喘急烦躁。湿热咳嗽，胸满身重痛，小便不利。燥气咳嗽，口中燥，咽干，痰涎少，身热。寒咳嗽，喉中紧，声嘶，畏冷无汗，鼻流清涕。

内伤咳嗽，厥气上逆，骤咳，连声不已，唾痰少。伏火咳嗽，连续不止，身常热，痰唾多。肺伏寒热咳嗽，唾涎沫，遇乍寒乍热皆作。房劳阴火咳嗽，逆气里急。肾气上逆咳嗽，烦宛（音软），自觉气从下上，动引百骸。虚劳咳嗽，咽干疼，出痰或浓或淡，或时有血。肺胀咳嗽，喘而上气，胸膈壅满。肺痿，咳唾涎沫，液燥而渴，心中温浸。肺痈，咳引心中疼，涎唾臭，或吐脓，心中甲错。

内伤外伤皆令人咳嗽。内为虚，外为实。

喘哮短气三证辨

喘，但呼而不能吸，出而不纳也。哮，呼吸不能自由出纳，留滞也。短气，下气不上续，能吸而不能呼，纳而不出也。

喘上气二证辨

喘之状，促促气急，喝喝痰声，甚者张口抬肩，摇身撷肚，而不能自已是也。气上冲之状，咽不得息，喘息有声，不得卧者是也。

喘由肺气上壅，气上冲由冲脉厥逆。

短气少气二证辨

短气，气短而不能接续，作呻吟声。少气，气少而不足以言以动。

吐食反胃二证辨

吐食，食入即吐，食刹即吐。反胃，朝食暮吐，暮食朝吐，再食而吐出前物。

呕吐哕三证辨

呕，有声有物，所出是痰水。吐，有物无声，所出是食物。哕，即干呕，有声无物。

嗳气呃逆二证辨

嗳气，即噫（慨）气，胸中气郁而不伸，嗳而出之。呃逆，即呃忒，其气自下而上，反而作声。

噎、膈、膈咽不通三证辨

食不得下咽曰噎。食不下膈曰膈。膈咽之间，阴阳之气不得升降，曰膈咽不通。

走哺关格辨

走哺，呕逆不禁，二便不通。关格，饮入则吐，下不得小便。

走哺由下不通，浊气上冲，而饮食不得入。关格由上下阴阳之气倒置，上不得入，下不得出。

噎、膈、反胃三证辨

食入咽，即反出，曰噎。食下咽入膈，少顷反出曰膈。食下膈入胃不反及再食三食而反出曰反胃。

嘈杂心瘥辨

嘈杂之状，心悬悬如饥，似痛非痛，得食暂止。心瘥之状，心中热郁不安，似痛非痛，痛得食易消。

嘈杂懊憹烦躁三证辨

嘈杂之状，心下扰扰不安，思食，得食暂止。懊憹之状，心下热，如火灼不宁，得吐则止。烦躁之状，心中扰乱而愤激，兀兀不安，得吐则止。

嘈杂由肝木乘土，得食以禀之。懊憹、烦躁，由邪热内陷，心火不宁，得吐以安之。

心下痞胸痹胸痛三证辨

心下痞，心下满而不痛。胸痹，胸中满而痛。胸痛，胸中痛而不满。

水肿气肿二证辨

水肿之状，肿而胕，按之有深凹，怔忡喘息，皮薄色泽，四肢胸腹皆肿。气肿之状，腹独肿，按之不成凹，皮厚色苍，胸胁膨胀，四肢瘦削。

水肿水胀辨

水肿之状，或先足跗肿而上，或先眼窠肿而下，或面日足跗一时并肿，渐至于胸腹，甚者外肿而内胀。水胀之状，先腹内胀而后外亦大，渐至四肢亦肿。

水胀气胀血胀谷胀四证辨

水胀，腹大，四肢渐肿，皮肤内漉漉有声，怔忡喘息。气胀，腹独大，四肢不肿，胸胁满，频叹气。血胀，腹内有形块，外有青紫筋，小便自利。谷胀，内有形块，痞闷停酸，早食，暮不能食。

水胀，水饮流溢而成胀，即肤胀也。气胀，七气膹郁而成胀，即鼓胀也。血胀，妇人经血不行，夹水而成胀，即血分也。谷胀，饮食留积，渐大而成胀，即食积也。

中满如胀辨

中满者，腹内满而外肿大。如胀者，胸腹自觉常满，外无胀形。

中满者，实满也。如胀者，不满也。

内伤发黄外伤发黄辨

外伤发黄，邪热入里，不得发越而发黄，其病皆实。内伤发黄，饮食湿热，积不得解而发黄，其症多虚。

疸黄二证辨

疸病，面目齿甲昏黄，黄而明，暴病也。黄病，但病身面黄，黄而晦，久病也。

五疸证辨

黄疸，遍身热而黄，面目黄，食已即饥，安静嗜卧。酒疸，身目黄，小便黄，腹如水状，足下热，时欲呕。谷疸，遍身黄，食谷不消，食已即眩，心中懊侬。女劳疸，一身尽黄，额上黑，大便黑，应作黑疸。黄汗，汗出如柏汁，身热，足冷，四肢肿。

黄肿疳黄血黄辨

黄肿，身面黄而腑肿，俗曰内胖。血黄，脱血而黄，枯萎无血也。疳黄，身面黄而不肿，瘦弱，腹内有虫，即食劳发黄。

癥瘕痃癖四证辨

食癥，腹内坚实，按之应手。血瘕，在少腹及左胁下，假物成形，无常处。气痃，在脐左右肌肉间，条长紧急痛。痰癖、饮癖，侧在两胁隐僻处，不可见。

盖此四证，内伤气、血、痰、食，留着而成积也。

五积辨

肝之积曰肥气，在左胁下，如覆杯，有头足。肺之积曰息贲，在右胁下，大如覆杯，气逆背痛。心之积曰伏梁，起脐上，大如臂，上至心之下。脾之积曰痞气，在胃脘，如覆盆，痞塞，饥减饱见。肾之积曰奔豚，若豚奔状，自少腹上至心，或上或下无时，饥见饱减，少腹急，腰痛。

肥气者，肝之留血。息贲者，肺之滞气。伏梁者，心之郁火。痞气者，脾之湿气。奔豚者，肾之水寒。脏之气与外之淫邪合而为病也。此五脏之邪自为积也。

积聚辨

积者，停积不散，按之坚而不移。聚者，忽聚忽散，推之移动不定。

积，即癥、痕、疢、癖之为积也。聚，气聚而未成积也。

诸积兼见证辨

食积，腹满醋心。酒积，目黄口干。痰积，涕唾稠黏。涎积，咽如曳锯。水积，足胫肿满。气积，噫气痞塞。血积，打扑肭瘀，产后不月，少腹腰胁有形块。癖积，两胠（即胁下）刺痛。

息奔息积辨

息奔在右胁下，大如覆杯，气逆背痛。息积右胁下满，气逆息难。

息奔已成积也。息积未成形也。二者皆肺气成病。

新血衄血畜血辨

新血，血出新鲜。衄血，血出污蔑。畜血，血蓄胸腹，内结满痛。

血色辨

血色鲜赤是新血。血紫黑成瘀，是因热而污。血黑黯成块，是因冷而瘀。

口中出血诸证辨

咳血，咳而出血，如丝缕，出肺络。咳血，不咳，痰中带血，出于脾脉。咳唾血，咳而唾出纯血，出肺肝肾三脉。咳嗽唾脓血，身热、咽痛、上气，其病为肺痿。咳唾脓血痰，如糯米粥，胸中隐隐痛，其病为肺痈。咯血，咯甚血少，如针末，出于肾之脉。呕吐血，或多或少，或鲜赤，或污蔑，出于胃之脉。

鼻衄血二证辨

鼻出血少，自脑，下出自肺脉。鼻出血多，夹鼻而下出于胃脉。

溲血淋血辨

溲血，溺出血，利而不痛。淋血，溺出血，痛而不利。

下血诸证辨

肠风，先血后粪，血清鲜，出于胃经。脏毒，先粪后血，血污浊，出于脾经。结阴，即肠风脏毒，久而不已，已而复作，出脾经。肠癖，水谷与血，另作一派，如溃桶涌出，久则为痔，患也。血痔肠头有疮，因便而出血。暑毒下血，夏月下鲜血，将成肠癖。酒毒下血，酒过于多，下血污浊，久则为痔。

外痛证辨

风痹，抽掣痛，走注不定。寒痹，绌急，痛甚拘挛。湿痹，重着痛，麻木不仁，胕肿。

热痹，满闷痛，身烦热。痰饮痹痛，牵引走注。瘀血痛，如锥刺，日轻夜重。滞气痛，延上下，郁闷不安，日重夜轻。

内痛证辨

寒痛，悠悠不止，喜热恶寒，痛下延。热痛，紧急作辍，喜凉恶热，痛延上。虚痛，隐隐不甚，喜以物拄按，二便自利。实痛，满闷瘴渴，内实不大便。郁气痛，如针刺，攻走上下。酒积痛，泄黄沫，口渴身热。蓄血痛，口作血腥，饮水则呃，一点痛，不行移。痰饮痛，去来无定，发厥时眩晕，吐白涎及下白积。虫积痛，面白斑，目无精彩，唇红，食即痛，痛后能食，口吐清水，腹有青筋。食积痛，手不可按，不能食，痛甚，欲大便，痛随利减。

头痛分经辨

太阳巅顶连项痛，抽搐为风，挛急为寒，重坠为湿。阳明额颅痛，目痛鼻干为燥热，胸膈亦痛为伤食。痛而晕，喜热按，为阳气不升。少阳耳中，痛起连耳，上及额角，为风热。鱼尾痛而上至额角，为血虚有火。厥阴脑中痛，吐沫，或脑痛齿亦痛，并为寒脑痛，不可已，为肾气厥逆。脑尽痛，手足寒至节，死不治。

太阳寒水之经主表，其痛为外入风寒暑湿之邪。阳明燥金之经主里，其病为燥热。少阳相火之经主表里之半，其病为寒热。厥阴风木之经与督脉会于脑，在脑属少阴寒水，其病为阴寒，内外之邪皆得犯之。

厥气痛辨

肝厥，头痛，严寒喜风凉，见烟火则作。肝厥，心痛甚，烦躁而吐，身热足寒。肾厥，头痛，巅脑痛，不可已。肾厥，心痛，手足厥逆，通身冷汗出，便溺清利，不渴，气微弱。

肝厥者，厥阴风木之气上冲而为热痛也，故所见皆风热症。肾厥者，少阴寒水之气上冲而为寒痛也，故所见皆寒冷症。

大头瘟雷头风二证辨

大头瘟，头面肿大而痛。雷头风，头起核块而不甚痛。

头面肿痛分证经辨

太阳头脑巅顶，病属风寒。阳明额颅，病属燥热湿热。少阳耳前后上下及额角鱼尾，病属风热。

心痛心胞络痛胃痛脾痛胸痛膈痛辨

真心痛，手足青过节，手足冷厥，死不治。心包络痛，痛彻背，寒热皆痛。胃痛，胃脘当心处痛，其因多端。脾痛，脾脉络心，痛不下食。胸痛，心之俞，胆之络脉，引痛背胁。膈痛，心胃之间，横满而痛。

三阴腹痛辨

大腹居脐上，属太阴，其痛为痰食。脐腹居脐中，属少阴，其痛为寒热。少腹、小腹居脐下，属厥阴，其痛为溺涩及虚寒。

腹痛诸证辨

小肠气，远脐耕起，走注痛。膀胱气，少腹肿痛，不得小便。肝气，少腹痛，引两胁。疝气，少腹痛，引阴囊睾（音皋）丸。肾气，少腹上冲心，痛有形块，即奔豚气。

腰痛诸证辨

腰痛在两腰眼横过处痛，乃足少阴。腰连背及项痛，乃足太阳。腰连腿痛，亦足太阳经。腰连胯痛，乃足少阳。腰连膝痛，足少阴、厥阴。

风寒湿热四痹证辨

风痹，即行痹，走注痛，俗称为流火。寒痹，即痛痹，痛甚苦楚，俗名痛风。湿痹，即着痹，麻木不仁，俗名麻痹。热痹，即上三痹之郁，病肌肉变色，唇口反张。

诸痹证辨

周痹，周身痹痛，即一身之痛症。血痹，即血风痛之症，体如风吹，卧不时动摇。

肠痹，即飧泄之症，数饮，小便不通，时飧泄。胞痹，即膀胱气之症，少腹按之痛，小便涩，上流清涕也。

行痹支饮痹辨

行痹，肢节走注痛。支饮作痹，腹胁肩背流注痛。

脚气脚肿辨

脚气，足胫顽麻肿痛，经曰痹厥。脚肿，脚胫虚腑而肿，不痛。

太阳风痉二证辨

太阳中风，颈项强急，恶风自汗。风痉，身强直，手足搐搦，而有汗或无汗。

痉，亦太阳伤风寒证，为因湿胜，故身强直。

痉项强二证辨

痉，身强直，颈项强急，甚者头摇口噤，角弓反张。项强，但颈项强直，急，无诸证。

痉外因内因辨

外因风湿，柔痉，身强直，自汗而恶风。外因寒湿，刚痉，身强直，无汗而恶寒。

内因亡津液，阴痉，身强直，厥逆，筋脉挛急，合面卧，闭目，口中和。内因痰火，阳痉，身强直，搐搦动摇，不厥逆，痰壅不醒，仰面卧，开目，口中燥。

瘛疭诸证辨

痉病，身强直而瘛疭。痫病，眩仆而瘛疭。破伤风，病筋挛急而瘛疭。暑风病，汗大出而瘛疭。

鹤膝风筋挛脚气三证辨

鹤膝风，两膝肿大而痛，足胫枯细。筋挛，手足拘曲而不伸。脚气，脚胫顽麻肿痛，亦有不肿但痛。

眩晕郁冒昏冒三证辨

眩晕，是目黑而头旋，犹知人，但不欲开目，视物皆黑者为眩，转者为晕。郁冒，是一时火郁于上，不知人。昏冒，是风中脏，猝仆，昏迷不知人。

癫狂痫谵妄四证辨

癫者，神识不清，语言颠倒，俗指为痰迷心孔者是。狂者，猖狂刚暴，语不经见，俗为著神。痫者猝仆不醒，口作畜声，俗曰羊癫风、猪嫌病。谵妄，妄言妄见，俗曰心风。

谵妄谵语辨

谵妄，语不经见，言鬼言神，久而不已，有曰中干恶气。谵语，狂言妄语，邪热内入阳明，心热神乱。伤寒病及风邪入于血室者有之。

惊恐二证辨

惊者，外有所触，而心因动惕不安。恐者，外无所触，而心常恐惧，不能独宿独处。

汗　辨

风暑病自汗，寒湿病无汗。表虚有汗，表实无汗。内热蒸而多汗，内虚燥而少汗。心之阳虚，自汗发厥。肾之阴虚，盗汗发热。

发汗自汗盗汗辨

发汗者，以汗药发其汗。自汗者，不用发汗而自然出汗。盗汗者，睡熟汗出，醒而敛汗。自汗者，不分寤寐，而皆汗出。

头汗手足汗辨

头汗者，剂颈而还，下却无汗。手足汗者，手足偏多，余无汗。

寐瞑卧安四证辨

不寐，夜常长寤也。阴虚神清不寐，痰扰神昏不寐。不瞑，夜目不闭也。卫气不入于阴，目不瞑，阳邪入于阴，烦躁不得瞑；汗后虚烦不得瞑。不得卧，身不得卧也。水气，卧则喘喘，故不得卧。卧不安，反侧不得安卧也。邪热在阳明。

多卧嗜卧但欲寐三证辨

多卧，早夜皆卧也。卫气久留于阴，故多瞑。嗜卧，身怠惰也，湿胜嗜卧，阳虚嗜卧。但欲寐，不能寤也，寒中少阴，阴气胜，故但欲寐。

消渴口渴嗌干辨

消渴，渴而欲饮，饮多而渴不解。口渴，欲饮，饮则解。嗌干，不欲饮，饮不解。

强中筋疝辨

强中之状，玉茎不痿，精流不住。筋疝之状，玉茎肿胀，挺长不收，精自出。

伤寒下痢常病泄泻诸证辨

伤寒下利，有合病表不解而下利。有太阴，阳病腹满，吐而自利；阴病腹痛，自利益甚，溺清白。有少阴，阳病自利，纯清水，心下急痛，口燥渴；阴病心烦，自利而渴，小便白。有厥阴，阳病下利，脓血下重；阴病下利，厥逆而恶寒。常病泄泻有濡泄（湿）、鹜泄（寒）、溏泄（热）、飧泄（风）、滑泄（虚）、大瘕泄（实）、有脾泄（脾积）、肾泄（关门不固）等症。

泄痢辨

泄泻者，大便注下，水谷一并而后出也。有腹满、腹痛、肠鸣、食下则泻之症。所下有泡水，黄赤汁，白物，完谷不化之异，不里急后重与痢别。但有大瘕泄，亦里急后重如痢状，却无脓血稠黏之症。痢即滞下，经名肠癖，其状大便频利，腹痛，里急后重，逼迫恼人，所下或赤，或白，或脓血稠黏，或肠垢，或清水，或如豆汁之不同。

大便燥大便难大便实大便秘辨

大便燥，因汗多亡津液，大肠枯燥，此当润下之症。大便难下，直肠干结而难出，此当外导之症。大便实，按之肠内坚实而不得下，此当攻下之证。大便秘，日多闭塞而不行，此当与大攻大下之症。

癃淋辨

癃，少腹满，小便秘而不痛。淋，小便淋沥，茎中痛。

癃闭关格辨

癃闭，但小水不通，而上不吐逆。关格，是小水不通，而上且吐逆。

溺秘转胗辨

溺秘，小便不通，小腹满急不痛，痛为胗痹。转胗，胗系反戾，小便不得通，少腹痛。

小便秘小便少小便难小便淋沥辨

小便秘，小水全不出，少腹满，膀胱燥。小便少，小水出而不多，津液少。小便难，小水点滴而难出，茎中却不痛。小便淋沥，小水点滴而淋沥，或痛。

膏淋白浊辨

膏淋，败精凝结而为痛，溺窍塞，出不快，故痛。白浊，败精流溢而不痛，肾气虚脱，故不痛。

气淋胞痹辨

气淋，浊有余沥，少腹满而痛，脐下妨闷。胞痹，小便不通，少腹满而痛，又名膀胱气。

小便不禁遗溺辨

小便不禁，日夜溺自出，不能固禁。遗溺，夜卧遗溺，日能自禁。

梦遗漏精辨

梦遗，是梦与鬼交而遗，因而惊觉。漏精，是夜不梦与鬼交而精自出，觉乃知。

白浊小水浑浊辨

白浊，因小便出如膏脂或常自流溢。小水浊浑，小便出泔水。

囊缩辨

伤寒舌卷囊缩。急，烦满，大便实，为阳热；不渴，二便利，为阴寒。常病囊缩入腹内，为肝厥。

寒疝木肾辨

寒疝，阴囊冷结，如石而痛。木肾，囊硬顽痹而不痛。

水疝㿉疝辨

水疝，阴囊肿如水晶，痒，流水，少腹按之作声。㿉疝，阴囊肿大，不痛不痒。

冲疝奔豚辨

冲疝，下气上逆冲心，痛无形块。奔豚，下气上逆，痛有形块。

厥疝寒疝辨

厥疝，囊冷而不坚结，腹中冷痛。寒疝，囊结如石，控睾丸痛。

内障外障青盲辨

外障，由翳膜遮睛，障在外。内障，睛内隐隐，有云气遮掩，障在内。青盲，无内外障，瞳神如故，只自不见，是元府抑遏，不能发此灵明。

目昏目暗目眩辨

目昏，是视物不明，如在云雾中行，或如隔缣视物。目暗，是晄晄无所见，神水变色。目弦，是目睛掉眩，一时眼黑不见物。

耳聋耳闭辨

耳聋，耳不鸣，只不能听，是肾气不通于耳。耳闭，耳中鸣，或痒，或气满不能听，是外声不得入。

鼻鼽鼻渊脑漏辨

鼻鼽，鼻流清涕，由寒伤脑。鼻渊，鼻流浊涕不已，由风伤脑。脑漏，鼻流下如鱼脑状，由胃中湿热，上蒸伤脑。

鼻流白涕黄水辨

头风脑痛，鼻流白涕。虫蚀脑痛，鼻流黄臭水。

牙齿出脓血四证辨

齼齿，牙龈虫蛀，痛，腐烂出脓汁。龋齿，齿黑烂，出脓血。齿挺出肉，消出脓汁。牙宣，牙齿宣露出脓血。

重舌木舌辨

舌肿而胀如两舌，为重舌。舌肿而强硬，为木舌。

舌胎辨

外伤病，邪热传半里，在胸，舌胎白；下阳明入里，则舌黄；热盛则转黑，生芒刺而焦枯。内伤脾热，舌白而滑，脾闭，舌白如雪。

喉痹喉闭咽肿咽嗌痛辨

喉痹，喉中痛，且麻，且痒，而肿透于外，又名缠喉风。喉闭，喉痛而喑，呼吸不通，语言不出。咽肿，咽门肿痛，一边肿名乳蛾，两边肿名双蛾，饮食难入。咽嗌痛，内痛而外不肿，咽唾与食皆痛。

咽痛喉疮辨

咽痛，咽中痛。伤寒少阴病，阳热咽痛而心烦满，阴寒咽痛而厥逆下利，虚劳，阴火游行，咽痛而喑。咽疮，喉内生疮，痛。伤寒、虚劳皆有之。伤寒为实热，虚劳为虚火。

经水淋沥崩漏辨

经水淋沥，经行数日不断。漏下，少妇经水一月数行。崩中，老妇经断，复下不止。

错经妄行血溢辨

错经者，当经时而血上出于口，为错经妄行。血溢者，不当经期而血上出于口，为血上溢。

带下证辨

带下，所下白液淫淫，是带脉之精液下流。带下，所下污秽如红津烂瓜之类，是胃中湿热下流，非带液。

产后郁冒眩晕辨

郁冒，是恶露扶火上冲，令神昏不知人。眩晕，是痰扶火上行，令头旋目黑，自能知人。

肠覃疝瘕辨

肠覃，冷气结积在小肠之外，按之则坚，推之不移，月事以时下。疝瘕，冷气结于少腹，窈热而痛。

石瘕宓瘕辨

石瘕，寒客子门，衃血留止而成，状如怀子，月事不以时下。宓瘕，内居大肠之处，按之不得。

虚劳三证辨

血劳,夜分潮热,咳嗽盗汗,或咯唾血,经水断绝。血风劳,寒热自汗,恶风或咳嗽痰血也。蓐劳,产后虚乏少气,咳嗽潮热或寒热已成劳。

郁风血三痛辨

郁气痛,其状胸膈满闷,气不得升降,痛在气分。血气痛,经行腹内痛,产后少腹痛,痛在血分。血风痛,发寒热,恶风自汗,经产时得之,痛在筋骨肌肉,不已则成劳。

寒热如疟二证辨

风入血室,寒热谵语,经产时得之。思怒不遂,寒热面赤,心忡,脉弦出鱼际。

血分水分辨

经闭而后身腑肿曰血分。身腑肿而后经闭曰水分。

经闭妊娠辨

经闭,三月、两月不通。实者,胸腹满闷,或恶心多痰,或消谷善饥；虚者，烦热肌燥，倦怠，脉右尺数或微，左关沉涩或弦数，此为经闭。妊娠，经断三两月，饮食形容如故而无病，或恶心呕逆，阻其饮食，或腹内有形而动，脉太冲盛而气虚，或少阴脉应手而动，或尺脉滑疾，按之散大，此为有孕。

漏胎行经辨

漏胎，经断两三月，饮食形容如故，尺脉有力，或恶心阻食，腹内有形迹，忽然下血，或淋沥，或暴多，此为漏胎。行经，经断两三月而复行，腹痛，内无形迹，脉多弦，或数，或涩，此为行经。

附：虚症用药法

凡人之一身，曰气虚，曰血虚，曰阳虚，曰阴虚，四者须分开而治。

夫气虚者，气中之阴虚也。血虚者，血中之阴虚也。

阳虚者，心经之元阳虚也。阴虚者，肾经之真阴虚也。

治气虚，当用四君以补气中之阴。

治血虚，当用四物以补血中之阴

治阳虚，其病多恶寒，责其无火，宜以补气药中加乌、附等药，甚者三建中、正阳散之类。治阴虚，其病多壮热，责其无水，宜以补血药中加知、柏或大补阴丸、滋阴大补丸之类。

盖阳虚，以心经元阳虚甚之躯，不可投芎、苓辛散淡渗之剂，恐反开腠理而泄真气。而阴虚以肾经真水衰极之候，切不可服乌、附等补阳之剂，恐反助火邪而灼真阴。第遇血脱血虚之证宜乎益气以参、芪。正谓阳生阴长之理。惟真阴虚者，若用参、芪，恐不能抵当，而反益其病耳。然血虚者忌参、芪也。是以必须将气、血、阴、阳四虚辨明方可以用药。不然，即杀人矣，可不慎欤！

《医阶辨证》终

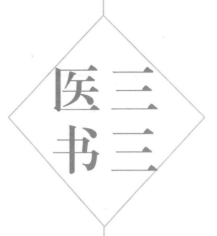

医三三书

鲙残篇

清·沈萍如 撰

提要

　　《鲙残篇》一卷，会稽沈萍如著。市上极少传本，本社主任裘吉生君藏书中之秘笈。论说传记十有七篇，或论药品，或谈病理，或辨伪讹，或释古方，胥能发掘心得，成一家言。自云：幼客江宁，因水土变迁，屡婴疾病，卧床兼旬几弊者，屡守中医而获愈。既愈，留心医学，欲为却病计，非敢存医人志也。可见其于此道探讨有素矣。中医之有发明者，辄在小部书籍，读此可为吾言一证。

目录

鲙残篇

会稽沈萍如著
绍兴裘庆元吉生校刊

秘授药方须审察论

孟子曰：居移气，养移体。《素问》曰：东方滨海，食鱼而嗜咸，其人黑色疏理，病多疮疡，治宜砭石；西方陵居，风多而土刚，其人华食肥脂，病生于内，治宜毒药；北方地高，风寒而冰冽，其人野处乳食，病多脏寒，治宜灸焫；南方地下，土弱而雾聚，其人嗜酸致理，病多挛痹，治宜微针；中央地平湿，其人杂食而不劳，病多痿蹷，治宜导引按跷。《家语》曰：坚土之人刚，弱土之人懦，垆土之人细，息土之人美，耗土之人丑。观此则人之形质皆由水土饮食之所变生，而于起居服食可不慎所择哉？故枸、菊之乡多寿，而酒色之戕致夭。五行更迭，生克乘除，有常道焉。亢则害，承乃制，不可偏倚也。是以肾气过强则妨心，而惊悸怔忡生；心气过旺则戕肺，而咳嗽烦冤生；肺气过实则伤肝，而目眵涕泪生；肝气过盛则克脾，而飧泻䐜胀生；脾气过满则害肾，而痿躄重腿生。皆亢害而失其平易也。圣人制为药饵、针灸、按摩、导引、祝由以平治之，救其偏也。至于汤液之方，创于伊尹，盛于长沙，后贤递兴，则有七方十剂之等差，君臣佐使之配合，而尤当审其反畏恶欲之性以剂之，始可以为方。方之所以为方者，使之方向而不违，平易大方而雅俗共赏也。故其表表于医籍者，桂枝、麻黄、青龙、白虎、三承气、四泻心之祛邪返正也；四君、八物、十全、六味、五子、七宝、建中、补中，以及虎潜、河车等之培元扶弱也。药品不多于十味，对症取效于顷刻。亦何曾探奇搜异，必致力于赤箭、青芝、牛黄、狗宝方形神效也？乃今多有聚集鳞介毛倮中一切臊膻热涩，如朒脐、狗肾、海马、蛤蚧、全蝎、红铅之属，辅之以桂、附、椒、茱、脑、麝之类，辛香臭腐数十种杂为一方，亦不问其反畏恶欲、君臣佐使之谓何，艳称其名号，可夺造化，极赞其功能克转乾坤。一藉捷劫之性，取效片时，畅人欲志，不顾流祸于隐微，积久而大患突起，骇人闻见而不遑救者多矣。总由术士之眩惑，贵介之乐闻，而不察天地有常道，圣人有至论。所谓五谷为养，五菜为充，五果为助，五行相生，五脏以安，顺其天常，安其地利。而必欲强其词，曰人定可以胜天者，殊不知服全鳖丸久，而腹生小鳖以戕躯，饵龙骨粉多，而肠腑生痈以毙命，前人已受害者矣。夫子曰：未达不尝。所谓达者，非徒达药而已，意必达药性之良劣，与吾身之宜否，而后敢服。讵可不察吾身之固有，而漫为尝试？致犯虚虚实实之禁，失其平易而生偏胜之灾，甚至亢火消阴，变幻非常者有之。经曰：芳草发狂，石药发癫。可不慎诸？况恬淡虚无，真气从之。黄帝养生之妙诀可师。肉食者鄙，未能远谋。曹刿论战之快谈堪取。苟能毋摇尔精，毋劳尔神，起居有节，自可长生。是故气足则不饥，神足则不睡，精足则不淫。克宝吾身之宝，亦何有于外物哉？然而天地之间，土为万物之母，人身之中，胃为水谷之海。语云：节饮食者，却病之良方；理脾胃者，医中之王道。脱欲绸缪于未雨，请从事于脾胃。庶饮食强而谷气化精，则神气不期足而自足，又何籍于药饵之扶吾也耶？

附诗：

寒夜无聊遗漏长，挑灯起坐读岐黄，至人精论皆金石，术士夸谈属老庄，咀嚼素灵非好辨，揶揄朱紫慎推详，蠡斯自古称西伯，不见流传种子方。

养生当以养阴为首务论

天地之间，阳行健，阴德静，体也；阳常有余，阴常不足，用也。然而阳更为阴之用，阴实为阳之体也。故阳无阴不生，阴无阳不长。观既济之爻可见，而习坎之义不可不察与。
昔丹溪独主滋阴，后人訾其药尚寒凉，易伐生气，而崇补火之
法，乃不循本源之奥，而徒知肤浅之论矣。夫药用寒凉，乃泻
火非养阴也。养之之义谓何？勿使阳之亢燥而消烁真阴，保其
天一之本源也。今水被火侮，而斯病乌得不壮水之本以制阳
光，藉北方苦寒之味以救之，而守习坎之义哉？人非水火不生
活，是二者之不可偏废，亦不可偏胜，更当知阳易回而阴难养
为首务。试以水火论日用寻常，藉火者暂而约，藉水者常而
博。盖火易发而速，水难致而缓。十日之霖，不敌三日之曝。
藏火于灰，久而垂灭，益之以薪，顷刻而炽，为力易而致用速
也。贮水于器，逾旬而减，经月而涸，无可以生，凡物皆能耗
之。是非存养之胡能经久而泽耶？人身精血，水也，阴也，日
以万应儿，何而不耗且尽也。是则存养之功，可不一日而三致
思焉？水本静，静极而动生。故曰：肾藏智。智者乐水也。知
觉生而运动随之。故少阳乃胎于太阴，是阴实阳之体。少阳甲
木之气发生，万物运动而出，则阳乃阴之用而已。讵今人喜于
补火，且有以吕仙号纯阳而得道为说，殊不察其采阴补阳之谓
何，而北极有龟蛇配合之妙，圣人有夜气以存之训与？历观服
热药金丹者，轻则痈疽，奇疾叠出，甚则真阴耗绝而暴亡者，
比比是。故既济之防终乱，而习坎之获有孚，信矣。养生者，
岂可忽于养阴之道不急务，而惑于补火之浮言哉？且凡物体实

而用斯宏，未有体去而能用者矣。

附子吴茱萸干姜论

经曰：大毒治病，十去其五；无毒治病，十去其九。二者相形，而时尚何多惑焉？盖直达少阴，祛寒救败，谁如附子；善走厥阴，燥湿定痛，莫过吴萸；散表温中，快脾利膈，更尚干姜。此三者诚三阴斩关夺命之将也。然于诸热药中为最烈，过剂误施必有动血僭上之患迹，其功能直朱家、郭解游侠之流言，信行果急人之急，捐躯赴难，可存亡生死而收效旦夕者耶？然一不善驭，未免以武犯禁，而取笑同类矣。盖其气雄性毒走疾而悍，或气味俱厚，偏阳少阴。故附得姜而愈热，得桂而善走，萸得姜而益散，非以甘缓监之，难免疾驰衔橛之变也。故八味丸用桂、附以消阴翳，不过全料中之什一，左金丸用吴萸以开肝郁，而黄连五倍之。王好古有补火须防涸水，乌、附非身凉肢厥脉沉迟者不可擅投之，戒其慎始要终之道欤。然古人亦有终身饵乌、附、椒、萸而年登耄耋无恙，此又禀赋之殊，偶有之事，不可以为训。昔子产论政，以水懦弱，虑民玩而多死；今之用药反狃玩猛烈之火，至噬脐而弗悔，何哉？其必曰：砒、礜、鸩、鳄方为毒，而不思中病即止之戒与。

黄芩天花粉传

山草黄芩者，蜀之秭归产也。味苦，性寒，气厚，味薄，阳中之阴，色青，专行少阳而兼入肺胃，可升可降，尝与黄连、厚朴、柴胡善，而恶葱实，畏藜芦、丹砂、牡丹皮。其相与游而协济以成功者，则得酒上行，而消上焦积血，清痰利膈；得猪胆汁除肝胆火，而祛脾胃湿热；偕柴胡退寒热之往来；同白术为安胎之圣药；佐桑皮泻肺火，而须旧根枯片，即别名腐肠妒妇者；与芍、连、枳、朴除下利脓血。腹痛后重必选细实新根，即俗称子芩、条芩者。仲景伤寒方治心下痞满泻心汤，凡四方皆用之。又如太阳症下之，利不止、喘而汗出者，有葛根黄芩黄连汤；太阳少阳合病下利，有黄芩汤；少阳症下后，心下满而不痛，有泻心汤；少阳症之小柴胡汤，则本经药也。迨张元素称其功用有九，而李东垣、朱丹溪多阐发其妙，盖火靖气宁而胸膈畅，湿除滞化而肠胃通，上焦治则二便利。血闭痰凝，痛疽烦懑，清热以澄其源。因势利导，故事半而功倍，顺病之情，不烦奇异，而效斯捷，审寒热，慎予夺，故曰：药贵中病，医之宝也。大暑炎燠，三黄、白虎不足以为暴，何独于芩而斯惧哉？至蔓草中又有天花粉、栝楼根者，秦之弘农所出也，甘微苦酸，微寒，清润降下之品，金玉君子之质，除消渴，清暑热，通小肠，散痈肿疮疖，排脓止痛，消瘀生肌，其为肺与阳明药也，最宜虚热人。仲景用其实以治胸痹，痛引心背，咳唾喘息及结胸满痛，乃取其甘寒不犯胃气，能清上焦之火，使痰行气降而治矣。若瓜蒌散之治乳痈，其根下乳汁，拔箭镞，及针入肉，退痘后目瘴，其以纯粹之质，而能定仓猝乖戾之疾，其功可以想见矣。故其使枸杞子恶干姜，畏牛膝，反乌头，亦物以群分云尔。

萍如子曰：黄芩、花粉，《农经》中品，日用恒需之药，以治四时常有之疾，不可一日废也。乃世人好奇异，矜诡秘，竞事玉扎、丹砂之贵重，侈谈空青、狗实之无几，何异舍菽粟、水火而他求养生具哉？天食人以五气，地食人以五味。无虚虚，无实实，掊有余，补不足。是在人为之，而有至理存焉。察理真则施用，当可免偏胜之患，讵可因施之不当而弃物之性，不亦冤乎？然尽信书，则不如无书，亦不可不察。若李之才云：山茱萸、龙骨为黄芩之使，得五味子、牡蛎令人有子之说，则吾未之深信。黄芩苦燥而寒，其于湿热、疮痍、疟痢、血热等症，实能勘乱定祸，因便乘势以成功。管夷吾之流，而亦得桓公任之，当而能尽其才也。天花粉甘寒而润，大宜虚热人，其能出箭镞，退目翳。殆平仲在庄公之世，而处崔杼之乱也。吾故仿龙门管晏传而为芩粉传。《诗》云："呦呦鹿鸣，食野之芩。"又云："果赢之实，亦施于宇。"睹二诗，可以窥二物尚矣。

马齿苋记

马齿苋者，以叶似马齿而得名。叶青，茎赤，花黄，根白，子黑色，具五行，又名五行菜。鲜者烈日爆之不易干，其汁流凝成水银，得汞之不死，故又名长命草。性寒滑而味微酸，其功用则入厥阴血分，散血消肿，兼润肠脏，而去留滞者也，且可预禳瘟疫。于六月六日采，存至次年元旦，瀹熟，盐醋拌食之。俗又有安乐菜之名。唐武相国元衡患胫疮，焮痒痛楚，三年不愈，厅吏白以鲜者捣敷之，数易而愈。《海上方》用干者一斤，鲜二斤，同五加皮八两，苍术四两，煎汤澡浴。一切风湿气、杨梅毒及妇人月家病，以致筋骨疼痛者，亦取其滑可去涩，而宣通血脉也。其杀寸白虫，敷拔疔根，滴聤耳，疗甲疽，灭瘢痕，点目眯、目翳，理痔漏、带下，又其余事耳。此物本菜类，而食者少备药料而肆不收，随在俱产而摘采易，可应急需而不难购，人多忽而不用，余甚惜之。因述其功能而特为之记，以告诸同志。

芜菁说

芜菁者，一名九英菘，即蔓菁也。南北随地可莳，而北方为多。《毛诗》为之葑，其性易生而滋长。故武侯行军，教士卒种之以备饥，蜀人呼为诸葛菜。马毅携入南中猺獞，今犹呼为马王菜。而蒙古则称为沙吉木儿。其叶似芥，阔大而厚，茎短而粗。夏初起台，开黄花，四出结角，子似芥子，而色紫赤，匀圆根，如萝卜，青白而圆长。六月种者，根大而叶蠹。八月种者，叶美而根小。惟七月初种，则根叶俱佳。京师人家以瓶腌藏，名闭瓮菜，差似撒兰耳。其性苦平，利气消食，治嗽通淋，殆清热祛滞之品。其子大能明目，而榨油然灯又损目，此物理之变幻也。李时珍称其可升可降，能汗能吐，能解蜘蛛毒，其根解酒止衄，拔疔根，消阴肿如斗。亦日用恒需之药，非特仅于疗饥而已。且于立春后庚子日，捣根汁，合家以次温饮之，可辟时疾。其有裨于世，非浅鲜用为之说，以扬其功用云。

附：治青盲方　但瞳子不坏者，十可疗九。

用蔓菁子六升蒸之，气遍合甑，掇下，以釜中热汤淋之，乃曝干，如是三蒸三淋三晒，杵为末，食后清酒服方寸匕。

又方　常服能洞视脏腑。

芜菁子三升，苦酒三升（苦酒，醋也），煮熟晒干为末，以井华水服方寸匕，日三服，尽一斗，夜视有光云。

煮蔓菁菜作食，先用水炸熟，漉出，另用冷水浸一宿，去水加油盐炒食之，否则味苦不堪食。

山阴倪涵初先生疟疾三方疏释

第一方 治夏秋暑湿时疟初起。平胃除湿，理气化滞，有疏导开先之功。受病轻者，一二剂即愈。

制半夏　广橘皮　云茯苓　威灵仙各一钱　茅苍术　紫厚朴　柴胡　黄芩各八分　青橘皮　广槟榔各六分　炙甘草三分生姜一钱

河井水各一盏煎，空腹温服，如头痛加白芷八分。按此方合小柴胡、平胃散、青皮饮三方为一，而以槟榔易草果之辛烈，加威灵仙，通行十二经络，彻内外而透邪出表，故奏效捷而成功伟也。盖人身中水湿有形之阴邪，每留着于肠胃，多化为热；中暑热无形之阳邪，每游溢于经络与湿相搏，遂化为疟痢。暑邪初中，不为湿所羁留，而即病自当从暑治，香薷散等方，表散之而外出是也，既化为疟痢，则当从疟痢治，犹米已成饭，不可以出汗，须由里而和之，使外出是也。故治疟发表非治法也，尽用麻、桂、羌、防，几曾见一汗而愈者？疟邪之汗，犹之瘟疫同法，必里气和而表白解。倪先生此方，专以疏利留着之湿邪为主，而以和胃化滞为佐。独黄芩一味，堪清游溢经络之暑热，可与疫症达原饮同调，不藉香茹之发表，而况麻、桂、羌、防，散太阳风寒之品，可浪施乎？至若但热不寒之瘅疟疫厉，传变之温疟，自有白虎、承气在，但寒不热之牝疟，则又有附子理中、大小建中在，亦非徒恃发表可愈也。

第二方 治疟发三四次后，痰滞稍减，正气渐亏，一二剂即可止住。即极弱之人，缠极重之症，十剂后无不奏效。

生何首乌三钱　醋炙鳖甲　知母各二钱　白术　当归　威灵仙各一钱　白茯苓　黄芩　柴胡　广橘皮各八分　炙甘草三分　生姜一钱

河井水各半。煎加无灰酒一盏，再煎数沸，空心温服。按此方妙在补泻互用，虚实得宜，不用人参、黄芪之骤补，屏去常山、草果之峻削，平平无奇，却神有效。慎勿混行加减，即无效矣。盖疟舍于营，邪伤血分，表邪稍解，当顾营血。方中首乌、鳖甲、当归正为血分药也。

第三方 治久疟虚弱并虚人患疟，扶正祛邪大有神效。

人参（或以玉竹代之，沙参无益也）　炙黄芪各一二钱　白术钱半　当归一钱　柴胡　橘皮各八分　升麻四分　炙甘草三分　生何首乌二钱　大枣一枚　生姜八分

渴加知母一钱，热甚加青蒿八分，胃口不和加麦芽一钱，在半饥时服。

《素问·疟论》黄帝问曰：痎疟皆生于风，其蓄作有时者，何气使然？岐伯对曰：阴阳上下交争，虚实更作，阳并于阴，则阴实而阳虚。阴胜寒生于内，阳虚寒生于外，故中外皆寒极，则阳回而外出。阴并于阳，则阳实而阴虚，阳盛则外

热，阴虚则内热，内外皆热，故喘而渴，欲饮冷也。此皆得之
夏伤于暑，热气盛，藏于肌肉之内，肠胃之外，此营气之所舍
也。令人汗孔疏，腠理开。因得秋气，汗出遇风，及得之浴，
水气舍于皮肤之内，与卫气并居。卫气者，昼日行于阳，夜行
于阴。此气得阳而外出，得阴而内薄，内外相薄，是以日作。
其间日作者，由邪气内薄于五脏，横连于募原，其道远，其气
深，其行迟，故间日发也。至间数日发者，邪客于六腑有时，
与卫气相失，故数日乃作也。

　　按经文则疟为先伤暑湿，后感寒风，构煽而起，其病根于
肌肉之内，营气界分。不比风寒，骤感之在皮毛，不与营气相
涉，可用麻、桂、羌、防发表，一汗而愈也。故治法必求之营
气，用药必遵夫和解，由半表半里之间，导之使出。半表半里
者，少阳之分也。少阳为枢，开阖必经之地也。虽《刺疟篇》
有三阴三阳五脏及胃腑十二疟形状，乃邪走空窍，游溢于虚隙
之处而现症，究其受病之原，乃舍于营分及募原皆半表里也。
惟间数日者，则舍于六腑而更深入。然求其外出，亦必由少阳
之枢辟，而后甫能达之皮毛。故小柴胡为治疟要药，奈今人因
李士材有疟非少阳者，慎用柴胡一语，寒邪在太阳者，柴胡投
早引入少阳等语，举世畏柴胡如虎，而治疟有终始弃置不用者。
讵不思非少阳者，固不可用，在少阳者，非此不达也。前贤垂
训，原欲人辨症而施药，试思寒热往来之为少阳症也，千古不

易。既见寒热往来而犹畏柴胡，甘事麻、桂、羌、防，能不偾败乎？且士材所云疟非少阳，宁非指瘅疟、牝疟乎？奈何泥于一而不通乎？概遂致因噎而废食，岂不可叹！因疏倪先生方，而并拈经旨以印之，为同道共商榷焉。且风寒在表之恶寒发热，人虽恶寒而肌肤已热。疟疾之恶寒，内外俱寒，及其发热，绝不恶寒矣。风寒得汗，退热即解。疟疾自能作汗，而退热次日仍复。如是可见其病在里而不在表，非可求汗而解，必里清而表自清。强表徒伤正气，而疟必淹缠。故疟疾有汗者，及其无汗即愈；无汗者，及其有汗即愈。疟之为汗，乃其所自为也，非可强发也。故曰：里气和，汗自出，里和而表从之矣。

瘅 疟

经曰：瘅疟者，肺素有热，气盛于身，厥逆上冲，中气实而不外泄，因有所用力，腠理开，风寒舍于皮肤之内，分肉之间而发，发则阳气盛而不衰，不及于阴，故但热不寒，气内藏于心，外舍于分肉，令人消烁脱肉。

按：此则治瘅疟主于肺热，实者白虎汤，虚者竹叶石膏汤，或君以知母，佐以人参，但二味更专功也。

湿温如疟论

原夫疟疾多端，《内经》详论已备。后人体认不真，每舍少阳不治，徒事发表攻里，往往贻误。不知疟之关于少阳，犹咳之不离乎肺也。纵有十二经之兼症，不过兼药以治之。若舍少阳而治疟，犹舍肺而治咳也。疟为少阳证，小柴胡为少阳药，舍小柴胡其孰用耶？少阳症忌汗吐下，此仲景之格言也。舍和解其又孰从之耶？今乃有湿温如疟一证，亦少阳病也。而又若似乎非疟，湿邪郁蒸而成，而又若似乎温疫，其初起也，先觉身体懒倦，神思困顿，微觉怯寒，而又不甚畏风寒，似将发热，而又不觉其大热，三五日间，似饥非饥，欲食不食，渐渐加热，非若伤寒之猝然洒淅，恶寒而发热，非若温疫之陡然蒸热而昏迷也，每热则渴，欲饮水而不甚贪，太阳或痛，筋骨或酸，或现少阳一二症，口苦而不胁胀，胁胀而不耳聋，耳聋而不作呕，或兼阳明一二症，两目微胀鼻干，不干时或眠，不眠更或腰脊强痛，又似太阳证状。然而种种杂出，俱随热轻重而增减，且不恶寒而反爱凉，热时手心甚于手背，一日之内，平旦前后，必有一二时辰安静，头颈以上若似有汗而润泽，摸之黏手，而实无可拭之汗，及至巳午以后，热甚则肤腠干燥，似睡非睡，呓语如谵，唤醒则清，而非若谵妄之不知人事，舌苔白滑，中或微黄，口糙无味，脉则两关滑数，少阳更弦，浮部不足，沉部有力。此湿温时气杂合所致，脾胃虚弱之人多成此症，乃少阳、阳明而兼涉太阴之候也。因其非风寒之邪，故不恶寒，而但作热。因其似疟，故不若伤寒之恶寒发热，头痛无休，不若疫症之大热熇然，神昏志乱也。因是湿温，故但热不寒，而渴不贪水。不若冬伤于风，至春作疟之先热后寒而为温疟也；不若夏伤于暑，秋必为疟之先寒后热而为寒疟也。但其作止有时，轻重有候，即同疟症，邪由湿温内发，干涉太阴，是以难汗发。从少阳、阳明，当用柴平散以葳蕤代人参和解之法治之。且此症更多自肘至腕之臂，自膝至踝之胫不热可征，其兼太阴而外验诸四肢也，其手足心更热者可征，其邪在少阳而内热甚也，人见其但热不寒，而又不若瘅疟之但热而有汗也，故不敢断其为疟。因其无汗，多用羌、防、荆、葛，求其汗解而不应，益以麻、桂，重竭其表，而汗愈不至，转而疑为血虚，不能作汗，重施归、葛、逍遥，而终不应，其或有兼腰痛者，非太阳症，或增注泻者，乃邪留少阳，日久而动厥阴经气，即经所云足厥阴之脉络胆，是动则病，腰痛不可以俯仰，嗌干，面尘脱色，胸满呕逆飧泄是也。但和少阳，则邪自解矣。此症多发于春暮，以至中秋，当木土火气值令之时为最多。奈病家但见发热，咸为著表，喜从发散，不知发热之症多端，岂尽表耶？南方人更怕寒凉，视三黄、白虎如蛇蝎，以小柴胡方内有黄芩，多不敢服；北方人怕温燥，视姜、桂如虎狼，且嫌和解之功缓，喜从攻下，而服承气。此俱一隅之偏见，必藉医家把握，剀切开导，使知此症当从少阳治法，而柴胡为少阳之表药，清肌解热，黄芩为少阳之里药，利热燥湿，二者去一则不成其为小柴胡汤也。而人参、半夏，乃佐使之品，在可增可减耳。炙草固胃气，姜、枣和营卫，俱不可少者也。若有兼症，则以兼药治之，岂可舍少阳而他求乎？

加减柴平散

葳蕤三钱　柴胡　黄芩酒炒　制半夏各二钱　茅苍术　厚朴姜炒　橘皮　炙甘草各八分　红枣三枚　生姜一片

如屡服发散药而无汗，重竭其津液而烦渴者，加天花粉、麦冬，减半夏；如服攻下药而溏泻夜甚，五心烦热，邪陷血分者，须调中益气汤加减治之，提邪外出阳分。

加减调中益气汤

生黄芪　生白术　葳蕤各二钱　茯苓一钱二分　炙甘草　橘皮　柴胡各八分　升麻四分　枣三枚　姜一片

若腹胀泻不止，加煨木香八分。

凡治伤寒者，咸祖述仲景。然多致力于汗下，而于温清和补之法，每略而不究。时人用药，动称景岳而言新方者，惟擅右归、理阴，但用其热补二阵，而遗其六阵于不问，殊不察用和之法，莫善于景岳，其于和阵略中言之详矣。且其散阵中之六柴胡饮，更可为善用柴胡者。奈人咸谓景岳偏于温补，乃今人用其偏，而景岳原未之偏也。

男子热入血室论

《金匮要略》曰：妇人中风七八日，续得寒热，发作有时，经水适断，此为热入血室，其血必结，故使如疟状，发作有时者，小柴胡汤主之。又曰：妇人伤寒发热，经水适来，昼日明了，暮则谵语，如见鬼状，此谓热入血室，治之无犯胃气及上二焦，必自愈也。又曰：阳明病下血谵语者，此为热入血室，但头汗出，当刺期门，随其实而泻之，濈然汗出者愈。

愚按：血室即血海也。肝为血海，乃厥阴也。妇人伤寒时疫，适逢经至，血海空虚，邪陷入内，而作寒热往来，谵妄如疟，此邪犯厥阴而列入少阳篇者，所以明少阳为厥阴之腑，必和邪使从表出，故治法不外乎小柴胡汤也。然血海男女皆同，而不及男子热入血室之故者，乃古之缺文也。成无己则以阳明病下血谵语一条谓指男女者，犹未可为定论。若然，则妇人岂独无阳明病下血之症乎？妇人之月经有信可验人所易知，男子则无以考证。成无己泥于必见血而方可为热入血室，故以阳明病下血条印之，独不思无下血症而往来寒热如疟，又当指为何症乎？愚意男子是症，必其人素有遗滑惯病，或感邪后而梦遗，或入房，至使邪热乘虚而入血室也。夫遗精出自前阴，人皆认为肾病，而愚曰：厥阴非创说耶，然不知经云肝主疏泄，故遗精必先治肝，况女子之月水亦出前阴，非同根于厥阴之疏泄，而出则俱从外肾也。细绎《金匮》所列三条，受症不同，治法各异，总以和解为主。其曰：无犯胃气及上二焦者，恐人误施汗吐法也。曰：当刺期门，随其实而泻之，濈然汗出者愈。恐人误施攻下，并戒不可大汗，以明少阳症忌汗吐下法也明矣。故妇人必察其适断适至，而于和邪中兼以活血导血之药；在男子则察其有无下血遗滑，而兼以逐瘀养阴之药，和解缓攻，万无以刚药与之，以致不救。乃人往往见男子是症，认为肾虚，投以姜、附、桂、地，甚则参、芪，纯于温补，忘其谵忘热邪，多致昏惑，愦乱而毙，更不思阴寒直中少阴之症，自有脉症之可据，今纵因疏泄而肾虚，乃热邪之陷入，非阴寒初感直中之可比。奈医家不察经义，而置和解提邪于不问；病家期于速效，而喜补正祛邪之稳妥，致令死者之含冤，徒使二竖之窃笑，深可慨夫！

以上二症，同出少阳病，最淹缠，医易摇惑。若更病家欲求速效，则多所贻误用抒一得之忱，惟冀大雅之鉴，倘蒙赐教，更幸甚矣。

太阴脾经辨讹跋语

余自束发客江宁，因水土变迁，婴疾病卧兼旬，几毙者屡，守中医而获愈。既愈，留心医学，欲为却病计，非敢存医人志也。越数岁，稍出应酬，见人有称病曰太阴脾经者，心窃异之，及其治法则令人饿而不食，药则从乎苍、朴、砂、蔻，香燥攻克而已。夫太阴脾乃手足十二经中之一耳，若论其经脏之病，则疸、肿、泻利、呕吐、胀满，以致停痰、积食，种种不一，论其治则，补泻温清，各各不同，何混以太阴脾经命病名？而治则一例也，若以不思食为脾之病而概称之，则咳嗽吼喘何又不称之曰太阴肺经也？类此而推，则惊悸怔忡，亦可称曰少阴心经，痃疝癥瘕亦可称曰厥阴肝经矣。虽仲景《伤寒论》有太阳、少阳、阳明、太阴、少阴、厥阴症，乃言是经之为病如某某等，亦并未有以太阴脾经为病名也。在病家或不知名义，奈医家亦侈口而称，其不思也甚矣！且其不思食，属伤食恶食者饿犹可也。若脾虚不运，胃弱餍饫，补之不暇，尚堪饿而消之乎？独不顾得谷则昌、有胃气则生之义，讵有令人长饿而更连旬累月之进攻克香燥药以责效也耶？存疑迄今，役役四方，未得就有道而订论之。乙丑暂归金陵旧馆，得与王子村舟游，出其太阴脾经辨讹论以示余，读之数过，其析理详明，剖症纤悉，足破金陵习俗，而寿斯民，功匪浅鲜猗欤！人同此心，心同此理，使余积久疑团一旦而获同声之应，是用怂惥付梓，以公诸世，王子辞让，且恐获罪于同侪。噫！切磋琢磨，朋友之道也。苟有所得，出而丐正于同人，何莫非相长之道与？亦胡惵惵弗遑焉？爰为跋之篇末，惟村舟其图之。

山阴倪涵初先生痢疾三方疏释

第一方　治痢疾初起，或红或白，里急后重，身热腹痛，五色兼至，或如鱼脑，皆以此方治之。

川黄连　条黄芩　白芍药　山楂肉各一钱二分　枳壳　桃仁去皮尖，研，一钱　厚朴　槟榔　青皮各八分　当归　甘草　地榆各五分　红花酒炒，三分　广木香二分

如单白者，去地榆、桃仁，加橘红四分，倍木香，滞涩甚者酌加酒炒大黄一二钱。

按：痢之为病，由于手太阳小肠、手阳明大肠二经而来。盖小肠为受盛之官，水谷腐焉。大肠为传导之官，糟粕行焉。若二经外受暑风湿蒸之气，内伤生冷油腻之物，受盛失职，不能分消传导，失度不能递送，故其作也里急后重，变为脓血，大小腹痛，旋解旋作，皆壅滞不通之状。古名滞下，今则为痢，实乃不利之谓也。其色白者，大肠受病，庚金白而肺相表里，病于气也。色红者，小肠受病，丙火赤而心相表里，病于血也。总缘湿热为患，并无红白以分寒热之说。惟日久气虚以致脱滑者，则需参、术、诃、粟以固之，无用温补，治痢之法也。须知痢与泻属两途，痢属肠病，泻属脾病，迥不相谋。泻有寒热之干，痢惟湿热之患。泻多虚寒之症，痢惟久暂之异。虽古称有大瘕、肠癖、滞下、刮积之名，而实为湿邪壅滞化热

所致，直至日久不止，变为虚寒者有之。若初起误投补涩之药，贻患匪轻。倪先生治痢三方，咸以芩、连清热，楂、朴消积，归、地、桃仁、红花以清血滞，枳、橘、木香、槟榔以清气滞，生白芍除后重而约脾，按日照方，无不百投百效也。

第二方　治痢十日外者，用生熟料各半法也。

黄芩　黄连　白芍各炒六分，生四分　楂肉一钱　橘红　青皮　槟榔　地榆各四分　当归五分　桃仁六分　红花三分　木香二分　甘草炙三分，生二分

第三方　治久痢经月，脾胃弱而虚滑者。

黄芩酒炒　黄连酒炒，各六分　白芍酒炒，四分　当归五分　人参五分　白术土炒，五分　炙甘草五分　橘红六分

以上三方皆以芩、连为主，而补泻随宜，乃今治痢者绝不用芩、连，何哉？咸以泻法治痢故也。殊不知苦以燥之，即热泻亦何避芩、连耶？

资生丸方

王肯堂曰：余初识缪仲淳时，见袖中出弹丸咀嚼，问之，曰：得之秘传，名资生丸，饥者服之饱，饱者服之饥。因疏其方，而犹不信其消食之功。已于醉饱后顿服二丸，径投枕卧，夙兴无停滞，始信此方之神。先恭简年高脾弱，食少痰多，余龄葆摄全赖此方，因特著此与世共之。

白术淅浸黄土拌蒸，晒九次，去土切片，焙干，三两　薏苡仁淘净炒黄色，三两　人参蒸熟焙干，三两　山楂肉蒸焙干，二两　神曲炒，二两　橘皮浸洗去膜，焙干，二两　白茯苓去皮，水飞去筋膜，人乳拌蒸，一两半　干山药炒黄，一两半　麦芽粉一两半　芡实去壳蒸，一两半　白扁豆去皮炒，一两　莲子去心蒸，一两　炙甘草五钱　桔梗米淅浸炒，五钱　藿香五钱　白豆蔻三钱半　川连姜汁炒，三钱半　泽泻蒸，三钱半

妊娠以砂仁易泽泻，炼蜜为丸，每服二钱，淡姜汤细嚼下。亦可作细丸。无力用人参者，以洋参代之，党参不如也。

《医宗金鉴》罗谦甫曰：此方始于缪仲淳，以治妊娠脾虚及胎滑，盖胎资始于足少阴，资生于足阳明，故足阳明为胎生之本。一有不足，则元气不足以养胎，又不足以自养，故当三月正阳明养胎之候，而见呕逆，又其甚者，或三月或五月而堕，此皆阳明气虚，不能固耳，古方安胎类用芎、归，不知此正不免于滑，是方以参、术、茯、草、莲、芡、山药、扁豆、薏苡之甘平以补脾元，陈皮、曲、柏、砂、蔻、藿、桔之香辛以调胃气，其有湿热以黄连清之燥之，既无参苓白术散之补滞，又无香砂枳术丸之燥消，能补能运，臻于至和，于以固胎，永无滑堕。丈夫服之，调中养胃，名之资生信不虚矣。

余于辛卯回越中，值母姨卧疾数月矣。时年七十有八，每夜起更衣三四次，昼如之所进食数次，共不及一盂，腹中时痛不休，肌肉瘦惫，起坐维艰，语言无力。医者无非用补火生土

之法，右归、四神之类，辄不应，余因谓脾胃之疾不宜汤液，年高之人碍于峻补。盖脾胃不能健运厚味饮食，大补之药亦犹之厚味饮食，徒困塞脾胃运枢。不若用资生消补之法，遂进此丸，数日后而腹痛渐减，泄泻渐除，旬日后饮食加进，弥月而愈。于今七载，服丸未尝间断，现在八十四龄，每饭可两碗矣。可见肯堂先生前论之不诬，亦培后天以补先天，女娲炼石之法也。用揭此方以公同好，乾隆丁酉萍如谨识。

左金丸

川黄连炒，六两　　吴茱萸滚汤泡，炒，一两

水跌为丸。

《医宗金鉴》胡天锡曰：治肝之法有数种，水衰而木无以生，用地黄丸，乙癸同源是也。土衰而木无以植，用参、苓、术、草，缓肝培土是也。本经血虚有火，用逍遥散清火。本经血虚无水，用四物汤养阴。至于补火之法，亦下同于肾。而泻火之法，则上类乎心。左金丸独用黄连为君，从实则泻子之法，以直折其上炎之势。吴茱萸从类相求，引热下行，并以辛燥开其肝郁，惩其捍格，故以为佐。然必以本气实而土不虚者，庶乎相宜。左金者，木从左而制从金也，特治肝藏实火左胁痛者。

按：时下凡遇胁肋胀痛、肝脾不调之症，动辄以左金投

之，是未察左金之义也。《金匮要略》有云：见肝之病，以先实脾。若脾虚，为肝木所乘。再用黄连以泻心火。但知泻肝之子，不顾泻脾之母乎？当衡其轻重缓急而施治，慎勿偏任也。

石斛非肝药

石斛生于水石之间，秋月开花，皮黄肉白，甘淡微咸，故入心肾脾胃四经，能强阴益精，除热疗痹。气薄味厚，阳中之阴也。时人竟以为肝经药，殊不知何所据？夫五色、五味、五气入五脏，千古不易之理也。肝属木而色青，味酸气臊。凡物品如是者则入肝胆，未有黄白甘淡者而入肝也。然肝苦急，急食甘以缓之。石斛甘淡用以缓肝，为辅佐之品则可，若藉以为平肝之药，则未之察也。因论左金治肝法，故连类而及之。

羊毛疹子辨论

余客金陵四十余年，舟车经游十一省，所交四方知医之士不下百什人，从未闻所谓羊毛疹者。乾隆辛卯壬辰间，有客医倡是说以语人，用荞麦面搓人胸背而治之，金陵逾甲老医亦未曾见是症是治也，故疑信相半。客医乃援《证治准绳》疗疮门所载羊毛疗，及《医宗金鉴》疗疮门注释所述，并《说铃谈往》所纪三条以示人，在明理者虽未之全信，然不能诘其原以究其理，好事者乃从而和之，稍稍昌炽其说矣。余甚慨焉，因即其示人书逐条明辨之，非余好为揶揄其说也。盖恐亥豕鱼鲁之不分，将以为人生性命之患，然犹未敢自信为所辨诚是也，特引经据理而疏述之，质诸考古君子定其然否，知我罪我，弗遑顾焉。

王肯堂《证治准绳》疔疮门载濮阳传云：万历丁亥，金台有妇人遍以羊毛鬻于市，忽不见。继而，都下人身生泡瘤，渐大痛，死者甚众。瘤内包有羊毛，后一道人传方，用黑豆、荞麦为粉，涂擦之，毛落而愈。

《说铃谈往》云：崇祯癸未，京师时疫，病起必有红点在背中，包羊毛一缕，无得活者，疫死无算。

《医宗金鉴》疔疮注释下云：有羊毛疔症，身发寒热，状类伤寒。但前心后心有红点如疹形，视其癍紫黑者为老，淡红者为嫩。宜蟾酥丸汗之，五味消毒饮汗之。

愚按以上三条，一则为天行疫疠之成疔者，一则为灾疫毒发于背而似癍疹之类者，一则为疔疮中有红点发于前后心如疹形者，并未实指为疹也，况有可救者，有必死者，有以药汗之而可愈者，轻重奇恒之阶判然，岂可不逐一明辨之而混曰羊毛疹子为四时常有之疾乎？盖首条有妇人鬻毛于市而生泡瘤，痛死毛现，此之谓天行疫邪也。况泡瘤状大，发无定处，内包有毛类于羊毛，名之曰羊毛疔犹近似也。原未曾曰羊毛疹也，然亦必在春秋行疫时有之。万历丁亥偶有之，前乎此后乎此未之

闻也。次条乃疫疠极甚，毒发于背，红点似疹，含毛，此之谓
灾眚怪症，呼曰羊毛疫可也，未可呼曰羊毛疹也。且法无可治
而必死，否则万历时道人方为时未甚远，岂人尽不知而一试治
之？若谓疔可治疹不可治，则今之荞麦，又何益耶！第三条乃
疔疮中兼见前后心发红点者，并未指明毛在疔抑在点，当去毛
与否。盖《金鉴》乃御纂书，太医秉笔，因《准绳》等书载
有前条，不敢遗又不敢信，故于注释内载此数语，要知吴太医
亦未尝经见是症也，意其发于膻中背俞之分，故示人以汗解
之，亦只曰羊毛疔而未曰羊毛疹也。总而论之病有奇恒，时有
治乱，事当寻理。疔与疹悬殊也，疔痛疹不痛，疔大而疹细，
疔无定处，疹及遍身，岂得以疔有羊毛之症而浑曰羊毛疹乎？
即据《说铃》所纪，红点发于背而病疫生毛。《金鉴》所述红
点发于前后心而患疔生斑，可见独发于此而不及他处者，始可
断曰羊毛疫，羊毛疔亦未曾直书曰羊毛疹也。今若以肺经郁热
咳嗽而发疹亦遽曰羊毛疹可乎？若伤寒热干阳明而发癍亦是红
点，亦概曰羊毛疹乎？若然，则凡痧麻瘾瘰其中皆有羊毛乎？
倡是说者固非凿空无本之谈，然察理欠明，不当以明季灾异之
怪症而侈谈为盛世常有之疾病，致使痤疹痧麻咸混羊毛之说，
惟以去毛为治，滋害深矣。明理者当慎察之。查本草大豆条下
云：能制牛马瘟毒。《夷坚志》云：靖康二年春京师疫，有异
人传方用黑大豆二合，炒熟炙甘草一钱，煎汤时时饮之立愈，

可见大豆能治天行瘟疫之毒也。又荞麦条下云：苦荬性寒，能脱人须发，还生亦稀，道人用此二物，一以治毒，一以去毛，拯一时之灾也。今客医见人胸背偶有痱痤之类，辄教以荬面，连旬累月而搓擦之，宁不毫毛随面而黏落，遂指人身之毫毛为羊毛，妄矣！然毛疹固属牵混，而毛疔、毛疫之灾究何自生，查《宋太史书》云：山林之人毛而瘦，得木气多也，《素问》云：毛虫属木，则毛之为灾乃少阳木气强盛，得湿热蒸溽而生，譬如罨酱曲于夏暑少阳主时之候，不数日而毛生，气变矣。经又云：肝胆属木，其气腺，则毛秉木气而生，是羊毛疔疫之患为少阳经病，木邪侮金发于肺部之膻中背俞之分，生毛而气腺，有类于羊，而名之。岂人之身而真有羊毛耶？且夫少阳为枢，太阳为开，阳明为阖。枢运而外辟达于太阳，可汗而愈。毛其化矣。枢滞而内闭归于阳明，入于腑脏，昏冒惑乱，人死而毛见矣。假遇是证，理应达木郁，疏肺邪。初感为浅者，荆防败毒散加豆豉之类汗之。日久而深者，防风通圣散表里双解之。若果皮破毛现，时气咸若，即道人方原不可废。总之为疔为疹咸疫也，不可与凡百常病同视也。谓疫疬中有此毛疔毛疹之症，则可谓疹症中常有，羊毛之症则不可也，又查《五常政大论》曰：敷和之纪，木德周行，云云。其虫毛。委和之纪，是谓胜生，生气不治，化气乃扬，其虫毛介，其病支废痈肿疮疡，眚于三。发生之纪，是谓启陈，土疏泄，苍气达，其病怒，太角与上商同（上商、阳明司天），其虫毛介。又曰厥阴司天，毛虫静，羽虫育，介虫不成。在泉，毛虫育，介虫耗，羽虫不育。少阳司天，羽虫静，毛虫育，倮虫不成。在泉，羽虫育，介虫耗，毛虫不成。

《气交变大论》曰：岁金太过，燥气流行，胸痛引肩，岁金不及病，内舍膺胁，外在皮毛。又曰：有德有化，有政有令，有变有灾，而物由之而人应之也。又曰：以道留久，逆守而小，是谓省下；以道而去，去而速来，曲而过之，是谓省遗过也；久留而环，或离或附，是谓议灾与其德也。

按：木平曰敷和，不及曰委和，太过曰发生，灾病曰眚，留守曲环星象，省察分野，审德罪而降灾福也。故木平岁，其虫毛，得木气专而静也，不及则毛介，介乃金属，金来兼化而介虫同生也。太过亦毛介者，木盛凌金而齐化，毛介并生也。寻绎各经文，则木邪无不关于金也，症未有不发于胸背部分也。若盛朝熙皡之际，岁气纵有灾侵，德化可以消弭，此留守曲环之所以遗省者也。如丁亥乃委和之纪，金兼木化，岁运丁壬化木，司天厥阴风，木运与天符二木，比助转委而强，接交春分二气，后太徵，火客运来，临木火过强，金受其制，胜复之作疵厉盛行而生，毛疔木之眚也。妇人鬎毛亦岁运灾星之脱化，岂真有妇人耶？泡瘤肿痛即经所云痈肿疮疡也，瘤内有毛即经所云眚于三，三乃木之生数，而见灾异病也。迨后癸未乃小逆之岁，立春初气主客同为厥阴，木春分二气，主客同为少阴火，岁运戊癸化火，木火相生而炽。至小满三气客气湿土，临主气相火之上，湿热蒸溽而疵厉起，均岁运节气之所致。当明季末运，尚有何德化而弭此灾变也耶？至于运气，虽六甲一周而灾祥乃因时而变，前此之丁亥癸，未曾未闻有此毛疔毛疫也。后此之丁亥癸未，又屡更矣，而熙皞承平更末知有疢疾，乃者忽倡为异说以惑人，其不审也甚矣。值此德化，覆敷万邦，和洽编氓，隐瘼久被，南薰之解愠，何业医者不守常而好异是为哉？

天行时疫，本不常有，索隐行怪者偶倡惑世。诬民之说，知医者少，以讹传讹，始则妄指怪症，继则妄投谬药，为害不浅矣。萍如先生哀之，条晰明辨，洒洒千言，洞若观火，如秦人照胆镜，表里明彻。吾知心不正者，见之却走，为功斯世，岂浅鲜哉？亟劝付梓，俾户诵家弦，齐登寿域，胜刻《太上感应篇》《文昌阴骘文》千百纸也。

乾隆癸巳落灯后三日同学弟古渔陈毅跋。

加减参苏饮

治四时感冒、风寒、头痛、发热、憎寒、咳嗽、涕唾、稠黏、胸隔满闷、脉弱、无汗并停滞饮食、腹痛、欲作泻痢等症。歌曰：苏葛前胡合二陈，枳香甘桔共云苓，人参特为虚人设，加减推详要性灵。

紫苏　葛根　前胡各二钱　陈橘皮　制半夏　枳壳各一钱　广木香　炙甘草　桔梗各八分　茯苓钱半　人参酌用，连须　葱头三个　生姜六七分，随时增减　红枣三枚

按：风寒感在太阳膀胱经，则能传经以其主一身，极表浮阳之地。故递传三阳而病阳行速也。古法用桂枝麻黄二汤，发营卫之汗，不使再传者。以桂、麻辛甘发散纯阳之品，寒邪容于太阳寒水之经用此纯阳迅速之药，以气相从而奏效捷也。若已传他经者投非其时，即祸不旋踵。故后人以九味羌活汤、人参败毒散代之诚详慎矣。若风寒感在太阴肺经则不传经非太阳之可比。盖肺主气，经云：邪之所凑其气必虚，气虚之人不拘四时，易于感冒。不与伤寒时行之际强弱均受者同日而语也。此方于发散药中，用参、苓、草以固气，即冲和汤中，用生地以养血，同意知非可徒恃峻表而愈也。况应用桂、麻之症，而用苏、葛、柴前失之不及，犹无伤害。若只须苏、葛可疗而过，用桂、麻为害多矣。方中苏、葛、前胡，清热解肌；陈、夏、枳、香，利痰疏气；苓、草安胃和中；桔梗载药。上浮直达胸中里兼行，若形体素弱或年高久病之人，则人参临时酌用。总之肺为太阴燥金，清肃之地宜于清散。不同太阳寒水之经，可施辛温猛悍之药。经络不同当详识之，且此等症候，最多切勿小题大做。

加减法

伤饮食、胸胁胀满、嗳气不舒者，加山楂肉、麦芽、神曲，倍木香；大便难者加杏仁泥；血虚而大便秘结者，加归尾、桃仁泥；小便少者加泽泻，倍茯苓；头痛因火者加甘菊花，因血虚者加当归、川芎。如一二剂后，表解热除而咳嗽不止，喉干舌燥者，加百合、天花粉或贝母，除去半夏、木香、葱、姜、枣，本方除去人参、前胡，用川芎、柴胡，名芎苏饮，则入厥阴少阳而宜于血虚火盛者，减参恐其助气而动火也。本方除去人参、半夏加芎、归治新产后，感冒、发热、头疼及虚损吐血人。感冒、发热、咳嗽、无汗者，养血则汗作也。半夏有三禁：产后、汗后、血家，俱不可投。其他如玉竹、荆芥、薄荷，俱可量加。利热则栀子、连翘，亦可择用。

乡村旅次乏医之处，偶值微疴照方拣投，最为稳妥，用疏之以公诸世，亦方便之一端耳。

集虫说

巢元方《病源》云：人腹有九虫：伏虫长四分，群虫之主也；蛔虫长五六寸至一尺，发则心腹作痛上下，口喜吐涎及清水，贯心则死；白虫长一寸，色白头小，生育转多，令人精气损弱，腰脚疼，长至一尺，亦能杀人；肉虫状如烂杏，令人烦闷；肺虫状如蚕，令人咳嗽，成劳杀人；胃虫状如蛤蟆，令人呕逆喜哕；弱虫又名膈虫，状如瓜瓣，令人多睡；赤虫状如生肉，动作腹鸣；蛲虫至微，形如菜虫，居胴肠中令人生痈疽、疥癣、痫疬、痔瘘、疳䘌、龋齿诸病。诸虫皆依肠胃之间，若人脏腑气实，则不为害，虚则侵蚀变生诸疾也。又有三尸虫，名彭质、彭矫、彭琚，与人俱生，为人大害，其状如犬马尾，或如薄筋，依脾而居，三寸许有头尾，每于庚申日，上天奏人过恶，故道家有守庚申之说，凡服补药必须先去此虫，否则不得药力。凡一切癥瘕久皆成虫，紫庭真人云：九虫之中，六虫传变为劳瘵，而胃、蛔、寸白三虫不传。其传变者或如婴儿、如鬼形、如蛤蟆，如守宫、如蜈蚣、如蝼蚁、如蛇、如鳖、如猬、如鼠、如蝠、如虾、如猪肝、如血汁、如乱发乱丝等状。凡虫在腹，上旬头向上，中旬向中，下旬向下，服药须是月初四五日五更时则易效也，并须先以炙脔含口内，咀汁勿咽，引其开口而服药。

张子和云：巢氏之衍九虫详矣，然虫之变不可胜穷，要之皆以湿热为主，虫得风气乃生，得雨气乃化，岂非风木主热，雨泽主湿耶？故五行之中皆有虫，诸木有蠹，诸果有蝤，诸菽有蚄，五谷有螟螣蟊蠈，麦朽蛾飞，栗破虫出，草腐化萤，皆木之虫也。烈火有鼠，烂灰生蝇，皆火之虫也。穴蚁墙蝎，田蝼石蜴，皆土之虫也。蝌蚪、马蛭、鱼鳖、蛟龙，皆水之虫也，昔冶工破一釜见其断处臼中有一虫如米，虫色正赤，此则金中亦有虫也。

沈萍如曰：前人所序论诸虫，详且伙矣，独于治法则未之晰焉。观今人患劳症濒危时则有飞蛾出者，岂非肺虫如蚕而化蛾也。又如胃虫如虾蟆，能令人呕逆善哕者，则反胃膈食未始非此虫之为患也。烦闷因乎肉虫，多睡缘乎弱虫，肠鸣乃由赤虫，虽未经人常道而蛔出于胃，而厥则心痛寸白蛲虫之为病乃恒有者也。求仙必先杀三尸，乃人所常谈者也，他如疥癣之有虫蛇缠疮之如蛇形，人面疮之能食肉，医药俱必用硫、雄、砒、麝，先杀其虫，而疥癣疮痍获愈，是则病由于虫者，急当除之，奈何惟治痨与膈，则未有以去虫为务耶？张子和言：虫之所生，由于风湿热固也，犹未透发其理，虫之托始，固根于湿热而使之化生，则专一于风，盖风能生万物，今观藏物于器密封不透则无恙，若一进风则湿热始化而为虫。如枝元果壳及蜡函丸药一破而虫斯生，则可见非风不能使湿热化虫也，盖虫之生也，根乎湿与热并而后萌，由于饮食杂进而后滋，更必因乎风气鼓扇而后能动。夫五行在天为风，在地为木，在人为肝，是必脾胃土衰而湿热滞，肝胆木盛而风动，然后虫生而变为疾病，则治虫之法，必先培土燥脾、抑肝去风，而澄其源，勿使滋蔓，庶得治虫之要领矣。若徒杀之，而勿澄其源则随杀随生，亦何益哉？然而如三尸虫之本乎先天，人人难免，非修真炼神不能制。若蛔蛲等虫之生于后天，饮食所化者，则消除之法，其权在我，可以寻其本而治之也。

《鲙残篇》终

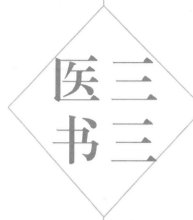

医学体用

清·王普耀 述

民国·沈仲圭 录

提要

中国医学可分二派：一，专事著作而鲜临症；二，专门行医，乏暇著述。故汉唐以后之书，善本固多，而纯凭理想，人云亦云者亦不鲜也。本书系四明王香岩先生临症四十年之经验方法，由弟子笔述而成，共廿余篇：每篇论一症，每症先述因证脉舌，次处方，次方义，明白畅晓。如饮上池，学理经验冶于一炉，诚名著也。承沈仲圭君录寄，多年因循未刊，爰亟编入本集，以供同好。

弁言

　　欧西医学分为二派，一则专门研究学理，以期发明新法，一则专门运用成法，不必尽明学理。以言中医，何独不然？著书者每不能治病，治病者每不能著书。惟吾国事事无共同的研究，所谓闭门造车、不合时宜，著作家发明之学说，恒与事实不相符合。是故中医今古载籍，虽可汗牛充栋，而欲期法法经验、方方见效者，恐无几焉。业师王香岩先生，博览群书，得其精髓，行道武林，垂四十年，盖合学理经验而为一也。曾将平生心得、屡试辄效之方，命同砚诸子笔述成书，都二十余篇，纵一麟半爪、全豹未窥，但说理之精到，处方之恰当，与近日盛行之《衷中参西录》无二致也。爰录副本，邮视裘公，请其编入《三三医书》，以供同好云。

民国十三年十二月中旬

受业沈仲圭谨书

目录

医学体用　卷上

四明王普耀香岩甫述意
杭县沈熊璋仲圭笔录
绍兴袭庆元吉生校勘

三消症论治并方义

夫人之一身，水火二者而已，水火不得其平，经所以有亢则害，承乃制之说。若火盛太过，势必燔燎消烁，而三消之症作焉。至于三消之症皆缘燥火烁金，良由胃热亢盛，以及嗜欲太过，阴精亏耗之人而致此疾。以上消主肺，肺热化燥，渴饮无度，是为消渴。经所谓心移热于肺，传为膈消也。中消主胃，胃热善肌，能食而瘦，是为消谷。经所谓瘅，成为消中也。下消主肾，虚阳烁阴，引水自救，溺浊如膏，精髓枯竭，是为肾消。经所谓肾热病，苦渴，数饮而热也。其治上消，大都皆滋肺金之燥，方人参、白虎为主。治中消，清胃热之燔，宜宗甘露饮为法。此治上消、中消然也。若下消则《金匮》有饮水一斗，小便一斗，肾气丸主之一法，而阴亏太过，阳药不受者喻氏尚有服六味地黄汤至百帖之治。然则三消之症，水亏火旺有明征也。今将上消中消下消之症，分别言之，列其见症于下，赘其方论于后，而有可曲引旁证，以畅其说者，不得不发明其义焉。

（上消）之病属于肺也。经曰：心移热于肺，传为膈消。肺本燥金，心复以热移之，消铄津液，饮不解渴，膈上焦烦，遂成上消。因渴而饮，饮而仍渴，愈渴愈消，愈消愈渴，此皆属于热也。又曰：心移寒于肺，为肺消，肺消者，饮一溲二，死不治。经训煌煌俨。然示后人以消症亦有属寒之理。噫嘻！何其症之难治若此与然，其症虽雄治，而经文则有可绎，盖肺主气，其能通调水道者，赖有心君火以温煦之，则肺之津液，得以散布而自润其燥金，故肺之合皮，其主心也。若心火不足而反移以寒，寒与金合，则金冷气沉，降不得升，犹之下有沟渎，上无雨露，饮一溲二，肺气枯索。论肺金之枯，则当用润，论心火之衰，则当助火扶阳，用药相背治多掣肘，死阴之属，症成不治。所以自来论上消者，多以清烦热，解郁蒸，滋肺金之燥为治。若（中消）则多属胃，胃与脾相表里，饮食入胃，脾气散精，上输于肺，今胃热亢盛，消铄胃汁，脾气无从输布肺，即不能通调水道，于是胃热极盛，大便燥结，已食如饥，形肉消瘦，经曰：二阳结，谓之消。二阳者，足阳明胃、手阳明大肠也。大肠主津，胃经主液多血，津与血俱结而不行，郁而生热，消谷善饥，中消之症成矣。又云瘅成为消中，此属肥贵人膏粱之疾。平日醇酒厚味不节，久之饮食酝酿成热，求救于水，始则水入尚能解渴，继则愈消愈干，便结不行，能食不为肌肤。参之《金匮》曰：趺阳脉浮而数，浮即为气，数即消谷而大坚，气盛则溲数，溲数则坚，坚数相搏即为消渴。夫气者，热气也。何以知之？下文曰气盛则溲数。夫气有余便是火，太过之气，即为火气，火气无不籍资于水，特以胃中干燥太过，全不受水之浸润，转从火热之气，急奔膀胱，所以溲数，溲愈数则便愈坚，坚数相搏，遂成消中，以此类推，中消一症，其由胃热亢盛，胃液被夺可知也。故（肾消）者实即上中消之传变，肺胃之热入肾，火势大盛，势必劫夺真阴。或其人平日以药石耗其真，女色竭其精，阳强于外，阴不内守，肾水枯涸，相火独炽，渴饮善溺，小便浑浊如膏。经云：肾者胃之关，关门不利，则水无输泄而为肿满。关门不闭，则水无底止而为消渴。以是言，下消似宜壮水之主以制阳亢，而《金匮》之用肾气丸，岂无深意哉？经云：君火之下，阴精承之，阴精有余，足以上承君火，则其人寿。阴精不足，心火直下，肾中阳精所降，则其人夭至。肾气丸一法，乃为阴精未耗者，立方温养肾中之真阳，蒸动精水，上以承君火，下以举陷入之阳气，此非通天手眼，不能轻施。若阴精已耗，桂、附适助相火而燎原莫救，所以喻氏独辟溪径，以抑阳丽救阴。下消之症，不能刚克，而犹可柔调者此也。综合三消，后学何敢妄参末议，惟是引经据典，遵古熔今，参合适中之治，有可枚举其症，引用其方，如肺热气燥之，可用黄芩汤，方用芩、栀、麦、归、芍、地、花粉、葛根等味。如膈消之可用麦冬饮，方用麦冬、知母、甘草、人参、花粉、茯神、竹叶等味。中消胃热之，可用兰香饮子。方用石膏、知母、甘草、人参、连翘、半夏等味。润燥养阴之用藕汁、膏、人乳、生地汁、黄连、花粉、白蜜等味。下消之，用元菟丸、菟丝子、五味子、茯苓、莲肉、山药（打丸）等味。摄精之用秘元煎，方用远志、山药、芡实、枣仁、金樱子、白术、茯苓、炙草、人参、五味子等，均可选用以待有道之教正者。

如（上消）渴欲引饮，皮毛枯焦，烦而不寐。

西洋参　淡竹叶　川石斛　肥知母　生石膏　瓜蒌皮　麦冬　粳米

上消之症即前所云，心移热于肺，传为膈消，膈居上，故曰上消。心既留热，势必传肺，是侮其所不胜也。盖肺为金脏，外合皮毛心主君火，火盛刑金，肺液枯燥，致引饮不能解渴，火势燎原，皮毛为之焦枯，甚至心烦懊恼，昼夜不能安寐，于是消渴之症显然。考古人之治法，以人参白虎汤加减，易人参为西洋参。以西洋参得西方庚金之气，能养肺而生津，乃同气相求之义。石膏气味甘寒，手太阴气分之药，泻其大热，解其烦渴。知母味苦气寒，上清肺金之火，下保肾水之阴，俾得金水相生，可免母子同病。粳米气味温和，禀容平之德，作甘稼穑，得天地中和之气，同造化生育之功，善疗烦热，益气和中，加以麦冬之甘平微寒，补心气而清火，养肺胃之阴而解燥热之甚，济一身津液之衰，使气道散而不结，津液生而不枯，气血利而不涩，则病自已矣。

（中消）已食如肌，饮食不为肌肤，形肉消瘦，大便燥结。

淡天冬　笕麦冬　大生地　元参　川石斛　生甘草　黄牛乳　甘蔗汁　枇杷叶

中消之症，即经所云：二阳结，谓之消。二阳者，阳明也。阳明居太阳、少阳之间，两阳合而为明，是多血多气之经，无论六淫之火，五志之阳，以及辛热炙煿之气，都聚集于阳明，聚久不散，郁而化火，火结于胃，销烁其津液，名曰中消。故中消者，因火热之势日盛，火上升，则消谷，已食如饥，食得下则被烁，致肌肤不能充长，形神日见消瘦，火下迫则肠中。血液枯槁，大便为之燥结，良由痹成，为消中。胃经之热极深，胃经之火极炽，胃经之液被火销烁，所以见症如斯也。治之之法，特仿甘露饮之意，以天麦二冬为君。盖天冬能治燥结，以滋肾阴，免受土来侮水。麦冬养肺生津，解烦清热，退火邪，以保残金。生地、元参气薄味厚，滋阴液而能降，凉血清火之要药。川石斛乃清胃之妙品。黄牛乳养血液，补胃阴，可谓佳味。蔗汁有天生建中之称，利大肠而泻热。生甘草颇有泻火之能，与枇杷叶同行，得下气之功更胜。气下则火降，如饥之症若失，食下不被火焚，肌肉自渐充血液得和，则肠中之滋膏自润，大便何愁燥结。夫地气上而为云，然后天气下而为雨，是故雨出地气，地气不上天能雨乎？故亟升地气以慰三农，亟养胃液以溉三焦，此皆事理之必然者乎。

（下消）伤肾，肾水枯涸，相火独炽，渴饮善溺，兼下膏淋。

大熟地　女贞子　金石斛　炙龟板　怀山药　陈萸肉　白茯苓　粉丹皮　左牡蛎　筧麦冬　五味子

盖下消者，肾消也。夫肾为藏精之脏。主封藏者也。今人不知持满，以酒为浆，以妄为常，醉以入房，以情欲而竭其精，或以药石耗散其真，肾阴日衰，相火偏炽，灼烁津液，故渴而求水自救。然饮入于胃，游溢精气而上，则肺通调水道而下。今高源之水为暴疟所逼迫，建瓴而下注。至于饮一溲一，饮二溲二，愈消愈渴，愈渴愈消，则阳强无制，阴不内守，而小溲浑浊如膏，真精遂泄，下消之症成矣。治之之法，仿钱氏六味，当以熟地为之君，天一所生之源也，能生精血滋养肾水。辅以五味之酸咸，能敛滑脱之精，益髓强阴之用。山药、麦冬俱补脾肺之功，肺得补，金能生水，脾得健，输运有权。龟板为阴中至阴之物，同牡蛎以益肾填精而治膏淋，合之金石斛，救津液并治小便之不禁。粉丹皮退营热而清血中之火。女贞子和血固精，白茯苓分利清浊，故汇集诸般之灵晶，诚为消渴之良方，故古人虽以上焦属肺，中焦属胃，下焦属肾。皆从火治，而不知三焦之火，多有病本乎肾，而无不由命门者，夫命门为水火之宅，水亏而为消渴者，以水不济火，则火不归源。故有火游于肺而为上消，火游于胃而为中消，火铄阴精，而为下消者，是皆真阴不足，水亏于下之所致也。

水肿肤胀论治并方义

经云：肺移寒于肾为涌水，为至阴，其标在肺，其本在肾，其制在脾。肾虚则关闭其水，必逆而上泛，脾不能制而反为水所渍，故肌肉浮肿。肺不能化反，为水所凌，故气息喘急。然水始起也，目窠上微肿，如新卧起之状。其颈脉动时咳，阴股间寒，足胫肿，腹乃大，其水已成矣。以手按其腹，随手而起，如囊裹浆水之状，此其候也。又曰三阴结为之水。盖三阴者手足太阴脾、肺二脏也。胃为水谷之海，水病莫不本于胃经乃以属之脾，肺者何耶？使足太阴脾，足以转输水精于上，手太阴肺，足以通调水道于下，海不扬波矣。惟脾、肺二脏之气，结而不行，乃胃中之水，日蓄浸灌表里无所不到，是则脾、肺之权不伸，足以酿成水肿矣。然其权尤重于肾，肾者主水，胃之关也。为至阴之舍。至阴者盛水也。气不化精而化水，水不归经则逆而上泛，阴气太盛则关门不利，水气结而不通则肌肤为之浮肿。脾者土也，职司运行散输津液，通调水道。土虚不能制水，则寒水来侮脾土，土无堤防，水气泛滥无所出路，滔滔扬溢，水势日增以致偏身浮肿，腹满，肠鸣，濯濯身体沉重，二便塞涩，皮肤㿠白，水邪干肺，肺失通调水道之权，迫而上逆，气息为之喘急，时时咳嗽，甚至气逆不得平卧，颈脉动惕，皆缘脾、肾阳衰，高源寒侵，寒水内逆外溢。经文以肾本肺标，相输俱受为言，然则水病以肺、脾、肾为三纲明矣。诊脉必沉濡而迟。《脉经》云：沉则为水，迟则为寒，濡为湿盛，阳衰之征，舌苔灰白而滑，以脉参症，正为邪侵。难期速效慎防喘逆之变，拟崇土制木，扶正化邪。王太仆所谓益火之源，以消阴翳。宗仲圣真武，合利水渗湿为主。附方于下，质诸高明。

　　熟附片　东壁土炒於术　新会红带皮　茯苓　杭白芍　福泽泻　汉防己　大腹皮　淡干姜　车前子　生米仁　禹余粮丸　椒目

　　此壮肾阳消阴翳，治脾湿。真武汤合二陈加味法，为土虚水泛，水肿肤胀之温剂也。用附子、於术为君者，盖附子大辛大热，禀天地真火之气，其性走而不守，动而不息。盖水体本静而泛滥者，即水之气动耳。用此壮肾中之元阳，消阴翳而伐邪水。盖离照当空，阴霾自消也。於术出自于潜有天生之号，其得山脉土精之气，独厚，功能除湿燥脾，用东壁土炒者，盖脾主土，土虚水泛，有同气协和，扶正伐邪之义也。且土本制水，乃脾阳既弱，而水反侮土。此由坎中阳衰，少阴枢机失职，州都气化不行，阳不制阴，水气横逆，泛滥于中州，而上溢高原为患，赖此培土健脾，御邪制水，使土有堤防。白芍药酸苦，以收炎上之气，能敛脾肺耗散之阴，刚中有柔，相济者此也。干生姜辛温，散四肢之水，行阳气而驱阴邪，则皮肤中之水气得发泄而化矣。带皮茯苓，性本甘淡，以走皮肤，甘以补中，淡以通阳渗利水道，而邪水自得下泄矣。椒目辛热，禀南方之阳，受西方之阴，治寒水射肺作咳，故入脾而理湿，其气下达入肾以益命门之火，守邪之神有权，而呼吸之门有橐籥也。用二陈为臣者，广皮苦以降逆，辛温而主顺气，则水气不上逆而脾肺得输化之权矣。法制半夏，辛温以理脾，和胃而祛水，温肺以止咳，乃东流砥柱之殊品耳。防己得土中之阳而感乎秋燥之令以生，故为消腰以下至足寒湿作肿之将领也。大腹皮通膀胱腑气，有降逆消肿祛水利湿之纯性。车前子通利溺道，其子多精，而不伤精，尤启上闸开支河，导湿下行，以为出路。生米仁，清肺理脾并为渗湿，启水之下流。泽泻泄水以消留储，则便溺得利，而土气主运，清气上行，天气清明在躬矣。经曰水郁折之，谓水上泛折回，而使之下也。此方以真武命名者，盖真武北方水神也，故其治阴水弥漫滔滔，扬溢有专功也。如元阳得壮水显顿，除决渎有权，壅渠既去，沟浍流行，肿胀自消，盖谓洁净府者，无过此也，惟体气壮盛，病阳水者，可宗去苑陈莝，纯用开泄化邪法。大橘皮汤方用五苓合六一散加陈皮、木香、槟榔，导水。茯苓汤，方用赤苓、麦冬、泽泻、白术、桑皮、紫苏、木瓜、木香、大腹皮、陈皮、砂仁、槟榔、灯心。水煎，二方亦无不效。若病阳虚水肿，中年后气体本弱或误治过服劫夺药，则薛立斋加减肾气汤，亦可宗法，而景岳论之详矣，兹不复述。

《医学体用》卷上终

医学体用　卷中

四明王普耀香岩甫述意
杭县沈熊璋仲圭笔录
绍兴裘庆元吉生校勘

论湿温化热证治

湿为六淫之一。其有从温而化热者其证最多，其变亦速。盖缘长夏湿，土司气霉雨、浸淫、暑邪逼受，酝酿薰蒸，病以时作名曰湿温，夫湿为重浊之邪，温乃化热之渐。其邪之来，每多由于口鼻吸受其病之应，则必归于肺胃，以鼻为肺窍，咽为胃系，从鼻入者首先犯肺，从口入者必传阳明，必其人脾气欠运。内湿、素盛、复感、时令、暑湿之邪，热得湿则郁遏而不宣；湿得热，则蒸腾而上逼无形之热挟动有形之湿，两邪相合其病遂发。其证治浅深约略举之，可分为四焉。

初微寒，发热、头痛、胸闷、便泄、溺赤，或渴或否，脉或濡滑数，舌苔或白或黄乃为太阴、阳明之受病也。夫太阴湿土之区，阳明湿热之薮，缘肺经吸受暑邪，暑得湿则依附于其间，而微寒、发热、头疼、胸闷，诸疾俱作，宜以连翘、薄荷、山栀、黄芩、郁金等辛凉以清膈热，藿香、豆豉、橘、蔻，芳香以开泄中焦，滑石、通草、淡芩以清湿热。此即启上闸开支河治，湿温在卫，分不易之理也。

继则由湿化热，邪扰阳明，身热、口渴、胸闷、呕恶、骨节酸痛、苔黄而腻，脉滑而数，或痧疹郁而不达，或疹暗发而不透，宜连翘、象贝、牛蒡以清疏肺气，仍由肺经为出路。杏仁、竹茹、青蒿、郁金，化痰宣郁、解肌、泄热。豆卷、山栀、疏经络之湿而清三焦之热。芦根、薄荷、清轻透表，痧疹藉以外达此。其邪犹在气，分治法从叶氏甘露消毒丹脱化而出也。

若热久不解邪火内燔，陷入营分，灼烁胃液，逆传心胞，其征则神昏不清、邪热上扰，清窍为蒙，耳聋无闻，舌绛而燥，脉弦而数。宜以羚角、银花、丹皮、鲜石斛、竹沥、石菖蒲加入万氏牛黄清心丸以清营泄热，泄痰宣窍为治。

至热迫心营，痰火内闭，木火同气，热甚风生胃阴将涸，肝风旋动，其征则神昏谵语，舌焦短缩，脉得弦涩促数，手足瘛疭痉厥之变，危在顷刻，则必参用紫雪丹、犀角、地黄之类，藉芳香灵通之品宣窍入络，可以直达心宫而开内闭，大剂熄风救液或者尚有挽回之机。他如寒湿、泄泻、霍乱、黄疸、水肿、脚气、湿痰、疟痢之类，湿之为病，繁多不及细论。兹先举湿温、化热一症，顺传逆传之候，从轻从重之治，剖晰详辨，顺传者每治必验，逆传者症属危险，得此治法，或有生者兹将临症试验之方，略举四端，质诸高明。

秋燥时气伤肺证治（并方论）

《内经》脱秋伤于燥一条，后人不敢畅发议论，惟喻氏独开生面著有《秋燥论》一篇。后有石芾南论燥气一节。二公著论可为精深透辟，尚何须后人之赘述乎。惟燥之一症具有始终本末而可引申触类以尽其义者。如经云：西方生燥，燥生金，金生肺，肺生皮毛。故天以五行化五气，以生寒暑燥湿风，各有主时。喻氏提论秋燥者，即三秋之时气焉。凡秋分以后，燥气日盛，西风凛冽，万物渐凋，枝叶渐落，干劲皴揭，斯乃燥气行令之征也，凡人有血虚液衰之症，未有不触发者故始伤于人也。头痛、鼻塞、微畏、寒身，有微热、肤燥、肌疼，其脉形微浮而涩治以辛凉收解，斯时正气未伤，易于化解。失时则传舍于气，分其燥热之势，渐炽身热、口干、胸闷、鼻息不宣，肺之病已进一层。金气外见，故舌苔薄白，脉见浮数，邪既入深，津液枯燥，邪气鸱张。故见证肌肤灼热、咽干、头痛、微汗出而热，仍不得解，加以气逆、口渴欲饮，咳吐白沫、舌苔燥白，斯乃燥火刑金，正气渐伤，胃火已盛，求救于水，滑脉见浮滑或见虚数非投，清燥救肺不足以清其势，至若胃津被涸，化源欲绝，咳喘气逆，诸痿喘呕，皮肤销烁，所见危殆诸症，虽投益阴、生津、润肺、救燥，势有鞭长莫及之虞，此止秋燥而言。其他或因火势过胜则金气被夺，而风生矣。盖风淫必燥，热能耗液而为燥者，此燥从火化。由燥而热乃燥之本气，燥热为燥气之常焉，非清火不愈也。更有素体阳实阴虚，其风热胜于水湿而为燥者，此燥从热化焉非济阴不愈也。每有严寒之时水冰地坼，破腘、裂肤、鼻干、咽疼、咳嗽而为燥者然，非辛润不可，此燥从寒化，因寒而燥，乃燥之化气，寒燥乃燥气之变也，然症势可以推源而索于治。故综论燥症必条分缕晰，而病情治法始无遗蕴耳。

初起秋燥时，气袭肺，先伤于卫，见证头痛、鼻塞、身有微热，外应皮毛肤燥，肌疼（头痛者以头主天气，鼻塞者，以鼻为肺窍，燥气袭之，上焦先伤，肺气不宣，故头为之痛，鼻为之塞，身有微热者，卫分郁遏使然。肤燥、肌疼，则以肺之外，应在皮毛，肺病而肌肤为之燥疼也）。脉形微浮而涩（浮为肺之本，脉微而涩者，以燥气初伤，而肺气之往来不得流利也），宜以：

经霜桑叶　薄荷　前胡　北桔梗　苦杏仁　象贝　炒牛蒡
淡豆豉　橘红　连须葱白

此宗桑杏汤意而加减者也。经霜桑叶、薄荷为君，桑叶、薄荷有横纹象肺，能入肺络，桑得箕星之精，以经霜者独得金气之厚，而与肺同类相求之义，薄荷辛凉，辛能散邪。凉可祛燥，入肺达皮毛，开腠理能祛燥邪，故以之为君。臣以前胡、牛蒡、淡豆豉。前胡味苦，微寒入肺经，宣化气机，除风痰之要品。牛蒡，辛平入肺经，宣肺气，能透肌肤之燥邪。淡豆豉，味甘苦，微温入肺、脾经，能解肌表，宣化寒热。此三味，皆肺经药，而有宣化之功。合经霜桑叶、薄荷以解肌表之恙，头痛、鼻塞、身疼诸症靡不应手而瘥，故以之为臣。象贝、杏仁、橘红为佐。杏仁味苦甘，性温，入肺、大肠经，能宣肺气而解肌、化痰。贝母辛苦微寒，入心肺二经。出浙江象山者性较温，功专散肺卫之表而豁痰。橘红乃陈皮去白，味辛性温入肺脾二经，职掌疏通去痰，利膈此三味者入肺，而祛痰理气，气宣则行，而燥可化，而热可愈，故以之为佐使。以桔梗、葱白、桔梗，味苦性辛，专入肺经。引诸药以上至高之分而成功，葱白味最辛，入肺解散之功居多，隐隐有合于《内经》燥淫于内，治以辛凉，佐以苦温，或酸或辛之旨相合。盖泻则佐辛，补则佐酸。始起之症，不宜敛补，故惟酸味不用，而余则皆遵经旨，以立方也。如治不得宜，其邪不解则卫邪传于气分，身热不畏寒，口干、咳嗽、胸闷、鼻息不宣（不畏寒者，邪已得离卫分。身热者，燥渐化热，内灼气分。

口干者，口虽为脾窍，而呼吸则肺主之，内热而口为之干，咳嗽则肺病也。燥气袭之，清肃失司，有时无痰则咳，有痰则嗽。胸闷，胸为肺之部分，气滞而闷，鼻息不宣，肺气不利也），**舌苔薄白**（白为在表主气，薄者初传气分），**脉浮而数**（浮为肺脉，数则燥已化热），宜以：

经霜桑叶　鲜竹茹　薄荷　枇杷叶_{去毛}　瓜蒌皮　黑山栀　连翘_{去心}　川石斛　黄甘菊

此宗桑菊饮意而加减者也。经霜桑叶、薄荷为君，方解如前，其余则改苦温为辛平，佐以微凉，以燥渐化热。故以连翘、石斛、瓜蒌为臣。连翘味苦性寒，入心、胃经，去心则专清胃经，且一茎直上，翘然独秀，虽凉而性非沉降，仍为上焦之药。瓜蒌味甘、微苦、性凉，能清上焦之火，使痰气下降，为治嗽要药，一升一降胸闷自宣，而咳嗽之恙可瘳。益以川石斛，味甘性平，清胃除热，而身热口干可疗，以之为臣。谁曰不宜？佐以黄甘菊、黑山栀。栀子易于涌吐，炒黑则得水色，能清屈曲之热而下行？味苦性寒，入手太阴肺经，引上焦火邪屈曲而下。黄菊味甘、微寒，菊具四气，饱经露霜，入肺、肾二经，祛热宣风，独禀金气之厚，能制风木，以燥气袭之金不平木，肝火每每窍发，以二味为佐，三焦之火下行，肝经之火不炽。合之经霜桑叶、薄荷、连翘、石斛、瓜蒌共成辛散凉解之剂，故以之为佐。使以杏仁、橘红、枇杷叶，杏仁味苦、甘，性微温入肺，大肠经，利胸中逆气而止嗽。竹得清音之性，味甘微苦，入心，胃二经，茹则如人之皮革，能化痰理气，兼走皮里膜外，搜除痰热也。枇杷叶味苦，性平入肺、胃二经，消痰定嗽。三味皆祛痰，涤热。且杏仁、枇杷叶皆肺经专药，以之为使，引诸药以祛气分之燥热，功用殆不爽云。

如延久不解则燥热烁肺、头痛、咽干、肌肤灼热、微汗、汗出，而热不撤，气逆口渴，欲饮咳吐白沫（缘燥气蕴，久灼烁肺金，悉化为热，津液耗伤，而清肃之气不行，犹之天气不得下降，壅遏于上而头为之痛，液既耗伤，其咽之干也可。必燥热伤肺，肌肤焉得不为之灼热。微汗，汗出而热不撤，以非风寒可一汗而解。气逆者，肺气之壅也。即《内经》所谓诸气膹郁皆属于肺者，属于肺之燥也。口渴欲饮者，引水自救也。白沫，为肺之液燥，热蒸逼肺气，不得下降而上涌，《内经》所谓逆秋气则太阴不收，肺气焦满，其务于燥也明矣），舌苔燥白（以邪始终在肺一经，故虽燥而色仍白），**脉形浮滑，右寸虚数**（右寸为肺之部分，虚而且数燥，热耗液之候，其余部之浮而滑者，以肺津虽伤，此时胃汁尚未劫夺，故有是脉），宜以：

西洋参　冬桑叶　鲜石斛　笕麦冬　整川贝　天花粉　冰糖水炒石膏　苦杏仁　枇杷叶　淡竹茹　甜水梨皮

此宗清燥救肺汤意而加减者也。此时，燥尽化热，苦温之法已不可施。即辛平凉解之剂，已嫌不及，宜用甘寒生津一法，故以西洋参、麦冬为君。西洋参产佛兰西，独得西方金气，味甘、微苦，能入肺经，清热以生津。麦冬以产浙江笕桥者为最佳，味甘、微寒，入心、肺二经，能清烦热，止渴，生津，燥热内蒸之际，非此不解，故以之为君。臣以鲜石斛，天花粉、冰糖水炒石膏，石斛，甘平入胃、肾二经，鲜则功用更大，专清时邪胃热。天花粉即栝楼根，味苦、性寒，入心、脾二经，止渴、除烦。石膏味辛、大寒，入肺、胃二经。白虎汤以之为君，用冰糖水炒者，取其润以制燥，不碍于胃也。合之西洋参、麦冬以成甘寒之剂，此时咽干、肌热、汗出、气逆、口渴之恙，殆可以疗复。以竹茹、川贝、枇杷叶、梨皮为佐。竹茹甘寒、微苦，入心、胃二经，能祛痰。热贝母辛苦、微寒，入心、肺二经，川产者更能润肺、除痰。故燥症宜之。枇杷叶，味苦、性平，入肺、胃二经，功专化痰、理嗽。梨味甘辛兼酸性，寒取其皮者，以肺主皮毛，治病各从其类藉。此祛热除烦，功无与匹，以之为佐，而咳吐之白沫，可渐冀其肃降，使以冬桑叶、杏仁。桑叶至冬，经霜始枯，独得秋金之气，味甘、性寒，入肺而有祛风、清热之功。杏仁苦甘、微温入肺、大肠经，下气理嗽，二味领以直入肺经，清燥涤热，而头痛咽干诸恙或者可疗，津液或不至尽劫，此其所以为救肺也。

不解则肺津、胃液被夺，清肃不行，化源欲绝。咳嗽、气逆、肌肤消烁，口渴欲饮，甚则汗出不摄，肺气欲脱（盖以人之一身，全赖肺金生水，化出高源，以行清肃之令，燥火灼烁，肺津被夺，复盗母气，以益其虚，而胃液亦劫，肺津胃液，同就干涸，尚何有肃之行哉？化源之绝，不言可知，而其绝之见证，则必咳喘气急，肺主气，其变动为咳，肺为燥烁，气不下行，所以为喘、为逆。脾主肌肉，肺主皮肤。脾与胃为表里，肺津、胃液俱伤，肌肤焉得不为之消烁？口渴欲饮者干涸之征也，甚则汗出不摄，肺气欲脱，汗虽为心液，心主火燥，热引动心火上升而肺金不能生水以制之，是以汗出盈溢，气随汗脱），**脉象促数**（数而时止为促，津液灼伤胃气，垂败之象），舌苔光脱（焦燥燔烈之余有何津液），宜以：

吉林人参须　整川贝　叭哒杏仁　原箃麦冬　甘蔗汁　栝楼根　霍山石斛　秋梨汁　生蛤壳　北沙参　官燕根

此宗麦冬合五汁饮而加减者也。病至此极，非甘润平淡佐微咸以益气生津，不足希冀万一。故以吉林人参须、麦冬为君。吉林为王气所钟，所产人参，味甘、微温，入肺、脾二经，须力稍薄，主扶元益气而能下降。津液虽伤，究属燥邪外感，用须以补之，而不嫌其峻。麦冬味甘、微寒，入心、肺二经，降火除烦，止渴生津，合参须以两补气液，而已涸之津或者可回，故以之为君。臣以北沙参、霍山石斛、栝楼根、官燕根、生蛤壳。沙参体轻，产北方者，味甘苦、微寒，入肺、肾二经，清热生津。石斛甘平，入胃、肾二经，产霍山者多，滋液而能润燥。天花粉甘寒，入心、脾二经，止渴，除烦。燕窝味淡、微咸，入肺滋肾，得海水之漂荡，有口含之津液，能入人身，益津润燥之功。生蛤壳味淡、咸，入肝肺二经，性能润下而生津。得此甘润诸品以益化源而复清肃之令。其必以微咸者，咸能下降入肾。金不能生水，藉此以培养其子气，肾真不绝，肝火不至上燔，合参、麦以培其化源，或者汗出可敛而咳、喘，气逆之恙，可平佐以甘蔗汁、秋梨汁者。甘蔗味甘、性寒，入肺、胃二经，甘为稼穑之化，独禀地脉之冲和，能培土生金，除热止渴。王摩诘诗云：饱食不须愁内热，大官还有蔗浆寒。其品之见珍，如此梨性寒，味甘微酸，入心、肝、脾三经。丹溪云梨者利也，流利下行之谓也，其能消痰清热降气，可知二味。用汁取其滑润下行，以复津液，故以之为佐。肌肤虽不能遽泽，或者口渴可以逐减，使以叭哒杏仁、川贝者，津液虽已被劫而咳喘、气逆之际，必有痰火以窒塞其间。叭哒杏仁，味甘、性平，入肺、大肠经，功专止嗽、润燥、祛痰，与苦杏仁性质不同。贝母川产者味辛微苦，性微寒，入心、肺二经，消痰止嗽，领诸药入肺经，以祛痰、润燥、益气、生津，万死一生之际，或者可以挽回。此所以于无法之中，而仍出一方，以救治要之论症，已揭大纲立方，亦分次第，非妄为杜撰。皆搜罗前说汇集成方，仍是述而不作之意，谫陋之愆，知不能免，还望有道进而教之。

吐血论治

诸血症火病也。盖血生于脾、统于心、藏于肝、宣布于肺，根于肾，灌溉一身。吐血，阳亢阴虚之候也。症有三因：外因系火、风、暑、燥之邪，内因系肝、肾、心、脾之损，不内外因系坠、跌、努力、烟、酒之伤。外因者火灼风温之呛血，暑瘵、燥咳之伤血，邪在肺卫心营。理肺卫，宜甘凉肃降（如沙参、麦冬、贝母、花粉、玉竹、石斛），治心营，宜轻清滋养（如生地、元参、丹参、连翘、竹叶、茯神）。以此二法为宗，随症加减，火灼则加入苦寒（如山栀、黄芩、知母、地骨皮），风温则参以甘凉（如蔗汁、芦根、羚羊角、桑叶），暑瘵入营，则兼清润（如银花、杏仁、鲜地黄、犀角），燥咳在气则佐纯甘（如天冬、梨皮、阿胶），别有内热外寒吐血者（宜薄荷、参苏饮主之），此治客感吐血大略也。内因者怒动肝火，宜苦辛降气（如苏子、郁金、降香、丹皮、山栀、瓜蒌、橘白），郁损肝阳（宜仿逍遥散法），郁损肝阴，宜甘酸熄风（如阿胶、鸡蛋黄、金橘、白芍、生地），思伤心脾，甘温益营（如归脾汤加减法），房劳伤肾，其阴虚失纳者，宜壮水镇阳（六味饮加青铅、牛膝、童便），阳虚不摄者，宜导火归窟（肉桂、七味丸加童便），夺精亡血，急固真元，大填精血（如人参、海参、熟地、阿胶、杞子、五味、紫石英），此治内损吐血大略也。不内外因者坠跌，血瘀上泛，先须导下（复元活血汤，代抵当汤，或用韭白汁散之），再用通补（《元戎》四物汤或当归、郁金、牛膝、白芍、三七）。若努力伤血，调补忌用凝涩，宜和营通络理虚（当归建中汤，旋覆花汤或六味饮，加牛膝、杜仲）。若烟酒伤肺（烟辛泄肺酒热戕胃，皆能助火动血），呛血（改定紫菀茸汤去术加芍），饮多伤胃失血（六君汤加葛花、白茅根、藕节），此治不内外因大略也（以上参用《指南》）。凡血来如潮涌，喘息未定（饮还，元水立定），吐血乍止（用燕窝、冰糖各四钱煎服七日自效），可不复发。血出汪洋，不即凝者，烦劳动胃火也（犀角、地黄汤加桃仁、藕汁，童便）。血出散漫不聚者，烦劳伤肺失血也（宜二至、二甲合参、麦、茯苓、山药）。胁痛吐血者，肝气逆也（化肝煎去青皮加黛蛤散）。神劳吐血者，心气损也（仿天王补心汤法）。龙焰升则吐衄骤加，宜潜阴火（海参、龟甲心、茯神、熟地，如淡菜、贞子熬膏，秋石汤下）。元海空则行动喘，促速固根蒂（人参、核桃、坎炁、杞子、牛膝、旱莲草、沙苑子、茯苓、人乳）。胃纳少，则中宫乏镇，须扶胃阳，切勿清嗽（人参建中汤、归芪异功散）。胃络虚，则厥阳易犯，急调胃阴可免升逆（生脉散加白扁豆、沙参、玉竹、石斛、茯神或《金匮》麦门冬汤去半夏，加杏仁）。仁斋所谓血症经久，多以胃药收功也。

虚损劳瘵论治

夫虚劳之病，皆由内伤而无外邪也。经言：精气夺则虚，凡营虚卫虚、上损下损，不外精与气而已。精气内夺则积虚成损，积损成劳，甚而为瘵，乃精与气虚惫之极也。《素问》论五劳谓：久视伤血；久卧伤气；久坐伤肉，久立伤骨，久行伤筋。《金匮》论五劳：肺劳损气，心劳损神，脾劳损食，肝劳损血，肾劳损精。越人谓自上损下者：一损肺（劳嗽），二损心（盗汗），三损脾（食减），四损肝（郁怒），五损肾（淋漏）；过胃则不治。自下损上者一损肾（遗浊经闭），二损肝（胁痛），三损脾（胀泻），四损心（惊悸不寐），五损肺（喘咳）；过脾则不治。诚以脾胃与精与气，生化之源也，故治虚劳以能食为主。考《难经》治法：损其肺者益其气（如保元汤人参、绵芪、麦冬、甘草等），损其心者调其营卫（如养心汤参、术、归、芍、枣仁、地黄等），损其脾者调其饮食，适其寒温（如四君、异功等汤）；损其肝者缓其中（如牛膝、杜仲、菟丝饼、苁蓉、沙蒺藜、桂心、白芍、归身等）；损其肾者益其精（如金刚丸、杜仲、猪腰子、苁蓉、杞子、茯苓等），此固治损之要矣。尤必先辨其阳虚、阴虚。经曰：阳虚生外寒，阴虚生内热。凡怯寒、少气、自汗、喘乏、食减无味、呕胀、飧泄，皆阳虚症，此脾、肺亏损也。怔忡、盗汗、咳血、吐衄、淋遗、崩漏、经闭、骨蒸，皆阴虚症，此心、肝、肾亏损。由君相火炎，精髓枯竭也。惟补心三才、六味、大造、固本诸汤宜之。又若肾中真阳虚者（右尺必弱），宜甘温益火之品，补阳以配阴（如八味丸），所谓益火之源，以消阴翳也。肾中真阴虚者（右尺数细），宜纯甘补水之品，滋阴以配阳（六味丸、保阴煎加杞子、鱼鳔），所谓壮水之主以镇阳光也。阳虚不复，久则吸短、偏卧、脉弱、阳痿（宜参、术、归、芪、杞子、山药、胡桃、龙眼、莲枣、沙苑子、骨脂、人乳、鹿茸、鹿胶、羊肉、羊肾、海参等选用）。阴虚不复久，则咽疮、音哑、色悴、肌羸（宜麦、味、杏、贝、熟地、首乌、苁蓉、燕窝、乌鸡、龟胶、阿胶、淡菜、秋石、猪羊髓、白蜜等选用），而劳瘵成矣。由是火炎于上为嗽血（如五汁膏、琼玉膏），为潮热（如青骨散、青蒿、鳖甲、银胡、石斛、知母等）。火动于下而为遗浊（如龙齿丸、人参、茯神、远志、菖蒲、知母、川柏、坎板），而为泄泻（宜三白广生汤），而治疗难矣。夫水为万物之元，孙真人所以云：补脾不若补肾，土为万物之母；许学士所以云：补肾不若补脾。然喜燥者脾，喜凉者肾，欲补肾易伤脾，欲补脾易伤肾。不知土为金母，金为水母，劳瘵至阳虚泄泻，宜温以补脾，然补脾须不碍肺劳瘵，至阴虚嗽热，宜润以滋肾。然滋肾须不妨脾（补脾佐以山药、杞子，滋肾佐以莲实、砂仁），而不得偏用辛温以助火（桂、附之属），亦不偏用苦寒以戕胃（知、柏之属），且虚劳以受补为可治，不受补为不治。如汪缵功云：虚劳之症，是肾水真阴虚极，水不摄火，火因上炎，误用引火归元之法，是抱薪救火，致上焦愈热，而咳喘、燥渴益甚，咽喉糜痛，诸症至矣。又曰：参、芪助火之误，盖虚劳之可受参、芪者，肺必无热，肺脉按之而虚，必不数者。故有土旺而生金，勿拘拘于保肺之说。古人每用之而奏功，如火已铄而咳呛矣，火蒸津液而化浓痰矣，君相火之亢，甚而血随上逆，犹引阳生阴长，虚火可补之说。漫用参、芪，因之阳火愈旺，金愈受伤，所以王好古有肺热还伤肺，节斋有食参、芪必死之叮咛。故其自制保阴煎，方用（生熟地黄、天麦门冬、山药、茯神、玉竹、龟板、人乳、桂圆、牛膝、石斛煎汤代水），甘平填补肾水，滋养真阴，而治损之法，已无余蕴矣。

癍疹瘰痧痦五种分别论治

夫外感六淫者：风、寒、暑、湿、燥火也。其六淫之邪，风伤卫，寒伤营，暑伤气，湿伤阳。惟燥与火易伤阴，为患尤烈。经谓邪之所凑，其气必虚。阴虚者阳必凑之，阳虚者阴必乘之。里虚则表不固，一切时邪疫疠皆易感受，受之即发。其病轻而浅，受之不即发，其病重而深，热深者为瘤、为疿、为疹，浅者为痧、为痦，五种之传变，要不容混而视也。

考发瘤之源，有阴阳之别，阳瘤者皆属伤寒、瘟疫诸症。往往初起失于宣解，余邪逗留胃腑，走入营分，发于肌肉之间，或稠如绵纹，或稀如蚊迹，成点或片为多，急与清胃（宜化斑汤加牛蒡、薄荷、连翘、羚羊角之属），降火（如黄芩、山栀、银花、花粉等）。不宜温燥升阳（禁用参、术、半夏等）。阴瘤者先伤于暑，再食生冷，纳凉过度，伏寒在下，迫其无根失守之火上灼肺、胃而发瘤者，或布于胸腹，或见于四肢，宜乎升阳达表（如六和汤、芎、芷、夏、藿、甘、桔、橘皮、砂仁等），不宜苦寒清里（禁用黄芩、山栀、花粉等）。

发痦之证，有虚实之分。虚痦者气阴已虚，郁邪未泄，久之自内达外，所发之痦，其色枯白或如麸壳，邪虽外出而气液内枯，治以扶正之中默寓化邪之意（吴鞠通加减复脉汤，去姜、桂加石斛、沙参）。实痦者由湿热郁蒸肺胃，自里达表，其色明亮，润如水晶者为轻，粗如含浆者为重，用药清解之中，必兼化湿之品（宜羚羊散、银翘散，加芦根、荷钱、石斛、蔗汁）。考痦之隐现，每随汗之出没，汗由湿蒸，痦由湿郁。有屡发数次者，亦有痦后发出白痦者，凡油腻荤腥之属，皆能助湿生痰，故戒口为第一要义。苟中宫肃清内湿不生，虽有外邪势成孤立，庶几热退津回，肤痒脱皮，不为反覆，此治痦之要略也。

　　试舍痦而论疹：疹即火之苗，火即疹之根，疹之出也。由于肺气不清，冬温太过，吸受非常之气郁于脏腑之中，经络之间。当春夏发泄之时，亦随气流行，所以春发者为冻疹（形似鱼子而色白，宜消风散加减），夏发者为痱疹（形如米粟，色红，外科书谓之暑痱，宜清暑解毒，如银花、青蒿、荷花露、荷梗等或苦参汤洗之）。风客皮毛曰风疹（由脾虚血热，感受风邪、色淡红，成点、成片为多，宜调中汤加减，不可专以风药酌加凉血之品）。湿游肌表曰瘾疹（由脾家蓄热，更兼风湿，隐见肌肉。古人称曰：瘾疹宜消风散治之）。邪在气分则发白疹（因血不足，宜养血益营汤；因虚寒，宜辛温解肌扶正法），邪在血分则发红疹（宜化斑汤）。惟温病门中，红白疹发者较多，余皆似疹非疹，实疹之别类也。考瘢疹之形色，总以鲜明红润为轻，紫赤晦暗为重，黑为胃烂（宜犀角解毒汤，大青丸法），色青不治。

　　若夫有头粒而带尖刺者即痧之名也。痧与疹本属相类，或谓南方之痧，即北方之疹，二者异路同归，名虽殊而理则一，大于痧者为疹，小于疹者为痧。究其受邪之处，不外上、中二焦。由外袭风温，内蕴湿热，郁久不解而发。从气分出者色淡红，其邪较浅，从营分出者色深红，其邪较深。治法首以辛凉透发（宜防风解毒汤加减），继以清热化湿（如石斛、元参、知母、连翘之属）为宜。

更有痄之一种：在大人疫病为多，亦有丹毒，背起潦浆水泡者；在小儿胎毒为盛，即赤游丹之属。痄之吉凶，在顺逆，从肚腹而达四肢者为顺，从四肢而归肚腹者为逆，顺者可治（治法详见《颅囟经》《千金方》诸书），逆者皆不可治。

然五种之分治，大略如此。总之，癍疹轻重在形色，痄之轻重在顺逆，痦之轻重在虚实，痧之轻重在浅深。医者能兼参吴坤安先生《伤寒指掌》癍疹门中论治诸法，条分缕晰，甚属精良，并天时寒暄燥湿，邪在足经手经，气分营分或纯然外感、兼挟内伤，更察脉之盛衰而详辨之，随症施治，自无余蕴矣。

论猝中口眼㖞斜不能语言痰涎上壅

经云：诸暴强直，皆属于风。又曰：邪之所凑，其气必虚。《金匮》云：正气引邪，㖞僻不遂，盖肝主筋脉，脾主四肢，二者血虚无以荣养筋络。外风引动内风，所以猝然，肢体废弛，遍身筋络拘急，神识不清。缘肝阳挟动外风，乘隙袭凑空窍，痰热无从宣泄，以致涎沫上壅，不能语言。即经所谓邪风之至，疾如风雨。盖邪中阳络，阳明之脉，夹口环唇，以致口面㖞斜，痰涎壅塞窍络，气不往来，语言蹇涩，所以见症如斯也。诊得脉象，左三部弦急而长，右寸关郁滑不调。以脉参症，症属血虚，内火招风，风中肝脾之经，正不敌邪，甚为棘手，势虑抽掣、痉厥之变。姑拟熄风宣窍、涤痰通络。一则冀其转机，附方候政。

羚角片　真滁菊　橘络　蝎尾　陈胆星　淡竹沥　法半夏　煨明天麻　冬桑叶　鲜石菖蒲搗汁　白茯苓　纯钩　《圣济》大活络丹

此法治猝中风痰、宣窍通络之要剂也。用羚角、胆星、桑菊为君者，以羚角性灵，有熄外风而靖肝阳之功；南星制以牛胆，为涤痰宣络之主宰，桑得箕星之精，菊具四气，轻清之品，为散隧络之虚风而能清火。佐以竹沥、菖蒲二味为臣者，盖竹沥通络豁痰，善开舌窍；得菖蒲用鲜捣汁者，为斩关夺门之将。橘络、法半夏为祛太阴湿热生痰，和中之妙品。茯苓保守脏气，为渗湿热之淡味，得蝎尾色青属肝，为祛风而通舌窍，正舌散之古剂也。使以天麻、钩藤，轻可去实，为宣发清阳之用。复加大活络丹者，有安内攘外之主帅。搜风、涤痰、开窍，则上来诸症，可一鼓而除矣。

论虚劳咳血形瘦便溏

经谓正气夺则虚，又曰阴虚者阳必凑之，《金匮》云：脉极虚为劳，良由真阴久亏，水不涵木，木火上凌肺金，金受火刑，肺失治节之权。咳嗽气逆伤络见红，纠缠不已，盖肺为娇脏，又为五脏华盖而朝百脉。肺之化源内戕，清肃无权，肝火上冲，颧红面赤，脾气下陷，枯瘦日增。以脾乏生金之资，自上损及中下，大便鹜溏，谷食少纳。阴虚阳浮，五内烦热，盗汗不摄，火烁金伤，津液默耗，是以口舌干燥，渴饮、咽痛、声嘶不扬、形肉羸瘦、神疲体倦，肺痿渐形。火炎于上，则咳唾痰血，脾不约束，则大便鹜溏，缘脾为生化之源，其关键失守，以致元虚困顿，诸症蜂起矣。诊得脉象，左三部虚数近弦，右寸关虚细而芤。舌光如镜，色红。以脉参症，明是阴虚火炽，诚为劳损，重候难治何疑？然肺喜清润，而凉润之品不利于脾。脾喜香燥，而温燥之剂不利于肺，是症润燥，难于兼施，殊属棘手，勉拟清金保肺，扶元培土，益阴平肝。一则冀其久延而已，附方请政。

西洋参　冬虫夏草　生地炭　陈阿胶　笕麦冬　杭白芍　怀山药　炙冬花　白百合　川贝　官燕根　京杏仁　臞仙琼玉膏

此法治虚劳咳血，保肺益阴，调理之善剂也。用参、麦、百合为君者。盖西洋参禀西方庚辛之气，故能养肺生津，乃同气相求之义，麦冬强阴益精，滋补胃络，脉气清金保肺，为益金生水之资。白百合得土金之气，自百脉一宗为补中扶肺之元勋。佐冬虫夏草、白芍、贝、地为臣者。盖其冬化为虫，夏乃生草，得天地变化之精，上能敛耗散之肺气，下足补枯涸之肾阴，岂非虚劳咳血必需之药乎？白芍色白属金，功兼和脾，能收阴气而和血脉，保中元而止溏泄，乃手足太阴调和之味。川贝性禀清肃之令，为治虚劳咳逆之功臣，生地用炭者，生得甘寒之性，用烧炭以和营阴，乃引血归经之使，致无外溢之患。山药色白，补中而培脾厚肠，且多滋液，为扶元之妙品。根出自海中，性本轻浮，得燕含之精，且受水浪飘荡，补肺而益脏阴。阿胶系河井泉水，用驴皮以煎胶，借血肉之品，能养金水二脏，此所谓精不足者补之以味。炙冬花得杏仁为使，治肺虚而利劳咳，降气之要品。复以琼玉膏，有安和脏阴，为劳乏咳血第一神方也。比之国家贫乏将败，得政治之有道，则劝耕薄殓，固城自守，或可挽江河于日下，而复增气象于将来。即人病此虚劳、赢瘦、便溏诸症。得此清补调养之剂，则能渐爽其精神，以得延年之一助耳。

论气鼓胸满腹胀青筋外露

经云：饮食起居失节则阴受之，入五脏为腹满膹胀。夫胀者，皆在脏腑之外，胸腹乃脏腑之郭，脾胃为仓廪之官。平素操劳、情志怫逆、郁怒伤肝，肝气横逆，肝叶撑张，结思伤脾，脾不输精，脾阳困顿，肝脾两伤，中焦失运化之权，胃中清阳之气不司健运，水谷之湿浊生痰生饮，聚而不散，痞结中焦，则中州之地久窒其四运之轴，而一身之气失输化之机，清阳不升，浊阴上逆，互相结聚，牢不可破。实因脾气之衰微，生化之源内戕肝，凌及脾土，以致胸胁痞痛，痛引少腹，饮食少思，纳谷运迟，肠中漉漉作鸣，大便乍难乍易；甚且四肢倦怠，动则气逆，难于从事，腹胀连胸，青筋外露。盖肝主筋，木动必克土，故筋急而露于外也。以脾主四旁，为后天之本，脾土为肝木所贼，阳不化气，气馁，浊阴聚结于中，将有单鼓难治之候。按脉左小弦而涩，右弦而迟，盖脉出双弦，乃肝木乘脾迟涩，小兼见为脏寒阴气内阻之征。舌尖边光润，中后兼有白腻之苔。以脉参症，正虚邪滞。治之之法，补泻两难偏任，惟有刚中兼柔，培土温中，以运四旁，抑木制肝而化浊阴为法。

潞党参　熟附片　吴茱萸拌炒真川连　麸炒枳壳　米泔制茅术　上安桂心　金铃子　白茯苓　淡干姜　东白芍　沉香曲新会皮

此附子理中加减，辛通苦除法，为崇土制木。治气鼓、腹胀、筋露之宣剂也。用参、术、姜、附为君者。盖党参出自潞安之地，得中土之和，性禀甘平，以补中和脾，中气健运，则脾胃不致困顿，使中焦输化有权也。此症乃脾、胃阳气虚弱。盖脾虚则不磨食，胃弱则不能食。此味补中调气以益后天之化源耳，茅术性本苦温，其功能除湿解郁，疏滞宽中，有彻上彻下，升清阳，降浊阴之巨功，用米泔制者，是强胃理脾之妙用。干姜辛温、益脾胃之元气，温中祛湿以运四旁转输之轴，行阳散寒则中焦不致痞窒。附子治虚寒腹胀，退阴霾而益阳气，有鼓舞元阳之勋。经云：浊气在上，则生䐜胀。浊气者，浊阴地气上腾也。盖阳不化气而阴邪窃踞，且脾阳弱则中州皆阴寒之地，用此辛热温中，以壮五脏阳气，则浊阴得炎阳而自消矣。更用桂、芍、连、茱、金铃为臣者。盖桂心出自安南，得南方正阳之气，而性温助命门，有补火生土之功，所以治中下虚寒，蒸变无权，结聚作胀，宣气机之阻滞，以通筋脉，开郁而利关窍，其消胀破结有殊功也。白芍收阴气，泄肝安脾，为治脾虚，肝木凌土，青筋显露，腹胁痞痛之妙质。川连苦寒主降，佐吴茱萸辛热主散，其治肝气喜疏泄，有同气相求，左金以平木，刚中兼柔相济者也。此为浊阴不降，厥气上逆，阴寒痞塞，阳气不得宣布，以致胸满腹胀如鼓。用收泄肝邪而降逆气，则清浊无阻隔之弊，气下而胀消，痛自止矣。金铃子苦降浊阴为治，脘腹结聚，肝气横逆，可得此而平矣。沉香苦辛而温，调中以养诸气，同助右肾命门，而理脾胃元气，上而至天，下而及泉，有解郁开结之能，造而为曲者以治蕴酿之疾也：枳壳本属苦酸，得麸炒之温和，能宽胸隔而消结气，为默运之佐。茯苓甘淡，运脾湿而和中，畅心气，宽胸怀，为舒情志之使。新会皮，通运一身之气机，以敷布五脏，则输化有权而浊阴无壅滞之患矣。所谓理中者，理中焦也，中焦乃腹之主，腹者至阴之所，用此苦降辛通，温运诸品而消䐜胀，清阳得升，浊阴既降，气逆咸平，胀满自除。若得脏气运行，则上来诸症，焉得不缓瘳乎？且药力之功，有拨开云雾之势。至古方原载此症五不治：唇黑伤肝，缺盆平伤心，背平伤肺，脐突伤脾，足底平满伤肾，见此五者不可治矣。此法非为不可治症而设，惟温中理脾，抑木制肝。虽五脏见有不治之症，而能治愈者尚多，非臆说焉。

论噎膈碍食肌瘦二便不利

《内经》云：脾胃为仓廪之官，脏真高于肺，肺居膈上，平素操劳，三者气阴默耗，脾运不及，生化之源受戕，脾不能为胃行其津液，则水谷之精微日衰。盖胃主肌肉，胃中之津液，为人生天真之气，胃脘之阳不敷布于五脏，肝木来侮，肝胆合为表里，其气皆刚，志主谋虑，谋虑动肝，肝胆内寄之相火扰中，中脘之液不使宣布，阳气内结，阴血内枯，遂患噎膈。经谓：一阳发病其传为膈。又云：三阳结谓之膈。此由情志不适，忧郁日久，木火生痰，痰气交阻，胃脘窒塞不通，气则上而不下，以致妨纳饮食，食则还出，或时梗塞，胸中懊恢不安，呕吐涎沫，脘腹嘈杂，食则不能受纳，胁肋隐痛，形肉羸瘦，肌肤枯涩不泽，大便燥结，登圊不爽，小便短赤，神疲肢倦。自觉气从左胁逆上，明是木失调畅，胃汁枯槁，致成噎膈之候。夫脾为肺母，水出高源，脾虚不能输津。即经又云：饮食入胃，游溢精气，上输于脾，脾气散精，是以上归于肺，通调水道，下输膀胱。今肺之气化失司，脾之默运无权，胃失敷布之职，故阳气结于上，阴液衰于下，噎膈所由成，肌肉为之瘦，二便随之不利也。诊脉虚数近弦，右寸关细数而沉按之三伍不调。盖脉以胃气为本，弱虚细数为胃液精气内弱，兼弦兼数不调者，乃气郁血枯、木火内炽之征也。舌苔光红，中糙白，以脉参症，恐成关格之虞，治法：一切酸收腻滞之品，有碍中州，殊非所宜，又不可燥热渗利，恐妨津液，甚属棘手。姑拟平肝镇逆和中救液，以养气阴，一则冀其安谷转机，录方质诸明眼酌政。

吉林大参　黄秫米　紫石英　甘蔗浆　钗石斛　白茯苓椿杵头糠　生藕汁　仙半夏　旋覆花　黄牛乳　川郁金磨汁老姜汁少许

此大半夏汤合五汁饮增减法，为补助胃气、滋养胃阴、镇肝阳，治噎膈肌瘦、胃汁枯槁、恢复元气之润剂也。用吉林人参，性甘微温，以大补元气而助胃脘之液。盖此症为胃阴久耗，脾运不及，输化无权，肝阳上扰，致噎膈碍食之候也。用此以滋益元气，培养真阴，则后天之化源藉以此恢复，而天真之气，得此输布有权也。钗石斛色正黄，其汁多津，为辅助胃气，运化精微，输津于五脏，洒陈于胃腑。津液足则肌瘦可充，神形得有膏泽矣。半夏得露透精制之法，俗呼为仙露半夏，味甘平微辛，阳中阴也，大和胃气以通阴阳之结。秫米甘润，肺之谷也，所以利大肠者，盖大肠乃肺之合也。此味能清肺而润肠，以通上下阴枯阳结，养胃而滋谷气者也。茯苓，补心益脾，理噫气，开胸膈，以宣上焦阳结而平卫逆，且与大参、石斛、半夏、秫米同行，有协和安胃之妙用。旋覆花咸温而能降逆，故仲景用治伤寒解后，心下痞，噫气不除。后贤借治噎膈反胃，喻氏《寓意草》中治膈气碍食屡奏奇绩，为其降气，理膈间痰涎，平胸中功也，逆上之气有专功也。紫石英，味甘而温，其性重而镇，其气缓而补，故能镇肝阳之上扰，以平逆气。彼用代赭，症成于急而治宜速；此用石英，症成于渐而治宜徐。自调处监制之法，实阳郁阴衰之有济也。椿杵头糠得甘温之性，为治噎气膈塞、饮食碍下、喉间吞咽不爽之要味耳。黄牛禀中土之正畜，乳乃血肉之精液所化，其滋补胃液，润燥养血，为充身泽肤之主品也。蔗浆甘平，以助胃气，利大肠而益脏阴，畅便溺之塞涩，以润血液之枯槁，有天生复脉之号也。藕汁清胃除烦，滋枯燥之阴液，润肠以养营血，有醒胃安谷之殊功。郁金磨汁用者，有解郁气，以平肝胆内寄之相火，调阴血之内结而清膈热。姜汁温胃和中，解上结之噫气，以宽胸膈。此方须用八味水煎，去渣，和五汁扬之千遍，再煮一日，沸滚热频服，以鼓舞胃气，而通调上下之枯结，有融和五脏，洒陈六腑，为阳生阴长之巨功，虽百中图一之危症，预参彻土以绸缪，赖此法早当图治，元气恢复，津液充溢，胃安谷纳，噎膈诸恙，靡有不瘳者耶？

论冬温风燥酿痰咳嗽

凡霜降以后，天道当寒，不寒乃更温暖。人在气交之中，风为阳邪，燥自天降，温从热化，邪由口鼻吸入，则上焦先受，感其气而发者，即冬温时邪也。经谓肺主天气，开窍于鼻，温邪从口鼻吸受，先伤手太阴肺经。而肺胃为温邪必犯之地。盖风燥外搏，肺胃内虚，是清肃不行，治节失司，津液酿痰，痰阻气机，气不主宣，始起微寒，继则身热咳嗽，气逆咯痰不顺，胸胁窒疼，头痛，清窍不利，鼻塞声重，口渴欲饮，神烦少寐，津液内伤，唇干口燥，胃钝便闭，即经所谓燥胜则干，皆缘肺津与胃液被温燥所耗，故见症如是也。诊得脉象浮数而滑，右大于左，舌苔薄白，尖红且燥，以脉参症，症属冬温热邪。治之之法，清热宣肺为主。但辛温发表，香燥耗液之品，皆在禁例。仲景云：风温为病脉，阴阳俱浮，自汗出，若误汗之，身重，多眠睡，鼻息必鼾，语言难出，以温邪先伤手太阴法，宜清轻以存津液为首务云。

冬桑叶　净银花　炒牛蒡　象贝　连翘　川石斛　枇杷叶白杏仁　瓜蒌皮　橘红　薄荷　鲜竹茹

　　此辛凉宣解法，为治冬温燥邪，清热宣肺、不伤元气之平剂也。用桑叶、银翘为君者，盖桑叶得春而生，经霜之后其叶虽落而色不变，禀天之清凉之性独存。故其治时感风、燥，在上焦伤肺卫之气，有专功也。银花色白，禀金之余象，金乃肺之脏体，其花轻清，性本纯阴，故能解肺之邪热，而宣肺卫，化燥伤气，为治热胜神烦之善品。连翘味苦辛平，苦以降逆，辛以散邪，寒以驱温，所以为上焦客热之主用。佐以石斛、牛蒡、杷叶为臣者，盖石斛功在输化，存津液以输胃气，化温邪而能燥热，以行清肃之令。牛蒡子能润肺，宣气，散邪结，祛风燥，化热，为外达上受肺邪而从清窍开出。枇杷叶临冬不凋，具受四气之备，其禀清肃肺金之令独优，肺清则燥解，气顺则火降，火降则痰自失，而胸闷肺热、酿痰之咳嗽，焉得不应手而平乎？白杏仁乃手太阴之本药，其功长于散结润燥，降气机之膹郁而治痰阻咳嗽之要味。得橘红为降逆顺气，以解皮毛抟束之时邪。象贝开肺降痰，为治头疼，鼻息不利、时气烦热、邪留肺胃之妙品。瓜蒌皮能清涤胸膈中郁热之痰浊，外解皮肤风燥之感邪而止咳逆，有清内散外之殊功，并治便闭、解燥止渴之要品。薄荷能散皮膜之风邪，上清头目而宣解腠理之寒热。鲜竹茹者，盖其冬伤于温，风为阳邪，燥从热化，热则气耗，乃邪入肺经，清肃不行。竹得天地雨露风霜之涵养，其气独清，茹似人身之皮革。其性善清气热，热清则气调，其豁痰、宣肺、理络之功更可知矣。如气机得宣，邪热外撤，咳平痰清而元气不伤，则诸症一击而平靖，厥功岂浅鲜哉？

论春温热入心营神昏谵语红疹隐约

经云：冬伤于寒，春必病温。又云：冬不藏精，春必病温。缘肾阴素亏之质，春时木火司令，天时温风过暖，感其气而发者，即春温也。风邪受自口鼻吸入，先伤上焦，然风邪外搏肺卫，心营受病。始起身热，微有咳嗽、头疼、胸闷、筋络、酸痛、口渴、懊恼，继则身热神烦，渴欲引饮，邪由肺卫陷入心营，化火化痰，逼乱神明。盖心主营，为空灵之窍，心经受其客热则痰热内闭，致神昏谵语，烦躁不寐。红疹现于肌腠，隐约不得宣达，盖疹为火之苗，火即疹之根。热邪为火毒所郁，清被浊蒙，所以见症如斯也。诊得脉象，左寸关大而郁数，右三部滑数，兼见舌苔深紫。以脉参症，症属春温时邪，热入心营之候。能以红疹宣达、热退神清，方是转机。否则邪热深陷，致有内闭外脱之虞，姑拟清营泄卫，透达邪热，佐以涤痰一则，附方请政。

犀角屑　丹皮　川郁金　淡竹沥　羚角片　炒牛蒡　川贝天竺黄　带心连翘　银花露　青蒿子　细石菖蒲　万氏牛黄清心丸

此清营透邪达热法，为治春温邪入心营之要剂也。用犀、羚、丹、翘为君者，盖犀出于西番，窠居山林，得棘木为食，然棘为木之有毒者，其入阳明血分，为解邪热、清营分之火毒，可知春得风木之太过以化温邪，用此以清春温之邪而撤热，以犀角得精英之聚，禀天之清寒，功力专主于透达内蕴之邪热，而清扰乱之神明，比之逐反寇以外退、安明主于内殿，而谵语、躁扰、逆传之变，可得而平矣。挟羚羊角，同清寒之性，为驱火邪之佐师，而开虚灵之心窍。丹皮行血内之伏火，盖心主血，血属营，血之所患者火也，得此清营分蕴热而解客邪。连翘辛凉，解诸经之邪热，轻清宣通，其形象心，用带心者，其中有仁，仁含生气，乃芳香以逐秽也。佐牛蒡、银花为臣者，盖牛蒡辛散，宣发其邪热之内结，而透红疹于外显，则蕴热之伏毒自解。银花甘寒，性本清火邪，解热毒之味，更用露者，为蒸腾清润之气，尤用阴和阳之既济，则火不自梦而阳不自亢，至懊恼烦渴可赖此而除矣。郁金善解郁火，凉心经则烦热不生而痰浊得泄，则胸闷内闭之弊，乌得不外解乎？和川贝以解心肺郁结之痰火，而咳嗽烦热岂不自除哉？青蒿散风热，内入能引邪外出，尤救阴退阳之妙用。竹沥、竺黄皆得竹之精气，功能化痰火，而清昏昧之神灵。石菖蒲益心气以开郁道，驱邪热而归清明。复以牛黄清心丸为治痰火闭结，神识不清，为强主逐寇之助也。如火邪宣达，心营内清，热退神静，则诸症之平有如桴鼓之应响，其回天之功岂不伟哉？

论中暑热入心包壮热神昏不语邪窜三焦激动肝风

《金匮》论云：太阳中热者，暍是也。且古人虽分动而得之谓中暍，静而得之谓中暑。然暍即暑，暑即热也。凡夏令酷暑炎灼之时，君相二火主令，天之暑热一动，地之湿浊自腾，体本伏热内盛，复中其暑热之气，则少阴心主受病，乃暑为阳邪，最伤心包，致身热、口渴，心中烦悗、头重、身痛，甚至热邪销铄阴津，酿痰化火，邪不外解，逆传心主之包络，扰乱神明，盖膻中为空灵之所，开窍于舌，舌乃心之苗，清窍为暑邪所蒙，痰火内蔽，是以壮热如灼，渴不知饮，神识不清，汗出而热不撤，唇干舌焦，躁扰不安，语言不出，阴液内涸，则暑热鸱张，遂致少阳相火因而煽惑，走窜三焦，激动肝风，遍体经络抽掣搐搦，不省人事，喉间痰鸣，以木火同气相感也。皆由暑伤元气，血液内夺，热极生风，所以见症如斯也。诊得脉象左寸关浮数而洪，右脉滑数兼弦。舌边绛红焦燥而卷短难伸。以脉参症，内闭外脱，痉厥之变，火势已成，勉拟清暑救阴，熄风宣窍，透达邪热一则，附方请政。

犀角尖　生石膏　青蒿子　川郁金　鲜生地　肥知母　白荷花露　淡竹沥　鲜细石　菖根一钱,捣汁和冲　粉丹皮　带心连翘　银花露　鲜石斛　元参　紫雪丹此清暑达热、开窍救焚法，为治暑热内闭，阳邪袭入心包，变端危恶险症之峻剂也。取犀角尖者，以尖主透达心营包络之邪火而靖内动之肝风。至地黄用鲜者，得天地生生之阴气，为清热存阴、熄焚救液之妙品。丹皮清心营之火以凉血，则心无内焚之患矣。同白虎汤之石膏、知母，盖石膏得石之精英，性兼甘寒，禀金水之正气，能治酷暑火热，若中暑壮热之险症，岂非此味为主药乎？知母泻邪火，清阳明独胜之热，而解心烦躁闷之神品。名曰白虎者，以白虎乃西方之神，虎啸风生，金风骤起，炎暑顿消，如登清凉之界，饮上池之水矣。带心连翘清邪热而解火毒，入心包而救内焚。元参治阳毒，以育阴气，消酷暑而止烦愦。鲜石斛其得阴气独厚，以输化脏阴而制其亢阳，乃阳盛阴耗之要剂也。青蒿子、白荷花露，其得炎夏而存性独清，且兼含液之晶，故为清热消暑之要味。银花露，郁金乃清凉达热，为解毒之使。竹沥佐以菖根汁，以轻清荡涤痰热、宣窍通蔽为善，治神昏不语，方中会集清灵含液之精品，以复其神灵。并藉紫雪丹，功能窜经入脏，攻热消毒，清三焦之道路，而开内陷之邪火。此方不特为中暑、阳邪之要剂，即温热诸热邪内陷心包，邪窜三焦之坏症，皆可取此化裁而治焉。其效之敏捷，有去死回生之神功也。《孟子》所谓药不瞑眩，厥疾不瘳。信斯言也。

论湿温身热恶寒体重胸闷关节疼痛

《难经》云伤寒有五，湿温乃其一端也。盖湿为重浊之邪，热乃薰蒸之气，凡长夏初秋，湿土主令，湿郁生热，素体多湿，复感其时邪之气，由口鼻吸受，布散上焦，湿热相搏而发者，即是湿温。所谓湿温者，湿蕴久而从时令之感，以化热也。夫湿为阴邪，其气弥漫，然湿与温合，太阴、阳明受病，所以身热、憎寒、湿热郁蒸而蒙蔽于上，气不主宣则头胀、呕恶，以胸中为阳明之府，关节为阳明之表，湿阻清阳则胸中窒闷，湿蕴化热，渴不欲饮，湿邪留连经络，身体沉重，关节疼痛，即《金匮》所谓湿家之为病，一身尽疼发热。湿郁热蒸，气为邪伤，所以见症如斯也。诊得脉象：右寸关濡数而浮，舌苔薄白、微黄兼腻。以脉参症，明是湿温时邪，扰于肺胃使然耳。治之之法，邪在上焦，法宜轻清，辛平开气，甘凉淡渗，以宣肌表，不致入里变幻他端，拟方于下，请政。

飞滑石　薄荷　黑山栀　西秦艽　连翘　青蒿子　广藿梗　橘红　淡豆豉　活水芦根　川郁金

此法轻清，开宣肌表，为治湿温之首剂也。用滑石、连翘、豆豉为君者，盖滑石淡渗宣窍，外走肺胃，开毛腠之窍，下输膀胱，以走便溺之窍，而散湿邪之专司也；连翘清上焦邪热，为祛诸经湿热之妙品；淡豆豉本黑豆，性属苦平，得蒸制之气而变温，故以苦温发表助汗则湿邪外着肌表得有出路矣。薄荷为滑石之佐，盖薄荷辛凉发散，同宣肌表、开腠理，而使湿温之邪，早有出路，则经络中留连之湿热，得其气味之宣通而外解矣。青蒿、芦根为连翘之佐，青蒿以驱内蕴之湿热。芦根甘寒，升清降浊，以开阳明之热气而解烦闷，清阳得宣，湿浊得降，则身热畏寒之弊自然退矣。山栀为豆豉之佐，升清阳而降屈曲之郁热，阳明之腑气既开，则身体尽重，关节疼痛不利之患藉此而除焉。藿梗芳香之品，以逐内蕴之湿邪，而散外感之时热，则头胀、呕恶之症得此而疗矣。郁金为开郁，清气之使，湿热得解而清气自宣矣。秦艽为治湿邪阻留肌表，肢节酸痛，并治阳明外束湿邪之佐也。橘红宣化气机，主和升降，如清阳得宣，湿邪外解，则以上诸症可藉此而除矣。

论秋燥寒热气液受伤之候

经曰：夏暑汗不出者，秋成风疟。时在秋分以后，渐至新凉，阳明燥金主气，清气抟束，燥乃行令。燥从天降，首伤肺金，先受暑气内蕴，复感秋燥风邪，袭于肺胃，即病寒热咳嗽者，所谓秋伤于燥之候。以燥热为燥气之常，燥火铄金，先伤上焦气分。盖肺为轻虚之娇脏，主一身之气化，肺气为燥邪所郁，清肃失司，肺气不宣，始起微有憎寒，寒从背起，寒已即身灼热，汗出而热不撤，口渴，神烦，咳嗽而胸胁牵痛，咯痰不爽，干呕，头晕，便坚溺赤，继则热伤气液。即《内经》云：金位之下，火气乘之。燥从金化，燥热归于阳明，肺津与胃液皆被燥邪所耗，遂致胃气不清，肺气不肃，所以见症如斯也。诊得脉象，右寸关浮数而涩。经云：浮则为风，数则为热，涩乃肺伤燥邪之征也。舌苔燥白微黄。以脉参症，症属燥耗伤肺津、胃液之候，而治之之法，香燥耗液之品尤在切禁，非可与张太守小柴胡汤，邪入少阳半表里证之比也。拟以甘寒，宣解风燥，清肃肺胃，佐存津液，培养气阴，一则冀其松机。

甜水梨汁　北沙参　冰糖水炒石膏　肥知母　川贝　霜桑叶　金石斛　青蒿子　白杏仁　淡竹叶　枇杷叶　粉丹皮　白通草

此清燥肃肺，解热养液法，为治秋燥寒热、伤津存阴之润剂也。其用淡竹叶，清胃润燥，撤热存阴。石膏本清阳明燥金之邪热，加冰糖水炒者，有保肺生津不妨胃气之功。北沙参养气阴以肃肺金而泄热，热泄则清肃行令，而气机流畅矣。金石斛，功力宛如胃腑，敷布脏阴，输化津液，摄耗伤之气液。桑叶治寒热，理咳嗽，宣肺络以驱燥邪，而清解郁热。枇杷叶清肺热、解暑邪、润肺阴而滋气液，则口干，干呕，诸逆冲上之恙自除。知母清胃热以解燥渴，为治虚烦内热，火盛铄金之妙品。青蒿、丹皮，以治营卫、气分伏留之暑邪，二味入营则已寒，出卫则泄热。川贝、杏仁乃肃肺润燥、化痰已嗽、宣气之清味。通草色白而气寒，味淡而体轻，通调肺胃之水道，引热下降而利小便，盖水出高源，水精四布，清肃行令，溺道赤涩之证自清。甜梨汁者，梨成于秋，花实色白，其汁自然得西方之阴气，独存有天生甘露饮之称，治贼风暗袭，为救肺润燥之使，则气分宣通而便溺坚涩之患焉得不痊乎？如寒热得撤，风燥既解而津液得养，则上来诸症自然安静矣。此方不第为秋燥新凉引动伏热内发所宜服，即如冬温燥热、酿痰咳嗽之症，亦可与此法互相为次第浅深去取而酌用耳。

《医学体用》卷中终

医学体用　卷下

四明王普耀香岩甫述意
杭县沈熊璋仲圭笔录
绍兴裘庆元吉生校刊

论寒饮咳嗽遇寒气喘频发

经云：形寒饮冷则伤肺。又云：饮入于胃，游溢精气，上输于脾，脾气散精，上归于肺，通调水道，下输膀胱。缘脾肺气虚，输化失常，以肺为五脏华盖，下通水道，敷布精液之源，脾为散输水津之本，而肺不通调，寒饮阻气，脾不散精，聚湿生痰。以脾为肺之母，痰饮以脾湿为母，脾中之湿浊内蕴，肺经寒饮停蓄，据为山险，另辟窠囊，缘膻中大气不得展布，由巨阳之气不得吸引，病经有年，遇寒咳嗽气逆，痰喘频发，发即痰随气升，呼吸不利，喉间如水鸡之鸣驯，且不得平卧。每交寅卯之时，气逆益甚，背膂恶寒、筋络酸楚、胸胁引痛、咳逆倚息，即经又谓：咳逆上气，厥在胸中是也。良由水饮挟寒邪，内袭于肺，壅遏肺气，气失肃化之权使然耳。诊得脉象，右寸关弦缓而滑，以弦为饮，滑则为痰，缓则气虚之征，舌白而腻。以脉参症，明是脾、肺气虚，寒饮内射为患。治之之法，《金匮》有云：病痰饮者，当以温药和之。先拟宗仲景小青龙汤法，外散寒邪以温肺气，内蠲痰饮以理脾湿，而捣窠巢。附方于下，请政。

清水炙麻黄　法半夏　淡干姜　旋覆花　嫩桂枝　杭白芍
清炙甘草　白杏仁　北细辛　北五味　白茯苓　橘白　炒白果

此小青龙汤加味法，为散寒温肺，消痰蠲饮，治寒水在胃、久咳肺虚之古剂也。用麻黄、桂枝为君者，盖麻黄以清炙之，轻清而浮，辛温以散寒，其形中空，能去上焦风寒郁遏，宣清阳以驱肺经风寒，开毛孔而通腠理。桂枝辛甘而温，禀天之阳气，而得土金之味，能解肌表寒邪。其症为客邪外袭、水饮内蓄、阻留脾肺、酿成痰饮，结为窠囊，以致痰喘咳逆，触寒频发。此阴气太盛，阳气不布之候也。借麻、桂内通阳气，外散阴邪，治水之动而不居，故备举辛温以散水耳。用细辛、姜、夏；芍、味为臣者，以细辛治寒饮上逆，温中下气，开胸中之滞结，破停水之凝痰。法制半夏，辛以消胸满之咳逆，苦以燥脾湿而和胃，故其形寒饮冷、寒湿酿痰之症，此味殊有专功也。五味收肺气耗散之精，干姜行阳散寒，温肺以消痰，白芍健胃而安肺，合桂枝则外解形寒，内和营卫之善品。并用酸苦以安肺，一散一敛，培其化源也。甘草散邪扶正，炙则温脾、肺而和中，有协力安内攘外之监制。白茯苓生于古松之下，感水上之气而成，补脾以渗湿，通利痰水，痰水者，即寒饮之源也。盖痰饮之源正在脾湿，湿去而痰无所生，此所谓治病必求其本也。旋覆花性温、味苦，祛痰水而止咳嗽，理上焦之寒饮，降肺中之逆气。杏仁、橘白为开肺豁痰、降气平喘之佐。白果性本收敛，为定喘、安肺、清金之使，故往哲定喘汤中有合而用之。如内之水饮既蠲，脾、肺得输化之权而外之客寒顿解，则遇寒喘、咳、气逆之症，赖此方即可平定矣。

论热痰咳嗽气喘自汗触劳而发

经云：诸痿喘呕，诸逆冲上，皆属于热。热为薰蒸之气，痰由热薰津液所化。又云：劳风为病，发在肺下。肺朝百脉，为五脏之华盖。肺受热蒸，咳出青黄浓浊之痰，缘体质金水两禀不足。肺失布气，肾失纳气，气阴偏虚为病之本也。脾中之湿热素多，胃中之壮火素盛，二者交煽而互蒸结为浊痰，久结不散，透开肺膜，窃踞山险，结为窠囊，使薰蒸之热。有形之痰轇轕其间，致肺气不输，胃气不清，水谷之饮食，酿化浊痰而为病之标也。气直不利，上奔于肺，则为咳嗽气喘，外溢皮肤则为自汗溱溱，触劳而发，发即痰随气升，气逆痰滞，咯吐不爽，鼾齁有声，喘促呼吸不利，自汗神疲，饮食改减，不得平卧，每交寅卯之时，咳逆憎剧，皆缘热痰结成窠囊为祟，所以见症如斯也。诊得脉象，两关弦滑，寸数尺短。以脉参症，本虚标实，求痊非易，而且汗病之又进一层矣。慎防喘厥之变，姑拟肃肺清胃、豁痰平喘降逆法，以捣窠囊而刈根株。附方请政。

粉沙参　川贝　淡芩　淡竹沥（姜汁一匙和冲）　炒苏子　冬瓜子　生蛤壳（青黛四分拌打）　天花粉　白杏仁　白茯苓　左牡蛎　浮海石　陈海蜇　荸荠

此清肃肺胃、降逆平喘法，为治窠囊痰结咳嗽之妙剂也。用粉沙参，甘淡微寒之性，以行清肃之令。盖肺主气，肺气清则周身之气翕然从之下行，此味能肃化肺经结热，为治咳嗽之首品。炒苏子降气消痰、开结肃肺而平喘逆。川贝、杏仁涤热润肺，平胸胁之逆气，定喘止咳，宣气机之阻滞而蠲肺膜隧络之结痰。白茯苓感天地太和之气化，不假根而成性，淡渗理脾兼守脏气，开胸益肾，使胸中痰浊由巨阳吸引而化，合之沙参，有助肺胃、布纳之功勋，因此症为本虚标实之制也。冬瓜子甘平有土金合德之义，能清肺金止咳而治胸中痰热。盖其瓜瓠瓢烂而子存，性独清，为清肺开胃之功独优。牡蛎收浮越之正气，潜阳救逆而固腠理，则自汗可敛矣。淡芩性本微寒而苦，为泻肺，清脾胃湿热、壮火之殊品。盖脾土为肺金之母，而脾湿为生痰之源，浊痰阻气皆脾胃湿热所为也。此味清胃火、理脾湿以涤热痰，降肺清金而利气机，投于是症，尤为辅佐专味。生蛤壳佐以青黛，咸而微寒，咸能软坚，寒以泄热，为治咳逆上气、喘息烦满，涤浓浊之结痰，化薰蒸之热气。淡竹沥甘寒佐姜汁辛温者，寒因热用，热因温引，取此以消胸中结聚之浊痰，有驱寇捣巢，迅不掩耳之巨功也。天花粉气禀甘润，为治烦热咳嗽、脾肺蕴热之使。浮海石咸平，能化老痰结块，以逐寇贼山险之窈踞而消肺膜镠辖之结痰。海蜇荸荠汤，名雪羹，盖海蜇得夏雨和阳之气以生，赖海水咸凝之味而成，随波逐浪，质性清洁，能消窠囊之浊痰而濯去其肺膜之留巢。荸荠甘寒而滑，以化胸中之热结，而清上焦之胶痰。二者得水湿之气而成形质，用此味以治湿热蒸痰结窠之痼疾，岂非针锋相对以刈根株？不致触劳而发喘咳诸苦，如肺胃既得肃清则热痰自化，无湿不生痰，无痰不成窠囊，囊消咳止，气机得降，喘定汗摄，肺肾得布纳之职，则诸恙皆平。所谓驱贼逐寇，绝其根源，除暴安良，折标扶本，自为良治。

论喉痹咽烂红肿结痛身发丹疹痰涎上壅

经云：一阴一阳结，为之喉痹。盖一阴为厥阴，主乎风木，一阳为少阳，主乎相火，其脉上循咽喉。又云：喉主天气，咽主地气，以咽喉系络肺胃。其经为风火阻郁，风为阳邪，袭伤清窍。火袭风威，君相火炽，结痹咽喉。夫君火犹人火，相火犹龙火。且人火之焚木也，其势缓；龙火之焚木也，其势速，速风火相煽，痰壅为肿，肿甚则痹，痹则糜烂。所以见症口渴欲饮，韧痰不易咯吐，大便热结，小便短赤，身热神烦，咽疼喉痛，红肿糜腐，胸闷，遍体红疹粟起，满布颈项。以痧疹为火之苗，而风火郁结于上。肺主一身之气，失其顺降之机，邪热无从宣泄，遂致痰涎上涌，壅结清窍，骎骎乎有燎原莫遏之势。诊得脉息：右大于左，滑数兼见，以大则病进，滑数为风火、痰热兼盛，始起脉见隐伏者，被火邪逼勒所致也。舌绛而红。以脉参症，诚为烂喉丹痧，阳毒重候，匪可藐视，慎防痰升内闭之忧。然宜仿普济消毒饮出入，以清火散风、涤痰解毒为治，冀其转机。附方质诸高明斧政。

元参　炒僵蚕　京贝　板蓝根　射干　马勃　川郁金　白莱菔汁　炒牛蒡　净银花　连翘　鲜橄榄　山豆根　薄荷　锡类散（外吹入）

此清上泄热散风涤痰解毒法，为治烂喉丹痧之妙剂也。用元参以散浮游之风而清上炎之火。盖咽喉主天地出入之气而为呼吸之要道，此味乃枢机之主宰，管领诸品，司清气行令者也。射干性凉味苦，辛凉以泄热，辛以散结，苦以降逆，此咽喉之患为君相之风火煽动上焰之势莫遏，阻清窍之出入，致肺气不得清宣，红肿而结痛。火盛为毒，毒流而为糜烂，此味能静内逆之相火而散上受之风热，为救燎原而熄焚焰之势。牛蒡至秋而成，得天地清凉之气以生，有辛散热结、消毒宣窍之功，上通清气则喉痹痰涎自消，外宣肌表而丹疹风痧自达。炒僵蚕味辛微温，散结肿以通痹喉，消疹毒而化糜烂，祛风逐痰以宣清窍，为治喉风之妙品。马勃辛平，体轻散毒、清肺泄热，为轻可去实之要味。银花解毒、清热。薄荷辛凉发散，为上行之药，上能清利咽喉，外得宣泄瘾疹。京贝宣肺，以消风痰，则痰涎上涌之害自除。郁金除热毒而降火，开郁通痹，通其痹则不结痛矣。连翘清热化毒，治气痹火炎，为上通清窍发散之轻品。板蓝根苦寒以降热，熄焚而澄清，为治喉痹、天行热毒险症之要质。山豆根性苦甘而寒，感冬寒之令以生，有和毒除热之功，故为解咽喉肿毒、清热之上药。莱菔色白，化手太阴外来之风热，而清肺金之气，用汁者，以消经隧痰涎之功为更捷也。橄榄色青，清平厥阴内寄之风火而靖其上腾之焰，复以锡类散吹之此药，专去糜腐以生肌，吐出恶涎而利窍，为外治烂喉痧疹之神方也。如风火得散，丹疹喉痹咽烂适解，热毒既清而肿痛诸症自除矣。若见症火邪阳毒大盛者，则王晋三之犀角地黄等法。皆可参入此方，不第为烂喉痹痧之妙剂，即时行热痰伤于上焦，天行大头，颊颌，耳腮、结肿等症，亦可取此变化而酌用焉。

论目瘀神蒙通宵不寐得之惊恐

经谓五脏六腑之精气，皆上注于目，为精明之窍。水之精为志，火之精为神。目者，心之使也。神者，心之所藏也。惊则心无所依，神无所归。平素操劳过度、情性躁急，加以惊恐，激动，肝阳与心火相为煽惑，五志阳升，心无主张，水火不济，阳不交阴，彻夜不寐，心火挟动肝阳上僭清窍，则目不交睫。盖惊则气乱，郁火生痰，痰火二者阻蔽肝胆包络之间，清明之气被痰火所蒙，阴阳之气，魂魄之精，营卫之行，从此交乱。所以目瞪神呆、语无伦次、起卧不安、心绪纷坛、神识乍清乍蒙、唇焦舌绛、渴饮、筋脉振惕、大便燥结不解，缘厥气客于脏腑，则卫气独行于阳，不得入于阴。阴虚阳亢，故目不瞑矣。盖肝藏魂、谋虑出焉，心藏神、为神明之府，二者神失守舍，舍空痰聚，致肝阳化风，心火鸱张，所以见症如斯也。诊得脉象，左寸关弦滑而大。以脉参症，恐防癫痫、痉厥之变，姑镇肝风、清心火，宣窍涤痰，一则冀其退机。附方请政。

紫丹参　陈胆星　元参　朱茯神　真川连　淡竹沥鲜石菖根汁一匙和冲　橘红　甘菊　苍龙齿　天竺黄　金石斛　石决明粉丹皮　珠黄散

此法定神安魂、镇肝清心，为治志意惚乱之要剂也。用丹参、川连、龙齿为君者。盖丹参色紫以治肝经热胜风生，而和血理肝定悸，丹参正以宁心，心宁则神清，肝心为神魂之主而藏血者也，神舍失守，心无主张，血乏荣养则心火、肝风因而上越，以此味为熄风清火、安主平惊之妙品。川连降心主宫城、上焦之实火而达蒙蔽之明主，其功岂不巨哉？苍龙禀乎东方之神，苍为肝脏之本，色以龙性最善于变化，其齿为骨之余，兼固肾阴而敛浮阳，为安神定魂、治惊惕之主宰。佐胆星、竹沥、竺黄为臣者，盖胆星收肝胆之浊痰竹沥少佐菖根汁者，使通心络以豁有余之痰火，而魂魄之精，营卫之行，从此可交矣。天竺黄出自南海，受天地之精气，结成黄质，且心主南方火位，天竺黄正得南海大竹之精英，故能凉心经，以清壮热，即利窍隧而豁痰迷。元参功在滋肾阴，清浮游之火。得橘红为降逆、利气之使。石斛能敷精于肝阴，淫气归筋膜及从心而和脉络。茯神而用朱砂拌者，益心气以清神，既济水火，有护心主之外郭，保守宫城之御军，使心火不张也。石决明靖内风而熄妄动之浮阳，聪明耳目以安神志，乃平肝之妙品。菊备四气，饱经露霜，共安内动之虚风而靖君相之浮火。丹皮性禀芬芳，泻血中经隧之伏火，为用阴和阳之清味。复加珠黄散者，有安内清宫节制之功臣也。如肝风得平，心主安靖，脏腑之厥气顿驱，浮阳痰火肃清，精血得养，神归其室，阴阳互交，则惊悸上来之症，乌有不瘳乎？

论肝气犯胃脘痛呕吐酸水

经云：肝为将军之官而主谋虑。又云：肝所生病，胸满、呕逆。脾胃为仓廪之官，主纳水谷之本，其用主降，良由平素谋虑过用，情志不适，郁怒伤肝，肝木横逆。夫肝与胃乃脏腑相对，一胜则一负，肝善升而胃少降，中焦失输化之权，则清阳不升、浊阴上逆，脾不为胃行其津液，胃脘之阳气交阻，窒塞不通，以致胸胁引痛，呕吐涎沫，饮食碍下。盖肝从木化，其吐酸水，乃曲直作酸，土虚木实，生化之源受伤而水谷之精微日损，此症虚则虚于胃之阴，实则实于肝之阳，肝气上冲，扰动胃中湿浊，是以呕恶、吐酸，以呕吐出于胃，而主病之由在肝，胃气受侮，使肝气愈横而无制，胃上口为脘，司纳水谷，肝木肆逆于中，遂致呕吐、妨纳、胸腹痞闷、酸水上泛，自觉气从左胁逆上，脘中作痛。所谓痛则不通，明是肝升太过、胃降不及之征。若非亟治，恐肝木鸱张不靖，胃气内戕。即如《金匮》所云：胃气无余，朝食暮吐，变为胃反之候。今诊脉象，左寸关弦涩而急，右关微弦而细。舌苔边紫、中白。以脉参症，症属肝气犯胃，夫复何疑？一切酸敛腻滞之品既碍中州而过于温燥等味转恐涸其胃液，皆在禁例。拙拟平肝镇逆、和胃通阳，一则是否如斯。附方请政。

代赭石　橘红　白茯苓　炒竹茹　旋覆花　瓜蒌　左金丸

金铃子　法半夏　炒薤白　生姜　金石斛

暑疟与寒疟所因不同，见证亦异治，法当何区别？试详论之

经云：夏暑汗不出者，秋成风疟。又云：夏伤于暑，秋必痎疟。可知夏日不知卫生或贪凉以取快，或冷浴以适体，致阴暑伏于荣分，不得汗解，至秋复感凉风，暑风合邪，则痎疟于是成矣。夫痎者皆也，总疟之称也。疟者虐也，凌虐之义也，故有暑疟、风疟、寒疟、湿疟、温疟、瘴疟、瘅疟、牝疟、痰疟、食疟、疫疟、鬼疟、虚疟、劳疟及久疟不愈而成疟母。邪舍三阴而为三日疟之区别，治之者须辨其所因而施以对症之药，庶可药到病除，不致妄投贻害也。兹就暑疟、寒疟二症，别其症状而详其治法焉。

暑疟　因夏感暑邪，藏于荣分，至秋加新凉外束，与卫气并居。夫卫气日行于阳，夜行于阴，一日一夜周于身。故邪因之一日一作也。其症壮热烦渴、不恶寒、渴欲引饮，脉弦而数。宜以连翘、竹叶、山栀、丹皮、西瓜翠衣，清其内伏之暑热。淡豉、葱白，散其在表之凉邪，兼用青蒿以降暑疟，则热除表解，疟自止矣。

寒疟　寒疟者，由阴寒伏于肌腠，复感风邪而发也。经云：夫寒者阴气也，风者阳气也。先伤于寒而后伤于风，故先

寒而后热也。病以时作，名曰寒疟。故证见寒长热短、头痛、微汗或无汗，脉象弦紧有力。宜以古方柴胡桂姜汤加减。盖外邪之袭人也，必先伤太阳之表，寒疟有风在表，更宜用辛散之品。故治寒疟，以柴胡桂姜汤为主也。

疟病多端，古法以宗《金匮》柴胡桂姜汤治寒疟。后贤竹叶石膏汤治暑疟。桂枝白虎治温疟。银胡清骨饮治劳疟。青蒿鳖煎治虚疟，兼治瘅疟。盖瘅疟古无治法，以饮食消息之，后贤增拟五汁饮为治，牝疟之用牡蛎散，疟母之用鳖甲煎丸。治疟之法，于是备矣。至于瘴疟，用达原饮、藿香正气散。食疟之用保和丸、半贝丸等方，皆有效也。盖六气为病，皆有类疟之变，学者宜细心体察，活法在人，治疟之法，思过半矣。

暑湿热痢伤于何经？应何见症？将何法施治？试详论之

暑湿乃天地夏秋司令之常气，人受其浸淫之气，抑或起居不慎，饮食失节，感触其邪，害人脏腑而致热痢之症。盖痢症多端，约举之而风寒湿热皆能致痢，分其病名，各有噤口，休息，五色之别。风痢者，似肠风下血而有痛坠，即经所谓春伤于风，夏生飧泄，肠澼是也。寒痢者，下稀水而清腥，腹中痛甚。热痢者，如鱼脑而稠黏，窘迫而痛。湿痢者，色如豆汁，胸闷腹疼。噤口痢者，下痢不食，或呕不能食也。伤食成痢者，糟粕脓血杂下也。休息痢者，下痢不休也。五色痢者，五色脓血相溷而下也。此皆发于秋，非伏气为病也。至于暑湿热痢症，即通常时见之痢也。因夏伤暑湿之邪，复恣食生冷瓜果、沉寒诸物，阻其腹中之阳气，于是腹中滞痛，里急后重，或赤或白，黏腻不爽。所伤在肠胃者，治法宜以消暑化湿为妥，苟夏令不发，至秋而痢，则暑伏既久，所受之湿亦化为热。宜以白头翁汤为主，治更佐化热清暑之品，如黄芩、竹茹、青蒿、丹皮、扁豆花之类，治之为当。要之疟因贪凉取快，不避风寒所致。痢由不节饮食，多饮生冷而成。苟夏日能慎此二者，则疟痢自无由生耳。

寒湿泄泻伤于何经？以何药施治？试详论之

经曰：湿多者成泄。则泻之属湿也明矣。然所兼有风热、寒湿之异，故症有飧泄、溏泄、鹜泄、滑泄之别，又有濡泄者，脾湿自甚，即经所谓湿胜则濡泻也。飧泄之症，完谷不化，脉弦肠鸣，乃因春伤于风所致。溏泄之症，脉数溺赤，痛一阵，泻一阵也。濡泻之症，身重肠鸣，所下多水，脉缓而腹不痛也。滑泄之证，洞下不禁，脉微气脱，湿兼虚也。至于鹜泄之证，缘因感受寒气，内袭于脾，脾胃受寒则阳虚，阳虚则不司运化，清阳之气不主上升而下陷，遂致便泻，如鸭鹜之粪，澄澈清冷、腹中绵痛、脉现迟象。治宜温中化湿，如生米仁、广藿梗、制川朴、赤茯苓、广皮、半夏曲、泽泻、官桂、炮姜、广木香、苍术、车前子之类，以燥湿祛寒，兼升阳止痛、利便止泄以治之，则诸症自除矣。

泄泻之证，所因虽殊，而寒湿为病泄泻者，总宜温中化湿，胃苓汤、藿香正气散，六和汤是其治也。有积加消导，有滞加运化，随证施治，无不效耳。

肝火冲肺当见何证何脉？将何药施治？试详述之

夫肝脏内寄有余之相火，肾常缺不足之真阴。盖为乙木位居东方，应春日而为火之母也。苟七情不节，郁恐伤肝，则肝火上冲，肺金受戕，清肃不行，一身之气，失其顺降之机，而咳嗽咯血之证成矣。盖肺为五脏之华盖，又为娇脏，畏热畏寒，今为火扰，焉得不病？曰火能克金，为肺所畏，是以肝火冲肺，或病咳嗽，或病失血，诸恙蜂起矣。

咳嗽 夫咳嗽之证，亦多端矣。有因于外邪者，有因于内伤者，有因于内外合邪者。内邪肝火冲肺，肺金被烁，以致咳嗽不安者，宜清肺平肝以为治。如沙参、苏子、燕根、川贝、杏仁、橘白、冬瓜子、枇杷叶、旋覆花、冬桑叶、甘菊、蛤壳之类，如嗽甚伤，络痰中夹红或火升鼻衄者，佐以茅根、藕节、竹茹等味。如声哑不扬者，益以凤凰衣、马兜铃之品。凡有兼证，以平木清金为主，而随证加减可也。脉象必见弦浮，盖弦为肝强之征，浮乃肺病之脉耳。

咯血 夫血藏于肝、生于心、统于脾、宣布于肺、根于肾，以灌溉一身者也。今为木火所冲，肺络伤而血外溢矣。治宜以丹参、小蓟炭、茜根炭、旱莲草、川贝、蛤壳、茅根、藕节、生地、竹茹之类，以清肺、平肝、理络为妥，又宜禁食辛辣、炙煿、烟酒诸物，而节怒尤为首要。盖怒则动肝，为木旺之人所切忌也。至脉象必弦而芤，以弦为肝旺之脉，芤乃失血之征耳。

湿霍乱病起何因？当见何症何脉？将何法施治？试详论之

《内经》云：阴阳易位曰霍，升降失常曰乱。《伤寒论》云：呕吐而利，名曰霍乱者，夏令湿盛，人感其气，蕴蓄中焦，复吸暑秽，或停饮食，遂致浊逆于上，清陷于下，阴阳混淆，挥霍撩乱，病状之凶，受证之速，无以过之。

其见证必上吐下泻、腹痛胸闷、肢冷、口渴或不渴，脉或伏或深，缓甚则转筋入腹，而为危殆之候。

治法总宜激浊扬清，和中化湿，如：米仁、厚朴、苍术、茯苓、藿香、半夏、山栀、晚蚕沙、左金丸、车前子、大豆卷、宣木瓜之类，治之为宜，盖霍乱原系清浊不分，湿气为病之候，故宜是方主之。

至上不得吐、下不得泻之干霍乱，有郭氏之外治法，在兹不具论焉。

治热呃验案

应左（初诊）。肝气犯胃，胃气失降，纳食呕呃，呃逆频频，脉象浮滑而大，治拟清胃平肝。

南沙参　广皮　黑山栀　淡竹叶　法半夏　冬瓜子　生石膏　柿蒂　刀豆子　枇杷叶　方通草　川贝　白杏仁

应左（二诊）。《内经》云：诸气膹郁，皆属于肺。诸逆冲上，皆属于火。火盛刑金，清肃不行，遂致呃逆频频，前拟进竹叶石膏法，诸恙皆平。惟痰热内蕴、气络不宣、胸次窒闷，脉象虚滑，治拟清肃上中。

南沙参　金石斛　橘白　枇杷叶　筧麦冬　川贝　冬瓜子方通草　淡竹叶　法半夏　黑山栀　刀豆子　柿蒂

《医学体用》卷下终

订正素问脉位图 （录《金鉴》）

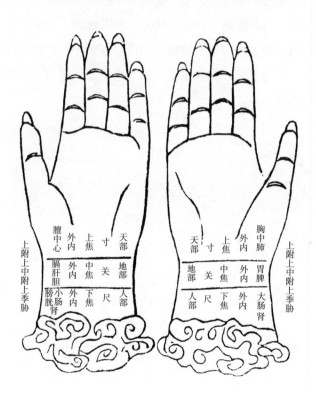

左手

天部	寸	膻中心	外内	上焦
地部	关	膈肝胆	外内	中焦
人部	尺	膀胱肾	外内	下焦

上附上中附上季胁
小肠

右手

胸中肺	外内	上焦	寸	天部
胃脾	外内	中焦	关	地部
大肠肾	外内	下焦	尺	人部

上附上中附上季胁

667

订正《素问·脉要精微论》一则备考

（录《金鉴》）

尺内两傍则季胁也，尺外以候肾，尺里以候腹，上附上左外以候肝，内以候膈，右外以候胃，内以候脾，上附上右外以候肺，内以候胸中，左外以候心，内以候膻中，前以候前，后以候后，上竟上者，胸喉中事也，下竟下者，少腹、腰股、膝胫足中事也。

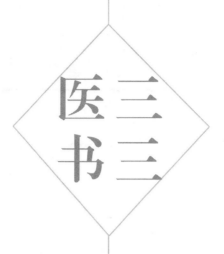

先哲医话

日·浅田惟常 撰

提要

　　《先哲医话》二卷，日本栗园浅田先生手辑，彼邦名医后藤艮山、北山友松、和田东郭、荻野台州、华冈青洲、永富独啸庵、惠美宁固、福嵨慎独轩、田中适所、福井枫亭、高阶枳园、多纪桂山、多纪苣庭十三家之言，其时日本医家研究吾国医学甚有心得，本社主任裘君吉生以言多精核，书无流传，特将旧藏翻印行世。他山之石，可以攻玉。况书中至理名言，多发明《内》《难》经旨之处。

序

栗园浅田君以廓清吾道为己任，其撰著布世。顷又聚亨元以降，哲匠之论医者，删定其文，名曰《先哲医话》。余受而读之，艮山先生以下凡十三家，其超迈之识，独得之见，发前贤所未发，而于诊候施设之法，的实明确。寓妙用于片言，寄活变于只句，可谓医林圭臬也。今夫《稗说野乘》所载古昔英雄之战略，有神算可骇者，有勇敢可畏者，有运用转化不可测者，然以冗杂无统，人或漫然不省，记一入良史笔，则耳目一新，永为百世模范矣。斯编元以国字，书之多出门人手，故俚言俗语，间失浅易，读者慊焉。今经君删润而文理灿然，神机活动，如读史臣所记良将战策，使人跃然兴起。君不特医林韩白，殆亦方家马班也。嗟夫，庸陋无识辈，炫奇斗异，辩给欺俗，苟以自售，此吾道之所以日萎苶不振也。则凡言之裨益，治术发挥真理者，虽出今人，亦宜记以广其传也。况先哲之遗范，垂法百世者耶！昔人有观楚汉战处，而叹时无英雄者，盖假刘项慨当时耳，使斯编所载诸豪俊出，今日则必将有雄论快辨，起吾道之衰者焉。是盖君撰述之意，余亦有感于此也久矣，及其命序，乃不辞而书。

庆应二年丙寅三月笠间侍医棚谷善撰

序

　　予既序《皇国名医传》一书，而知扶桑国里亦有杏林若木，华中岂无橘井。宜乎视祖州为仙岛，而化海峤作神山也。然祇详其姓氏里居，师徒授受，与夫活国活人之事，而于孙思邈《龙宫秘诀》未勒成篇，抱朴子《金匮神方》未纂入册，徒令后之人流连往昔，景仰遗徽，有华佗不在之叹焉。今年夏季，幕中西席施君邦孚因不习水土，兼失调摄，陡患膨胀，势已增剧，遂延浅田君来视，察脉投剂，不三四服，而泽腹之坚，顿如桶底之脱，病遂霍然。始知扁鹊来齐治腠理之甚易，太仓在汉解颅脑而何难，真三折肱而九折臂矣。日者复携《先哲医话》一书来求序于予，翻阅数过，见某氏治某病，察某候，用某药，议论精卓，剖晰详明，医固井井而有条，事亦凿凿之可据，乃知《太上玉经》之说，犹传诸王君隐仙灵宝之方堪师。夫禄里则是书之成，洵后学之津梁，医家之圭臬也。因志数言于简端云。

大清光绪四年戊寅仲冬钦差大臣
四明张斯桂撰并书

目录

先哲医话　卷上

信浓浅田惟常识此著

信浓松山挺资刚校

绍兴裘庆元吉生刊

余少年读先哲理疗书，窃谓不粗卤则过密，与己所见不合，故不终卷而已。因取仲师之经，一意攻之，略窥述作之旨。又质之于治术数十年，而后阅诸家之书，始知先哲独至之本领，悔当日不虚心凝思。从此寻绎则至古人之域，亦不难也。惜乎日暮路远，不复能与之相上下，以成一家，然亦不能自止，姑录其一二，以为后生解悟之资云。

后藤艮山

近世古方之学，以名古屋玄医并河天民为翘楚，而未免金元陋习，至艮山先生豪然崛起，一洗从前弊风，其识见理疗，必当有迥异乎。先辈者，世以为好奇，非矣。盖吾医术至一溪道三氏之门，流碎残极矣。是以享元医人复转而溯古，此亦自然之势也（拙轩曰：一部《伤风约言》，翁之本领在此，可谓善读《伤寒论》者。后来豪杰辈出，皆闻翁之风而兴起者，斯为吾道中兴，先生起笔，兹非偶然也）。

　　谷肉果菜者，正性也。草木虫石者，偏性也。故古昔养精以正性者，治病以偏性者，后人不知此义，拟以药品补精气，抑误矣（《素问》云：五谷为养，五果为助，五菜为充，毒药攻邪。此即医家大纲领，先生早标揭焉，而为他日东洞诸辈立论之蓝本）。

　　乱世人，其气僄悍，肝胆气郁少。治世人，其气游惰，肝胆气郁多，故宜以熊胆开其郁，令肝胆气达（永富凤曰：余征之于都邑市朝之人，比比皆然。盖太平日久，五民蕃息，金钱虚耗，奢佚日盛，则知巧之民，不免病气势也。医人施治之日，从这处下工夫，则有大裨益矣）。

　　其人有癥癖而饮食减少者，譬之于人家，犹廊颓厢敞而堂室渐狭小也，故不去癥癖则胃不能振，医不知此理，欲与毒药，补胃气且菲饮食，益损精液者，不亦谬乎？凡疗此症，先驱癥癖，以滋味养胃气为主也。痈疽，饵食鸡肉或鸡卵，能托出其毒，优于参、芪，故治疮以饵食为专一也（徐灵胎曰：服药原为治病而设，并非藉以生长气血也。殆是同一见）。

　　外感以汤液为主，内伤以饵食为主，错之，则不得其治也。

赤蛙，不止治小儿痫，亦治大人痨，盖痫痨皆属癥癖也。此品能治癖气，妨害脾胃，为下利者，兼制蛔虫（杨氏《直指》、曾氏《口议》并云：十五以下为疳，十五以上为痨。颇与此说合，而二氏徒用固阳滋阴之剂，更无发明。艮山特用含血荡气之药，以除腹里之膑癖，其术高一等）。

痫利者，饵鳗鲡，以炙干为可。

按腹，自心下至脐，任脉突起者，病聚脉下故也。病不聚者，脉不必突起。老人肉脱，发此证者为近死期。

按腹心下任脉，左右充满有力者，为实，若濡弱不充满者，属虚也。

虚惫症，唇色不淡白，耳轮未萎者，可救活也。是宜熟察。

阳气浮泛者，难认肉脱之候。先诊背部，其人每咳或喘，背上陷下者，因气逆见脱肉之痕也。此证属气胀，故名曰虚浮，不必水气也。

诊病人，宜先审问曾患梅毒否，何则？今世梅毒浸淫筋骨多，元气为之壅塞者也。

病至大患，目不瞬者，眼胞元气脱也。乃为反目，兆近死期。

诸病以渐成者，多难治。若肉脱，或有水气者，不治。

凡有痛者脉多紧弦，如太阳病头痛者是也。动与紧似相反，而紧弦者动之甚也。动脉变迟者，正气弛而邪气未除也，如结胸脉迟是也。盖动变迟者可救，不变而数者殆。

黄疸未发前为腹痛者，多是属胜癖。又有脾脏郁结为腹痛者，可辨别（《金匮》云：谷气不消，胃中苦浊，此所以湿热为腹痛。又云：诸黄腹痛而呕者，宜柴胡汤。此系黄疸腹痛治法）。

膈噎，一旦食进者，不可恣吃。其人元胃中虚竭，反招害。

卒中风，多系癥癖塞心，故人事不省，不能活。若不塞心者，半身不遂，或口眼㖞斜耳。其虽人事不省，而六脉相应，手足厥冷者，一身大气犹存，可救也。

男女俱年未壮，而身不了了者，多系风寒，宜调护。若缓漫经日，则大便溏以至重症，故此证大便秘结为佳，溏泄为恶。

专发声音者，多吐血而脉不数，是不足畏。真吐血者，其脉必数急，是大可恐。凡病不论六淫七情，饮食男女，皆因一元气郁滞，故皮肤郁者，经络滞者，遂皆及腹里，犹水之凑陷地，医者先得其大纲，治之为要。

梅毒沉滞骨节者，经络壅塞尤甚，故发种种变证，不可不知。

其人虚弱咳嗽久不止者，此由寒气壅表与虚火扇肺，故咳愈甚，而肺益涸。

奔豚证，有肝气兼梅毒者，有肝气带疝者，但梅毒与疝，不为奔豚。古语云：诸风掉眩，属肝是也。

痉及痹之类，身体不自由者，苟健啖不运动，则脾气不能行，故四五年后必死。患此证者，宜务运动以行脾气，庶几终其天年。名古屋玄医曾患之，善全其终，可以证焉。

水肿咳嗽甚者，必水气辐凑上部。又水气发暴咳者，为濒死。

杂病饥而不能食者，有二道。其人虽饥，闻食臭忽恶之者，虫也。但饥而不能食者，癥瘕也。

痿与痹易混，可详之。则痹者主皮肤不仁，痿者主筋骨萎软。

风邪难愈，或虽差复发者，不必服风药，唯以助阳气散风邪为要。

病阳虚者易治，阴虚者难治，何者？阴虚，则阳益虚如虚劳是也。故阴虚火动者，虽能食遂至死。阳虚者，脉不数而食减，是以多肉脱，故主饵食，禁灸。灸之则反脉为数，其为害亦不鲜矣。

虚劳脉细数者，脉乍见和平，则为近死期。《易》所谓枯杨生华，何可久也？虽缓者，不出五七日而死。

一夫病似狂，恐惧恶见人，闭居陋室半年所，后神气渐爽，而手足拘挛，舌强直，难语言，心下如板筑，癥癖妨胀，因灸脊际，服熊胆，病颇愈。盖此证癖气妨胀，故不发狂。若癖气内攻，则精神失职，必发狂。今不然，故免此患也。

妇人，脐下及任脉有块者，不孕。凡癥癖所在，阳气必不行，故以艾灸，资阳气为可。

父母有癖气者，其子必受之，犹如梅癞之系遗毒也。

梅毒入眼者，其始必头痛也。

诸出血后，血气未复，犯风寒则多成痨。假令不成痨，证候错杂，难遽愈。

一男子，素有癖气，偶感邪气，其热炽盛，谵语烦乱，医治之，热颇解，但心下冲逆，大便秘，元气虚惫，数日不能复。余诊之曰：癖气耳。莫为意因，使绝药治，专饵食，而精气渐复，大便快通全愈。此证虽元气惫，幸大便秘结，故知病可愈也。

喘哮，下部肉脱者，属癖气。凡癖气逆上者，多下部肉脱。

其人脉数，腹气不和者，为中风兆，宜速灸。若缓漫经日，则因伤食，或外感，忽发中风也。

梅毒脉数咳嗽，与劳相似。但梅毒不肉脱，大便秘结，小便淋涩。如劳，虽小便浊不淋涩，且肉脱，或下利也。若梅毒下利者，在病末，殆为凶候（按：梅毒咳嗽似虚劳者，《梅疬新书》瓜蒌汤能治之）。

诸病将死时，多见厥阴证，是必然理。不止伤寒也。

火动证，病末发喘者，系下元失守，为难救。

喘哮甚者，与木香效，沉香亦可。仲景专用厚朴、杏子，此系无癖气者之治。在今世则多属癖气，故沉香、木香奏效也。余为制一方，茯苓、枳实、半夏、干姜、木香，共五味。

郁证与痨相似，但痨脉微细数，郁脉多沉，或虽见他脉，未曾至微细，是为辨也。痨之极有便蛔虫者，有下肠垢者，皆为濒死候。凡旧病羸劣，吐下蛔者，皆濒死候，不止痨也。仲师厥阴所论，为有旨。

劳发白疹者，多在胸膈，而不在面部，此热气熏蒸津液外泄也。其理与元气衰，卫气失守，绝汗者同，为恶候。伤寒发白瘄者，邪气从瘄而解也，故为善候。然宜与他证并看而决之。

畜水者，阳气郁于中焦，上下不相和，故发烦渴，如五苓散证是也。

狂证，以白虎汤治其里，以艾灸治其外者，此白虎消肠胃之郁热，艾灸散荣卫之郁滞，即寒热并施，内外兼攻之妙用也（狂症者，灸心俞、患门、三里数万壮，得效。《扁鹊心书》云：一人得风狂，已五年，时止百方不效。余为灌睡圣散三钱，先灸巨阙五十壮，醒时再服，又灸心俞五十壮，服镇心丹一料。余曰：病患已久，须大发一回方愈，后果大发一日全好，是亦同揆）。

梅毒壅塞经络者，患疟或痢之日善，驱除其邪气则宿毒并去也。如他痼疾亦然。

妊娠与血块易混。然血块者，顽固沉着，无发扬之势。妊娠者，凝结温然，有润泽之气。又讯之于妇人，夜阴快寝后，小腹勃然突起者，娠也。又乳头黑者娠也（妇人经闭者，乳头多黑，故难一定。贺川氏《产论翼》有详说，宜并考）。

后世以黄芪、人参为补涩邪气，误矣。今痈疽痘毒专用黄芪者，其毒自里达表也。人参亦同（古方用黄芪主表达，非补气。人参亦主滋津，故柴胡泻心方中用之无嫌也）。

本邦人性刚悍，不喜甘味，若强食之，则泥恋生气滞。西人性柔弱，喜甘味，故药方甘草分量，每过于邦人。譬之于病人，犹元气虚者，虽服人参，多量不泥。在壮实者忽生闷也。昔者今大路一溪翁悟此旨，专主顺气，常用香苏散而至甘草不用匙，以指头排散少许尔（按：香川修德顺气说，世以艮山先生为滥觞，殊不知先生实本于一溪氏也。盖当时升平已久，浩然气皆馁，于是有顺气之说，盖万疢以根于气也）。

求嗣法，以温腰为主，故灸腰眼穴效，浴温泉亦效。

妇人有血块者，虽怀孕临产时，或难分娩（拙轩曰：一种有横骨狭隘害分娩者，非手术则不得治，不可不知）。

一妇人腹痛，在脐上一寸许，按之惕然，彻痛脉数，乃断为内痈，饵以鸡蛋，服以黄芪、薏苡剂后十日，大便果下脓血。

暑邪，概自汗出，故虽有表证，不可与发汗剂，与白虎汤类可。

狂证，在妇人难治。梅毒，在妇人易治（妇人因瘀血发狂者易治，在男子发狂，虽轻者不急治）。

四苓散加汉苍术治目屡效。雀目多属疳，因治疳方中多用此品，亦能奏效（拙轩曰：《眼科提要》云：四苓散加苍术，更加夏枯草一味，治晚盲极效）。

蕺菜能治结毒，骨节痛，但其臭恶，不易多服耳。

余每称心小胆大之语，以为医家吃紧（先生之术，固创出前贤，然先根底医经经方，而复致力于思邈诸子，故其于大疾沉疴，自然游刃有余矣。拙轩曰：读此条可谓名下无虚士也）。

黄连性燥，虽浸水出之必干。黄芩性润，虽去水犹湿。故知芩、连同治痢，而各异性也。治呕亦然。

诸疮内攻，为水气者，与赤小豆汤。热甚者，与大连翘汤效。

病人虚里动甚者，多遗精（陈修园以龙胆泻肝汤治梦泄曰：以肝实而火盛也。沈芊绿曰：当先治其心火，而及其余，宜黄连清心饮。亦与此说相发）。

大病后表气薄弱者，偶感风冷，则卒厥。此虽在夏月，属中寒也。李梴曰：中寒冬夏同有之旨矣哉（拙轩曰：与古人霍乱四时有之云者同案，俱皆理到之言，足互发明）。

疟与痢，同因而异其位。疟邪在表里间，而痢邪即着肠胃，故疟在外易治，痢在里难解也（《医说》云：暑毒在脾，湿气连脚，不泄则痢，不痢则疟，而艮山能发其理）。

噤口痢者，毒气剧甚，自肠中熏蒸胃口也，急与承气汤下之为得矣。若失下，腹濡口噤者，宜独参汤。

膈、噎、反胃三者同病也。但反胃者，胃中不和，饮食难化，或朝食暮吐。膈噎者，胃管萎苶无润，谷气不能下，或癥癖壅闭胃口，饮食为之妨害，故反胃。反在壮年，而膈噎多属老人也。

其人屡患喉痹者，多为膈噎。此因喉痹气管耗损津液，失润泽也。壮年者可治，在老人难治。何则？胃气衰弱，胃管硬强，譬之革囊，犹水渍火焦，刚缩不能容物也。

膈噎与鼓胀同因，属癥癖也。癖气横梁，腹皮为之膨胀者，鼓也。癖气潜匿，腹皮为之陷没者，膈也。二病俱系精气不振，腹里失润泽也。

凡长病面部肿，气俄减者，阳气下陷也，不可忽诸。

其人气血凝结，腹里生郁热，水谷之气渐蚀，以为羸瘦者，名曰劳瘵。此不必虚乏人，虽壮实者，往往有之。

喘急有因奔豚者，此癖气上侵心肺也（按：《三因》息奔汤能治此证）。

喘家，其证虽剧，甚多无害于性命。若伤寒卒中诸急病，或缓病咳忽止但喘者，有不测之变，不可轻忽也。

积年苦头痛者，多属癖气，如偏头痛尤然。故癖气在右，则右痛。在左则左痛也。

丹波一妇人患腰痛，三年不愈。食干过腊鱼有效（按：恐是血沥腰痛，花冈青洲治瘘证，亦用干过腊鱼末，宜试）。

痛风与脚气同因，而痛风其邪浅，脚气其邪深，故其愈亦有迟速之别也。

方今所行脚气，即《千金》《外台》所谓风毒脚气也。宋元以来所谓脚气，即今所行疝气也（后藤向徽曰：吾邦往昔风毒脚气，消熄无行。宝历以来，流行复炽，是以先子有此说）。

中风偏枯，多因癖气壅塞经络，气不能外达，故癖气在右则右枯，在左则左枯也。

中风口眼㖞斜者，因正邪分争之势，而血气偏胜也。故㖞斜在右则病在左，㖞斜在左则病在右也。如半身瘫痪者，亦同此理。

遗精，多因肝胆气郁，又有因疝者，其证概腹中拘急，梦里精水激动，而漏出也。其人虽每夜有之，反无脱阳之患，与构精者异（拙轩曰：论病精细，近今世人多有此证，真无大碍）。

小儿疳证目盲，而其病愈者，与梅毒耳目鼻自毁，而毒解者同理。

妇人怀胎，则脏腑向上，故气多塞。紫苏能疏通其气，是以妊娠方中使用此品也。妊娠有水气者，紫苏、大腹皮尤效。

案：当时传艮山先生术者，京师有香川修德、山胁尚德，浪华有市濑穆，伊势有山村重高，备前有赤泽贞翰，家著户述，不乏其人，而后来私淑先生者，以筑前龟井鲁为最，曾著《病因备考补翼》。其说又赋诗云：长沙太守元儒绅，述古兼医百世人。直指经方归易易，谁家私说言龈龈？枢机何用烦汗简，糟粕须知耻删轮。卓乎艮山藤老子，才良仁术足相亲。

北山友松

友松胸宇洒落，以旷世之才，授闽医之传，善得法外之法，故治术别开生面，自有神识超迈，触手生春之妙矣。

友松尝善象胥学，又从禅僧化林学仲景奥旨，就戴曼公得《内经》、本草精蕴，既而谓皇朝医风，亦不可不研，乃师小仓医员原长庵（冈本玄治高弟），遂大成其业。

虚劳有直肠疼痛，大便难，或发痔漏者，此皆系肺大肠损伤，为难治（常屡诊虚劳者，发此证颇多，而百无一治。古云：肺与大肠为表里，理或然）。敛血品以牡丹皮、荆芥、蒲黄各炒黑为奇（本邦妇人套药，皆炒黑为用，即此意）。

阪本人年五十所，郁郁不对人，饮食减少，颇如劳瘵，先与补中益气汤，后以九味清脾加葳蕤得愈。凡开达肝脾之郁塞，无若清脾汤。若逢肝脾郁塞，以认此汤主治为要。

一妇人三年不语，一月内或一二言耳，乃以为脱营类，与人参养荣汤，易葳蕤而愈。

盗汗不止者，与九味清脾汤加地骨、鳖甲、椒目奇效，当归六黄加地骨、防风、桂枝、黑姜、椒目亦效。椒目能敛汗，古人尝论之，今忘其出典（香川修德《药选》论椒目效最详，悉宜参考）。

一男子得病，其证类膈噎。友松诊之，以为心脾肾气不足，胸膈无润泽，故食饮不能下，与八味丸料，加蒌仁、贝母、陈皮、缩砂，兼用《金匮》大半夏汤（参五分至一钱，时用参附汤）。

梅毒头痛久不愈者，石榴皮酒煎服忽差。盖此证医误以风药发之，故石榴皮涩之则愈也。《先醒斋》头风神方亦效（土茯苓四两，金银花三钱，蔓荆子一钱，玄参八分，防风一钱，天麻一钱，辛荑花五分，黑豆四十九粒，灯心草二十根，芽茶五钱，河水、井水各一钟半，煎一钟服）。

某生胸下上脘边突出，气急烦闷，与异效散加椒目愈。又目疮（俗称女波津古，一名女保者），用升麻葛根汤加椒目效。

友松以养荣汤或左归丸料治虚羸，专视十指爪甲，血潮之多少为消息。盖辨血色之好恶在爪甲，不可不知（老医传云：诊脉毕，宜以指按病者爪。按之白，放之红者吉，虽久病可治。放之红不复者，虽顿病甚凶。香川修德行医言亦载辨爪法，宜考）。

呕吐膈噎，食不下者，半夏厚朴汤加海浮石、枯矾效。

乳肿属气滞，乳汁不通者，四物加王不留行、穿山甲效。

梅毒为残害者，主小柴胡汤，随加减多验（按：《医纲》小柴胡汤加草龙胆、黄连、胡黄连治旧下疳疮，忽头痛发热自汗。《撮要》小柴胡去大枣、生姜加山栀、龙胆草、当归、芍药治肝经热毒下注，便毒肿痛，一切疮疡，或风毒恶核瘰疬。此类颇多，宜考。和田东郭曰：凡梅毒有热者，先不解其热，则不愈，此即用小柴胡汤之旨）。

土佐翁（谓长泽道寿）隐栖西山，一日诊京师商人痛疽曰：宜日服人参五钱。后五日，诊曰：未见参效，恐不治。病家告实曰：服参一日不过二钱五分。翁曰：贱命重财无益矣。苟欲生则服参，宜今日五钱，明日六钱，又明日七钱，渐次相进。商如其言，七日病果愈。友松曰：用参将息适宜，可谓得补托之真诀矣。

土佐翁著《医方口诀集》，三日而成，有马氏凉及手写《证治准绳》全帙以谙记，其卓识笃志可并称。

治头痛，薄荷、石菖、葛粉、川芎、白芷、五味，细研，蜜炼服效。平常患头风者，尤妙。

《杂著》化痰丸，加白刀豆以治痰妙。凡痰结心包健忘者，无不效。一僧疫后患此证，服之速愈。

过服石膏下血者，补中益气汤加肉桂、干姜效。

妇人下部水肿，或小便不利者，枯矾细研，以涂涌泉穴及指头，则尿利肿消。

痘疮以日数证候变者，其理与伤寒传经同，属疫气故也。宜知元气旺衰，邪势剧易为要。徒执黄芪、当归、人参，终始疗之者，不足与论也（按：隋唐医书皆以痘属疫，迨宋元胎毒说起，其理遂晦，先生特阐之，可谓卓见矣）。

疫证舌上白胎者，热入腑也。赤烂干燥者，热入脏也。张氏《舌鉴》论之为确。

张景岳制人参胡椒汤，为有深旨，凡极虚者，附子反走散元气，故与附子则脉却伏结，不可无此汤之设也。

一妇人喜唾，数日不止，医以为虫积，或虚冷，治之无效。余以为郁，与正气天香汤速愈（疫后喜唾，不了了者，一老医与大柴胡汤速效，是亦属郁者）。

《准绳》伤寒门、伤寒类、伤寒辨，学者宜熟读谙记，使门人各书写一通。

归化医某，始疗病，每服药重七八钱，甘草分两尤多，而无效，人皆以为庸工。某曰：吾过矣。国人比之于唐山，腹力颇弱，故不能中肯綮，便减其分量，杀甘味以为之，无不百中也。

治病必求其本，乃往圣之模范。随证而施药，是后学之应用。及治四时伤寒，各随其类，岂可局于区区论说哉（医家宜当之羹墙）。

明太祖谕徐达曰：更涉世故则智明，久历患难则虑周。吾业最为然（以救己之心，推以救人，所谓现身说法，诚千古不磨之论）。

夏布政字正夫未尝以淹屈降志，尝曰：君子有三惜。此生不学，一可惜。此日虚过，二可惜。此身一败，三可惜。余续之曰：有善不作，四可惜。有过不改，五可惜。老来怨天，更可惜。

《骨空论》曰：厉风者，素刺其肿上，已刺，以锐针针共按处，出其恶气，肿然乃止。常食方食，无食他食。按常食以下八字，为治难病之妙诀，不止厉风。故余一生以为治病药食之准则矣。又按张氏注云：食得其法，谓之方食。无食他食，忌动风发毒等物也。此说未是。方食即谓方宜惯食之物，他食即谓所不常食之物。言食膏粱之人，试以淡泊则恶。茹藜藿之人，试以美食则伤。食不唯却其病，反生他病。

东垣《辨惑论》当为一卷，今别有二卷者，恐系后人之手。何则？举补中益气以至暑伤胃气，即说正月以下，三四月治法，肺以下至脾胃虚，即说五六月治法，下之至内伤辨，皆属九月以至十二月之治法，一意到底，不可为二卷者昭然。

李氏辨内外疑似证最精矣。且如气少气盛辨，益于后学不为鲜。然至内外相兼者，李氏说未为尽，宜涉猎古人书，以补其阙。

下元虚损，精气枯槁人，外感风寒，颇似温疫者，或宜先补虚，或宜先发邪，或宜补泻相兼，此际医最可苦心处，固非笔墨之所尽焉。

《医药纲目》别为一家，与他书体裁自异。钱氏论小儿，亦自一派，据之不为可，不据亦不为可（拙轩曰：有明一代，医书之多，汗牛不啻，所谓模拟订恒者居多，戴复庵，吴有性，陈实功之外，仅仅数家耳。《医学纲目》亦庸中之佼佼者，此言有味钱仲阳之于哑科，颇为大家，然见为一派，真是有识之言）。

疗伤寒知去路来路为要，或表入里，或阳转阴，或前在某位，后进某位，或始终一位审之，以处方，思过半矣。喻昌曾辨之，可就见焉。

余常主实学示子弟曰：经络脉说，不可不知，而深拘之则反失于实用，学者固不可无取舍之见。

余不喜讲说，唯正月初八祭神农氏，使门人讲《上古天真论》耳（其说曰：听讲义鲜益其效，不若熟讲百遍。盖在心悟，此可以为世医信耳不信目之戒）。

余晚年读本草，日夜不释手，故其用药，虽一味无赘品。

余疗南源悦山高泉诸僧，皆用大剂，何者？西土人比之本邦，颇厚肠强胃，非轻品所敌。风土人物之异，不可不知（西土医诊病，直记其药，按以与病者，病者购之于药铺以服之，故其品剂量适止与邦医轻剂射利者迥异）。

甘麦大枣汤治产后似邪祟者，奇效（按：所谓如有神灵者也）。

伤寒，壮热烦渴，小便赤，不大便七八日，舌燥目赤，时闭乍开，仅啜粥汁耳。一医与清心温胆汤去香附，加辰砂、淡竹叶，而谵语益剧，脉伏不应，因与白虎汤合黄连解毒汤，诸证自若，乃煎人参二钱，黑姜一钱，兼服之，脱然愈（按：此与吴有性承气加人参合辙）。

建中汤入口，则痛乍止者，甘以缓急也。甘草粉蜜汤治心痛，其旨颇同膈噎服蜂蜜，一旦纳食，亦同意大半夏汤之于蜜，不过此意矣。

张仲景一书，炳如日星，亘千古不可磨灭，熟读者知其意（当时医多读《素》《难》，不读《伤寒论》，故发此言，以示为万世理道之神书，救人之秘典也）。

《内经》《终始》一言以蔽之曰：亢则害，承乃制（经云：知其要者，一言而终。不知其要者，流散无穷。可谓真知其要者）。

东垣本于《内经》阳气清净则四维收之意，制补中益气汤，深得经旨矣。在本邦土佐道寿善研究其意，故治脾胃手段最长矣。

罗氏曰：七分内伤，三分外伤者不治。是善得李氏之意者。

治疗之法，先泻后补为易，先补后泻为难。

丹溪斥《局方》者，系救时弊。门人戴氏专用《局方》，其意可知矣。

古林见宜疗纪州熊野山中农夫水肿，服药良久无效，因加青芋于方中，又以之为朝夕餐而病愈。盖其人生于山中，以此物为常食，而偶出于浪华，请药于众医，禁忌亦随严，故脾胃失常度，药力不能达，是以施方宜之术也。

咽喉痛，颊肿及呕哕者，小柴胡汤，连翘各等分，服之效。

水气，不论新久，欲持脉不能遽举手，或欲按足跗不能伸脚，而微喘者，死证也。肿气一旦减，乍复者亦不治。

淋疾与五苓、平胃、泻肝诸汤，茎中涩痛甚者，补中益气汤加蒲黄（大）、五灵脂、金银花效（按：内注下疳，远年不愈者，与此汤亦效）。

常诲初学，用零纸书古人医按，各处其方，以得其当为上等。

凡方证虽相对，分量有过不及，则不能奏效，故葛可久损伤病论大黄多少至密矣。况如中气卒厥之于人参，阴虚之于龟板，其多少不可不最密矣。

友松治肿胀，用补气养血汤十愈七八。盖此方不用利水品而肿胀难治者，间奏大效，其意在专治胀也。

一医生读喻氏《寓意草》，友松闻之曰：喻氏之书不无益，然以之为治疗之模范，恐为下工。

呕逆诸治无效者及诸呕吐不能服药者，与旋覆代赭石汤效。盖此方人参、代赭相伍为妙用也。如白通加猪胆汁汤，其妙亦在附子、猪胆相伍也。

闽人化林老汉传治眼暗失明用鸢首霜，此理高上，可玩味。

摄津池田有一奇病，其证两脚酸疼，渐肌肉削小难屈伸，遂成痿，俗名曰池田病。此病他人间患之，而皆受之于池田。云友松与独参汤愈。

八味丸为转胞之套剂，而服法非逐次增分量则无效，此即益水源之意，宜二钱至八钱为妙。

小剂药量时不无效，《医学正传》有其说，汪讱庵亦论之。

积气、气郁或夜中发热等病，有发止者，详其由。有患疟者，虽数年后，兼用阴疟丸则奇中焉。

闽人传治贫窭消渴，水中腐木一味为散服。又治头风，鸢头霜烧酒服。友松治一武弁，两眼旋动，与鸢头灰，盖扩充此意云。

凡用滋补，滋阴药方中无陈皮、半夏、木香、砂仁等，则不能达药气，此理尤不可阙（按：古人黄芪建中汤加半夏者，即此意）。

方者法也。如毁旧屋，而建新屋，故使方而不使于方为要。假令如以中风方治咳嗽，是使方也。若以风药治风，以咳药治咳，是不使于方也。况索病根而治之，诸证不治而自治，乃上乘法。

下部肿与防己茯苓汤，上部肿与茯苓补心汤，并奏效。妇人肿气多属血分，防己能入血分，故多效。若属气分者，茯苓泽泻为主。若男妇阴虚为肿者，六味地黄丸加附子、防己、苍术效。又肿病元气实者，大承气汤为丸用之效。

《证治要诀》为必读之书也，如藿香正气散加木香以为一方之类，其意尤可称。

江州坚田村北村道卜者年可六十，患中风，京医儿岛氏疗之，无效。因延余，余诊曰：欲速愈，则后三年必再发，以至不治。若不欲速愈，则十五六年，当延其寿。二者请选之。病者曰：荏苒弥年，何堪其久，愿速愈，以谢朋友。乃作异功散加乌药、白芷、青皮与之，服五十贴全愈。后三年，果如其言。门人矢岛安节问缓治之方，曰：十全大补汤为得焉。

友松在北村氏家隐几而坐，一女子将请诊。望见叱之曰：汝妒心溢面，可深恶。女子赧然谢服。因语曰：汝神彩甚病矣。苟有悔心，余善疗之。即与药而愈。盖此女嫉妒多年，夜则穿户窥隙，颇如狂人。而友松一见洞视，人服其技云。

阪阳老医问起死回生之方，答曰：方无灵，唯求其本耳。不言其他。

凡病虚实难辨，补泻难决者，能察其脉证，审脉可据，与证可执，而从其确者，则治法庶无愆矣。

江州北村左太夫虚羸不食，一日气息淹淹将绝，急延林市之进诊曰：血脉衰弱，不绝如缕，庶几万一耳。乃作剂，仅用人参一分，龙眼肉一个。众皆危之。翌朝来诊曰：证候如前，而毛窍稍塞，肌肤少和，是脾气旺肺之机，乃可望生。因倍人参、龙眼肉与之，果愈。友松闻之叹赏曰：极虚者投大剂纯补，譬如灯火将灭，急灌渍不灭何俟？林氏可谓得补法之蕴矣。

浪华菱屋素闲年六十余，形羸不食，其初得之于伤食，诸医治以香砂六君子汤、七味白术散无效，友松与异效散加汉当归，三十贴而愈。又金田铺某女不欲谷食，唯食他物，诸治无效，乃与四物汤加人参、白术、橘皮而愈。门人问其故，曰：脾胃血液虚，则枯燥不能食。汉归味甘，能益脾中之血，是以为进食之剂也。经曰：手得血而能摄，足得血而能行，肝得血而能视。据之则肝云云下，当补胃得血而能食一句。

大七气汤治妇人久咳不止，其意可味。

瘫痪经年者，一旦忽然手足动，目睛爽，即急变候。

久病及大虚人，尺肉脱者及指头不能急屈者，多不治（片仓鹤陵曰：凡病人肌肉柴瘠者，手腕后肉脱而形㿔，医握其中央指头将相合者，不问何病，为死候也。虽饮食如故，此游魂之假息耳。劳瘵之病，累月后必见此候，唯伤寒痢疾脚气后有此候者，往往愈。盖本于此）。

脉要旨在颐生微论，不可他求，唯本草揭脉处，亦可并读。

痢疾呕哕，诸药不入口者，黄连一味小剂服之，药食共得下后，见蛔证，因前方合大七气汤与之。此法本于薛氏治太宜人按。

友松所著《医方口诀》《集纂言方考》等首书，读之深知学术富赡，游刃有余，独至《北山医按》，徒摹仿古人局守法度，终乏高逸之气，学者读之可，不读亦可矣。

和田东郭

复古之医术，以吉益东洞为最。东郭出其门下，独不奉其衣钵，别成一大家。盖譬之兵家东洞，医如韩信，行军背水，绝粮置之死地而后生。东郭医如李靖用兵，度越纵舍卒与法会，各有其长，不易优劣，学者于此处着眼，庶几得二家之真矣（拙轩曰：古人往往以兵家之事拟医术，先生以韩信、李靖评二氏更妙）。

病瘫痪，肩髑骨开脱如容五指者，不治。又握掌不开者，不治。开而不握者治。

《证治准绳》论婴儿尤精，足以见王宇泰之苦心。转胞六味丸治验，亦可玩味。

病转胞，脐下有块，其形圆者治。若扁如柿核者不治。此证以八味丸为套法，而四逆散加附子、抑肝散加芍药亦奏效，不可不审。

水气，不虚不实，其肿光艳者，鲤鱼汤为得。

水气，人胸膈及肩背拘急如束缚者，为犀角的证。

一角能治水气上冲，故用之脚气冲心，颇效。

打扑有似瘀血冲心而否者，曾睹山陬一妇人，大损伤，精神昏愦，腹中如杯盆者，迫于心下，颇闷乱，脉息仅不绝耳。余作走马汤与之，服已须臾，烦躁，吐泻清水数升，霍然而愈。故知不可概为瘀血而治也。

油风，多用大柴胡汤而效，是宜治其腹，徒不可泥其证（华冈青洲治此证以大柴胡加石膏汤。曰：油风多属肝火。亦同见）。

每称东洞曰：先生治足痿弱不能步行者，与桂枝加术附汤，兼服紫圆速愈，可谓妙矣（此上焦得通，津液得下之旨，东郭夙入其室。拙轩曰：青洲翁疗梅疮结毒，顽结难愈者，用桂枝加术乌汤，兼用消毒丸，应手而瘥。盖从此处夺胎来）。

一妇人年三十有五，背脊佝偻，身不能动摇，足屈而不伸，脉沉紧，其形如十岁许儿，即与理气汤，兼服紫圆。六月后，与慈姑汤，脚伸病方愈。

桃花汤治痢病便脓血极效。盖初起与之无益，其期在热气稍解，脓血不止。论曰：二三日至四五日，其旨深矣。

余常用桃花汤为散，白汤送下得效。若少阴病形悉具，特便脓血者，以真武汤服桃花散亦可。

世所称中风，多因癥瘕为偏害，宜诊腹以处方，故大柴胡汤加甘草，抑肝散加芍药等能治此证，其他如手足痹痿躄，亦世医徒拘其证，不察其因，宜矣不得其效也。

一老人痰喘气急，有癥瘕。烟柳安以为劳役，与补中益气汤，痰喘益剧。余诊曰：此人性豪强，壮年起家，故肝郁生癥，加之水饮聚结，以为喘急也。乃与宽中汤加吴茱萸，病安。后感寒为下利，因与真武汤，利止。以四逆散加薯蓣、生苄全愈。

一男子犯寒夜步，因感冒，短气，手足微冷，医以为中寒，与四逆汤，服后短气益甚，咳嗽面赤，因与越婢加术苓汤顿愈。

病者目赤，眼睛不转如鱼目者，为难治之候。

病人不论缓急，将诊之宜，隔床望见其形气。形气缩小，神彩枯瘁者，死候。不必持脉而知之。

脱证误与攻击药，则爪甲忽失光泽，不可不知。

神阙脉亦为治诸病要诀。按之沉小不移者，形体虽虚，为实候，宜攻之。若浮芤无力者，为虚候。如水分之动，亦同之。

伤寒，舌圆厚者，又薄小者，皆为恶候。又始终白胎不变者，亦为难治候。又厚者，赤者皆为虚也（卢不远曰：伤寒可以视舌识病，则风暑燥湿恐亦有定法，此言诚为隔反矣）。

脐下悸，按之与呼吸相应者，病人虽危笃，其死有间。脚气、劳瘵、湿毒三病，当脐上五六分，任脉外各一寸许，不拘左右，必有动气。脚气则弦急，劳瘵则虚数，湿毒则无定形。

凡大病，眼中爽者，恶候。不了了者，反有生意。劳瘵及杂病眼神与病相应者为佳。

诊大病，鼻梁亦为要诀，医书徒论明堂而不及此，为阙典。

腹胀，攻下无效者，有漫游散气则顿愈者，此因心下素有积，为胀满也（按：《灵枢》云：夫胀者，皆在于脏腑之外，排脏腑而郭胸胁胀皮肤，故命曰胀。东郭所论，盖斥此等之证而言也）。

石膏非大剂则无效，故白虎汤、竹叶石膏汤、其他石膏诸方，其量过于平剂。世医不知此意，为小剂用之，譬如一杯水救一车薪火，宜乎？无效也（拙轩曰：此言甚好。伤寒诸方之石膏，则剂可大，而服数不可多焉。至杂病，则非大剂决不能奏效，放胆用之而益可。况今医人恐石膏，殆如蛇蝎噫）。

感风寒，咽喉肿塞，药汁难通者，作驱风解毒汤加桔梗、石膏冷服极效（拙轩曰：此证小柴胡加桔梗、石膏，亦奇，中青洲翁曾用之）。

伤寒，大热烦渴谵语，欲饮水数升者，固为白虎汤、承气汤的证。而又有假热者，有水邪者，故真武汤或犀角、生苄类有，时为帝医者，宜审脉证，谛腹诊以决真假矣。

伤寒，面合赤色者，升阳散火汤、犀角汤（《医学纲目》）间效。若服之二三日不愈者，多为戴阳，难治。

治疗有先后之序，紊之则无效。一病人足心至胯间烦热，日夜数十发，殆如有火往来，医以为脚气，治之不差。余诊之，脐右以至少腹，磊块应手，此属燥屎，因问其大便。曰：不通。乃作调胃承气汤与之，燥屎悉出，而后治其脚气诸证，全愈。是其明征。

疝，阴囊肿大，与治疝诸方不愈者，与半夏厚朴汤加犀角速效。又经闭，与逐瘀诸剂不治者，与安中散、抑肝散等得效。是皆欲得南风，必发北牖之理，医不可不知此活手段。

小儿慢惊风及中暑者，其口为如笑者，必死。

因毒气而声哑者，加喘气则多死。

吴氏所论疫，京师十年前大行，其后绝无。盖疫者，年年异其证，而发于柴胡者多，则募原说不为无理（仙台工藤周庵著《救瘟袖历》论因时运异证，亦可参考）。

梅毒家，口中烂，耳鸣，咽喉腐蚀，头痛，肩背痛，声哑，吐沫，齿龈强直八证者，皆系轻粉毒，宜详之。

天庭色衰者为虚，色盛者为吉，色痿有雏纹者为难治。日月额凹陷者死，失色者为难治。鼻无生气或羸脱者死。耳痿失色者死。发际有白点者死。面冷，或鼻冷或少商穴冷者死。额上冷者死。此皆望色决死生之要诀也（按：《医学正传》小儿门汤氏说云，山根若见脉横者，知两度惊。相书鼻为山根，山根有疾，尤非佳兆矣。然东晋谢安，北宋刘贡父俱有是疾，一则德望盖世，一则博识该览，居一代诸贤之右，亦不可拘。

《物理小识》云：小儿乳哺时，母有孕，辄眉心黑，泄泻据之。则眉间亦可精察）。

胁下引背脊痛者，多属畜血，不可概为悬饮。

世所称脓淋者，非淋，即《外科正宗》蚀疳也，宜解毒剂。

急喉痹，秘塞不能饮下者，与苦酒汤效，或平素患咽肿者亦效。一男患咽痛后，元气衰乏，下利咽肿而燥，难言语者，与苦酒汤，初痛楚不能咽，后快通愈。

病人绝脉者暴出，为恶候。微续为佳兆。不止脉，如厥逆亦然。

治病求本为要，譬如鼻痛、耳痛、耳聋，徒为耳鼻之治，此即舍本执末也。为医者，宜认其所以然而治之。

用方以活变为主，某方治脱肛，某药主下血，概用之者，不知活变也。一方以应万病，万病以归一方，是谓活变也。

心胸痞塞，用芍药甘草类不应者，半夏厚朴汤加苈苈，轻其剂量而服之则效（拙轩曰：如此条所言，东郭翁极得意手段，玩味有余，下条亦然）。

泄利与附子剂不止者，钱氏白术散奏效，此理可玩。

一妇人，羸瘦盗汗，下利十余行，腹中拘急，如摸罗网，不欲饮食，时喘者，与真武汤愈。

伤寒与下剂，以其脉沉实沉紧为的也（此语，非大有见识大明脉理者不能道，诚与仲师用承气之旨符合）。

病人有心下痞硬，腹中拘急，而遗精或漏精者，概为下元虚，治之则痞硬益甚，先治其痞，则遗精亦随愈。

病咳血，心下有水，左肋及胁下拘急动悸者，与柴胡姜桂汤加吴茱萸、茯苓愈。此治腹而血自治也（拙轩曰：翁之用四逆散、柴胡姜桂汤、八味丸等，纵横颠倒，变化无方，实极得心应手之妙，他人不可及也。然精思求之，岂不得其彷佛乎）。

诸疮内攻及脚气上冲，与木瓜、吴茱萸、犀角等无效者，四物加黄柏、山栀子，或四物加浮萍能治之。盖不制水湿而治血虚，最是上乘法。

生地黄能治心下痞硬，干地黄亦然，但其效不如生耳。

京师一时咳嗽大行，有人患之，诸药无验。荻野台州以为下元虚，与八味丸不应，诊之左肋拘急，因与四逆散加吴茱萸、牡蛎速愈。

一妇人，数日自汗不食，脚挛急，脐下有块而痛，其状颇似蓐劳，众医治之不愈。余以块为主证，与安中散，块渐消，汗随止全愈。

久腹痛者，徒禁厚梁，而不减饮食，则虽方证相对，更无效。

腹痛发呕吐者，不详其因而治之，则误人不浅。鲜因者何？曰积聚，曰停食，曰蛔虫，曰水饮，曰瘀血，曰肠痈是也。积聚，心下痞硬，按之则反胀。停食，心下濡，按之如空。蛔虫，按之指下有气筑筑然。瘀血，多在脐旁及少腹，按其痛处块应手。水饮，其痛游走不定，按之则鸣动。肠痈，多右腹，按之左右异状，且手足痛处，则必觉润泽，右足挛急，小便淋沥。余多年潜心辨此六者，无有差忒。

风眼痛剧者，与紫圆六七分，大下之即效（拙轩曰：专门眼科，曾有此快活手段耶）。

梅毒热甚者，以清解为主。若解热不彻，则多为沉痼废疾。此法医书未说及，为可深惜矣。

偏枯证，有治不治之辨。病者握手者，决不治。试使握手仰卧，则其手必开，复起之则如故，是为恶候。

禁口痢者，胃口至胃中多畜水饮，故水分动气甚，附子理中汤加粳米，或加薯蓣、生苄效。又将生鸡肝入末酱，煮熟取汁服之。

堀河丸太街一富商女，年十八，患麻疹，其状细小，欲发不能发，隐隐于皮肉，大热如火，呕逆，水药不能纳口。余以为热毒内攻所致，乃与调胃承气汤。病阻不能服，因延田中信藏诊之，曰：余有浴法试之。家人疑议。余曰：药不能下，施之而可。信藏乃以清酒和热汤盛之于盘内，使病者沐浴其中，须臾出之，温覆取汗，则呕吐忽止，疹悉发（拙轩曰：魏氏

707

《博爱心鉴》水杨汤浴痘儿之法，与此条同巧异曲）。治痘法以辨胃强弱为要，虽有下利烦渴，寒战咬牙等证，胃气强者可治，补泻之分，全在此一途。

老人顽癣，多因血液干燥，湿热熏肌表，故温清饮为的治，或加浮萍佳。

脚气动气甚者，四物汤或效。盖以水分动为标准也。

哕逆属胸中者，主橘皮、竹茹、丁香其属。腹中者，主附子粳米汤合甘草干姜汤。若有水饮，中气虚者，主香砂六君子加芍药也。

产前后口舌赤烂娇痛者，实者以麦门加石膏汤，三黄加石膏汤为主。在虚实间者，以加味逍遥散为主。极虚者，以附子汤加当归为主。若赤烂生白点者，为恶候，加下利者，为不治。

诸病，其脉时时变易者，属痫也。

余曾谓芍药缓肝，当归润肝，川芎疏肝，生地黄泻肝，其能各异，而要之不能出肝分。

卒厥，人趺阳脉应手者，为恶候。何者？胃气脱则趺阳反鼓动，宜审其神气有无。吐与利证异而因同，医当晓其理。

诸病凝结心下者，多属肝气。疫证亦多挟肝气，宜察焉。

赤游丹毒不早下之，则内攻为走马牙疳，宜凉膈散加犀角。

梅毒上攻，头上肿起为凸凹者，属火证，宜温清饮。梅毒动生火，不可徒为湿而治焉。

久病人，左右偏卧者，一朝忽得自由卧，则死期在近。

池田瑞仙（锦桥）诊痘甚粗，如不用意者，或人问之。曰：诊察过密则反失真，其妙存于目击之间。譬如睹刑人之就死地，虽刚强者，其气馁憔悴之状，在过眼之间，若熟视久之，则其形气与常人无异矣。余治妙法大王臣营谷中务卿男，啖柿果伤胃，发大吐泻，四肢厥冷，过肘膝，换数百方，治之无效，束手俟死。余望之形容自有生气，因与理中安蛔汤，忽苏息矣。是前医则熟视刑人也，余则一见于道途也，可谓瑞仙真得实诣者矣。

患溽囊者足痿，就蓐则多不治。

结毒入眼，瞳仁陷缺者，为用汞剂之的，非他药之所治也。消息与汞剂，则瞳仁圆满复故。若不圆满，反紧小，神水流散者，不治。

因结毒成聋者，成青盲者，成声哑者，皆不治。但聋耳有所少闻者，远房服药则愈。

服轻粉口中腐烂者，石榴皮、松脂等分，煎服效。

凡与粉剂者，先与泻火药而后与之为佳。此与疗打扑者，先行拆水，而后服酒奏全效同一理。

会阴打扑，小便不通，但少尿血者，与桃核承气汤。若不差者，与大黄附子汤一帖，用附子二钱为佳。服之小便快利，血止为度。又因证可与八味丸。足真藤元志试效方云（拙轩曰：会阴打扑，其证剧，并尿血涓滴不通苦闷者，内用甘遂、大戟峻剂，外施导水管。不然无救法。此条所言，盖属缓证）。

癥癖逼塞胸膈者，脉异左右。癖之所在，其脉必涩。癖之所无，其脉必数也。又有其人常脉迟，因癖而为动数者。

癥癖人横卧，有下癖而眠者，有上癖而眠者，审之其下癖者，必因胸中冲逆甚也。

舌色纯红而柔软，其形失常，干燥者，为参、附所宜。与之舌色不变者，恶候也。若无汗谵语烦乱，舌上焦黑无芒刺，干裂成皱者，亦为附子所宜。盖此证，其脉虽浮洪，或弦紧，必无根抵，与附子。病势缓则脉必见虚候也。盖舌纯红者，属阴虚。而焦黑者，属虚火也。又有证具阳候，而舌上反无胎，润泽者，为恶候。若此证心胸有所闭塞者，与药开达心胸，则舌上生胎也，为佳兆。又虽与药制之，热愈炽，胎不更生者，为不治之证。又服药后，舌胎一去，其色不和者，有宜石膏者，有宜附子者，有宜地黄者，当审别焉。要之，舌与脉者，阴阳虚实之所判，不可不细精。故吾门加四诊以腹舌而论定病因虚实也。世医不知之，执腹诊舍脉舌，可谓疏漏矣（拙轩曰：宽政年间水户土田恕庵著《舌胎图说》一卷，据张璐玉

《舌鉴》等附以己所见，颇为详明，可谓得东郭翁之心者）。

舌上不论黄白，带光滑而干燥者，附子所宜也。其红色者，益为附子的证矣。

病人舌上白胎，其下含紫黑色如牛舌者，为恶候。此舌候兼面戴阳，则更为危矣。

按舌候，大概诸病无异，故疫痘皆同诊，但至结毒，则具一种舌色不可不辨（白中带黯色者及舌下赤色中成皱文者，又紫色如牛舌者，皆属结毒也）。

崎岖德见茂四郎者（丝割符年寄），患鼻渊三年，诸医以为肺虚，百治无寸效。诊之，两鼻流浊涕如檐滴，脉弦紧，腹拘急。予曰：此系肝火熏灼肺部，上下气隔塞之所为。世医不知之，漫认为肺病，或误为风邪侵肺，徒用辛夷、白芷之类宜乎？不得其治也。乃与四逆散加吴茱萸、牡蛎服之。半月许，病洒然愈。盖此等病，宜详其脉腹而处方，不必四逆散也。

凡病人胸膈不开，则心下不宽，故欲制心下者，先治其胸膈，是医家一大紧要。窃比之于净土门一枚誓词。

一妇产后，经二旬，卒呕吐，数日不止，左胁下冲逆痛剧，与吴茱萸汤（参用洋参）忽安。

产后腰膝痿弱者，多系癥癖所为。盖其初妊时，患水肿或脚气，至产后气急者，与对证药，前证愈后，当详腹诊治癥癖，此证最要艾灸。若施汤液及艾灸癥癖，为之压不差者，与桂枝加术附汤、麻黄附子细辛汤，而二三日或四五日之间，以紫圆下之则愈。此即先师东洞翁独得之妙，而余则因其证与四逆散、理气汤、十全大补汤等，时时以紫圆下之，每得效。

紫圆以荡涤胸膈为主，故发狂上炎甚者及产后痿弱心膈气不能下降者，皆用之效。昔东洞先生曾以此方治龟胸龟背，即此旨矣。

目疾属内障者，艾灸最效。而专门者忌之为可笑，其他如黄风雀目，肝虚雀目、不知其辨动误治。盖黄风者，白睛中生细皱，发黄色，用滋阴明目汤、八味丸、单杨袍术等效。肝虚者，乌睛白睛如常，但觉昏暗，故为难治。

松原一闲斋者，吉益东洞山胁东洋师友也。本为若狭侯臣，尝治龟胸龟背及痿躄沉痼者，用起废丸。其方大黄、生漆二味，研末为丸，未干时服一钱或二钱，服后大热，发赤疹为知，而因证与他药则全愈。

一闲斋门人桥谔顺治治一妇人，头发发火，每梳之觉火气至，即见光，与三黄加石膏汤痊。予亲见一妇，归家衣里有爆响，投之于暗处皆见火，此皆肝火之所为，不足怪矣（拙轩曰：明郎瑛七种类稿卷二十六有衣火一条，与此同日之谈。又见张芳洲杂言按，人发猫皮，暗中以手拂之，常见灯光，且闻爆响。西洋人以为电气发出之验，不必肝火之所为也。医剩云：先考蓝溪公所识一贵妇，每暗中更衣，火星爆出，同妇女栉发于暗中及猫儿背毛逆摩出火之类。盖体气盛者，偶有击而发光者，非真火也）。

十枣汤证，有下痢者，因上迫势甚，而热下陷为利也，故与脱利其趣迥异。如柴胡、泻心，下痢亦然。

痘序下利，与伤寒合病下利同。但及十余日者，与少阴下利同辙，正为恶候。

大津小野又三郎者，患天行，发呃逆五六日，微利，其脉变幻无测，众医以为脱候，皆辞去。予诊视半日许，谓旁人曰：此脉非恶候，即肝火亢盛之所为，因四逆散加地黄、古金汁服之，脉顿定，诸证随痊。

便毒，无脓溃势，将消散者，内托剂更无效，与三物楸叶汤。若不起发者，加附子服之。无效者，概因疝瘕为之妨害，与四逆散加附子，奇效。若终始无脓溃势者，与芎黄散加荞麦，可下之。

小儿胎毒系先天，而世医不知之，或言分娩时误饮瘀血，为可笑。凡诊其毒，先以指头按肋下，必有凝结，而因其缓急，可察毒之轻重。又面色灰白，或暗黑，或过光泽，皆属胎毒也。若受父母梅毒者，最为难治。

其人平生一手脉不应者，偶有之，固无害。若四十以后，一手脉暴绝者，为恶候。此证多房者多有之，宜详。

大腹痛，服建中汤无效者，认水分动气，与莎苧汤则愈。

又左胁下逆抢痛甚，与诸药无效者，有水分动，则与地黄剂效。

水分动有三道。属肝肾虚火者，为地黄、薯蓣、牡丹皮之所宜。其动在表泛应者，为茯苓之所主。其动无根蒂，脐中齐鼓激者，所谓肾间动，属不治也。

京师书肆梅村氏曰，江户千钟房中有治积气血奇方，名顺气散。即四物汤、香附子等分研末者。予以为此方有理，因制莎苄汤，屡验。

一男子年二十四，得病五年，右膝肿起如别束筋肉，不能行步，其状稍类鹤膝风，而诊其腹右，脐下拘急最甚，按之右足挛痛甚，其性急不能堪物。予以为肝癖固结之所为，即与大黄附子加甘草汤。数日癖块发动，病稍缓。因与四逆散加良姜、牡蛎、小连翘全愈。此证世医不知，徒为脚疾，用威灵仙、杜仲、牛膝宜矣，不得其治也。当详其腹候而治之，此即余积年粉骨碎身之所得，殆为医家之新手段矣（拙轩曰：此治验翁极得意手段，读者宜究心焉）。

发痫人事不省，药汁不下者，宜艾灸最要，大壮不彻者，昼夜灸至七日为度。伤寒发痫者，亦宜此法。大灸至痫差，则邪亦随解。此理医经所不阐，故世医恐热忌灸，可笑矣（窦材曰：医之治病用灸，如做饭需薪。今人不能治大病，良由不知针艾故也。又曰：世俗用灸不过三五十壮，殊不知去小疾则愈，驻命根则难，故《铜人针灸图》经云，凡大病宜灸脐下五百壮，补接真气，即此法也。彼此同见，可谓海外子云矣）。

平素有疝瘕者，得大病，其块忽移处者，甚为恶候。

患梅毒不外达，蕴结脏腑，兼见疝瘕者，不可徒治疝瘕。因疝瘕不急于梅毒焉。如已形恶候者，亦当先顾疝瘕。

一闲斋门人桥诰顺治一婴儿，痘疹入眼，久未退去赤翳，用生地黄、芍药、川芎、当归制剂，日就愈瘳。是与余谓四味缓肝、润肝、疏肝、泻肝，分取其治肝病，同出一意焉。

伤寒误下成结胸，用陷胸法者，是误下。乃下不及病之意，故陷胸法再下之愈（拙轩曰：此言未有见到者，曷能道之？误下误于轻下，正文原是失下，千古无人敢作如此解）。

承气汤攻梅，有捷于汞剂。

患瘵疾，便先溏者，建中剂可用。便未溏咳嗽，晡热喘哕，痰多者，非建中证焉，投之反剧。

瘵痨勿必由虚起，体质实者，遇折伤久延，疮疡久不收，亦致痨瘵，然亦实者成虚也。

伤寒七八日，不大便小腹高突者，为恶候。

大津小野又三郎者，患天行愈后，症似痨瘵，咳嗽盗汗，余与地黄剂，众医强欲用建中，五七日遂喘急，仍与地黄剂愈（拙轩曰：建中法，必在瘵疾便溏者用之）。

久患便溏，到皮色皎白，肌肉脱削者，瘵疾已成。

痨瘵便先溏泄，艾圆灸天枢、膏肓、脾腧、关元亦愈，灸膏肓可三七壮，灸关元可五七壮。

发痫人，艾灸当有忍心。

梅毒亦能致瘵疾。

瘵疾起时，有咳嗽者，必失血。

余尝用薯蓣、生芐加入四物剂，治愈娠妊呕吐便溏，患白带不止，形体瘦。痃癖结块在腹亦愈。

癖块食积胸膈，紫圆效。

打扑瘀结，大黄䗪虫攻下即愈。余治一妇人打扑腹痛，月水欲来不通。萃冈青洲诊之曰：瘀结于腹。与余同惟他药，多剂不知，遂投大黄䗪虫剂，即见黑瘀行而愈。

痢疾不得进药为噤口痢，然积食不消，胸膈癖块结实亦哕噁，不可进药，勿谓一律噤口也。

婴儿吐乳，一吐直冲即止者，易治。吐了再吐，吐出顺口而流者，不易治。当分别诊之。

伤寒，失下多，误下少。

妊娠患伤寒，当下之候，大承气亦可投。

一妇人年二十有六，妊娠三个月有余，患伤寒已十日，手足冷，身热，昏呓瘈疭，大便秘结，口燥气盛，胎动不安，头额汗。众医以白虎证，用生石膏、知母、生芐多剂，未知，危已极。胸膈闷急,腹硬而痛,余谓承气剂可效,投之果愈（拙轩曰:有故无殒。此之谓也,临危之治疗,不可以有犹豫之意,不独治妊娠伤寒,如见他证,亦当如是也）。

半身不遂,手足偏废,于左为多。

痘证白色顶陷,保元汤效。

患梅毒者,兼发痘疮,多危候。

偏废症,亦有梅毒成之者。

中风证,口开眼合,撒手遗尿,亦有治者。余常用六君子加姜汁而愈。为帝医者,宜审脉诊神而治。

伤寒病后,因劳而复者少,因食而复者多。

余治伤寒,有用承气法,大便至数十行,犹见胶黑黏腻之粪者,岂可执一下不可再下之说也（拙轩曰:断病确然后,用药准。虽一下再下,自亦无妨。然于诊断,不可不加之审也）。

喉痹多有急不及药者,若可进药,须急投之。

产后治法,帝医必拘于生化汤,然亦有须审他证之急于去瘀生新也,不可不分别权衡。

产后中风,筋络拘急,手足瘈疭,四物合薯蓣、生芐、秦艽补之则易愈,不可概作风治。

腹诊似较脉诊有据,舌诊尤较腹诊有据。

先师东洞翁屡以紫圆治痰黏胶结气逆者,盖亦善用紫圆之妙也。然亦用之当者,方效。

松原一闲斋治一妇人,年三十有余,妊娠漏下,用补中益气合十全大补两剂,早晚间投而愈。又治一妇年二十妊娠亦患漏下,他医曾用过补中益气剂、十全大补汤均不见效,闲斋用地黄剂即愈。盖一为气虚,一为血热,体质不同,治疗岂可不谛脉诊证而分别也。

桂枝汤治痹痛,亦能奏效。

脚气上冲,先师东洞翁亦用紫圆治之。

艾圆灸足三里穴,可引脚气不上攻。

疮疡用艾圆隔姜灸,奏效甚速。

桃花汤治脾泄,亦厨通用。

黄疸证,茵陈蒿汤不应者,合五苓散必应。

婴儿抽搐,不必一定因风、因痰、因食、因热,如久患泻利及大病后,抽搐更多,与附子理中汤,每每奏效其捷。帝医有拘于惊风,用麻、桂各法,不救甚多(拙轩曰:唤醒群迷,活人之功大矣)。

艾灸之效甚捷,痹痛亦有不可用艾灸者。梅毒痹痛,多不可用艾灸,灸则反剧,当慎之。

按摩法宜于婴儿症,因其投剂易误也。

解毒剂治风疹见愈者,仍有梅毒夹症。

梅疮症,身体强壮之人,虽勿投剂,火毒渐清,用当归、生地黄、芍药各治肝药，每得愈。

患伤寒者，投承气汤大下，反见舌苔黄厚而焦者，必当再下。亦有下后热反盛者，亦宜再下之而愈。帝医多以一下，不敢再下。但余见因下而死者少，失下而死者多。

龟背龟胸，由梅毒而成亦多。

瘰疬亦有根于梅毒之作，不可不谛审也。

支饮，易为肿胀，理中法合金匮肾气法得效。

余治一男子喘症，遇夏季必作，冬时反愈，与他人患喘症者相别，青龙法投之不效，香薷合六一散投之即愈。以治暑症之药治喘，盖其喘实因暑而起也。所以治病必求其本，谓可信。征韩一役患喘者甚多，青龙法皆不效，惜乎未谛审及此。

卒昏倒，汗出肢冷，面现红润者决死。

老人卒昏倒，脉见弦紧革等者，为恶候。如支饮亦然，其面戴阳者，尤为凶（温公诗话云：平时充实而光泽可也。唯暴光泽特甚者，死兆也。是如草木将枯，精华顿发而生雀。饬司命者，不可不知矣）。

禀质强盛者，偶损下元，虚火上炎，加之以疫邪，医误为实，与大柴胡汤，一下忽脱者有焉。余故曰：视色不以目，听声不以耳。

咳嗽有自心肺者，有自胃中者，不辨之则治方无效。

腹痛，诸药无效者，香苏散加青皮、姜煎，奇中，妊娠大

腹痛者尤佳（征韩役先哲既发明之，而世医瞆瞆，实为可
悯）。

患瘵疾者，襟际肉先脱，与他病羸瘦不同，宜熟察（拙
轩曰：此诊瘵疾一大候，揭出示学者，可谓深切。按：《苏游
传尸论》云：此病若脊膂肉消及两臂饱肉消尽，胸前骨出入，
即难疗也。《灵枢·五变》篇云：臂薄者，其髓不满，故善病
寒热也。东郭说，盖有所原焉）。

久患痫癖者，差后其性躁者，为恶候。

遗精白浊，属疝者多，概不可为虚，如强中病亦然。

下血，有下焦湿热而虚者，宜茵陈四苓加附子。属肠胃实
火者，宜三黄汤。肠风下血，肠胃中畜水饮者，宜四君子汤加
黄芪、白扁豆。胃中及下焦虚寒者，宜真武汤。如痔下血，亦
可因此法通治。

甘草粉蜜汤治澼囊病痛甚者效。

伤寒，以大柴胡汤或柴胡加芒硝汤下之，热除后，肝气大
动，谵言妄语如狂者，与竹茹温胆汤则安。世医不知之，妄下
误治者多矣。

瘰疬成劳者，与痔漏成劳者其理全同，但有上下分耳
（拙轩曰：不止瘰疬痔漏，凡疮口不收脓水多出者，皆成劳。
血液亏乏故也）。

妊娠热郁，甚则多堕胎，麻疹疫毒最然，此因肠胃热甚，

熏蒸子宫，故用大黄、芒硝无所嫌，巴豆亦时可用，所谓有故无损也。但疫毒行下夺有机，不可忽诸。

两胁凝结者，直灸章门则易激动，因先灸风市，则反奏效也。凡灸艾易激者，可善解此理。病在上者，先灸足，渐及腰，则上部宽不激动，因灸其部分则奏全效也。是与大柴胡汤证候而阻其药者，反与理气汤利其气，而后事疏通，则不激同理，灸药之于疾病，岂有二致哉。

妊娠下部有水气，至产后不差，恶露不下，气息促迫者，先利其水，则恶露亦通。治发狂用泻心汤、紫圆者，专取诸快利胸膈也。东洞先生治龟胸龟背以紫圆者，恐不过此意。产后脚膝痿弱，与紫圆者，亦疏通胸膈气以下达也。

癥癖冲逆心下及胁下者，其所冲之眼，必为邪视。又有因癖之左右而自异大小者。

妊娠呕吐不止，水分动甚者，小半夏加茯苓汤、粳米、薯蓣、生苄奇中。若中气虚极者，香砂六君子汤加粳米，各㕮咀，为炒黑，别入洋参一分，水煎，少少服之效。

暴吐血不止或晕绝者，灸鸠尾穴数百壮奇效（失血甚者，最要接续元气，不可畏其炎焰，专尚寒凉，逐渐消伐其元气）。

小儿吐乳不止者，对证方中加精品麝香皮效（大人呕吐诸药无效者，麝香、桂心二味为末，调服效）。

马脾风、麻疹、丹毒三种，治法略同，而有马脾风异治者，如无价散是也（此说太似粗，而细味之有理，精于治疗者自知之）。

余尝读先生所著《伤寒论正文解》，深知其识见超乘于古人。又读《导水锁言》《养婴锁言》，大见其治术入神品。特如《方意解》穿凿臆断，或戾古人立方之意。盖方论创于成无己，而吴昆、李中梓、柯琴、汪昂诸家，各有发明，然或有择焉未精，语焉未详者，方意之难解，振古而然，岂止此书哉（拙轩曰：《方意解》一书极辨矣。要之，一家言，仆亦不能信焉）。

荻野台洲

享和宽政之间，有以医鸣于京雒者二人，其一为和田东郭，其二为荻野台州。台州加贺人学医于越前奥村良筑，后游于崎阳受喝，兰术于译官某氏，业成悬壶于京师，最以治瘟疫著。当时四方之婴，沉疴痼疾者，不踵乎和田氏之门，则凑于荻野氏之堂，是以二氏治术超越于时辈，独得精诣，悉出于实验，为临证处方之助，岂为不可哉。余乃就其门生所笔荻野家口诀者，编纂以作医话，如其识见，则有台州园丛书数种，宜就看而已。

温疫，小便闭，烦躁或昏冒者，不治。若阴证，小便闭，少腹凝结按之不痛者，或小便数急淋沥者，俱与加减真武汤后，兼用辰砂六一散，小便得节度则治（按：加真武汤说，见《温疫余编》）。

温疫阴证，虽不大便十日以上，不燥结者，不可妄与大黄。

温疫，舌心干燥者，胸中有热也。舌本干燥者，下焦津液枯竭也。舌上白胎如着糊者，少阴虚火炎蒸也。白胎如鹅口疮者，亦然。

温疫，舌两端有白胎，中央胎已脱者及舌上润滑如朱者，是邪热陷于少阴也。可直与生地黄。若用附子，则倍加甘草。

温疫，热将解，小便频数者，热从小便去也。又有移热于膀胱而频通者，但热将解者，其色以渐清也。

温疫下血，疲劳甚者，宜参附养荣汤。

疫后健忘者，宜安神益志汤。

一老人患直中温疫，头痛如割，烦躁，须臾不能卧，手足微冷，脉沉而数疾，与冷香饮子三帖，头痛半减，仍服前方四五日，全愈。

直中温疫，头痛如裂者，肾厥之邪直逼于太阳经，故项背亦强也。一男子患此证，无热头痛如裂，一老医认为阳证，与大承气汤无效，更与柴胡清燥汤，遂不起，岂不浩叹哉（按：台州潜心于吴氏，于达原逐邪之剂，莫所不试，而阴疫治法，亦发吴氏未言之秘，可谓吴氏之忠臣矣）。

膈噎者，以蓄血、痰饮、脾肾虚三者为因。因于痰者，饮食专噎于咽喉也。附子理中汤、旋覆代赭石汤、二陈汤类加松寄生用之，且灸身柱为佳。因于蓄血者，饮食专噎于胸中，且以右肋骨下有块为标的也。以温脾汤送下乌神散，或二方更服亦可。因于脾肾之虚者，饮食下胸中必觉摩痛，或食一纳口，则吐白沫数口也。先灸气海，次与松寄生油，又宜服炙猪肉煮汁，若得食其肉者益妙，此证最属不治。妇人之膈多属蓄血，亦不可不知焉。

鼓胀，自心下渐及于大腹者，实也，宜生姜泻心汤、大半夏汤。自中焦膨胀者，宜温胃汤类。自下焦胀起者，宜壮原汤加木鳖子。此病以手鼓腹为鼓者，虚也。属不治，是为虚实之辨矣。血蛊者，自少腹胀起者也。先与生姜泻心汤，则其块徐徐消，然非长服无效。盖有血块，必停水凝结，其块益为大，故先利其水，而后治血分，则其效捷矣。或副用鳖甲丸，亦一策。

脚气一证，以槟榔为套药，大概宜槟苏散加木瓜。冲心者，以童便服槟榔末或紫雪五分，以童便灌下，此证多属不治。

热毒脚气者，以或有腹热，或其人自烦热，或灸之不堪热，为其征。凡灸之不堪其热者，多为冲心候。若脉数者益危，不可忽诸。若脉缓者，无冲心之患。干脚气证，灸之不甚痛者，无害，虽脉数亦可灸。

每年夏秋之际患脚气者，宜肾气丸料、风引汤（恐谓《外台》唐风引汤，非《金匮》方也）类。其人寒时，预服肾气丸料，则至翌年不再发。

脚气麻痹及于口唇者，其毒深也。积年患之者，固无论矣。

脚气烦躁者，宜粒甲丸。

风湿脚气者，以疼痛为辨。疼痛者，必不冲心。若将冲心者，宜唐侍中一方。但痛轻者，宜六物附子汤。

云州侯（松江城主）患脚气肿满，侍医与以鲤鱼汤。虽小便颇利，其痛不可堪。因请诊为风毒脚气，服杜仲汤，痛顿减，而小便日短少，其色渐赤浊，众以拟议，仍连进前方，其病遂愈。

凡水肿与鲤鱼汤者，以腹大满为主。若不腹满者，无效。小林大陵（京师医师）鲤鱼汤合苏子降气汤亦效（鲤鱼治水病颇效，然脾胃不和、便滑呕恶者，不可食。按《范汪方》有醋煮法，则为较和醋食当佳）。

凡治水肿，导水茯苓汤，以心下悸为主。若心下专有水气者，宜实脾饮。其他木防己汤、六物附子汤类，可随证而选用。

水肿证，有小便虽不多通，肿气减者，盖水之所凑气亦凑，气一散水亦减也。若内陷者，其气不振，故水不能流，以陷于里也。欲振其气者，宜真武汤、壮原汤类。其人自阴茎、阴囊肿者，亦虚肿也，宜肾气丸。

妊娠水肿，随胎气长而甚者，胎压水道也，分娩则愈。

子痫者，与芍药甘草汤加干姜副用童便可也。盖产前子痫，与产后痉无异，故又宜甘草干姜汤。《妇人良方》交加散亦治柔痉。产后之痉病与豆淋酒者，以酒气缓筋脉也。此等法不可拘，产后可，亦治杂病之痉矣。

痛风以发表为先务，宜越婢加术附子汤，最后与下剂为佳，宜神佑丸。此证不泄下水毒，则无全效（痛风热甚者，与禹功散无效，不如神佑之捷）。

呕吐证与诸止呕药不应者，官参一味五分浓煎（以水二合，煮取八勺），去滓，伏龙肝末少许，取其澄汁服之。

吐唾不止，用安蛔药无效者，属《素问》所谓肾液，宜肾气丸。又有属胃上寒饮者，仲景曰：喜唾，久不了了者，理中丸主之是也。

胸痛证，有痰饮，有蓄血。痰痛多在左，血痛多在右。属痰者，清湿化痰汤、枳实薤白桂枝汤、控涎丹类选用之。属蓄血者，宜与大柴胡汤、龙胆汤、乌神散等。若妄投破血剂则吐血，不可不知。

真心痛者，饮麻油为佳。凡病属心脏者，多不治。

霍乱，多系于胃中停滞，故盛暑时，减饮食则无其患。小儿中暑霍乱，尤自饮食发，馒头类不可食。乳哺者患之少，其因饮食可知矣。热甚危急者，宜与竹叶石膏汤、白虎汤。干霍乱者，宜大承气汤。不可妄与瓜蒂散，调理当用附子理中加桂、补中益气加附子类。

疟疾，用达原饮加柴胡，其他九味清脾饮类伍草果者，最可也。阴疟别无治方，用达原饮类。迨病发于昼间，宜截之。

左乳上痛而咳者，肺痈也。初起者宜四味薏苡仁汤、甘草干姜汤类。其人无故脐中腐烂出水者，属脾胃湿热，与平胃散加大黄，以赤乌散或奇良末贴脐中为佳。

眩晕有二道。因水饮昏倒者，宜苓桂术甘汤、奔气汤加茯苓类。盖奔气汤加茯苓主降下，更加附子推下之力反优。因气虚眩冒者，宜补中益气汤加附子。

心下有留饮，痞硬者，生姜泻心汤主之。不痞硬者，宜茯苓饮、五苓散类。若留饮腹中有动气，或肾虚其气上冲者，宜桂枝龙骨甘草牡蛎加茯苓汤。癫痫者亦用此方，别有口诀赘焉。

血淋者，宜龙胆泻肝汤、八正散类。脓淋宜萆薢汤。石淋宜透泉散，又以琥珀油涂导尿管，插入之于茎中，则石从坠。冷淋者，宜生附散。小便已恶寒者，此方最效。鸡卵制苄黄散亦治此证。

大便闭，用鸡卵制芎黄散奇效。其方鸡子去白止黄，以芎黄散和其中炼，将包湿纸埋之于热灰中，以灰冷为度，取出去壳，研末，白汤送下。

其人当右肋下有块者，必吐血。妇人经水不利而吐血者，属逆经，其血必黑，宜大柴胡汤、三黄泻心汤类。自肝脏发者，属蓄血，其血亦黑，并用前方。自肺脏发者，鲜血也，其血虽一滴，难治。先与加味百合地黄汤、犀角地黄汤类为是。酒客吐血，属胃中蓄血，宜三黄泻心汤。若不止者，属脾血，宜理中汤。盖下血久，则脾衰失裹血之职，自然止也。独步散能治吐血下血，衄而属鲜血者尤效。下血者，宜食海鱼，不可食河鱼（按：独步散，干柿一味为霜服）。

痢疾初起，以发表为紧要。若将禁口痢者，早可大下之，宜大柴胡加芒硝汤。禁口，药汁难下者，咽以生萝卜汁，则得能下也。冷痢者，多属泻心汤补中加大黄汤证，而附子之所治，亦往往有之。

咳嗽属阴者，难治。横卧则发咳，仰卧则不咳者，水饮所为也，宜神佑丸。子嗽者，因胎气生长，水停心下而为咳也，宜当归芍药散。

泄泻无异证者，宜胃苓汤、补中汤类。又有养胃汤、藿香正气散、真武汤所宜。若食即更衣者，属脾虚也。轻者宜补中汤,重者宜补中益气汤。久泻者,可理中焦,宜附子理中汤加赤石脂,或阿芙蓉丸。泄泻证多因不能泌别水谷,故宜分利水与糟粕。论云:下利不止,当利其小便是也。利小便宜春泽汤加附子。属中焦者,宜补中汤或生姜泻心汤。泄泻愈后,脉迟细而弱,至夜半或黎明而泻者,此命门真阳不足也,宜七成汤或参苓白术散主之。又有属实者,宜大黄丸类。

嘈杂者,水气挟火也,宜三黄泻心汤、生姜泻心汤。但心下不痞者无效(按:心下不痞而嘈杂者,宜旋覆花汤。又吴茱萸一味煎服可也。《古今医统》云:嘈杂之为证也,倏尔腹中如火发,腔内空空,若无一物,似辣非辣,似饥非饥,似痛不痛,而有懊憹不自宁之状,得食暂止者是也。可谓说尽嘈证矣)。

黄胖,或以为感粪土气,亦非无理。何则?此病中人以上患之者绝无,中人以下往往患之也,宜皂矾丸。又男子脱血后,或女子薄血,作此状者,宜四味补血汤,非皂矾之所治也(按:因食粪发黄者,《本草图经》秦艽条引崔元亮《集验方》云:夜食误餐鼠黄,亦作黄识病。捷法云:鼠盗饮食五谷,遗粪在内,人不拣择,误食则生黄疸是也)。

风毒肿,多壮年者,老人甚少。两脚虽红肿,不能自溃。先可发散,宜一剂散后,可下之,宜禹功散。治法大抵同于痛风。

病人有呼吸乍失调度乍复者，不出五六日死。经曰：呼气出于肺，吸气入于肝肾。其失调度者，呼气不能归肾，上越于肝也。

心中时烦，唇红发作，有时时呕恶，闻食臭，颧骨红者，属蛔虫，理中安蛔汤加甘草、附子。

反胃者，断谷食，但饮白米饮，与理中、大半、温脾诸汤为佳。又有因水气发此证者，必心下悸，宜生姜泻心汤（按：此证亦减饮。余闻台州有减饮论，未见。盖减饮事详见东坡集与孙运司书，可参考焉）。

穿踝疽，不辨足内外肿痛者，宜杜中汤加蝮蛇。病重者，副用禹功散。

解颅渐长大者，头骨开压额前肉也。当施绷带，初起者宜六味丸加鹿茸。此方能治解颅、五迟二证，盖本诸薛己之说。

蓐劳初起，宜当归建中汤（按：《千金》内补建中汤主治可考）。

妇人肩背强急者，以坐药导带下则愈。若心下痞者，宜生姜泻心汤（按：妇人肩背强急者，多系痃癖之所为，延年半夏汤最效）。

喘息急者，半夏为末，和生姜汁如曲服之，甚效。

津液虚燥，不大便而窘迫者，下焦气脱也。当升提其气，宜补中益气汤。若不窘迫者，宜六成汤。盖以补中益气汤无腹力，六成汤有腹力为辨。若六成汤证而无力者，宜加鹿茸。

竹叶除胸中烦热，竹茹主豁痰，所治各异。胸中烦闷者，栀子之所主。自心下及胸中者，黄连之所主，亦各有专长。

小儿夜啼，宜安虫散（按：安虫散治虫动心痛。又小儿夜啼神效。胡粉炒黄、槟榔、川楝子去实、鹤虱各三钱，白粉一钱五分，铁器内火熬砒杵，共五味为末，每服一字，大者半钱，温米饮服）。

酒查鼻，严禁酒。时时以三棱针刺去血，可与辛夷清肺饮。

脑漏者，脑中酿热，以出瘀涕也。古人以为脑移肺热，误矣。其初流黄汁，后变白浊，甚者溢于咽，且鼻中点滴连绵不止，其状虽似清涕，以纸拭之，干则发黄色也，宜脑漏一方。又似此证而鼻塞者，息肉也。其初生鼻中，渐逼鼻口，其色初白，次变桃花色，又一等甚者，色如李实熟，此证虽相似，以鼻塞与不塞为辨。鼻息治方见于方铃。又以瓜蒂末贴纸捻条，插入息肉上，则黄汁出而愈。

丹后宫津侯（松平伯著守）平素无他病，鼻常流清涕不止，余以为肺寒所为，以大枣煎汁服皂荚丸，灸大椎第一间，身柱，七日而愈。

梅疮属表证宜发表，杨梅一剂散加反鼻主之。其初与遗粮五宝丹等者，甚非也。疳疮，世贴膏亦非良策，但傅奇良末佳

（按：杨梅一剂散方见于《外科大成》）。痀疮发阴茎，表者为太阳经证，杨梅一剂散主之。发横面者为少阳经证，恶候也。茎头下直筋不破溃为要，若破溃，则其毒忽上于咽喉及鼻梁也。烛泪疮，亦宜一剂散，兼用结毒紫金丹。

妇人妊娠，十指麻木者，系血热所为，此证夏月尤多，轻者不及药，分娩则愈重者，与柴芩四物汤。

妇人多属带下毒者，不可不谛。

奔豚气属虚，支饮属实。其证相似，而其治迥异，可不精诊哉？

水势盛于外者，卫气之衰也，宜黄芪汤。

梅核气，与半夏厚朴汤为法。然厚朴无真品，姑与生姜泻心汤可也。

杜仲汤能治脚挛急在右者，而不能治在左者也。

诊病人宜察眼中之了不了，与音声之爽不爽，此二者清亮，则不死。

劳瘵与虚劳易混。虚劳之热，浮泛无根据。劳瘵之热，熇熇熏骨，而眼中甚陈，不如虚劳之目中不了了也。四花患门亦治劳瘵，而不能治虚劳。又妇人虚劳者，经水早绝，属血瘦也。劳瘵者，有至病末未绝者，乃知二病自异也。

暴得痿病，腰足两股皆不仁，躄而不能步，脉滑而力者，先与瓜蒂散吐之，后以术附剂逐水则速愈。

雀目，当审腹候。若少阳经拘急者，宜抑肝散类。若因脾胃郁热者，宜平胃散加大黄或黄连，又用鸡肝亦佳。

积年发小疮，痒不可忍者，可与杨梅一剂散加蝮蛇多量，外以西河柳煎汁浴之，此方亦治癣疮。

血燥皮肤为痒及风热疮疥为痒痛者，宜当归饮子。凡一剂散证带血热者，非此方不能治。

漏风，当背七八九椎际恶寒者，属气虚，宜补中益气汤加附子。又觉手足爪间有风者，亦属漏风一种，宜补中益气汤类。

哕逆因胃寒者，宜丁香柿蒂汤，兼用龙眼皮为佳。因痰饮者，宜橘皮枳实生姜汤。

肺痿吐涎沫者，与甘草干姜汤，兼用皂荚丸。

鼻僻者多发中风，欲防中风者，宜灸章门穴。

中风证，气之所虚，痰必凑之，故以顺气导痰为治法。又中风未发时，头痛者，肾气厥逆也，为不治。

病人服甘遂、大戟、桃花、大黄类不下利，反腹胀满者，当和胃气，宜甘草干姜汤加芍药类。

带下之块，多在卵门下（斥卵巢耶），按之则如绵裹，觉温软也。又妇人脚痛属带下者，十有八九可详。

阴湿者，由谷气下流，宜减饮食，徐服萆薢汤类。若其证轻者，地黄、枯矾等分为末，和生姜汁贴之可也。

某侯一日垂钓于水滨，时有溺者自上流来，侯深悯之，命救之，几死，使侍医将一角末以管嗂鼻，须臾吐水数升，遂苏。台州园有雉鸡，误陷于井中，饮水数口，扶之出，殆绝，急将一角末五分和水服之，须臾吐水，霍然痊。乃知一角能解水毒也。

血证，脉弦数者，有不测之变，可恐矣。

下利兼脚气者难治，以下焦虚故也。其他下部有旧疾而并脚气者，不可不虑。癫痫有因蓄血者，当卒倒叶涎沫时，必咯血，乃可去其蓄血。一妇人有此证，新产后霍然愈，乃蓄血尽故也。

喉癣，间有属胃热者，宜凉膈散类。

肠痈看法，往来寒热者，属右厥阴，无寒热者，属左阳明，是为左右别。又一种，有二便共闭者，为小肠痈，详于《外科大成》。夫病在大肠，则大便闭，在小肠，则小便闭，在中央，则二便共闭，理当然。而小大肠痈，多在右，其在中央者，形如便块，或于小便闭易混，学者宜于活物上而活看耳。治方不拘三痈，宜选用如神汤、四味薏苡仁汤、大黄牡丹皮汤。又有阴证者，当行附子也。若与下汤仍不通者，痈发于肠中，妨塞便道也。又便肠垢者，宜四味薏苡仁汤加大黄。最初宜如神加大黄汤，一等重者为大黄牡丹汤也。

缠喉风与喉痹易混。缠喉风发于喉中深处，不可针。喉痹发于浅处，宜针。若其肿深者，可吹入矾蚕。喉痹宜玄参、升麻，或清咽利膈汤，副用冰硼散。缠喉风即有一方主之（按：一方未详，余与以驱风解毒汤加桔梗、石膏，捷效）。

血虚肿气似黄胖，其肿虽及右肘上，不及左者，专在血分而不在气分也。古人以左右分气血，可谓不诬矣。

肺痈，其初痛阴阴，咳则引胸中，而其痛多在左，治宜在始萌。若至其吐脓如米粥，则百可治一二耳。

痘发热后，不见点，通身肿满而死者，是表伏之证也，名曰肉胀，治方早与反鼻剂，可发表。

齿痛，宜当归建中汤者外，以黑砂糖擦痛处则捷效。黑砂糖亦贴阴囊癫风并牛皮癣，不堪痒者立应。

口肿有牙宣与胃热之辨。牙宣者，上齿或下齿必发于一方，而后波及上下。如胃热则否。且虽两证同出脓血，牙宣者脓多，胃热者少，是为其别。牙宣宜滋阴降火汤，胃热宜清胃加生荸类。骨槽风自胃热来者，宜杨梅一剂散。

妇人妊娠七月以上，当与当归芍药散逐水理血，否则分娩后多患下利也。又产后下利者，多因肠胃为胎压制者，一时得舒畅，而水气下奔也。不如乘其势与生姜泻心汤，以尽水气也。

产后咳嗽，多水浸肺之所为，其治与下利略同。

痛风者，风热入骨节也，可发汗，宜麻黄汤，桂枝芍药知母汤亦主之。表证罢，当以禹功散下之。

三井某年二十有余，腹中拘急，大便硬，饮食如常，但欲眠不能眠，来请诊。诊曰：子不能眠者，非心气之所为，其病在胃中。经曰胃不和则卧不安是也。乃与桂枝加芍药大黄汤，一剂而知，九剂而愈。

妇人积年有水，块痛不解，或吐瘀液如淡黑色者，或如赤豆渖者，宜温脾汤，副用应丸。若有蓄血者，右脉闭塞，莫怪，是血压经也。又不论何病，右脉闭塞者，脾胃衰也，不可不知。

因蓄血腹大胀满者，与血虫异其证。发作有时，或至夜而胀，全旦则减之类，与桂枝茯苓丸料效。

小儿卒下利，发搐搦死者，所谓真中也。先与附子理中汤。余数年虽欲覃志焦神救活之，未得其肯綮。

吐乳者，专用治吐乳一方，此证渐剧，摇头者不治。

急惊风者，宜桂枝甘草龙骨牡蛎汤。慢惊风因攻击发者，尤属虚，可禁针，宜甘草干姜或芍药甘草汤、抱龙丸。《幼幼集成》用灵砂亦效。

诸病拘急者，属闭证。仓卒勿错置，必有开期，纵使至死一旦解而毙。

崩漏轻者宜当归煎，重者理中汤，其最剧者加附子，兼饵食牛肉更佳。

芽儿衄血，且鼻塞者，皆属胎毒，宜五香加大黄汤。又育不育之辨，大抵俟五十日判然，详于《千金方》。

风水，肿白面来。经曰：面肿者风，足头肿者曰水是也。

诸疮翻花者，因荣卫衰也，宜黄芪剂。又痔疾翻花者，胃气下陷也，宜升提剂。痧病，或以为《左传》所谓蛾，又云虫名沙工，吐沙，人中之则为此证，此皆就沙字为说也。按此病本自沙漠之南来，故名痧。犹痘自北虏来，因名虏疮。痳疮自广东来，因名广疮也。不可深拘焉。

湿痹，但痹而无痛，其初痿弱，后发拘急也。病在表者，当发汗。手足屈而不可伸者，宜四物汤加犀角、桂枝。

一妇人年四十余，左足肿，膝大而痛，不能步行者有年，于兹来请诊。余诊曰：此证似鹤膝风而非也。鹤膝者，膝肿大，而膝已下必瘦。今不瘦者，是带下所使，而其病在表，可发汗。乃与杨梅一剂散，痛渐止，更逐带下毒而全愈。

脏毒者，五毒郁热流注之所致也。其形状与痔漏类难辨识。然痔发于肛之左右，而不关任督之脉。脏毒发于任督之脉，而不关肛之左右，是为别也。脏毒破血不止者，宜补血汤加干姜、附子，兼用独参汤。

风懿，舌根如痿，言语不了然者，盖中风之类也。又有痰迷心窍，舌强而语言不如意者，甚相似。然风懿者属阴，多不治。痰迷者属阳，多治。其痿者与强者，其治自别也。

　　肝疡，古来无明辨，此证肝脏中生疡，后见腹中，故不治。其初当脊之右，肝脏之里而发者，或可治，宜透脓散。此病与流注易混，世医动以肝疡为流注，误矣。盖肝疡比流注甚少也。

　　癥瘕在右肋下而冒胃，按之则坚不痛，是属饮癖，不早治则后必至胀满，不可治，用白马溺为妙。

　　肺痈证，《张氏医通》特论之。初起当中府、云门而痛，后或吐血而死，为难治。其初轻者，宜沉香降气汤类。稍重者，宜补中益气汤合生脉散。

　　肺痈痛而咳，肺痿咳而不痛，肺痛不咳而痛。肺痈痛在一阳者可治，在二阳者难治（按：末二句难解，姑书俟考）。

　　悬痈，生于会阴之侧，多由湿毒。脏毒，生于会阴真中。阴毒，肿自会阴上斜向肛门之傍，脓溃如刀割状。三者相似而异，悬痈、脏毒宜朴嫩石榴皮之剂，阴毒宜内托剂。

　　凡病人右身有所患，则当为血分治之，是为血证看法。

　　鼻痔嗜瓜蒂，世之所知。湿家头痛者，亦以瓜蒂末点纸捻入鼻中，嚏出而愈。

　　小儿头疮为胎毒，治之无效者，因母有带下，哺其乳而发也，速换乳母则愈。妇人头疮，亦有因带下者，更与八味带下方，兼用坐药则愈（按：八味带下者，系本朝制方，奇良。当归、川芎、茯苓、橘皮、金银花、通草、大黄，俱八味）。

吐乳，胃虚者宜附子理中汤、温脾汤类。若不愈者，与《本事方》青金丹（按：青金丹治霍乱吐泻不止，乃转筋诸药不效。硫黄三两研，水银八钱。上二味，铫子内炒，柳木篦子不住搅匀，更以柳枝蘸冷醋频频洒，候如铁色，法如青金块方成，下再研如粉）。

神仙劳名，始见董西园《医级》（此书四部，舶来、荻野、福井各藏一本，余入江户）。此病盖因胃口蓄血而生，是以不食至数十年。蓄血能养胃气，故不死。用药亦非数年则无效。宜温胃汤，后以禹神散攻之（按：医史《丹溪翁传》及垣赤道人《吹影编》论似此证者，宜参考）。

凡胃中阳气盛则不倾，若胃阳虚则必侧垂，水饮因乘之，名曰澼囊。然按之不应手，但以腹痛呕吐为征，宜温脾汤。若不愈者，服白牛酪效（按：《时还读我书续录》云：荻野台州曰澼囊者，《医学正传》引东垣云痞，为窠囊者，用红花、桃仁，据此则澼囊兼蓄血，宜温脾汤，兼用血剂失笑散类。余尝观所吐物，与温疫蓄血所下物同色，故知其兼血也）。

肠覃在脐下子宫内，几与胎相似，而经水将来，其痛不可堪者，服白马溺效（按：用硇砂亦佳，后条可征）。

硇砂能治产后腹痛。

带下者，其病从带脉下流，故名带下。盖其始，水饮聚于冲脉，传于带脉，以入于子宫，与血凝结为带下也。故与生姜泻心汤去水饮，以坐药去凝结则愈。凡用坐药有法，深入子宫则其痛不可耐，若但在于阴口则无效，正在阴中稍近于子宫处为妙。妊娠者三月后，不可施坐药。固虽无害于胎，适脱胎则归其咎于此故也（按：台州园坐药方：杏仁、甘草各三分，丁香一分，枯矾六分，片脑五厘，上五味为窜，三日一换之）。

妇人淋疾，与露蜂房散，有捷效（按：露蜂房能酿乳，今与淋同。其治妙）。

崩漏与带下同因，盖水血混淆则为带下，不混淆则为崩漏也。

肝气厥逆为耳聋。耳聋者，以瓜蒂散吐之后，与柴胡清肝散类。若虚者，先与清肝散。候其实可吐之，大率百药无效者，得一吐必愈。

带下有成虚劳者，其初以寒热往来也。夫带下，郁则生热，系少阳则成此证，子宫亦属阴厥，故睡觉时唇舌干燥也。

华冈青洲

青洲学识、才力较之艮山、友松不无轩轾，而专以精思攻苦，躧事涉历之，故其治术多出人意表，盖青洲次诸彦之后，熏陶之力固多，加之治疡之声独擅海内，此其人与时为得宜也。

夫欲善外科，先宜精内科，何？则疮疡虽百端，不能出于阴阳虚实。苟审之而施之治法，则于外科无有间然矣（青洲内外泛应，无不曲当，由其脉证分辨处，无不清晰，更由其内外合一处，无不贯彻也）。

学医者如宋儒穷理，不先格知人身道理，而后审疾病，则不能至极致矣（拙轩曰：青洲翁常诵。医唯在活物穷理之语，以教诱后进，洋学未辟之前，早着眼于此，故其截断之术，穷洋人所未穷之理，翁之于疡科，所谓斗南一人也）。

失荣、气瘿、委中毒三病，先哲以为难治，予亦未得其治。尝视桥本驿工匠某左颈下发如瘤者，因谕价者曰：此气瘿，恐数日后出血至死，果如其言。又视同病者，不过四五日进血而死。如委中毒，膝胫渐肉脱，骨尖黑蚀，恶汁出而死，世医动谓治此病，审之时毒就足胫而漫肿者耳。

和州一妇人患失荣，疮未翻肉而口禁难饮食，试用五宝丹，肿稍减，口能食而遂死。又一人，与猛升汞丹，大瞑眩而病颇，差后再发至不起。

凡肿块有动气应手者，所谓动脉也，不可妄刺。误之则进血便死。

世所谓神仙劳者，与抑肝扶脾散，莪、棱为主，兼服辰砂散，或左金丸则愈。肺部有毒者，必见数脉，不可忽。若微咳带咽痛，或吐白沫，脉数者，为瘵状，遂至死。

畜血下利者不可攻，攻之则反促死，宜谛其腹候及舌色，《千金》黄土汤或黄连解毒汤主之。

伤寒汗出恶寒，近衣被则汗益多，去之则恶寒反甚，数日不差，与柴胡桂枝干姜汤、桂枝加黄芪汤等无效。或谵语不食，终至危笃者。盖有二道焉，一则内热炽盛，津液溢表者为越婢汤；一则表虚多汗者，为温经益元汤（此证必舌上见白点）。

一处女年七八岁，两脚痿弱不能立，右足心发水泡，其状如火伤，刺之水出泡溃而外生红晕，按之微痛，经二日水泡及足跗浮肿，指头色点黑。此痿弱更不能流通血气，故为毒肿也。先与桂枝加术附汤，时时以紫圆下之则愈（此即东洞先生衣钵，东郭先生亦续其传灯）。

蝮蛇咬，内服乌头汤及紫丸，外涂柿实汁则愈。

石淋非生会阴者，多生在阴茎中。割断去之，缝合贴膏，内插鹤羽茎补便道为妙。

手足创伤，络喷血不止者，医或缝裁其络而血益甚，是与刺委中、尺泽，时缚其上际，则血愈出，其理同。

小儿解颅，初起者，急与葛根加术附汤，兼以紫圆攻之则效。其证已成者，攻之则促命也（紫圆能治上部毒，七宝丸能治下部毒，或以乾坤为二丸名，有理）。创家眼中见黄色者，脱血候。

咽喉创，系气道者，小则治，大则不能治。如食道创，虽稍大多活也。

破伤湿治方见《证治准绳》，然不如越婢加术附虎杖茎汤神效也（拙轩曰：虎杖根解散凝结，虎杖茎治破伤湿，灸火热见《青洲医谈》）。

脏毒看法，先控肛门谷道，腐蚀为广阔，下如赤豆汁，其臭甚者，脏毒也。毒甚为翻肉者，多不治。

舌疳，疗之可救十之八九，先割去其腐肉，用熏药为主。然腐蚀及齿龈者不治。癫痫，眼目紧缩者，瞳子散大者，俱不治。

乳漏久不愈者，始以祛毒膏为纤，后以长肉膏换之，内服葛根加术附汤，兼用端的丸。又毒凝结者，大黄牡丹皮汤、伯州散选用。

腐骨疽，近胸腹及五脏者，不可纳纤，纤之则反见脱状。

眼胞或唇吻生疙瘩者，向里面取之为妙。

肿疡见流注状者，不论何因，与越婢加术附汤而可（此初起者。至日久者，不割破去脓，则无治法）。

黄瘅始萌，以三候为征，曰眼中黄，曰心下痞，曰小便黄是也。虽身色如故，有此三候，则为确矣。又瘅愈以眼黄去为征也。

喘息剧者，麻杏甘石汤或麦门冬汤方中加没食子效。盖没食子能祛胸中胶痰，而世医知者鲜矣（拙轩曰：治破伤湿以虎杖茎，治喘息以没食子，皆翁之发明，亦穷理中之事）。

痫疾与汞剂，以小量长服为要。譬之如复天灌一壶水于地上，漠然无痕，以小酌屡注，则水自彻底焉。

走马疳，其毒甚猖獗。经日则烂龈腐骨，遂至死。若初起口臭出血时早施治，则尚可救。文化十年六月，一儿年八岁患此证，其腐已及齿龈，齿脱三四枚，服以芦荟消疳饮，兼以人中白散，不出旬日愈，齿再生矣。

痘疹虽出于后世，其证之阴阳，治法之温清，与痈疽无异（许叔微曰：能医伤寒，则能医痘疹，能医痘疹则能医痈毒，彼自伤寒悟入，此自痈疽悟入，道异而理同，名工所见略相同）。

风眼破溃，出血不止者，犀角地黄汤兼三黄汤效。血止而痛不止者，与通明汤，外施蒸药则愈。

妇人头疮久不愈，诸药无效者，与桃核承气汤，兼用桃花散则愈，涂桃仁油亦可。

冷痢，误用疏涤剂，白脓反甚者，与东井和中汤效。

产后遗尿者，与参芪汤加附子效。盖方中益智倍加为妙（又一方，红花、洋参各一两，上二味，锉用，鸢一羽去肠，纳之于肠中，烧存性，温酒送下）。

甘草干姜汤能治自汗盗汗，其理与承气汤治阳明自汗同。

此汤又治胸胁偏痛，此皆毒迫于心胸所致也。世医不知之，徒就汗与痛施药宜矣，不得其治。

产后暴泄，与胃风汤速愈。若数十行后，心下痞满者，宜与生姜泻心汤。

或曰走马疳疗之类，或然。余视至其死者，与疗无异。喘家以紫金丹攻之，则吐浊唾臭痰而愈。白散亦能吐痰，然彼专吐在肺管者，此专吐在肺腑者，其部位自异。

解颅初萌，与葛根加术附汤，时以紫圆攻之则愈。若渐甚如斗大者不治。又小儿四肢痿弱者，用前方而愈。是其证异而其毒同也。若痿弱脊骨突起者及左右证异如偏枯者，不能急愈。

凡欲用麻沸散，先与半夏泻心汤疏心下，而后不用之则不能奏效（此法自奥村叟吐法脱化来）。

夫欲与麻沸散，宜审其证。若血色不爽，胸中有滞痰宿水，或心下痞硬者不可与之。先治其证候，而后不施之，则误人不鲜。又服麻沸散不瞑眩则不可施术，误施术则亦害人矣。

服麻沸散，瞳子散大，脉弦数者，是为瞑眩之候。

发痫，角弓筋惕，气急促迫，或叫呼者，与甘草干姜汤效。

委中毒，初发寒热甚，委中肿痛，后黑色腐坏，针之黑血出，无脓气，膝盖肉脱，宛如天刑病，然其证固属不治。

气瘤、气瘿，不可妄下手，反生害。

痉病初发，必两腮刚强。先与葛根汤，可针于合谷及发际则治。若见脱候者，十全大补汤加荆芥、附子，兼用豆淋酒加荆芥。然角弓反张甚，水药不下咽者及口开者不治（传云：痉病握手者，刺合谷穴，其深一寸五分或二寸。刺发际以浅为佳，铁针尤良）。

破伤风，其初项背强或言语蹇涩，寒栗者可治，宜葛根汤、续命汤类。无患子、虎杖茎二味煎服亦效。若至角弓反张则多难治，产后痉病亦同此法。

痉病脉浮涩为吉，若浮数者必再发。

一妇年五十余，患舌疳。其形舌傍疮蚀为翻肉，而腐烂及于齿龈。乃以腐药拔去其翻肉，服以黄连解毒汤，而外用熏药者，凡百日余毒尽病痊愈。

行熏药者，后不用下剂则无全功。舌疳者用紫圆，若由梅毒者，龙门丸主之。近世患真流注者甚少，今见流注状者，身体必为疮痕，与《外科正宗》所论大异。一人年二十余，腋下漫肿，按之少痛，其状似痞癖，而其左足有疮痕。因为外因流注，与越婢加术附汤，时时以紫圆下之愈。

留饮兼畜血者，非精腹候则难得其辨。

鹤膝风或结毒顽固难拔者，宜乌头汤、桂枝加术附汤等加角石。凡治毒难动者，为角石专长。

梅毒上攻，凝结头项者，与桂枝汤加茯苓、苍术、乌头、细辛、防风，兼用消毒丸、苓桂术甘汤。加附子能治黄胖病，胸中有动气者，为铁粉、蜀漆主治。

癞疝施针刺，清水出者不脓溃，血水交出者必脓溃，脓溃者反易治。

肠痔血出者，实证也。水血交出者，虚证也。

乳岩有经水者易治，经水断者难治。又乳岩者，怀孕则其核忽成大也。

胀满一证，有因水气者，有因气结者。水气者属实，故易治；气结者多虚，故难治。吉雄元吉曰：患胀满而死者，茶毗之肠中一块巍然存，视之坚硬如石。西洋人曰：腹胀病，动脉大管生如肉瘤者，四肢血脉为之妨害，渐至手足削小，或然狂痫血晕。其证相似而异不可不辨：狂者妄语不止，痫者易惊物，剧至角弓反张，血晕精神昏冒，甚者口噤。此证汗出，脉无胃气者死。

瘈狗伤，外贴中黄膏加杏仁、甘草，内服黄连解毒加木鳖子，兼食蟾蜍胲为良。脱疽觉痛者，未腐蚀也；不知痛者，既腐蚀也。

淋疾为小便自利者，与参芪汤加附子效。

肩凝腰痛，左手有创，右手有块，处处疼痛者，流注毒也。宜与越婢加术附汤，时时以紫圆下之。若虚脱者，宜参芪桂附剂。

金创在膈膜者，不论迟速必死。在脐上者为险，在腹者不用纩，近脏腑故也。矾石、巴豆、斑蝥、乌头等毒皆属热，故解其毒以冷水为佳（按天地间不论草木虫石，凡称酷毒者皆辛热品也，故解毒药以苦寒为主，如黄连解毒汤、苦参汤是也）。

腐药最为瞑眩，不可不知。一病人臀上施腐药，其毒忽上攻冲心死。

腐药瞑眩，其证微者，恶寒发热，或渴或饮食不进。剧者烦渴，或烦闷，其毒迫于心下，遂至促命期。急当救之，宜黄连解毒汤、甘连加石膏绿豆汤等。

产后战栗者，血气新虚，邪气袭之也。先与荆芥沉香汤，或与十全大补加荆芥、炮姜，更虚者又加附子。盖战栗至四五发者难治，然脉缓者可愈，紧数者为不治。

产后血虚，舌赤烂痛者，八物汤加鹿胎霜奇效。鹿胎霜亦能治产后下血不止者。

身体疼痛，概因血气凝滞，如金创天刑为痛者是也，故与行气剂则愈。

癞疝病根抵于少腹，故大肠下垂阴囊也。宜先辨其难易而施治法。阴囊偏坠渐肿大者易治，阴囊有消长而痛引少腹者难治。余尝遭阴囊消长证，施针刺则大便随下，不堪臭气，大困矣。又有因梅毒偏坠成顽肉者，宜以剪刀割去之。若贴腐药反害。

胃脘痈，疑似肺痈，而不止肺部痛，亦连少腹吐脓血也。治法宜排脓散、桔梗白散。

小儿发解颅者，其初必发热，牙关紧急，天吊。宜先其时治之，葛根加术附汤，兼紫圆为得矣。若解颅证已具，多不治。

角弓反张无吐下者，急惊风也，搐搦上窜吐下者，慢惊风也。四逆汤、柴胡抑肝汤、惺惺散、清脾散或的里亚加，随证投之。后藤氏用柴胡加龙骨牡蛎汤，未知其应否也。急惊风则病间明了，慢惊风则病间似睡，以是为别矣。慢惊风则发以上必昏冒，多属不治。

偏枯不论老壮，可用桂枝加术附汤。其急迫者，以紫圆下之。诊其腹不拘急者可治，拘急者不治也。是气不能循环者，故虽下之拘急不解也。

中风偏枯，发作有时，多属痫家，桂枝加苓术附汤，时时以紫圆下之。药不久服则难治也。又妇人手臂屈伸不止者，痫也，大七气汤治之有奇效（拙轩曰：以上数十则，尽是实际实语。翁精神之所注，百读不厌，学者宜奉为金科玉条）。往年门人服部方行（字子执村上医员），喜先生说，就其书中抄录之为叙。其略曰：先生医术内外一理，随证应变，浑从实际来。故方有准则，术有活用，后学不可以不研究焉。因请正于余，时方行婴脚疾，遽没后余有此著，乃删润其稿以表遗爱，且系以小诗云：多年曾乐与余游，岂计愁遗忽一秋，残月当窗人不见，满天风露滴空楼。

《先哲医话》卷上终

先哲医话　卷下

浅田惟常识此著
松山挺资刚校
绍兴裘吉生刊

永富独啸庵

独啸庵能脱洒风尘，义气慷慨，似不屑医，而至其失，鉴误治详录以为后图，是以年虽未满强仕，治术多可见者。今就其遗著钞一二云。

痢疾初起，尤可重发汗。而俟邪气聚于胃，与大小承气汤为得也（按：疫痢汗下之机最为紧关）。其初发汗彻透，则十可治七八；若里证不失下剂之机，则痢后诸患无起；误其机则多至脱候。

伤寒二三日，脉沉数，虚里如奔马，或心下痞硬者，后皆为大患。

　　病势缓者，死生易审定，如劳瘵、膈噎、鼓胀之类是也。病势急者，死生难预决，如伤寒、麻疹、痘疮之类是也。医须精苦，勿误此机。

　　癫痫固为难证，而男子情欲未发者，女子天癸未至者，灸药得当，则十可治四五。但禀之于先天者，决为不治。

　　家猪胆通壅滞，下逆气，功不让熊胆。熊胆多赝，非精鉴者不能辨也（拙轩曰：按诸胆功用相均，牛胆、猿胆亦可代用，胜赝熊胆远甚）。

　　韩参润渴下气，其功过诸药。而世或谓韩参制焙失其性，不如芳野之产，可谓冤矣（余闻之对马人韩参肥大，长四五寸者，人含之则走不必喘，虽冒烟火亦不为熏杀。又闻插花者言采牵牛花，哎咀韩参，傅其茎中则不急萎。盖韩参当暑月浸诸瓯水，俄而喷出泡沫，如浊酷涫沸之状，故用之，足以见此说之确矣）。

　　今世患梅毒者，多兼气疾，故处方不兼理气之药，则毒气凝而不散。

　　淋疾、痔漏亦因气发者不为少，攻之，兼理气之药可也。

　　瘰疬初发，其人无湿毒及瘀血之诸证，而心下痞硬弦急者，是为气疾，宜吐之，而后服泻心汤为佳。

　　劳瘵不可治，似劳瘵者可治；膈噎者不可治，似膈噎者可治。世医动谓能治之，盖其似者耳。

吐血因酒者易治，因气者难治；一发尚可，再发多死；吐血后见肿者危矣。

人多思虑，火易动火，动则津液涸。加之恣欲，则为肾劳，肾劳亦多气疾。

气疾为痿躄者，其阴多先缩少，及其将愈，其阴先舒畅。

梅毒禀于胚胎者决不治。假令一日得痊，后必发。为人父母者，可不慎之于其初乎。

痓病有表证，而手足拘挛瘫痪者，以葛根汤发之。表证既去，拘挛瘫痪不休者，与大柴胡汤而愈。

中暍吐泻、手足厥冷者有二途：一宜四逆汤，一宜白虎汤。医应湛思诊之（霍乱热厥冷厥之辨，亦宜审之）。

《金匮》胸痹心痛之治方，多用桂枝、附子。而浇薄之世，人民黠而多欲，以郁蒸气火，故可芩、连者多，可桂、附者少。宜勿详其证候而误之（仲景门墙之外别辟畦径，非精思治术者孰能为之）。

产后血气易涸，寻劳伤精神，则舌干泄利，发咳为劳。又新产时恶露不全尽，则凝结上冲，舌烂泄利，发咳为劳（蓐劳说二途，诚不磨之论，专门产科恐未能明悉此义）。

伤寒二三日，心下痞硬，脉沉数者，后为大患，可微吐之（伤寒行吐不可过二三回，得一快吐则止。用瓜蒂三分若五分其治一逆，则急者促命期，缓者为坏证）。

伤寒与承气汤不得下者，当行吐方，而后再下矣（此谚所谓欲得南风，先开北牖之意。尿闭亦有此法。陈修园曰：譬之滴水之器，闭其上窍则下窍不通，去其上窍之闭，则水自通矣。用补中益气汤或吐法甚妙是也）。

伤寒外证已解，胸中有停痰宿水者，微吐之。

月事积年不来，心下痞硬者及淋疾浊证，心下痞硬诸药无验者，当先与吐方，而后服对证药。

痿躄初起，暨病将发者，其心下有痞，则先吐之为佳（荻元凯曰：暴得痿病，腰股两足皆不遂，脉滑而有力者，宜先与吐方，而后用乌附剂）。

欲决病之治不治，定死生之期者，当审腹中虚实。凡候腹之法，如易而实甚难。何则？有如虚而实者；有如实而虚者；有因邪而虚，邪祛而实者；有因邪而实，邪祛而虚者。其诀得于手而应于心，父不可以喻子焉。

水陆草木之花实不一。有乍开乍落者，有倏花倏萎者，有花盛而无实者，有无花而结实者，有花小而长存者，有花大而乍落者。疾病之染人亦如此，医当察其开落之机，慎芟刈之期。

医为病制，则虽药峻剂大，其病不易治也；医制病，则虽药慢剂小，其病可治也。医宜谋诸未病之日，征诸既病之日矣（拙轩曰：医为病制、医制病语极妙，医书中无此文字，学者免为病制之医则难矣)。

阅诸病者不治而自愈者，百人之内不过六十。其余四十，十人者必死证，十人者难治，十人者险证，非良医不能救，特下工所疗者十人耳。世医不知此区别，漫忽施治，取狂妄之名，遂归罪于古方，何不省之甚哉? 余奉古方，以汗吐下之方疗癫痫、劳瘵、喘息、鼓胀、膈噎之类数年，始知此区别。诊视不迷，左右逢源，而后信古人之技不在既病，而在未病也。

惠美宁固

独啸庵游艺州也，专讲吐方。始学之者为奥文叔，其次为惠美宁固。宁固亦与吉益东洞切劘古方，别为一家，其徒所著《宁固医谈吐方》，私录吐方，撮要斑斑，可以征古方之盛焉。

净心诚观曰：四百四种病以宿食为根本，三涂八难以女人为根本。又南海寄归传载断食疗病，据之则食之一途为病最多，而吐之一法祛病最为捷径矣（拙轩曰：百病饮食为本，人唯与口谋而不与腹谋，故往往致灾。将食，问诸口曰可也，问诸腹曰未可也，乃止口从腹，从而后下箸，此是养生第一义。上出广濑梅墩涂说，虽不关吐法，语甚有味)。

水气妨气道，喘急肿胀者，宜镇气道水气，越婢加术、苓，木防己加苓，兼服石中黄丸为佳。

食欲之害人甚于色欲，而世人徒知色欲之害，不知食欲之害，悲夫。

小儿疳眼，大人雀目，皆因胃中宿毒妨害精气之运用。小儿早断乳为饮食者，此证最多，按其腹必满，故祛胃中之毒为要。

伤寒病胃实，与水结易混。而水结证有宜下剂者，有宜附剂者，舌苔脉候当精思甄别。

消渴有因梅毒潜伏者，不可不知。

因阒逢（方名）瞑眩而口中腐烂者，将醴醋少少咽下为佳。若烦渴热者，白虎汤加黄连；咽喉及口中痛者，甘连汤加大黄、桔梗。

天行热病，两手或舌上瞤动者为凶候（此证有发癎卒厥而死者，不可忽视）。病后秃落者，贴蒲黄霜为佳（拙轩曰：此证反鼻霜，麻油调涂患处亦佳）。小便闭者，瓜蒌实二钱为散服效，此理可玩。

狂喘劳三病皆属胎毒。毒攻心中者曰狂，攻骨乱者曰劳，攻胸膈者曰喘。其根同而枝叶异也。若狂愈而为劳者死。

大便闭，与巴豆、大黄等不通者，他药中加木香效（按：三和散中木香即此意）。渴有因水气者，有因热者，又有病将解而发渴者可辨。

伤寒有自得吐者为佳兆，若不吐则为结胸。若欲吐不吐者，可与一物瓜蒂散。动悸有因气血凝滞者，凡血气之所凝，皆为动悸不止，心下也。

喘家不可妄吐，苓桂术甘汤加苏子、杏仁佳。

秃落宜苓桂术甘汤，雀目亦与之。盖此二证为同。因何？则水气凝滞于头中，毛发不能为之荣，故秃落。水气壅遏于上部，精华不能为之注，故晡时失明，其理一而方亦活（拙轩曰：融解贯通，圆机活法）。

黄胖，其因多属胃中不和。爪甲白剥者，胃气不足，气血不能达也。

一男子，头并两手振掉不止，得之二三年，腹中和饮食如故。余谓仲师所谓四肢聂聂之类，与防己茯苓汤愈。

和胃汤本于芍药甘草汤，故任脉拘急者与之尤效。若不差者为建中汤。盖此证疑似柴胡汤，然柴胡专系心下，此方全涉腹中也。

山锡杖，一名土山母，主瘀血痛，故能治产后手足疼痛。

小便闭，先与调胃承气汤加滑石为得（按：《鸡峰方》治大小便不通、烦乱、四肢渐冷无脉，以大承气汤，此即通后窍而前窍自开者。此方即系前后双解，亦一手段。然施之于虚惫溺闭者，恐生大害，《金匮》八味丸主治宜参照耳）。

阴狐疝多难治，而胡芦巴丸能治之，予近得之于江都医人稻村三伯者。

治舌疳，椰子油一味煮沸，以木绵浸之，色黄为度，将其绵贴疳上，以烧针熨其上，日二，以不堪其热为知。内服凉膈散加石膏，时时与豆黄丸下之（拙轩曰：此方奇甚，他日须试之。烧针直刺疳上止腐蚀者，予亦屡用，十中可治三四）。

鼓胀、劳瘵、阴狐疝、膈噎、天刑、喘息、肺痿等概属不治，故不敢下手。

反胃先与柴胡泻心汤、陷胸汤等疏其胸腹，而后与吐剂则全愈。

远年患腹痛者，吐之则愈。又安中散加姜黄苍龙丸奏效。

漆酒治瘀血痛，其效胜于起废丸。又能治旧腹痛，中其肯綮者，必发吐下。

凡欲行吐方，先审其腹候。其心下坚实者，与泻心、陷胸、柴胡之类制其胸腹之毒。一二月或三五月而与吐剂为得，不然则吐方无效，且不堪瞑眩也（土生昌有尝从宁固受吐法。其说曰：凡用吐剂，先与黄连解毒汤六七日，而后用之。诘朝啜热稀粥一碗，禁午食。瓜蒂散六分，以豆豉汤送下，少顷为吐，吐了又与瓜蒂散如前法。又吐了更服盐汤一碗吐之，又将拈纸探吐，凡吐四次，始药力达肯綮，而后徐徐进热稀粥一碗。又与黄连解毒汤六七日，或兼用滚痰丸。此吐法之大概也，宜参用）。

心下有小块，或病毒妨气道短气者，不可吐。

服峻下剂以平旦为是，前夕宜减晚餐，其明服之。若食谷在胃，则反发呕吐，无药效。如微下法则非此例也。

用瓜蒂散（瓜蒂三分，赤小豆三分）亦以平旦为是。服毕将吐者，一人持其首，一人按其章门穴，以要快吐，吐时宜少俯首。其人呕气不止者，药力在中也，宜强吐之或盐汤促之。胸中烦闷者，必发吐也。若欲止者，与砂糖汤。若病不差者，又当与独圣散三分（此机非熟达者难施用）。凡服瓜蒂散后下利者，为吐已之候。又发渴者及舌上发黄黑苔者，为毒尽之征。吐后一日禁食饵，至翌日少与糜粥，不可遽食膏粱油腻。若犯之，滞食至死。

淋疾，小便难通者，蚕沙二钱，滑石一钱，甘草五分，煎服顿愈。

老人患淋疾，四五年不治，或至死者，是积年之毒流注于膀胱也。其治在胸中，宜三黄泻心汤加阿胶、滑石，兼化毒丸。

淋疾，先施对证方药，外以手巾浸热汤蒸腰眼八髎边。又将阴茎插入竹筒中，蘸之于热汤中。须臾欲小便时，以手摩擦小腹通之（所谓泄闭术）。一蒸一擦互施之，下焦气运，小便分利。不然则虽服药无速效。

《千金》漏芦连翘汤，以芎䓖代漏芦效；大黄牡丹汤，亦以白芥子代瓜子。白芥子能散血故也（按：《圣济总录》大黄牡丹汤用硝石、芥子，名大黄汤，与此说暗合）。

《外台》桔梗汤能治肺痈始萌者，虽证候未具，口有腥臭者，用之尤效，败酱或代葶苈。

小儿阴狐疝者，水气着经络，注阴囊者也。附子、茴香、甘遂之类为末，服之效。

小儿喜食烨炭或壁土者，轻粉、砂糖等分为末，糊丸服之。消疳饮、紫圆亦效。

小儿聤耳，独圣散点入于耳中，则黄水出，即令儿横卧去其毒水。

哑者，系胎毒壅闭上部也。耳不聋者可治，聋者不治。

小儿初生，汤药不能下咽而溢鼻者，为恶证。

小儿惊风，角弓反张欲死者，红花、郁金等分为散，以新汲水送下得效。

生儿两手瞤动，如弄傀儡，脐下左边拘急者，与《千金》陷胸汤，兼用紫圆速效丸。

毒着胸中者，陷胸汤主之。

胡黄连能解胎毒，故古人往往用以治小儿五疳。今甘连汤加之特效（此品本草云：治女人胎蒸，消果子积。亦可活用，橘宗仙院以此品一味为糊丸，治妇人恶阻不止者亦奇验）。

妇人赤白带下，其病多根抵于心下，故与三黄泻心汤加阿胶、滑石，兼用化毒丸。

凡不论男女，中年以上肠胃生癥癖，腹底如石者及平生舌生黄黑者，若得新病，虽轻浅，荏苒延日，治之有法，当先治其新病。若误攻其癥癖，则反生大害。若新病瘥后，其症可攻，则当治其痼疾（仲师先治其卒病之旨，其说最著明）。

妇人前阴生虫者，与汞剂效（此恐阴虱，俗擦以轻粉速愈）。

妇人阴门大肿者，龙胆泻肝汤效。

妇人经事不调因饮食者，多下白浊污物，宜审耳。

一妇人崩漏百余日，众工束手，余与茯苓四逆汤加浮石愈。

子痫，世以为胎中子病，误也。此证多因催生，水毒冲逆者也，故与瓜蒂散吐之则分娩，而其证速愈。又与《千金》陷胸汤、熊参汤可。盖此证与产后痉病相似而大异。

妊妇恶阻，饮食不下，诸药无效者，宜桔白丸（恐桔梗白散为丸者）。

难产者，得小吐则愈，是升降气通故也。世医或用鹿角菜、云母，余概用瓜蒂。

一妇产后肿胀数日，气息促迫，喘满绝汗，小便不通，食不进。众医以为不治，余谓留饮之所为。与甘遂半夏汤一服，淡水吐出，须臾泻下如倾，诸证渐愈。

一妇平生便秘，心下动悸，加之头热不堪风寒，耳前后生疙瘩疮痒难忍，历三年而不愈，与反鼻解毒汤、芎黄散安。

产后胞衣不下，气逆吐臭沫者，多死。

产后血晕，有属水气者不可不知。

产后失心，不省人事者，得吐则愈。又有宜附子泻心汤者。

膈噎壮年者可治，四十以上者必不治。

膈证心下结块，累累如拳者为恶候。又舌上发紫色斑者同之。

人过强壮而发膈噎者，此年来宿毒凝结于胃中，渐上迫塞于喉间，胃中为之萎缩顽固，按之自心下至脐下如抚竹筒也。此证误与吐剂而不堪，瞑眩速死。世所谓肺痿、肺痈，间有属胃口留饮者，今以吐剂涌之，脓血粘痰多出于食道，不可概为肺而治之。

鼠毒散漫周身者，必发热，宜刺委中、尺泽出血。

中砒石毒者，与白虎加黄连汤，饮冷水亦佳。

桔梗能内托疮肿，治咽喉痛亦不过此意。此品生干尤效，水晒者无效（本草称苦梗者，恐是生梗）。

桦皮能排毒气，永田德本多用之，曲直濑道三亦使之（桦说见本朝《医谈青囊琐探》，未确。宁固单用桦皮，近是。拙轩曰：青洲翁荆防败毒散加桦皮，名十味败毒散，为诸疮套剂，盖本此）。

仙人草专治口中病，故泻心、陷胸等方中加之妙。

胀满、鼓胀，其发非一朝一夕之故。若病欲解，发大热或发谵语者，为吉凶之界也。

胀满、鼓胀绝谷者，与赤小豆、蘸等间效。

五宝丹能治痿躄，不可不知（世医以五宝丹为专治上部结毒之药，故有此言）。

舌疳难治，但痛者可救。

吐血下血，色黑者不可止，鲜血者可止。灸命门捷效。

健忘属蓄血者，宜抵当丸。

头汗多因胸中逼迫，故结胸类必有之。

脚气冲心，与控喘（喘恐涎字之误）丹效。

脱肛不愈者，食鳖顿愈。若愈后发咳嗽者，遂成劳状死。

张子和曰：水病脉洪大者，可治，余验之，洪大者属实可治。若弦滑者必有急变。

婴儿顿嗽，与左金丸愈，蝙蝠霜亦效（蝙蝠霜名独圣散片，仓鹤陵用鼹鼠霜亦效云）。

一士人年三十所，项背强直不能回顾，加之背肋牵痛，右胁下硬结如伏卵，扪之不堪痛楚。具状如木偶，起居动止皆废，众医治之无效。余诊之曰：他年肉食之所毒不祛，宿毒则不能愈。某曰：实然。去年役于江户，屡食野猪，尔后发斯患。因以陷胸汤、桔梗白散吐下之，寻与国木汤加土茯苓全愈。余常以土茯苓解肉毒，故加之。

小儿痘后颜色萎黄，吐乳者，上焦郁毒未解也，与紫圆三丸，日三服愈。

救急易方，以蜗牛水治消渴。余乃治消渴用蜗牛霜，反便捷奏效。因名三国散，取之于《庄子·则阳》篇也。

一夫得病二三年，头面及两手大战掉，胸腹无余证，饮食二便如常。此病在络者，古人所谓四肢聂聂动也，宜防己茯苓汤。

霍乱不止夏月，四时共有之，小儿尤多。大抵理中汤主之（按：《外台》有冬月霍乱字，可征焉）。

产后痿躄为难治。初服乌头桂枝汤，寻用荆芥汤而已。或间服汞剂效。

一妇乳岩肿起颇难治。一夜梦友人来告曰：宜当归生姜羊肉汤。余从其言用之，大托脓血，因兼用阙逢丸、梅肉丸等全愈（羊肉，吾邦乏用，今代用牛肉）。

水肿坚实，肌表见紫黑色者，属实也，宜发汗。一人年五十许，患此证，余与麻黄加术汤，发汗数日全愈。

水病急大汗出，或急泄利，或急肿减者，反为恶候，不出四五日死。又有医数下之，续为大下利，肿气急减而死者。盖治水气之法，譬之于倾满盆泥水，急倾之则滓泥必着盆底，缓淘以倾之，则水与泥滓同去。故与汗下之药要缓攻，若急攻之则病去身毙，不可不慎焉。

仲师曰：水病脉出者死。譬之于溺水者，有生气者必沉，既死者必浮。其元气衰者脉自浮，元气不衰者脉自沉微。故水病脉浮滑为凶，沉实为吉，圣训千古不磨也。

腋臭及聤耳有脓者，皆属胎毒。

过酒后吐下或心下痛者，葛根黄芩黄连汤有效（按：《伤寒论》酒客病不可与桂枝汤条，柯琴注云：仲景用方，慎重如此，言外当知有葛芩连以解肌之法矣，偶与此符合）。

下后心下痞硬不能食者，茯苓饮尤效（按：吴氏曰疫邪留于心胸，令人痞硬，下之痞应去，今反痞者虚也。以其人或因他病先亏，或因新产后气血两虚，或禀赋娇怯，因下益虚，失其健运，邪气留止，故令痞满。今愈下而痞益甚，若更用行气破气之剂，转成坏证，宜参附益气汤。此与茯苓饮证相反者，若误投之过不旋踵）。

肺痈吐脓血，胸中痛者，与对证药，兼服伯州散则愈。

雀目与苓桂术甘汤加车前子为佳。

缩砂投酒中，酒忽化为水，故能解酒毒，又并消食也。

中河豚鱼毒者，可以蓝汁吐之，染匠新制者最宜。凡中毒，吐药为佳，蓝汁即其一也。

凡服吐剂，自辰牌至巳牌为佳；服下剂以人定后临卧为佳；利水之剂亦然。夫人日中百事纷错，元气为散，入夜安卧，精气下行，故通利之药最宜临卧也。

小儿常食多好恶，日羸瘦腹满者，由膏腴之毒熏蒸肠胃，故腹满肉脱，饮食为好恶也。治法宜驱肠胃之毒，流通津液。古人用消疳汤亦不过此意，然此证多属不治。

平素健啖者，有忽发身体强直或不遂者，不可妄药，但减饮食则必自愈（宁固曰：病多成于食毒，专用吐剂而于此证。云不可妄药，高出前人一筹）。

衄血诸药无效者，三黄泻心汤中加荆芥二钱奇效（按：《卫生家宝》治血气妄行，其出如涌泉，口鼻皆流，侧柏散。侧柏叶、人参、荆芥穗共三味，此亦荆芥为效者，而其治虚实相反并存而可）。

福嵨慎独轩

慎独轩尝受松原一闲斋衣钵，林栖于芳野数十年，志不拘检，神情旷荡，无甚可否。是以其理疗自然融活，不似当时古方者流所为。门人中川故能记其成迹，著《芳翁医谈》，其可谓翁之忠臣矣。

凡腹有块而发挛急、气急等证者，不论血块、积聚，与起废丸效。

其腹中有块而腹里拘急，形体瘦削者，名曰干血劳，起废丸长服为是。

反胃难治，然驱除停饮，和胃气则得愈。宜长服小半夏加茯苓汤，时时以大黄甘草丸除其腐秽。

中风卒倒者难治，与附子泻心汤间得效。

偏枯，言语蹇涩者，与麦门冬汤加石膏。但偏枯者，与续命汤。此证石膏最为主，一贴用至五钱（偏枯用石膏，山胁东洋原之于续命、风引诸汤。翁亦同时同见，所以古方盛也。拙轩曰：麦门冬汤加石膏，似戾立方之本旨，然用之往往奏奇效，古方之妙不可思议）。

偏枯瘫痪及痿躄麻痹者，皆系阳气衰废，故虽用乌附之类不能奏效，

休息痢因秽物不尽，宜服笃落丸下之，兼用半夏泻心汤之类。

下利久不止，其证如休息痢而无脓血，唯水泻，时作时止，腹满时痛，泻则觉快，日渐羸惫，面色萎黄，恶心或吞酸者，非巴豆则不能奏效。故用笃落丸兼服半夏泻心汤为佳。紫圆治久痢亦此意也。

痫证百端，不可枚举，而眼胞惰，数瞬，呼吸促迫如唏之类，三黄泻心汤最效。若冲逆甚，自汗出者，前方加牡蛎。若见诸怪证者，兼用辰砂丸。

痫家概治《千金》温胆汤为最矣。凡诸证变出不定者，皆系肝胆之气郁，宜主此方，而勿眩其证妄易之。

上市买人之子，卒然厥冷、戴眼，不知人事。予以为痫，

与三黄加芒硝汤，三日不差，因请治于松原白翁，翁与风引汤三剂而全愈。一男子年十有八，素患口疮赤烂，一日直视不语，心下石硬，醒复发，予拟前治，与风引汤十帖，始知人事，后与三黄汤全安。

痼家舌焦或滑白如渍水者，内服麦门冬汤之类，外以黄连石膏末贴之则愈。

多罗尾候性躁拘物，患失精数岁，与人并坐而不自识。其漏泄诸治无效，予诊曰：此痫也。与三黄泻心汤全愈。

内痔难愈者，内有结毒也。宜驱尽其毒，猥皮最效，如痔漏亦然。长服下剂可荡尽其毒，勿漫施外敷求速治。

病有不可不为者，如汗吐下是也，若失其机则病不治矣。有为之而不若不为者，如鹤膝风流注毒是也。何则？节脉有条理而皮外不可见，故妄施针刺则多害屈伸，若服托里之药，毒气外泄，终自脓溃，则无后患。余故曰：为之不若不为，治疮肿者不可不知。

瘈狗毒鼠，古今论其治，而至猫毒，寥寥无闻。予尝为家猫所咬，痛楚苦恼不可名状。因普检毒兽咬伤之方，将水晶一味煎服，其病霍然如脱。后复发，乃作黄连解毒汤加虎胫骨，兼服之数十日全愈。

余尝见磨古镜者，将石榴皮磨之，银光剥尽为铜色，乃知水银之所忌。世解轻粉毒专用石榴皮，洵有以也。

水肿冲攻或脚气冲心垂死者，取巴豆一味，去皮碎，与赤小豆合炒，而去巴豆。赤小豆一味煎服之，则咄嗟奏效。或赤小豆汤方中用此品亦佳。

齿痛难堪者，宜桃核承气汤（龋齿、龈疽、牙疳、骨槽，诸齿痛难堪者，余用之屡效。盖属血气冲逆者多故也）。

一人患哕五十日许，众医束手。余审其腹候，与建中汤二剂全止（按：洋说以哕逆为膈膜挛急所致，建中汤所以效也，盖翁非信洋说者，治术精思，偶诣此耳）。

《外台》泻脾汤治癥癖成劳者，世所谓积聚之类有腹痛者，用此方往往奏效。

发狂者，与三黄加芒硝汤，兼灌瀑布泉为妙。灌泉法，使患者着褴而以麻索缚之于梯，别以手巾覆其头，而后灌百会。又以手当额上，御眼鼻而灌天庭，次至胸间膻中，则其人易堪，而克奏效（泉水浊者不佳，宜择清冷者）。

凡漫肿坚硬，皮色不变，而其势甚炽者，以矾石汤蒸之，则能消散，悬痈、淋漏、痔毒之类最效。又治瘫痪不遂不止，脚气冲心也。

娼妇始入妓院，与客接十日余，必发寒热腹痛，俗称曰淫腹痛。海萝能治之。如寒热不已者，宜小柴胡汤加海萝（按：《兰轩医谈》载海萝汤治验可征焉。凡海草能避梅气，故京师妓院多食青海苔。《大和本草》云：杨梅疮家食昆布，面不发疮，是亦其一证）。

人中白能治血晕，不论产前后与金创损伤。以井花水送下少许，则晕立止。一妇人产后患口眼㖞斜，半身不遂，余与桂苓丸料加沉香、人中白而愈。以血分有病，人中白能治之也（产前后口舌赤烂痛甚者，以人中白贴之效，以能之血分也）。

金创出血难止者，以纸条紧缚之，以淡红粉撒其间，随缚随撒，缠毕而妄动则血止。如其更甚者，敷矾石粉，痛发必止。

痫家有数证，而属火热者，属瘀血者宜甄别。舌上苔其色或黄或黑，常苦上冲，脉数而有力者，为火热，宜麦门冬汤加石膏，柴胡加石汤，瀑布泉选用之。兼见血证者为瘀血，宜三黄泻心汤加犀角、芒硝或沉香、姜黄之类。若手足瘛疭者，宜天麻。间有妇人老后自愈，即与患痫之妇产后不药而自愈者一理也。

禁口痢有宜半夏泻心汤加槟榔者，有宜真武汤者，不可概治。

妇人经闭成癥瘕者，成鼓胀者，灸肾、大小肠、膀胱诸俞及腰眼，至十万壮以上则必效。

黄胖用铁粉而不效者，宜辰砂。

一人伤寒差后久不食，众医治之无效。余诊之腹中有动悸，与桂枝加龙骨牡蛎汤，食忽复故。

医有上工，有下工。对病欲愈，执方欲效者为之下工；临证察机，使药要和者为之上工。夫察机要和者，似迂而反捷。此贤者之所得，而愚者之所失也。

人生固有自然之理，而疾病亦不外于人身，故医审其理而治之，否则施治益谬。是以长沙氏之书务矫其弊，不可鉴哉？

田中适所

本朝八九十年前，越前有奥村良筑者始阐吐法，而其门人永富凤介著《吐方》。考荻野元凯著《吐方编》，田中信藏著《医事谈》，皆绍述师说，所裨补不为鲜矣。

汗吐下异法而同归，可吐而不吐，同于可汗下而不汗下。而世医或遗吐之一法，故病处于不死不起之际者，比比有之。长门独啸庵特得其法，而其所著《吐方》，考皆有征验。

余从奥村先生学吐方十余年，而后行之，年不下数十人，颇知其效验。然至其机变则非言之所能尽，唯考征已明，试验必审，精与识合，胆与信符，而后可庶几焉。

凡欲行吐，当审腹候。按之不得其可吐之候者，虽上下坚实，不可吐之。

凡快吐者必快下，上窍开而下窍通也。而张子和更下之数十行，是宜权其势而斟酌之。

凡行吐法，得之于缓病，而后得之于伤寒、卒病，则远害矣。

癫痫者，以三圣散吐之后，与铅丹剂佳。

喘息腹满者不可吐，宜回春紫金丹；若不满者可吐，宜瓜蒂散。

伤寒汗出不解，胸胁苦满，不欲饮食，大便或利或秘，舌上白苔，短气而烦者，当吐之。瓜蒂散主之。失吐者死。

发汗吐下后，心中懊侬结痛者，当吐之。失吐者死（吐方或指栀子豉汤而言）。

盐汤吐痰，地黄吐蛔，五苓散吐伤寒，葱白头吐头痛。此数方非能吐，人唯在知其义对其证，而得其法耳。

反胃诸呕，少腹有块动悸，冲巨里，心中热痛，饥不能食者，不可吐，吐之必死。汗出而后蒸蒸发热者，属胃也。若胸胁满而呕者，其热虽潮，未可遽下之。世医不知此机，多方误投，轻至重，重至危，悲夫！

下利下重，虽脉洪数，当审其腹候。有宜汗，有宜下，有宜和，不可一概下之。下如鱼脑肝，食饮不下，脉细数者，数日死。能食而下脓血，久不已者，以肠痈药治之。下利咳逆，痛引胁下，不欲饮食，寒热去来，欲为劳者，急下之，宜十枣汤。

医之临病，犹将之对敌。苟不得其时，不知其机，则一败涂地。思之必精，察之必审，而误者未之有也。书云惟时惟机，天下之事皆然，不止医事也。

中风口眼㖞斜，或半身不遂者，与瓜蒂散得效。若卒中风者，无验。

痿躄多由热气上逆，故下焦气血枯燥而至足痿，此证必小便频数，大便秘，后遗尿失禁，甚则下血而死。与吐剂，而后与白虎汤为得。

耳病，用《宣明论》泻青丸效。

被灸火发壮热喘息者，小柴胡加黑豆、牡蛎尤效。

肠痈经日属阴者，薏苡附子败酱散加黄芪佳。若痛甚者，加没药。

痘疮至贯脓时，烦渴、闷乱、抽搐者，与风引汤效。盖此证痘科键用满天秋，《活幼心法》用辰砂益元散，而不如此方最捷矣（拙轩曰：运用自在，虽存于其人，古方之妙也。西土之医家或乏此识，药方之日增月加，职斯之由）。

不由邪气而口中干燥者，属血虚，故虚劳多有之。发热亦有属血虚者，不可不知。

生姜发开心胸结邪，干姜温散心胸寒冷。使用虽多，不过此二端。世医无深知生干之别者，噫！

休息痢属疝者，宜当归四逆汤。

禁口痢不能纳药汁者，鲋鱼为泥，和以吴茱萸、麝香少许，贴之于脐中得效。

食伤不吐下难奈者，升麻、郁金二味煎服捷效。

霍乱转筋甚者，与理中加石膏汤为佳（古人治转筋，以理中汤加石膏；治胞衣不下，以平胃散加芒硝，其意难晓。盖阴阳相摩，刚柔相济，妙在其中。适所得之于实验，其言非虚矣）。

福井枫亭

枫亭医术自是高手，京师人传其起痼扶衰，悬决生死日，时多奇验。今就其门人所记医按，提其要云（拙轩曰：枫亭翁喜读《千金》《外台》，故其论病说方，多本其书。于先辈着鞭之后，欲别开生面，不得不假手孙王二氏也。满清医人无此见解）。

世有面色萎黄，肌肤干枯，如老鳌眼多眵泪，鼻流清涕，气逆，心烦，胸中怫郁。按其腹，鸠尾至脐腹任脉拘急，如张两纽，按之则痛，动悸甚，脉多滑，喜饮茶汤，或吃杂食。每眠睡心气懒惰，临事狐疑，或愤恚不乐，渐目下、足胫生微肿。或中年夭折，或痴呆全生者。医以为黄胖，或以为痫，治之无验。特不知此病本因情欲不遂，饮食失宜，不胜其劳，遂蕴蓄湿热。其热熏蒸，为面黄甚者，郁热消烁肝胆，忧虑恐惧，百事不决，昼夜不能眠，以致此病也。盖此证有虚实之分，肌肉敦阜者属实，身体羸瘦者属虚。虚证面部或足胫浮肿者无害，若实证历日，足胫、目下微肿者，脱候也，为可畏。余名之曰脾劳（《千金方》所谓脾劳，与此证大异。本草百病主治铁砂条所谓脾黄病，为稍近）。凡脾劳湿热泛溢于膜外为水肿者，宜《圣济》紫苏煮散。若郁热流于肠中为脱肛、痔疾者，宜润下剂；但便难者，宜脾约丸。若下利不食者，属虚也。若郁热侵胆腑则善衄，移热于肝脏则善惊恐，热郁于胸背则肩强、左胁挛急，或咽喉不利如梅核气，或水饮客于冲脉咳嗽，或心下如盘，食不下，时吐逆者，宜半夏汤（《外台》方）。若嗳气吞酸，心下痛者，宜四味枳壳散。盖此证郁热支冲脉，水饮不能为之流通，因心下悸。若认为留饮，治之反生害，但解其热则饮自去也。若其人羸瘦，津液乏少，心下动甚，目下微肿，耳鸣、目眩、头晕者，属虚候，宜沉香降气汤。若热传于大肠，下血见前证者，宜铁刷汤。若能食、下血不止者，宜赤小豆当归散。若下利腹痛，如五更泻者，宜真武汤。若腹鸣下利者，宜半夏泻心汤。若不下利，心下右边当委食之腑痛者，香砂平胃散。若左肋下至少腹挛急冷痛者，柴胡鳖甲汤。若热熏蒸胸背，涌痰咳嗽，喘逆肩息，似支饮者，宜九味半夏汤。若两肋急胀，腹满不能食，头痛壮热，身体疼痛者，宜延年枳实汤（《外台》方）。若旧年脾劳，冷热不调成癖积，食不下，虚满如水状者，宜前胡枳实汤。若性禀薄弱，忧思不遂，久郁不解，血液枯燥，往来寒热，盗汗咳嗽者，

《圣济》所谓疹癖成骨蒸也，宜秦艽鳖甲散。若热熏蒸脾胃，及肝胆疑虑不决，心下如盘，舌上沉香色，其人如狂者，宜半夏汤加石膏。若心下痞闷痛，引乳下或冲脉支结，胸中牵痛者，宜柴胡白术散。近世患此病者颇多，盖现证有全似他病而属脾劳之变态者，有他病为主脾劳为客者，能审辨之，以处其方，则思过半矣（此一种内伤病脾劳，名未知当否。然其反覆辨症处，溯流穷源，其次第用药处，得心应手。近患此病者最多，则其治法宜研究也）。

中风病，由《素问》单云风，刘河间以为火，李东垣以为内伤，纷纭难适从。但《外台》许仁则所论似是此证，先宜与《千金》竹沥汤。若不能服汤者，用乌犀圆可以开达咽喉。若胃气反逆呕吐者，百不治一。

一人年四十余，病温疫下血，后身重难转侧，四肢不收，口眼开脱，语言不出，其状如塑人，脉滑，舌上生芒刺，似欲冷饮。余以为下证具，即投以大承气汤，服之一帖，眼睛活动，语言少出，续服前方全愈。又一人患同病而精神稍爽，瞳子和，口中津液粘涸不能语言，绝食数日，人以为死证。时患者动指，其状似欲饮水，因与之，少得语言。如此数次，余试与白虎汤遂愈。盖承气汤主精神昏愦不能语言，白虎汤主精神爽快，津液粘涸不能语言。虽均属里实，二汤之所主自判然矣（中西深斋名数解，有白虎承气辨颇明晰，而枫亭得之于实际，宜彼此参稽，处之无差误）。

肺痿有冷热之分，而《金匮》但载肺冷治方，不及肺热诸方。《千金》《外台》亦从无发明。特《圣济总录》人参养荣汤论肺热证治，余试之效。若其热盛者，宜秦艽扶羸汤、知母茯苓汤。若腹满者，秦艽鳖甲散加槟榔。盖肺热者多属不治，肺冷者反易治，不可不知。

世有咽喉不利，似膈非膈，声音如小儿弄草笛，不能卧，脉数急，忽吐脓血一升余而死者，此肺痈一证，最为难治。

奔豚证，桂枝加桂汤主泄气，奔豚汤主和痛。若此证喜苦味者，宜奔豚汤；喜甘味者，宜上方。

四饮中支饮最为可畏，此水饮停积胸膈间，支乘心故也。其初胸膈实痞强支心，心下反濡，咽喉喘逆气急不能卧者，《圣济》旋覆花汤尤效。若此证心下坚硬，水饮支结甚，或与此汤再复者，宜木防己及去石加茯硝汤。此二方外，余未见其效（拙轩曰：支饮之证，古人所论不一。或以为心脏痞塞，或以为脾胃不足，或以为肾气亏乏，予谓不然。凡人心肺之下有所谓膈膜者，水饮瘀到其间，则上致肺气不利，下致胃气上逆，心下痞坚，是支饮之候也。巢源云：水饮过多，停积于胸膈之间，支乘于心，故谓支饮。出《方读便解》录为此条注脚）。

水肿，下利者为恶候。先有水气而下利者，宜木防己汤，

《外台》所论可征。先下利而后见肿者，属虚劳，为危候。脚气肿，下利者，急冲心而死。故水肿证概主利水，而禁下药，若服利水药下利者，亦为凶兆。

胸痹心痛，当心中及心下痛剧者，吐血而死，余往往视之皆然。

一人卒发心痛，手足厥冷，脉绝欲死。余投赤石脂丸料速愈。

妇人经水不调，小腹冷气，属于血者，温经汤奇效。经后腹痛者，亦属瘀血，宜滑石散（《无尽藏》）。若行经中腹痛者，属气滞，宜四乌汤。若经水不调，气滞肥满，有畜血者，宜逍遥散、正气天香汤。若产后瘀血上逆者，辰砂最效。若行经前患头痛者，属饮，宜桂枝橘皮干姜等（《医通》）。

妊娠五月后坠胎者，概系癖块所为。早制其块，则多保全。先辈不知之，徒与滋补药更无效（此说原于仲景，最有理。惟恐女科专门徒由父祖传，未尝留心古学，而讲求夫通变化裁之活用，固执温补为安胎之要药，受其害者不少。噫）。

产前水气，微者不足畏。若上部有水气，气喘逆者，产后忽冲心而死。或蓐中有肺血，干而吐血者，俱为可畏。又有产后汤浴，感湿邪为脚气肿者，不早治则为不测之变。

黄疸烦渴，吐逆腹胀者为恶证。若夜不得眠，烦躁热渴者，不出二三日而死。腹中有癖块而一身发黄者，名曰癖黄疸，亦难治。

病者初脉沉数，忽变缓似病解，而其人气郁默默，欲卧身重，食不进，小便如柏汁者，即发阴黄之候也。

虚人疟热与劳热为易混。但疟脉弦大而不数，劳脉数而不弦大，是为别。

虚人截疟以灸大椎为最其法，明旦三壮，午时三壮，将发时三壮。

疟病内热炽盛，频渴饮水，发露当风取凉，邪气不能发泄者，变为水肿，宜越婢加术汤。余尝治此证，水气除而后再发疟，是其征也。

霍乱发振寒者，阳气复之候，为佳兆。若虚人不堪，振栗者，宜四逆汤。

卒然发呕吐者，有霍乱，有卒中风。其证相肖，但中风吐后脉缓而不紧，手足不厥冷，呕吐中能左右手足动摇，吐止，半身不遂，昏睡，是为别矣。

世医漫认足肿为脚气，特不知脚气以疼痛或挛急或懈怠或麻痹为征，不啻水气也。盖此病湿气胜则肿满，风气胜则不仁。有病在腹而后及足者，有在足而后及腹者，脉忌洪紧弦而不忌数，心下及人迎动高者最在所忌也。

余治脚气先辨表里，为治标。以肿满、麻痹、腰脚痿弱为表证，以发汗解毒为主。以风热炽盛，动气甚，气急腹满呕吐为里证，以降气利水为主。世医动以表证为危笃，以里证为轻，易治，方乖错，生不测之变，不鲜。

蛔虫有寒热之分。永田德本以太乙丸治热证虫积，以木香丸治冷证虫积为得。凡郁热盛于膈间，则必为蛔动。医概为蛔厥，治之误矣（胃热吐蛔，吴又可既论之而无的治。陈治曰：温热病而吐蛔者，此胃热也。胃虚有热，虫随热气上行，亦吐出也，宜犀角黄连汤。《伤寒辨》注清中安蛔汤治胃实热，呕吐长虫亦为其合。治秋吉质曰：吐死蛔者属热，吐活蛔者多属胃寒。死蛔色白，活蛔微红色。是说似理而不可必矣）。

痢疾不论下利多少，以热之轻重为治法之标准。故先以调中汤（《外台》），发汗后参用大柴胡汤、芍药汤和解。若谵语、舌燥黑，赤白脓血下重甚者，以大承气汤、槟芍顺气汤下之，其热解则利自止也。

噤口痢虚烦，宜竹叶石膏汤，《百一选方》人参、黄连、陈皮、莲肉四味者亦佳。此证发哕逆者不治。

休息痢但下白滞者，宜真武汤加赤石脂。

张子和曰：凡头疮发肿疡处，水气必凑焉，故宜下剂。余本其说，头疮加苍术，即为去其水气也。其实者用牵牛子能奏效，亦同旨。

《金匮》泻心汤云：心气不足，吐血、衄血其主治，茫乎无据。按本草百病主治大黄条曰：下瘀血，血闷心气不足，吐血衄血，胸胁刺痛胀，同黄连、黄芩煎服。余据此说，治吐血衄血，胸胁刺痛者，百无一失也。

凡下齿痛者，灸肩井即效。肩井者，系阳明经之所行也。又奥齿下龈肿者，刺之血出则愈。盖血气妄行，聚于齿龈之所尽故也。

骨槽风证详见《外科正宗》，此疮生于耳前颊骨，而腐溃穿孔，口中喷脓。其初欲发时，或为口眼㖞斜，后至上龈腐溃不能饮食，遂有至死者。若因梅毒为此形状者，去其毒则愈。骨槽初起者，宜《医通》茵陈散（茵陈、荆芥、薄荷、连翘、麻黄、升麻、羌活、僵蚕、细辛、大麻、黑丑，以上十一味）。

其人无咳，唯语声不出者，宜《外台》茯苓安神汤。平素嗜茶者多发此证，盖有治不治之别。属上焦虚冷者多不治。若上焦虚寒，语声不出者，宜《外台》黄芪理中汤；若咽喉肿或痒，咳嗽声不出者，宜《圣济》黄芪汤。

后世中暍外别设中暑名者，误矣！中暍、中暑及中热皆一病，非别因。东垣不知之，以动而得为中暍，以静而得为中暑，制清暑益气汤者，非矣。又世论古方者，谓伤寒外无中暍，亦益非矣。《汉书·武帝纪》云：夏大旱，民多暍死。其来既在仲景前，且夏月身热汗出，恶寒，咽干，身重疼痛者，与仲景中暍门白虎汤，则其效宛如溉水于炭火。又夏月卧寐中感冷气，恶寒发热，身体疼痛者，随伤寒治法。与桂枝、麻黄则霍然而愈。此二者岂可混焉哉。

后世以霍乱一证为止夏月者，误矣。凡有吐泻而挥霍撩乱者，四时俱有，《外台》《儒门事亲》可征焉。盖此证夏月多而冬月少者，冬时阳在内而温，夏时阳气走表，阴在内而冷，加之贪冷、饮冷食，故多发此证。其状似伤食，伤滞，然伤食、伤滞者，腹满痛而吐泻如倾，则明日霍然而愈。至霍乱则虽既吐泻腹痛不止，反发热身疼痛剧者，手足厥冷，烦闷燥渴。此证四时俱有而夏月者尤重，故世或以霍乱为中暑，益误矣。

凡霍乱心下痛者，必吐，脐下痛者，必下利。

理，治也；中者，指中焦胃气而言。乃胃中虚冷，水谷不化，变乱吐下。譬之乱线，渐理可治，故名理中丸。建，健也，即健胃中之意，故名建中汤。其义颇异，世医不知之，合为一方，名建理汤，非古意也。

半夏泻心汤，泻心下痞满也。后医以为泻心火，概治痫证，大误矣。

《骨空论》曰：冲脉之为病也，气逆里急。凡冲脉不足而血燥，故鸠尾下痞满，或气上逆胸中，腹皮如贴背，为心悬痛者，谓之胸痹。故桂枝枳实生姜汤、枳实薤白桂枝汤之所治，皆邪客于冲脉也。

心下动悸有三道：一为寒气客于冲脉，支冲任而悸者，炙甘草汤、大建中汤所治是也；一为因水饮而悸者，桂枝茯苓白术甘草汤、真武汤所治是也；一为有毒悸者，脚气冲逆是也。

凡狂痫证，狂走不安静者易治。唯妄言笑语者，即癫也，又名失心风，难治。《素问》论阳痫阴痫为可据。《本事方》茯苓散、宁志膏、狂气圆皆阴阳通治方也。夜不得眠者，宜《准绳》灵苑辰砂散。又吐唾不止者，宜《局方》养正丹。阳痫者宜灌水，其证剧者，大桶畜水，乘病人不意，一时可灌沐。其实者，浴瀑水亦佳。是皆降阳气上升故也。

世称流注者，自胸至小腹腰间手足流转，甚则生块。其形平塌漫肿，以手抚之不坚，而肉底有块。其块溃则脓汁出，一块愈一块又随发。重者至生三四块终不治矣。此证发胸以上者为湿痰流注，发胸以下者为瘀血流注。发胸以上或手足者易治，发小腹或腰边者难治。瘀血流注者将发其块，则腰脚难屈伸，微热。有发作急者，不出一月而死；缓者，延半年或一年而死。其块将溃时，寒热特甚，不可妄与败毒散、小柴胡汤等寒冷药。陈氏用木香流气饮，然此证多属虚，其初宜益气养荣汤，虚惫者宜十全大补汤。又流注发小腹者，疑似肠痈，盖流注属虚，肠痈属实。故治法有补泻之别，不可混焉。

肺痈之为病，其气塞不通，热聚于肺中而致脓溃也。《金匮》所谓口中辟辟燥，咳，则胸中阴阴痛者，尤为的证，当早辨知之。临其未吐脓前，施之治。若失期则不可救，其初寒热往来，咳逆脓臭，短气不能侧卧，胸中痛，咽喉不利，呼吸宛如吹笛，是有物碍肺管故也，其脉滑实而数。未吐脓血时，咳则有如嗅瓶中腐水之臭气，病久者，其臭满一室，终吐脓血而死。吐脓血则如吹笛者忽止，即碍滞肺管者去也。古人试脓法，投水沉者为脓，浮者为痰。今视之痰，唯粘稠而已，至脓如炼葛粉，不可切断，是为辨矣。

支饮之为痞，古人以为心脏痞塞，或为脾胃虚弱，或为肾气不足。其说不一。余熟考之，心肺下有膈膜，其形如薄绢横覆。心肺水饮支乘于此处，则上使肺气不利，喘急烦满；下使胃气逆，至心下痞坚。是为支饮之候。《病源候论》云：水饮过多，停积于胸膈之间，支乘于心，故曰支饮是也。其脉弦紧或沉紧，至夜半后则必气急促迫极甚。其证疑似喘哮，然喘哮者胸中不利之所为，故唯觉咽下如塞而已。支饮者其初有胸痛而发喘，或手足厥冷不得卧，必面部及腹中四肢为微肿，或气急后有大浮肿者。其状虽似水肿之气急，水肿者初无气急，渐至肿满而气急；支饮者初为气急，而渐至为肿，是为其别矣。治支饮法以禁食为第一，严忌油腻辣酱等。若肿甚者要断盐，其法同水肿。又支饮似悬饮而痛剧者，可以控喘丹下之，又与木防己汤。水气益甚气急者，可兼用甘遂末。若气急甚呕逆者，宜甘遂半夏汤。与此等方一旦虽得效，再发者难治。凡此证经一二年不愈者，不可妄攻，攻之则速虚虚之害。若实者，有因攻击脱死者，此病近世极夥，当悉意而治之。

白虎风始见于《圣济总录》，其证自肩端连头脑痛如啮，至夜半后则其痛益甚，而无肿气者也。凡痛至夜半后甚者，阴气凝结故也。又有白虎历节风相似而少异。历节者，散见诸书风湿，共通称之谓有热；而骨节痛者，白虎者谓无热，但阴气凝结而痛者，又有痛风者，谓有肿而痛，与此证自异。白虎风宜《圣济》羌活汤，兼用《本事方》麝香圆亦可。若与此方不知者，可与《金匮》乌头汤。

脚气说以《巢源》及《千金》《外台》为确，《外台》中苏恭说最可据。

肺胀为病，与肺痿、肺郁自异。盖斥肺叶怒张，而言其证咳而上气，有喘而气急，其状似支饮然。支饮之喘，其初有胸痛，或手足厥冷，气急不能侧卧。肺胀者，热势甚，上气卒发，目如脱，面部下部共浮肿而不至难侧卧，是为其分也。其说详见于《金匮要略》。

脚气，精神恍惚，发妄语，热甚有肿，上冲头面而赤，惊悸者，世医认为痫证疗之非也。凡大病见痫之形状者多至死，此非真痫证。《素问》所谓六经尽证也。

疝本因水气与瘀血为痛之病也，余故于大黄牡丹汤取牡丹皮、大黄、桃仁，于牡丹五等散取桂枝，于无忧散取牵牛子、木通，于四乌汤、乌沉汤取乌药，又加延胡索一味，立为一方，以治脐下及脚挛急，阴囊肿或痛，或妇人引腰而痛，或痛引阴门，或阴户突出者，莫不有效矣（世所谓福井八味疝气方是也）。

脾劳证，心下痞，腹中雷鸣，无痛而下利，利后心下不快，反痞胀者，半夏泻心汤主之。若脾劳下利而腹痛，无热，心下有水气而咳，或下部有水气，腹痛下利者，真武汤主之。此方亦用五更泻效。

钱氏白术散治脾瘅。脾瘅多属虚，消渴病中多兼此证。食物偏觉甘者也。

下血多属脾劳，而脾劳下血忌妄止血，是古所谓肠风属也，宜赤小豆当归散。若动悸甚，下血者，宜香艾汤。若牵挛下焦者，宜铁刷汤。此诸汤非止血剂，而下血自治也（香艾汤，艾叶、香附子、甘草、生姜四味，系福井氏家方。铁刷汤出《局方》）。

凡失精者，多因下焦冷而起，故以汤火温腰。且每夜临卧灸三阴交，则免其患矣。古以失精属虚证，今视不必然，实者间有之。其人过食则往往为此证，故以节饮食为第一也（按：远行者往往患之，亦同一般。又屡失精者，屈两脚而卧，则免此患）。

羚羊角治下血，其效优于犀角。犀角所主，多在吐血、衄血。

后世吐血用升麻，下血用黄芩，一偏见也。升麻亦治下血，故《千金》云：无犀角以升麻代之。

阴毒病发于阴经，阳毒病发于阳经，故异名而已。朱肱以阴毒手足冷为阴寒盛者，用乌头、附子类，误矣。王安道辨之是也。此病《医宗金鉴》以为今痧病，似可从。

天泡者为火烁疮，酷暑时发细疹，其色正赤，其初自胁下至肩背痛如针刺，而后发触衣被则痛益甚，后皆为水泡也，用解毒泻心汤与荆防败毒散亦佳。

高阶枳园

枳园名经宣，字子顺。高阶氏文化、文政之间，以医鸣于京师，救济之泽，洽于一时。致仕之后，隐于鹰峰，优游自养，卒年七十有三。枳园生于枫亭，台州东郭诸人，之后治术，融会颇有机警。所著医谱、方谱、药谱、认证录等，足以窥其一斑。今录一二以备省览。其他三角小林竹中有持诸人亦声誉相踵，而余未能详之，故期他日云。

诊病有四因、六证、十二候、三诊、七视。四因者，谓外因、内因、内外别因、内外合因。六证者，谓初、中、终、顺、险、逆。十二候者，谓寒、热、虚、实、浅、深、缓、急、平、间、常、变。三诊者，谓持脉、按腹、审禀。七视者，谓问原、寻证、望色、观形、听声、嗅气、谛习。盖此五法三十二则，乃和汉往圣先贤之遗训，而吾门之所历验，苟审诊视察病源证候者，不可不精究焉。

温疫初起，食不减，味不变，精神爽慧，起居如故者，必至热解食将进时，食反减。或绝谷元气衰弱者间有之，与轻疫食不减者不可混。凡瘟疫自初起至热解，食不进者不足深虑也。

其人卒然晕倒不省人事，醒后精神恍惚，或两脚痿弱不能起，尔后身体灼热，口舌干燥，时时谵语，或言语错谬，自汗出，痰喘壅盛而烦躁，其状如中风，半身不遂，或下利呕逆，或四肢微冷者，医不知而为风，治之误也。是瘟病热剧，直传于里，元气衰弱之所致。虚禀者及老人多患之，选用柴胡润燥汤、柴胡瓜蒌汤。若痰喘者，宜蒌贝养荣汤，然多属不治。

瘟疫淹缠不解，或邪气沉沦，遽然变为脚气者，属危候。

瘟疫初起，手指微抽者，后必发痫，多难治。

伤寒、瘟疫、疟痢、霍乱，差后有发脚气者，或有病不解变成脚气者，世医不知，而为病后水气治之，遂至冲心而死，不可不慎焉。

产后脚气，四肢瘈瘲，软弱难起居，心中烦悸，腹中不仁，体常烦热，或洪肿，或微肿，或胖胀，筋脉弩脝，或尪羸，筋脉挛急，小便不通，脉紧有力者，宜犀角麻黄汤。医不知，而见其头疼冲气恶露少等证，为血气之所为，与调血剂者，误也。

风肿之为病，在上则耳后项际，在中则胸膺肩背，在下则腿股胫膊。流注为肿，其状如痈，或壅或漫，或痛或不痛，或消散或溃脓，其初见憎寒壮热，头疼体痛等表证也。风肿在耳后项际者，大则如栾子，小则似梨子，而见前表证者，宜荆防败毒散。

风肿初起，不辨伤风时气者，见憎寒壮热，头疼体痛，而有表证解后发者，或有表证，中见肿胀而热随解者；或有寒热发作，有时如疟状；或有身热无间断，其状似温病者，俱皆自初为肿。而至其变，或未为肿，或有表证，绝无而但为肿也。

麻疹初起自汗出者，邪从汗而解；呕吐者，邪从上焦而解；吐泻兼发者，邪从上下二焦而解；鼻衄者，邪从血而解。皆麻疹之佳兆也，不可遽与止汗、镇兜、涩血之剂，疹快发则诸证自愈。

麻疹初起，与排毒、升麻葛根、解肌、越婢、连翘、凉膈等汤不发透者，乃为瘟气收束疹毒之所致，与启蕴汤以散瘟气，则必出透也（按：启蕴汤系高阶之家方，柴胡、黄芩、厚朴、半夏、草果、枳实、甘草、生姜俱八味，盖九味清脾汤变制也）。

麻疹已出，其色如丹朱，不红活，麻沙混淆不匀净，地界淡红或微黯，发热烦渴，睛多赤络，口臭甚，唇舌干燥或焦裂，躁扰不宁，小便涩少，大便不通者，乃为热毒内伏，燔灼血液之所致，凉血攻毒饮加犀角、石膏，或兼服独圣散、紫雪等。疹已出或焦紫或红斑，壮热如炙，烦渴引饮，小便赤涩，大便秘硬，口气如焰，惊狂谵语，烦躁不安者，宜郁金散。服后暂就眠，则精神即爽然。

瘕之为病，上在鸠尾胁肋，中在脐上左右，下在少腹左右。或浮现于上面，或沉着于下底，或支两胁，或侵两肋。其形或圆或椭，或扁或厚。大者如拳毬、如盘鳖，小者似卵茄、似梨杓。或坚硬如石，或柔韧如肉，或软虚如绵。或牵挛肩背，或引拘脊膂。或疼痛，或不疼痛，或脐下无力，或腹内觉狭小。脉多沉迟者也。病在少腹，初起小如桃栗或鸡蛋，或似茄子、梨实，渐长大，久之其状如怀胎而正圆，或蹲踞不扁长，不成棱礧。大者充满腹中，宛如南瓜状，在正中或微倚左右，按之浮凸或沉着不移，其处无痛或虽痛亦不剧，月信以时下或经血过多。其块必膨胀，饮吃谈笑如故，但俯则觉妨碍耳，名曰肠覃。此证难愈，虽不愈，不为大害。或其状如怀胎，经年月则渐减至如初，若当覃始萌时，早服通气松滞之剂，则或可防之，宜乌苓通气散。

解劳、缓痃二汤之所治，系将为劳之兆，故二方俱腹力虚软者，加人参；微咳者，加贝母、桑白皮；热深者，加地骨皮效（枳园所自验，自古经方至俗间单方，而又出于自制者居四之一。如缓疢汤、润肺汤、九味柴胡汤之类，今用之屡得效矣）。

疝热甚时谵语，或口渴舌燥，或黄胎，或白胎，大便如热痢，小腹拘急，腰臀下迫难忍者，宜融疝散。窘迫重坠甚者，加大黄。疝无触犯之因，卒然小腹坚硬难忍，或从右或左上抢冲胁，胁气急，息迫，手不可近，烦闷扰乱，身热甚似温病，口渴舌燥，小便不利，大便秘，或呕吐恶心，或时呃逆，从少腹直上冲心下，或下牵阴囊，但坐不能卧，或肚腹膊胀，弹之为声者，名曰冲疝。其证多属热，宜融疝加大黄汤。

婴孩或幼少时颈有结核者，俗称为瘰之兆，虽未必然，间亦有之，不可不知（按：《金匮》虚劳篇云，肠鸣、马刀侠瘿者，皆为劳得之。古人以颈核为劳，是其一征）。

虚劳初起，腹肚胀满，坚硬而痛，或引少腹。咳嗽盗汗有微热，食了腹乍膨闷，或食不进，大便多泻，甚者日四五行。或时下肠垢，下后腹中稍觉快。若不下则胀益坚实，而短气烦闷，颈脉甚动。或口咽干燥欲呕，或四肢微肿而趺上丰满，或喉间微响，时鼻扇，或腹肚疼痛难忍，身体疲困者，吾门谓之腹胀劳。是素有疝癖而发劳者，多属不治。若与柴平汤、柴胡槟榔汤，大便渐硬，腹胀随减，痛止热退者为佳兆。此证在虚劳颇为逆候，世医不知，而漫认为胀满，大误也。

伤寒桂枝证兼呕吐者，多因停饮拒格微邪，故治停饮则邪从解，是以不与桂枝汤而与和解汤也。

发散剂加气药，则其效反捷，此气道疏而邪自祛也。如大邪非此例（家君于二陈汤加葛根、羌活、桔梗，治轻浅风寒即此意。按丰公征韩之役人，多得外感，医投以不换金正气散无效。鬼将军部下有老医，与以香苏散立验。人问其故，曰：远征人多兼气郁，非气剂则不能达焉。北山寿安曰：近来医家唯以香苏散治感冒时气、气滞、头痛、痞满、脚气、皱脚等，而不言能解食毒之功，亦阙典也，皆与此条相发，宜参考焉）。

温病里证悉具，而舌上白苔滑者，认为脏结，不可失下，能审他证具，而可下之。平素大便秘涩者得温病，忽粘滑或鹜溏，此非因胃虚，邪气猖獗之所使，缓漫失下则胃气消烁，噬脐无及。

人方汤浴时，身如被束缚，或如灌冷水者，肌表有热也。

《千金方》以浮为表脉，以沉为里脉，而医家奉为典型。余质之于实际，浮有病散脱之候，沉有病收闭之候。而此二脉阴阳俱有之，概不可为表里。

夏月因暑热遗尿者，宜白虎加人参汤（按：或云三阳合病条遗尿二字疑，当在发汗则谵语下，此说似有理，然有间属实者，宜于实际而征焉）。

有人临卧时肩背如负千斤重，渐及通身，须臾冷汗淋漓，烦悖难堪，而其苦顿止者，发中风或支饮之兆也。

风病昏绝，须臾醒，又发者为难治。

中风醒后，诸证稍缓，但肩髃接骨分离不遂者，为难治。若分离不甚者，间得瘥。脚气无手足麻痹软弱，肿胀筋挛等，唯心下微急，小腹不仁，食如常，食已短气，卧则气息稍平，其人上体丰满，下部削小者，此欲上冲之候，不可忽视。

干脚气声嗄，咽中痰壅者，多死。

支饮、脚气、产后血气三病，其证大同，而其源大异，不可混治，宜以脉辨之。脉大按之虚无力者，支饮也。脉洪数按之紧有力者，脚气也。脉软弱而数，按之中止者，产后血气也（按：此三病本不同证，亦有所区别，宜审焉）。

肺痿咳嗽，吐沫颇已，其人忽吐血发热者，为恶候。

久咳不止，唾血引红线或为点斑者属肺损。虽外候似轻，最为难治。余为制一方，即于桔梗汤方中加白及、桑白皮，名白及汤。

虚劳吐红不一，有痰中引血缕者，有痰中为粒颗者，其大或如蚕豆，或如赤豆、绿豆，见血虽小不可忽诸。

久咳唾血如红缕或为点斑者，此属肺损。他证虽微，终至难治，早可与白及汤。

世所谓不食病，即《医级》所载神仙劳之类。此证妇人尤多，男子至少，或馋嗜焦饼豆糕，或喜食果瓜生菜、昆布、海苔，其甚者绝谷粒，唯饮水，而肌肉润泽，卧起步动如常，小便能利，大便秘涩，口干贪饮以至年余，其病多出于郁气，故宜气剂，而不宜补住也。

人无故饮食减少者，将发大患之兆，当摄养。若缓慢失期，则药饵灸嫡无及。盖此证有暴渐之别，暴减者可治，渐减者难治。一种有神仙劳者，虽不食，与此证自异。

哮喘脉数，属阴虚火动者，宜滋阴降火汤。若里邪实，大便不通，脉实者，宜承气汤。

幼时患哮喘者，一旦治之后，有发癫痫或心风者，又有痫疾者，皆系先天遗毒，故为难治。

幼少时患哮喘者，治之后多变癫、痫、狂、心风四病，或有不服药自变此四病者。又有初患痫，治后变哮喘者，又有幼少无事，壮岁始患此五病者，俱系先天遗毒，但因其人体气有迟速耳。吾门皆名之曰胎病（胎病名出于《素问·奇病论》，可以征焉）。

风痰家，时发热恶寒，头痛身体疼痛，或肩背强急，或咽喉签痛者，皆痰之所为，非感冒也，俗名曰痰风。

胸痹痛在皮肉间者，为恶候。

背胛或右或左拘痛，动摇则益剧，而其痛骤去者，多变为胸痛状，与胸痹相似，而筋脉纠戾之所致，故气息妨闷，饮食微噎，其痛亦与胸痹彻痛不同也。宜《本事方》桂心散。

哕逆，与热药无效者，属壅热，以泻心汤，麻沸汤服则速愈（按：《万病回春》以黄连解毒汤、白虎汤治伤寒热证，医者误用姜、桂等药，助起火邪痰火相搏而呃逆，即同旨）。

其人食味皆苦或甘醋，或涩者，将发噎之候。但觉苦者为易治。

打扑伤损，瘀血不去，历年后卒然气急，心下逆抢，或昏冒不知人，或妄语，或健忘者，是即瘀血作风状者。

水肿遍身满肿，唯两手孺肉脱而枯柴者，为不治。

妇人手足麻痹者，多七情郁结，经络凝滞之所致也。正气天香汤或香苏散、二陈汤相合加乌药。

妇人素郁闷，牝户觉痛痒，时水液渗出，饮食少思，肢体倦怠者，宜加味归脾汤。

心中失血养，则必为怔忡，故治此证宜选用四物、八珍、十补、人参养荣诸汤，俱加麦门、酸枣仁为佳。

患肠风者，概为气急耳鸣，而偶无之，唯目眩头晕者有之，不可不知。

头晕属实者，宜防风通圣散加菊花。

其人无故梦寐恍惚，语言妄错，两手微颤，颜耳潮红，或时喜笑，或作持握状，剧则为瞪视状，须臾觉悟爽慧如故。此人多壮实，饮食失宜，七情乖错，因劳动倦怠，热痰壅蔽心窍之所为，名曰心慌，不急治则必发风痫，至不救。其始如密陀僧圆而后宜清神汤，加减清神汤。

人值雨湿则必腰痛者，宜渗湿汤、除湿汤类。

人卒然盗汗出而不止，饮食起居如故，气亦爽快，大便自调，小便才少，是水饮渗溢毛孔之所致。早利其小便则愈，宜茯苓甘草汤，不必须止汗涩收之剂。若小便不利而汗自止者，后必发水肿或下利，不可不知。

耳鸣唯闻鸣钟柝声，而不能闻他声者，欲聋之兆也。

痫疾有跗上或膝盖痛者，可不与历节混。

小儿十岁前后，肛门生小虫数十为群，或数百围如鬼灯状，痛痒难堪者，至弱冠多发劳瘵。

龟胸名恐不的当，称鸡胸似是。盖鸡胸病证在幼稚为疳，在少壮为痫也。

婴儿生七八月无病，至九十月渐肌肉肥胖，时时发热如外感，或如疟，吐乳，青便，顶颅光莹，囟门或填满或凹陷，睡中微抽者，将发阴痫之兆。庸医不知，认为胎肥，可笑。

儿四五岁鼻衄血，月一次或二三次，每次五六勺，多至数合。其血黯紫而稠粘，或鲜红而稀薄，当其发必气逆，面赤手足微冷，消谷善饥，大便秘，小便数也。此证有乳癖腹痛后发者，有痘后发者，《千金》竹茹汤方中去芍药、人参、术、桂，加麦门冬、黄柏、栀子、升麻效（竹茹、甘草、芎劳、黄芩、当归、麦门冬、栀子、升麻、黄柏，上九味，加茜根佳）。

百会边时时如有物冲，或时痛，或泪管无故而喷出者，是将发脑风候。

结毒有胎梅二因，而因梅者十之八，胎仅居其二。其状多属冷毒，而属热者甚少。

露败疮与漏疮同义，通诸疮而言，非一病也。但彼则漏泄，此则闭结，虽其状异，至其不痊一也。

梅毒有冷热之分，不可不详。冷毒尤少而热毒常多。冷毒属气而痊迟，热毒属血而痊速；冷毒轻缓似易，热毒剧猛似险；又冷毒面色皓白如常，热毒面色惨黯隐显不定；冷毒生疮多年不痊，而其势不剧甚，热毒则生疮浸淫为激发是为辨。世医不知，一概治之，误人最夥（拙轩曰：梅毒分冷热，翁之创见，非经历深者不能也）。

流注毒，稠脓渐化为稀水者，非佳候。若脓止唯鲜血淋漓者，若虽能食神爽，死在近，不可轻忽。此与产后脱血其候同也（败液流注，往往发此证，最为危急候）。

多纪桂山

桂山先生著书之富，从前医家无比，皆医林鸿宝，一日不可少，犹布帛菽粟，而治疗之盛，年不下七八百人，是以一匕之验，半句之话，亦可以范后生矣。

小野氏乃政年十八，妊娠弥月，胎水渐盛，遍身洪肿，下体尤甚，口舌生疮烂坏，不能啖盐味，日啜稀粥仅一二碗，小便赤涩，大便隔日一解，脉滑数有力。医以为胃虚不能摄水，与参、术等药，势殆危剧，遽邀予理之。予曰：胎水挟湿热者，非胃虚也，投以猪苓汤加车前子、黄连、栀子。盖车前子一名苤苢，不止利小便，亦取毛诗云宜怀妊之意。服五六日，逐渐小水快利，肿胀稍散，口中亦和，饮啖复常。因改用紫苏和气饮加白术、黄芩，至月尽而诞男子，两全矣。

御药局小吏，儿生五个月，吐乳白六七次，无他证，惟面色青白，似稍疲倦，父母忧之，请理于予。予曰：此责在小方脉，敢辞焉。渠曰：凡小方理吐乳，非钱氏白术散、香砂六君子汤，则凉膈散、紫圆之类，其变慢脾者比比皆是。愿君别为处置，以救豚犬命也。恳请不已，予因制一方以与之。半夏为君，茯苓为臣，藿香、伏龙肝为佐，丁香为使，生姜为引。每贴一钱，水煎。别以养正丹为散，以挖耳头挑散子入口中两麻子许，以前药汁送下，日五次。不浃旬而吐止，神色复故。此予常用理翻胃方，藉以疗吐乳，未足以为奇。而世之哑科，徒守常套，而不知此等策，听其夭殇，悲夫！

一商家仆，年二十岁，患脓淋数日，时时发微寒热，饮食少进。诊之脉沉小而数，腹中无病，第似神色不太乐者。予以为肝经湿热，与龙胆泻肝汤。后十余日，忽走使曰下血数升，命在须臾。余仓皇往诊。仰卧蓐气息绵惙，六脉洪数而虚，急灌独参汤，下咽即吐。寻之干呕，额汗淋漓，苦闷，吐蛔七条。试作小半夏加茯苓、乌梅、蜀椒汤与之，呕逆益甚。余沉思谓孙思邈以单甘草止吐，今用之蛔必安。因如法服之，吐忽止，气息稍平。时看护者将更蓐，除污荐披衣，视下体阴囊破坏有孔，如剜双卵，坠在蓐，其大如鸡蛋而稍扁，色白而红缕缠绕。众惊愕报予曰：昔江篁南以阴囊破裂为千古稀见，况阴丸脱落者，可谓奇中之奇矣。虽然，人有阉豕，有犗，此皆割势而犹能生，此人梅毒结于阴囊，故有此变。与坏鼻、蜡烛疳亦同，调护得宜当不死。后调理果愈。

脚气所因，有湿邪中足，壅塞经脉而致者；有肾气不足，饮水失道而致者；有膏粱过度，脾胃湿郁而致者。故预防之法，忌久坐阴湿地，或着滋湿衣，或冒雾而行，或步久雨莽后地气蒸发之处。忌过食鱼鸟饼粢一切厚味，忌大酒及醉睡，忌房事过度及醉后入房，忌久坐久立，及行步劳动俱失其常。慎此五者，则不止脚气，亦诸病不生，久视之要诀也。

小儿吐乳虽数端，大要不过虚实二途。盖有胎元胃虚，不能消化乳汁以分布下部而吐者；有饮乳过食结成癖积，拒格新乳而吐者；又有胎毒潜伏于肠胃之间，格拒乳汁或两者相搏遂为顽涎，结聚胸膈而吐者。此证特多富贵，而贫贱最少，故治法宜清凉者多，而又有宜温补者，又有不拘攻补从中治，消痰化食降气杀虫以奏效者，当审其证而治之。

虚劳及极虚证间有手指末节以下肿黑者，盖经脉不能盈四末，而瘀血败恶之所致，未知前人言及否。

余曾闻之于太田隆元水肿，并脚气心下痞硬者，有辨冲心与痞之诀，其痞浮显，按之易知者，无冲冲之患；其痞沉着按之难认者，反生不测之变，宜潜心辨之。

久病，不问何证，胁肋骨露，歧骨如绉襞者，得生少。

仲景曰：少阴病，脉微细，但欲寐。此少阴邪深入里，阳气衰竭故也。不止伤寒，诸久病语话饮食之际亦眠者，死候也。

《证治要诀》曰：诸中风忽吐出紫黑色者死。验之于诸病皆然，不止中风也。

医者对病人未诊之前，问其证候，胸中预拟其方，则诊毕后反失其真谛，宜虚心精诊，而后熟虑下按矣。

俗所谓疝泻、疝痢、疝淋者，医书所谓气泻、气痢、气淋是也。

欲识古人临证施治之妙，莫如善读其治验。予将掇其精英类为一书，而年老未果，哀矣（读前辈成案，可拓后学之心胸，扩群医之见解，第变通则在善学耳）。

月信痛用桃核承气汤加附子效。盖本诸喻氏《寓意草》

治伤寒后腰痛按（一说云柳流沂所发明）。

木乃伊、血竭二味等分为丸，能治干血劳。盖木乃伊活达瘀血，振兴真元故然。

半夏厚朴汤加浮石以治梅核气奇效。

麻疹余热不解者，宜柴胡四物汤（茝庭曰：疹后大抵主清润，故宜此方）。

诸大患卒发呕者，多不治，如脚气冲心最然。

今时称淋者，多属梅毒疮痍。《经验全书》所谓内注下疳（用小柴胡加龙胆、车前子者）诸治要诀，所谓小便注杆甘疮类也。不可与古淋混治（东郭亦有此说，而考证未确）。

一奴隶患手大指，触物则气宇郁塞，不可名状，诸治无效。余以为血气流注，与活络流气饮速愈。

《痰火点雪》云：劳疾，左胁痛不能转身者，此乃肝叶已干，名为干血痛。肝经已绝，死不治。此说本于《直指方》，而其证今多有之，医误认为肝积，与熊胆等无寸效，宜矣（山田业广曰：《素问·刺禁论》肝生于左，肺藏于右。其所谓生者，言生长其气于左，凡《素问》言生者皆同。言左者非言位置，肺藏于右亦然。验之于实际，病在左者宜疏肝泻肝，可以见也）。

《祝氏心医集》云：疟疾每日如期而至，名曰疟信。此当原证，发散未可，直攻未可，截也。或前或后，此正气渐旺，邪将不容，名曰疟衰，方可截之，试之甚理。

痢疾似虚而不虚，似实而不实者，用参归芍药汤，兼聂氏治痢第三方，米糊为丸，白汤送下。

俗所传奇方者，多出于本草附方，不可不读。

水户侯（文公）有疾，其初登圊，大便不快下，胸懑短气。如此两三日或发或差，乃召余诊之。其脉滑数无根底，面色青惨，心下微满而拘急，腹里无动，脐下空软如绵。乃知其病上盛下虚，非一日之故也。但侍臣视其起居如平，无能察知病情者，余出语之曰：侯病虽似支饮，实由中气虚耗，殆为危证，治法宜峻补方中加沉香，更进黑锡丹以回阳镇逆，犹恐不及也。侍臣闻之，或惊惶或疑惑，不知所为。明日诊之，间吐痰沫，其色茶褐色，厥明又诊之，脉十动一止。因谓侍臣曰：此证此脉俱为脏气竭绝之候，恐有急变也。须灸天枢、气海、三里、绝骨等以培下元。医不信，逡巡进降气之剂，而至日晡将登圊，短气息迫，卒然昏倒。急使人召余至，则绝矣。余叹曰：侯之疾纵属不治，使侍臣早见其机，医察其微，则未遽有今日之变也。

多纪茝庭

夫医者，必取熔医书而后识见正，必参酌经方而手段精，必广疗疾痰而后运用极，故不明医经经方之旨者，虽业大行，侥幸不足。观明医经经方之旨者，虽一匙半剂亦具有规则。如苴庭先生，以名家子弟加之学术兼至，是以超逸前辈泰斗于一世。古人所谓读仲景书，用仲景之法，然未尝守仲景之方，乃为得仲景之心者，非耶？

文化丙子夏秋之交，江户大疫。其证初起，热势猖獗，直进于少阳，不日至精神昏愦，大概宜大小柴胡汤、黄连解毒汤，而及于阳明胃实者至少。尔后流行，往往类此，而如阴证甚鲜矣。余尝视先教谕治伤寒多用参附，故老亦言先年多阴证躁扰者。噫！风气变迁所使耶（疫因岁运有变替，亦见于工藤周庵救瘟袖历，及荻野台州瘟疫辨。盖六气之环转，拆神气之出入，阴阳消长之妙，虚实递更之变，首尾贯通者，唯仲师书为尔。后学当细心辨之）。

辛巳岁春来多旱，至夏秋之际炎热特甚，疫邪流行。其证不恶寒，肌热如灼，脉洪数或紧细，手腕颤掉，下利日四五行或溏泄过多，渴好冷水，舌上无胎而干燥，心下支结，腹虚满雷鸣，谵语或昏睡不语，吐沫，头汗甚者，呕逆上窜，速羸瘦，下黑血遂死。余以为是暑热侵肌肉，邪气著筋脉，津液干枯，血分沸乱，故至下血而极矣。治法清润补三法中兼利水而得效。盖比之于丙子之疫疾，其证候亦少异矣。

少阴病，轻证有既济汤与姜附益气汤之别。上焦津液干枯，其证似白虎汤，而脉浮数无根脚，腹部软弱且微利，虽渴无欲饮水数升之势者，为既济汤。若夫邪气缓慢，渐见谵语烦躁，肌热不甚，舌上濡润，所谓劳役感寒者，为姜附益气汤。此证三十年前多见之，而至近时唯见导赤各半汤、升阳散火汤等证，而此证绝少，时世之变亦可以知已。

冬月伤寒，发汗不解，下利，数行或不下利，三四日后热弥炽，谵语烦闷，口舌干燥，呼吸促迫，脉弦涩或滑数无根底，舌上黄润，心下痞，小腹无力，面赤耳聋。余以为直中证，与以附子剂无效，后谓上热下冷，与干姜芩连人参汤，其效如桴鼓。

文政己卯仲夏至仲秋，都下痢疾大行，毙者不知数。其证皆热毒痢，邪气炽盛，下利至百余行。治法发表攻里，或清凉奏效。而偶有挟虚者，桃花汤所宜。若误投粟壳、诃子类必害。又虚家屡下之后，血水泄下，羸脱者，又腹里拘急，至夜燥渴，用地黄得效。

痢疾久不愈，舌上如粟粒，其色黄白或纯红，甚者及牙龈，此证多属不治。又有舌上咽喉牙龈，一面生厚黄白苔如鹅口者，有发吃逆者，皆为不治（按：诸疾久不愈，口舌生鹅口疮者，皆胃气衰败之候，固为死证）。

痢疾发渴者多好热汤，不可概为阴而治寒，下剂间效。又痢疾手指逆冷者，属热，阳脱于上故也。又热痢失下，虚极者必手指冷至肩上，而足仅过踝而已，俱非温药所宜矣。

痢疾初起，脉数无伦，下利频数，精神不安，额上汗出，面部肉脱者，皆为不治。

文政庚辰春夏之交，淫雨数日，霁后暴催溽暑，时人发奇疾，其证如干霍乱，心腹卒痛暴热，脉洪大，心下支结，饮食不进，大便秘结，因与备急圆、大陷胸汤类，则反痛甚，热不去，徒生烦渴。余以为雨湿内郁，毒气上攻者，试与增损理中丸料（代白术以苍术），痛顿减，不日快复，遂活数人。后阅东郭《导水琐言》，京师亦行此证，东郭用《外台》桑白皮、吴茱萸二味者得效，盖一类也（按：桑白皮、吴茱萸二味方，原治急喘，而东郭运用之。元和纪用经名之降气汤）。

痘疹发热疑似者，诊虚里，其动亢盛及缺盆者，痘也，此动无者，他病也。余得此诀于小川柽斋，而验之果然。

梅毒虽分四证，不出二端。何则？下疳在肌肉而毒浅，故发则为杨梅疮。便毒著筋脉而毒深，故潜则为结毒。然亦有虚实之分，下疳其人虚者，毒易侵入，故其愈迟。便毒其人实者毒易外托，故其愈速。竟亦不出二端焉。

旧疾暴变者，多因邪气内伏。能认其候，不拘本病，直与发散剂则效，是即先治其卒病之意。

和田东郭以地黄治心下痞，盖本诸吴氏参附养荣汤治下后反痞之说，余以为地黄之痞与泻心汤之痞相似而异，腹部宗筋急，津液干枯，其势上迫于心下，故以地黄滋润筋脉则痞自愈。若饮邪并结心下，支满者，非泻心汤不能解，是所以相似而大异也。

世医将证候错杂难名状者，概曰痫证。盖本诸香川氏行余医言云。先教谕曰：痫本小儿病，在大人当称曰癫。如香川所谓痫证则大病奇论，所说气疾，戴复庵所谓心风为相近。余尝考其病由，系心肝胆三脏，有由心神虚祛与心气不宁者，有由肝气抑郁与肝气过亢者。如胆气亦由虚实证候各异。能读古人论此三脏病证者，则于其治法思过半矣。

难以小便黄白辨寒热，戴复庵既论之。而如以渴之冷热定阴阳，亦不可拘执。热利喜热汤，风湿欲冷饮，同类相求之理，不可不知。其他所喜冷热定病寒热，大抵为不差。

伤寒热剧证，用柴胡、黄芩类，非多服则不能奏效。水气洪肿者，与淡渗药，非大剂则不能达力，屡验果然。

呕吐不止，诸治无效者，烟惟和诊曰：脉浮数属表邪壅遏，与葛根黄芩黄连汤速愈。又有同证者，片仓周诊曰：脉沉伏属郁热，与白虎汤果止。可谓二子诊异表里而并妙矣。

古方之妙，殆不可思议，今举其二三。如牡蛎泽泻散料（或加大黄）治实肿阳水，瓜蒌瞿麦丸治肾气丸证而嫌忌地黄者，黄连汤治霍乱吐泻不止，心腹烦痛者，栀子甘草豉汤治膈噎食不下者，苓桂甘枣汤治游囊累年不愈，心下痛者，白头翁汤治肠风下血。余数年所实验桴鼓影响，妙不可言，用古方者

岂可不精熟哉（陈修园曰：旋覆代赭石汤，今于呕吐不止之
证及哕逆，借用甚效者，取其重以降逆也。干姜黄连黄芩汤，
今于食入即吐之证，取用甚效。又借用麻杏甘石汤治中暑头痛
汗出而喘，口渴之外证，黄连阿胶汤治心烦不得卧之内证，借
用麻轺豆汤育阴利湿，俱从小便而出之类，可知经方之变化如
龙也）。

澼囊治方虽居多，无如苓桂甘枣汤者。余又以《三因方》
补脾散炼蜜为膏，服得奇效。若便秘内实者，起废丸为妙。

《千金》紫苏子汤中当归取之于降气，本草云主咳逆上气
是也。人参败毒散中枳壳取之于驱风，本草云主风痒疹痹是
也。世医日用而无审其效用者，噫！余尝治一男子伤寒数日不
差，谵语面赤，脉紧无力，微下利，上热下冷者，与姜芩连参
汤无效，小河雄斋（吉益南涯门人）与当归四逆汤速愈。曰：
往年患此证，柴田芸庵用前方得苏矣。

病人足指甲温而两胫冷者，多死。腿胫无水气但足跗肿
者，亦危。

大病人忽两颊筋弛如落架风者，属不治。《和剂局方》乌
荆圆主治云：头额宽弹不收，手盛额能食，盖此类。

哕逆诸治无效者，与熊胆效。又与左金丸料屡验。

脚气虽小便快利，脉驶，胸动甚至冲心者，水毒外壅侵内
也。又虽脉候胸动俱稳，小便不利以至冲心者，水毒内郁，遏

脉动也。此二证系局外之变，不可不精思。

脚气下部无水气，胸背颈间面部或手背浮肿者，忽至冲心，不可轻视。如水肿上盛者，亦然。

脚气呕逆喘急者，为冲心之渐，不可忽诸。然复有似而非者，一壮夫脚弱胫肿，喘满短气，热炽，诊之疫邪挟痰者，乃与柴胡陷胸汤，兼服利水剂亟愈。又一人麻痹痿软，呕逆不食，诊之脚气兼蛔虫者，乃作肾气丸料与之，兼以乌梅丸而全治。此等诊在脉与胸动，而非精诣者难与言（尝闻先生以一味连翘膏治脚气呕逆冲心者，可谓得古人不传之妙矣）。

脚气发热类风寒者，不冲心则为脚痿软，为可惧。救之，偏制脚气为妙，若真挟风寒者非此例，宜比较以辨其差。

诊视之际，有病情隐微难认者二端。一则劳瘵肝郁之类，始萌时感招外邪，外邪虽解，病不可愈者，内为有奸也。若徒为外感治之，则其取败，不鲜矣。一则旧疾人得疑似之新病者，假令如痼瘕之得肠澼，澼囊之得饮食伤。若拘执旧疾，不治新病，则其害在反睫。此二端最宜精诊熟察。张景岳曰：医有慧心，心在局外；医有慧眼，眼在兆前。其是谓乎。

病名古今异称。或一证及数名，极为繁衍。如一病蓄数义，最易致误，今举一二辨之。肿本痈肿，转为水肿之肿；疮本创夷，转为疮疡之疮；疳本蚀烂之义，而小儿嗜甘为病，亦名疳；痰即澹饮，古作淡，而后世概为稠涎之名；瘅热也，省文作疸，而转为黄病之名，又移为丹毒之名；瘤者悬赘也，后世转为丹溜之溜；悸，心动也，而古来概为动筑之义；奔豚，《难经》以为肾积，《伤寒论》以为气冲；咳逆谓咳嗽气逆，而后世谬为哕逆之名。此类宜甄别焉（桂山先生《瘟疫类编》序，辨病名字义亦精晰，宜与此条参看资益）。

近来舶赍医书大率蹈袭陈言，未有所发明。而其序跋徒极称扬，顾不读古书者之所为。要之，优孟衣冠不过追时习钓名利耳。

读医经与他书异。若读《伤寒论》最当虚心平气，就其至平至易处，研性命之理，使文义与治术吻合符契，而后博征诸载籍，多验诸疾病，优柔厌饫浸润涵泳，真积力久，始足以应变无穷，此之谓善读者矣。世或有穿凿拘泥固执偏见者，有肤浅浮疏自夸心得者，有徒骛论辨而不察证治之要者，有专拘字训而不究微意之所在者，此皆不善读之过也。又有不学无术，臆测悬揣以为得经旨，闻有不合己意者，概谓之后人搀入，妄删改之，此所谓夏虫疑冰，越犬吠雪者耳。盖据经以洞病理，此其常；而亦有由验病而悟经义者，不可不识焉（医之所贵者，力学之外又得名师益友，日举其所治之证与圣经之异同，合而讲论，始知其妙。此亦由验病而悟经义之一端也）。

尝考诸家注释成聊摄，顺文直解，稍属浅拘，然创辟之功诚伟，能为来者所矜式。方中行亦出新裁，非无发挥，然凭其私颠倒经文，实作之俑。喻嘉言略本中行，更益端绪，后人何以崇信之至。柯韵伯学识颇高，最有所见而犹多臆断。程郊倩间话俚语，失解经之体，至论理精密，殆非诸氏所及。汪苓友处心平稳，疏通前注，虽未能脱陋习，固与专己守残相去悬隔。张隐庵及令韶率由旧本，不敢错易，盖不蹈时趋者。钱天来辨订不遗余力，然或失太凿，亦不无胶柱。《医宗金鉴》汇纂之洽，殊为有益，其删章改句，无所不至，抑亦妄矣（多纪柳沜曰：古人注张子《伤寒论》者，既无顺文释义之弊，克辟守陋袭胶之说，旨义明畅，别开生面者，柯韵伯《来苏集》是也。割裂旧章，以为类纂，虽不免妄改古书之责，错综有条，端绪井然，足以为临局施治之便者，钱天来《溯源集》是也。盖二家之集，精则精矣，奈何博辩冗议，读者不能骤窥其要焉。在泾之书，其说多原于韵伯，其分治法仿天来，而变其例更出新意，以启发之。辞约理该，直截易了，双珠一贯斯供把玩，是亦活人之手段也。二子说议论切当，为后学楷，则当与吕沧洲论历代诸医文并传）。读书法务遵古人，古人之言既妥矣，固无须赘说；而徒斗博夸多，更生异见，右传左会，喋喋费解，谓之无用之辩，吾不取也。

凡读医经，遇训义有确据，则举其一二而足矣，不必取于繁冗也。

训诂虽精，而其义不切，于治术者未为得也。训诂虽不精，而施之于疾病必有实效者，乃为得经旨矣。

凡立说者，非通贯全经则不可谓之尽理蕴，非该尽万理则不可谓之得经旨。矧乃欲以变律常及拘于常而不通变者，皆善读之过也。讲研轩岐、长沙之经，决择历代良师之著，以切临病处药之际，是吾家为学之方，亦即吾家为医之诀。是以先君子搜罗天下医书以贻子孙，其意一在后之人善读而善用之焉已（此数条为后学开正路，——书绅之语。余尝谓自古以来医籍充栋，贤愚不等，偏见迂论者不可胜数。亦毋庸详辨博考，只验圣经贤传紧要之书，揣摩精究，自然学术自进。锁末字句置之不论，别风淮雨，何必一一查考耶）。

《先哲医话》卷下终

黄跋

　　《先哲医话》上下二卷，日本信浓人浅曰：宗伯撰考文渊阁著录之书，凡医家类九十七部，一千五百三十九卷，列于存目者又九十四部，六百八十一卷，证之内外，药之气性，方之佐使，无不备也。然未有辑医论以成话者，医之有话实自宗伯始。夫医者，意也。病有万变，医无一定。自《和剂局方》专主燥烈香热之品，而刘守真救以寒凉。至于张子和，举一切病以汗吐下三法治之。东垣兴而重固脾，丹溪出而重滋阴，景岳作而重补阳。夫古之人覃精研思，竭毕生之心力以从事，当夫纵心孤往，必熟察夫天时之寒热，地气之燥湿，世运之治乱，人身之强弱。一旦豁然贯通，或凉或热，或补或伐，如良相治国，名将用兵，投之而无不如意。其一偏之论，皆其独得之秘也。或不察所由来，媛媛姝姝，守一先生之说，物而不化，是何异契舟求剑，以为剑在是乎。至鉴其无效，转谓古方适足以误人。如陈起龙、黄元卿诋谋先哲不遗余力，抑又慎矣。盖先医真积力久而有所独得，单词片语皆精微之意行乎其间，虽涉一偏，学者能优而柔之，餍而饫之，用神而明之，用均无不效，又况其言之纯粹以精者乎。是卷搜罗名言，间附评论皆折衷精当，讬始于后藤艮山。艮山盖唱复古之说者，而末卷多纪茞庭之论，于读经之审运用之妙，尤三致意焉。非唯举先哲之法以示人，且示人以敩法之方。浅田氏于此得其力勤，而用心苦也。日本之知汉医，自新罗百济来，逮隋唐而盛，其后李朱之说大行，丹水友松号倡复古医学，昌明至于今。此书所录自享元至文政凡十三人，取其尤著者耳。浅田氏名惟常号识此一号栗园旧幕府医官，今隐居不仕，以医名五大洲，著医书三十余种，斯其一也。顷疗余疾，因得读其书。他日归，将致之医院，以补《金匮》《石室》之缺云。

大清光绪五年闰正月岭南
黄遵宪公度跋并书

书《先哲医话》后

岁遇丰熟，谷盈百室，露积如梁，而遗秉滞穗，犹且可拾，寡妇所利，较诸农夫所庆，虽有多少之等，岂异其坚栗乎。向栗园公著皇国名医传，叙先哲事迹，犹谷盈百室。然虽此篇属遗秉坚栗则同焉。后进尝其旨否所利不少，终善且多者，必有矣。因想初公苦学，盖亦不与农耕陇亩，蹈泥淖驱牛马，耘籽费精而时刻望秋异。今之学业殷，亦复与农遇丰熟黄云漠漠表嘉瑞同。吾曹推公为困穷，为仓城，则此刻告竣，其可庆乎！喜而跋。

今村亮谨识

赵云崧著《瓯北诗话》于唐宋明清四代，取十家以为学者之圭臬。从来诗话无出其右者也。栗园浅田君之著《先哲医话》，体例略似瓯北所载。十三家虽儒医异道，其为大家一也。予曾谓我邦文字之事输筹西土，独至医术洵有出蓝之妙也矣。清朝医家尤饮鹤、徐洄溪称为大家，徐氏《医学源流论》议论正大，学力可见。至读《兰台轨范》，则殆如出别手。尤氏《金匮翼》稍可见，《医学读书记》则甚少可取者，无他坐，文胜而实不足耳。此编之成，使辫发儿读之果何如哉？若有王梅庵其人，则叙而传之也必矣。然则君之此举可谓补医林一缺事矣。明治己巳晚夏朔。

后学村山淳拜识

赵宋以降，诗话之夥，累积可拄屋。而至文话，则唯宋有王铚文话，明有闵文振兰壮文话，李云文话而已。如医话绝无，不亦杏林缺事乎，迩者读诗人征略引灵芬山馆文钞云，黄凯钧夙工于医，以济物为急，合善药以施，辑其所得为医话。瘟疫论类编序云，剑奎亦著《松峰医话》，而未见其书，每以为憾焉。栗园先生尝仿其目，辑皇朝名哲之说，名曰《先哲医话》。盖医有按，有话，医之有案犹吏之有按，断章取义有格定之式，而话则优游餐饫，入人心者深，是则不可不与诗文之话并存而传也。因校以授梓。

门人信浓松山挺谨识

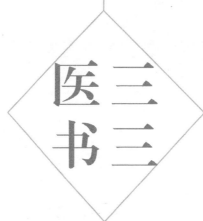

医三
医书三

医余

日·尾台逸 撰

提要

　　《医余》三卷，东医尾台逸士超著，分命数、养生、疾病、治术四篇。自汉史至诸子百家，有言涉医者，分类选录，遇会意处，加以评语，附以笺注。不但为医家必读之书，亦系儒家参考之籍。曩昔医儒本不分途，即降至近世，如徐灵胎、陈修园辈，胥于文学具有根柢，盖胸无点墨者决不能读岐黄、仲景之书，不读岐黄、仲景之书，讵可悬壶问世？然则吾同道乌得屏儒家言而不寓目哉？

序

　　自吉益东洞唱我医复古之学，而世医肇知用长沙之方法矣。夫复古之学实发于周汉之医说，周汉之医说得复古之学而后其义益明，是东洞所以曩有古书医言之著也。尾台士超继之撰《医余》三卷，周官汉史以至诸子有言涉医者靡不钞录，每遇会意处辄加评语、附笺注，士超过古人之学，行古人之术，老而益勤，学与术化，故周汉之医说，即士超之医说，世之目无简册、护拙古方者，与夫一知半解捏造成篇者，闻士超之风可以省悟矣。闻士超之师传岑氏之业，岑氏出于东洞之门，此其学术渊源所由。及业之成，乃有蓝青冰寒之称，盖不诬也。初予与浅田识，此黑田子友，为文字交，因二子以知士超识此子友，少于予数岁，士超年次最长而毫无衰惫之气，近日西洋医方盛行于世，唱古方者寥寥鲜闻，而士超雄视于其间，矫不相下，殆所谓岿然鲁灵光者也。予则老惫日加，不能复读书作文，视三子勤励不已，各有撰述，能无愧于怀乎哉？而士超不以为无状，嘱序于予，固辞不得，乃弁詹言云。

　　　　　文久二年壬戌季秋中浣拷拙者多村直宽识

叙

今之所谓医者，我知之矣，华其室屋，丽其门墙，使望之者谓由扁仓之技以致朱顿之富，出则贲篮舆盛僚从，东奔西驰，来往如织，使观之者谓技售术行，日不暇给。问其业则曰：医者意也，学古读书俾拘而不通，运用之妙存于一心，蠹简奚为师？以此自欺，弟子以此自便，习以为俗，恬莫之异。盖都下业轩岐者不下数千万人，而为此言此态者十居八九焉。以我所识尾台士超则不然：士超北越人，本小杉氏，弱冠来江户学医于尾台浅岳，以师命嗣其家，时家道尚微，士超尝辛茹苦，拮据经营方启，处之不遑而偷闲以读书，未尝张望侈观以钓虚誉，今则郁然成大家，余力所及有《医余》一书，是编搜罗经子百家言涉医理者，分为四篇，间附评语，以阐其蕴，发新意于文字之外，裁古义于今日之用，不拘泥不执滞，以意达志，如燧取火，如汤灌雪，使各书异条，意志相发，经纬贯通。至其钩章棘句，训诂以释之，考据淹博，折衷的确，有学究专门不易及者焉。余与士超交也晚，不及知其少壮之时，尝闻其同窗友之言矣，某曰：吾与士超学于龟田氏，钻坚钩深，议论出人意表，嚼秀咀华，落毫成章，医而儒者也。某曰：士超精神满腹，其读书老而益强，学追年进，术随学长，可谓学术合一矣。吾观于此书，以信某某之言，因将鸣诸天下，而曰运用之妙，自问出学，有士超之学，然后士超之术可得而致焉。世之张望侈观、不学自欺者，其亦知所儆矣哉。

文久二年壬戌秋八月中浣江门盐谷世弘撰

目录

医余　卷一

尾台逸士超著

裘庆元吉生校刊

命数篇

何谓命？何谓非命？子夏曰：商闻之矣，死生有命，富贵在天。盖举夫子言也。孔子曰：君子修道立德，不为困穷而改节，为之者人也，生死者命也。是夫子语正命也。孟子曰：无之为而为者天也，无之致而至者命也，夭寿不贰，修身以俟之，所以立命也。君子行法，以俟命而已矣。是孟子语正命也。孔子曰：人有三死而非其命也，己自取也：夫寝处不时，饮食不节，逸劳过度者，疾共杀之；居下位而上干其君，嗜欲无厌而求不止者，刑共杀之；以少犯众，以弱侮强，忿怒不类，动不量力，兵共杀之。此三者死非命也，人自取之。若夫智士仁人，将身有节，动静以义，喜怒以时，无害其性，虽得寿焉，不亦宜乎？孟子曰：知命者不立于岩墙之下，尽其道而死者，正命也，桎梏而死者，非正命也。是孔孟语正命与非命也。杨子云曰：或问命曰，命者天之令也，非人为也，人为不为命，请问人为？曰：可以存亡，可以生死，非命也，命不可避也。或曰：颜氏之子，冉氏之孙。曰：以其无避，若立岩墙之下，动而征病，行而招死，命乎！命乎！就此数言观之，则天命非命之义了然明矣。

《书》曰：惟天监下民，典厥义，降年有永，有不永，非天夭民，民中绝命（高宗肜日）。孔安国曰：言天之下年与民有义者长，无义者不长，天非欲民夭，民是不修义以致绝命，世之不中绝命者能有几噫？

《大戴礼》曰：人之生百岁之中有疾病焉，有老幼焉（《曾子·疾病》篇）。

百岁曰上寿，《列子·杨朱》篇曰：百年，寿之大齐（齐，限也，《杨朱》篇曰：不知崖畔之所齐限）。盖人寿短长，皆天也，非人之所得而能也，不由贤愚，不系圣凡，不为尧舜长，不为跖跷短，彭祖颜渊之相去，谁知其故，唯能修身养性，以终天年，谓之正命也。若自酿疾病而致短折，行暴逆而招祸害，谓之非命。故曰形和则无疾，无疾则不夭（《汉书·公孙弘传》）。

《论语》曰：伯牛有疾，子问之自牖，执其手曰：亡之命矣。夫斯人也而有斯疾也（《雍也》篇）。

此杨子所谓无所避者。

又曰：季路问事鬼神。子曰：未能事人，焉能事鬼。敢问死？曰：未知生，焉知死（《先进》篇）。

圣人通死生之故，幽明之变，立神道以设教，其于天道、性命、鬼神，岂有所不知乎？然其所谓教者在日用彝伦之间，学问修为之上也。《论语》曰：子罕言利，与命与仁（《子罕》篇）。夫子之言性与天道不可得而闻也（《公冶长》篇）。务民之义，敬鬼神而远，不可谓智矣（《雍也》篇）。是夫子之所以不告也。

《史记》曰：高祖击布时为流矢所中，行道病，病甚。吕后迎良医，医入见高祖，向医曰：病可治。于是高祖谩骂之曰：吾以布衣持三尺剑取天下，此非天乎？命乃在天，虽扁鹊何益。遂不使治病（《高祖本纪》）。

高祖起于编户，以马上取天下，非天命岂能然乎？是其死生固系于天，非人力所能。如高祖可谓能达天人之理矣。

《孔丛子》曰：夫死病不可为医（《嘉言》篇）。

又曰：死病无良医（《报节》篇）。

《盐铁论》曰：扁鹊不能肉白骨，微箕不能存亡国也（《非鞅》篇）。

《后汉书》曰：良医不能救无命，强梁不能与天争。故天之所坏，人不能支（《苏文传》）。

国之存亡，人之死生，有系乎天者，有由乎人者。系乎天者无可如何，由乎人者犹可挽而回之。扁鹊曰：越人不能生死人也。是当自生者，越人使之起耳。自得于心者，其言皆同。

《战国策》曰：良医知病人之死生，而圣主明于成败之事（《秦策》）。

知死生，知治不治也。

《荀子》曰：人主不能不有游观、安燕之时，则不得不有疾病、物故之变焉（《君道篇》）。

疾病、物故者，人之所必有也。然游观无节、安燕过度，以速疾病死亡，非正命也。富贵之人尤宜慎也。按死亡曰故。《汉书·苏武传》曰：士马物故。注曰：不欲斥言死，但言所服用之物皆已故。《索隐》曰：魏台问物故何义？高堂隆答曰：物，无也；故，事也。言死者无所复能于事也。此说难从。

《说苑》曰：民有五死。圣人能去其三，不能除其二。饥渴死者可去也，冻寒死者可去也，罹五兵死者可去也。寿命死者不可去也，痈疽死者不可去也。饥渴死者中不充也，冻寒死者外胜中也，罹五兵死者德不忠也，寿命死者岁数终也，痈疽死者血气穷也。故曰：中不正，外淫作。外淫作者，多怨怪。多怨怪者，疾病生。故清净无为，血气乃平（《说丛》篇）。

　　三死者，贤君犹可得而去之，不俟圣人。至数已尽，虽和扁安能起之哉？如痈疽，使良医蚤从事，未必死也。至血气既穷，精神已竭，假令处疗得当无验，不特痈疽也。外淫怨怪，即六淫惑蛊也。

　　《潜夫论》曰：与死人同病者，不可生也；与亡国同事者，不可存也。岂虚言哉？何以知人且病也？以其不嗜食也。何以知国之将乱？以其不嗜贤也。是故病家之厨，非无嘉馔也。乃其人弗之能食，故遂于死也。乱国之官，非无贤人也，其君弗之能任，故遂于亡也。夫生飦粳粱、旨酒甘醪以养生也，而病人恶之，以为不若菽麦、糟粕欲清者，此其将死之候也。尊贤任能，信忠纳谏，所以为安也，而暗君恶之，以为不若奸佞、榻茸谗谀者，此其将亡之征也（《思贤》篇）。

　　国非贤能忠谏不治，人非谷肉果菜不能活，其理一也。故国君不任贤能，国必亡，病人不欲谷肉，命必殒。《关尹子》曰：人将病也，必先不甘鱼肉之味。太仓公曰：安谷则过期，不安谷则不及期。可以见矣。欲清疑澹泊之意，榻茸无才能之称。见《贾谊传》。与死以下四句，见《韩非子·孤愤》篇。《淮南子·说林训》作：与死者同病，难为良医，与亡国同道，难与为谋。《文子·上得》篇作：难为忠谋王符。盖衍其义也。

　　《吕氏春秋》曰：恒公曰；常之巫审于死生，能去苛病，犹尚可疑耶。管仲对曰：死生、命也。苟病、失也。君不任其命、守其本而恃常之巫，彼将以此无不为也（《知接》篇）。

不任命，贰乎夭寿也。不守本，不知修身也。而欲恃巫觋以全躯命，岂不左乎？《白虎通》曰：死之为言澌也，精气穷也（《崩薨》篇）。

人之所以保持性命者，独以有精气也。精气者，谷肉果菜之所生也。《素问·金匮真言论》曰：精者，身之本也。《经脉别论》曰：精气生自谷气。《平人气象论》曰：人以水谷为本，故人绝水谷则死。《灵枢·刺节真邪论》曰：真气者，所受于天，与谷气并而充身也。人之所以保持性命者，岂非以得精气乎？故虽平人绝水谷即死，以精气澌也，况病人乎？

《论衡》曰：天养物，能使物畅至秋，不得延之至春；吞药养性，能令人无病，不能寿之为仙（《道虚篇》）。

《素问·五常政大论》曰：药以祛之，食以随之。苟如此则庶可以毕天数矣。仙岂药食所能为乎，况避谷长生乎。苏东坡曰：药能治病而不能养人，食能养人而不能医病。亦至言也。

又曰：子夏言：死生有命，富贵在天。闻历阳之都，一宿沉而为湖。秦曰起坑。赵卒于长平之下，四十余万同时皆死。万数之中，必有长命，未当死之人，遭时之衰微，兵革并起，不得其寿。人命有长短，时有盛衰。衰疾病，被灾蒙祸之验也。宋卫郑陈同日并灾。四国之民必有禄盛，未当衰人，然而俱灾国祸陵之也。故国命胜人命，寿命胜禄命。又曰：历阳之都，长平之坑，其中必有命善禄盛之人，一宿同填而死，遭逢之祸大，命善禄盛不能欲也（《命义篇》）。

仲任之论可谓纤悉矣；然《孟子》无之为而成者天也，无之致而至者命也之言尽之。

又曰：慈父之于子，孝子之于亲，知病不祀神，病痛不和药。又知病之必不可治，治之无益。然不肯安坐待绝，犹卜筮以求祟、召医和药者，恻痛殷勤，冀有验也。既死气绝不可，如何升屋之危，以衣招复悲恨思慕，冀其悟也（《明雩篇》）。

和，齐和也；危，屋栋也。《礼·丧大记》：升自东中屋履危。《疏》曰：践履屋栋高危处。《史记》赵谓魏曰：杀范痤，吾献地。魏捕痤。痤上屋，骑危曰：以死痤市不如以生痤市（《赵世家》）。衣服、精神所寓，故以此招魂也。悟，寤通，觉也，转为苏醒之义。

又曰：命尽期至，医药无效（《顺效篇》）。

此《孔丛子》所谓死病无良医也（《报节篇》）。

又曰：良医能治未当死之人命。如命穷寿尽，方用无验也。故时当乱也，尧舜用术功终不立；命当死矣，扁鹊行方不能愈病（《定贤篇》）。

又曰：贤君能治当安之民，不能化当乱之世。良医能行其针药，使方术验者，遇未死之人得未死之病也。如命穷病困，则虽扁鹊末如之何。夫命穷病困之不可治，犹夫乱民之不可安也。药气之愈病，犹教导之安民也，皆有命时不可令勉力也（《治期篇》）。

至必死之病，虽良工不能救。若夫凡工不能救可救者，往往毙人于非命。故术不可不慎且修也。程子曰：病而付之于庸医，比之不慈不孝。医家病家不可畏且慎耶？

又曰：夫死者，病之甚者也（《论死篇》）。

又曰：人病不能饮食则身羸弱，羸弱困甚，故至于死（同上）。

病之甚者自不能饮食，是以精气减耗、胃气衰弱，不能运布药气以抵排邪气，故方用无效，其穷必至于死，是死病之常态，不可如何也已。

又曰：人之所以生者，精气也。死而精气灭。能为精气者，血脉也。人死血脉竭，竭而精气灭，灭而形体朽，朽而成灰土，何以为鬼（《论死篇》）？

而，犹则也；灭，犹绝也。此条与东方朔骂鬼书其意略同。阮瞻、郁离子亦不信鬼。是皆好智而不好学之弊也。夫圣人有庙兆之设、祭祀之礼，鬼神何可诬蔑？王充于《解除篇》反复谈鬼。此篇谓无鬼。此何言之矛盾。鬼之为祸福，历历有征。子产曰：鬼有所归，不为厉。可谓知言矣。

王隐《晋书》曰：郭文举得疫疠危困，不肯服药。曰：命在天，不在药（《太平御览》引）。

命在天不在药，固矣，然不服药而委命，过矣。世之愚者多类此，可叹。

《文子》曰：老子曰：人有三死，非命亡焉。饮食不节，简贱其身，病共杀之；乐得无已，好求不止，刑共杀之；以寡犯众，以弱凌强，兵共杀之（《符言》篇）。

此必泗洙之遗言。王肃剽袭，入于《家语》中。然其辞不如《文子》之简。

养性篇

养性由于修身，修身在于守道。凡人之所以致疾病、罹夭横，未尝不因失此道也。盖不修身养性，徒从其心情，则放僻邪、恣淫溺，惑乱无所不至。故圣人设立礼义以制心情，作为音乐以宣导堙郁。使人修身养性，无亏殒夭年者，经传所载诸子所述，历历可见矣。今援其十一，略解文义，以发其意。与圣人之旨同其归者，虽道家之言亦收之，不以人废言也。然至虚无清净、恬澹无欲之说，一切无取焉。

《易》曰：需于酒食，贞吉（需九五）。象曰：需于酒食，贞吉，以中正也。

人而贞，其于饮食自无有过失。夫饮食者，人之所资以生也。然如失其节，不特困乱致中伤取死亡，其害不可胜言也。故圣王立飨食饮酒之礼，以教之所以导中正也。奉遗体者可不慎乎？

又曰：噬腊肉遇毒（噬嗑六三）。象曰：遇毒位不当也。

王弼曰：处下体之极，而履非其位，以斯食物，其物必坚，岂唯坚乎。将遇其毒，噬以喻刑人，腊以喻不服，毒以喻怨生。如王氏所解，是语不过譬喻耳。然准而言之，人有幼稚老壮，而资质之与腑脏，又各有强弱。故腊脯虽非毒，而或受其害。食之可慎如此。

又曰：君子以慎言语、节饮食（颐象）。

王弼曰：言语、饮食，犹慎节之，况其余。

又曰：有孚于饮食，无咎。濡其首，有孚，失是（未济上九）。象曰：饮酒、濡首，亦不知节也。

不知节则有孚犹失，是况不孚乎。

《书》曰：训有之，内作色荒，外作禽荒，甘酒嗜好，峻宇雕墙，有一于此，未或不亡（《五子之歌》）。

孔安国曰：迷乱曰荒。嗜甘无厌，足此六者，弃德之君，必有其一。有一必亡，况兼有乎？可移以为养性之法矣。

又曰：惟兹三风十愆，卿士有一于身，家必丧；邦君有一于身，国必丧（《伊训》）。

三风十愆，大之丧国家，小之亡性命。何可不猛省。

又曰：天降威我，民用大乱，丧德亦罔，非酒惟行，越小大邦，用丧亦罔，非酒惟辜（《酒诰》）。

孔安国曰：天下威罚，使民乱德，亦无非以酒为行者。言酒本为祭祀，亦为乱行于小大之国，所以丧亡，亦无不以酒为罪也。夫百礼之会，非酒不行酒焉。可恶唯留连沉湎，遂至于此耳。诰瑟之言，其意深哉。

又曰：惟耽乐之从，自时厥后，亦罔克寿（《无逸》）。

孔安国曰：过乐谓之耽。惟乐之从，言荒淫以耽乐之，故自是其后，亦无克寿者。世之淫溺惑乱，以死非命者，无不自耽乐训致者。圣人之言著龟不谇，读者思之。

又曰：出入起居，罔有不钦（《冏命》）。

圣人之于修身，虽一事之微，其严如此。

《韩诗外传》曰：能治天下者，必能养其民也。能养民者，为自养也。饮食适乎脏，滋味适乎气，劳佚适乎筋骨，寒暖适乎肌肤。然后气脏平、心术治、思虑得、喜怒时。起居而游乐，事时而用足。夫是之谓能自养者也（卷三）。

佚，不劳也；适，犹安便也。欲养其民者，必当先为自养，犹欲治国家者，先修其身也。养生如此，疾病祸害，将安从来？

《周礼》曰：食医，掌和王之六食、六饮、六膳，百羞、百酱、百诊之齐（六食，食音嗣。下食齐食同。齐，才细反，下同）。

　　郑玄曰：和，调也。按六食以下并膳夫所掌医食调和而已。六食、六谷，稌黍稷粱麦苽也。六饮，水酱醴酏医酏也。六膳、六牲，牛羊豕犬雁鱼也。羞出于六牲及禽兽，以备滋味，调之庶羞。羞，进也，酱，醢，醢也，膳夫职，醢人共醢六十瓮，醢人共醢六十瓮。八珍，淳熬、淳母、炮豚、炮牂，捣珍渍熬肝也。王昭禹曰：齐者，调和其味，使多寡厚薄，各适其节也。又按：六膳，膳夫职。《礼记》内则并有马无鱼。凡食齐视春时，羹齐视夏时，酱齐视秋时，饮齐视冬时。

　　郑玄曰：饭宜温，羹宜热，酱宜凉，饮宜寒。温热凉寒通四时为言，视，犹比，言四时之齐和比四时也。王应电曰：五谷，食之主，故宜温。羹所以调食，故宜热。酱所以致滋味，故宜凉。饮解渴，故宜寒。

　　凡和春多酸、夏多苦、秋多辛、冬多咸，调以滑甘。

　　郑玄曰：各尚其时，味而甘以成之，犹水火金木之载于土。贾公彦曰：木味酸，属春；火味苦，属夏；金味辛，属秋；水味盐，属冬。各尚其时味者，多一分者也。必多其时味者，所以助时气也。中央土味，属季夏。五行以土为尊，五味以甘为上。滑者，通利往来，所以调四味。故曰调以滑甘。王昭禹曰：春令发散，多酸以收之。夏令解缓，多苦以坚之。秋令收敛，多辛以散之。冬令紧栗，多咸以软之。

凡会膳食之宜，牛宜稌、羊宜黍、豕宜稷、犬宜粱、雁宜麦、鱼宜苽。

郑玄曰：会，成也，谓其味相成。郑司农云：稌，粳也。《尔雅》曰：稌稻苽凋胡也。贾公彦曰：凡会膳食之宜者，谓会成膳食相宜之法。王应电曰：凡物性有同类以助其生者，有相待以泄其过者，合食则能益人；有相反而为忌者，合食则能害人。

凡君子之食恒放焉（《食医职》）。

郑玄曰：放，犹依也。贾公彦曰：上六食、六饮一经，据共王不通于下。凡食春多酸已下，至鱼宜苽已上，齐和相成之事，虽以王为主，君子大夫已上亦依之。故云恒放焉。盖饮食之于人所系至重，故立食医之职，以掌其事。酒正有酒人、酱人、笾人、醯人、醢人，膳夫，有庖人，亨人，内饔外飧，各守其职，以谨其制。如内则所记齐和制造之法，亦可谓详而悉矣。是不特为礼数之备焉，苟齐和失宜，以必有害于性命也。

《礼记》曰：礼仪也者，人之大端也。所以讲信，修睦，而固人之肌肤之会，筋骸之束也（《礼运》）。

人不由礼义则放逸惰慢、淫惑溺乱，其不致疾殒生者殆希。

又曰：仲夏之月，君子斋戒。处必掩，身毋躁，止声色，毋或进，薄滋味，毋致和，节嗜欲，定心气（《月令》）。

月令，一岁十二月之政令。视时候以授人事也。郑玄曰：掩，犹隐翳也；躁，犹动也；进，犹御见也；声，谓乐也；薄滋味，毋致和，为其气异，此时伤人。节嗜欲、定心气，微阴扶精，不可散也。

又曰：仲冬之月，君子斋戒。处必掩身，身欲宁，去志色，禁嗜欲，安形性，事欲静，以待阴阳之所定（同上）。

郑玄曰：宁，安也；声，谓乐也。慎起居声色，节饮食嗜欲，修身养生之道莫切焉。四时皆当如此，而特言之仲夏仲冬者，举其要也。

《左氏传》曰：夫礼，天之经也，地之义也，民之行也。天地之经而民实则之，则天之明，因地之性，生其六气用其五行。气为五味，发为五色，彰为五声，淫则昏乱，民失其性，是故为礼以奉之（《昭二十五年》）。

淫者，过也。淫则失其性，故制礼防之。

《春秋繁露》曰：君子察物之异，以求天意，大可见矣。是故男女体其盛，臭味取其胜，居处就其和，劳佚居其中，寒暖无失适，饥饱无过平。欲恶审，度理动静，顺性命，喜怒止于中，忧惧反之正，比中和常在乎其身，谓之得天地泰。得天地泰者，其寿引而长；不得天地泰者，其寿伤而短。短长之质，人之所由受于天也。是故寿有短长，养有得失，及至其末之大卒而必雠于此，莫之得离。故寿之为言，犹雠也（《循天之道》篇）。

物之异者，谓物之异于常情也。如男女应迨其盛壮，室家之念方动而合之。其或过年，或不及年均为异常。非欠生育则因致疾病，非天地生物之意必矣。他臭味、居处、劳佚、饥饱皆得中和，无有过不及。夫人寿长短，固有定分。然养得其道，短者或可引而长，养失其道，长者亦可伤而短。若持其身如董子所论，中和常在乎其身，不但尽定分或可以延乎其外矣。其末之末，读如召。诰王末有成命，《中庸》武王末受命之末指人之末年。雠，犹报也，应也。《诗》曰：无言不报。《左传》曰：无丧而戚，忧必雠焉。杜注：雠，对也。人能养性节欲，则必有报应，天意大可见矣者是也。

又曰：供设饮食，候视疢疾，所以致养也。委身致命，事无专制，所以致养也（《天地之行》篇）。

供设饮食，选设与疾病相得者也。委身致命，修身俟命也。事无专制，守礼义、秉中和也。专制与《吕览·尽数》篇擅行同。此条与《荀子·修身篇》《申鉴·俗嫌》篇并观其义，益明。

《论语》曰：食不厌精，脍不厌细。食饐而餲，鱼馁而肉败不食，色恶不食，臭恶不食，失饪不食，不时不食，割不正不食，不得其酱不食，肉虽多不使胜食气，唯酒无量不及乱，沽酒市脯不食，不撤姜食，不多食（《乡党》篇）。

精，精凿也。食而馌，饭伤热湿而味变也。馁，烂也，败腐也。色恶、臭恶，虽未败而色臭已变也。失饪，失烹调，生熟之节也。不时，谓物非其时也。酱，古者有数种，各有所宜，若不相得恐有害，故不食也。量，限量也。主客酬酢之间，或不得为限量。然以醉为节，不至困心志丧威仪也。沽酒市脯，恐有酝酿不正、制造不洁，故不食也。不撤食不多食，人性各有好恶，如屈到嗜芰，曾晳嗜羊枣，但不纵其所嗜，所以为夫子也。一说撤，敢误；姜，强误。言其所不好，固不敢强食。虽所嗜亦不多食也。按姜，本作强，以字形似误乎。《吕氏春秋》曰：凡食无强厚味，无以烈味重酒。凡食无饥无饱，是之谓五脏之葆。夫饮食能养人亦能伤人，故圣人致慎其严如此。

《史记》曰：音乐者，所以动荡血脉、通流精神而和正心也。故宫动脾而和正圣，商动肺而和正义，角动肝而和正仁，徵动心而和正礼，羽动肾而和正智。故乐所以内辅正心而外异贵贱也（《乐书》）。

礼乐者，所以养人之德，和人之心志，导之中正也。至汉代礼乐崩坏，不可得而详。子迁搜索遗言，作礼乐二书。然如此条，以五声配五脏，恐非三代之旧也。

《前汉书》曰：桑间汉上，郑卫宋赵之声并出，内则致疾损寿，外则乱政伤民（《礼乐志》）。

孔子曰：《关雎》乐而不淫，哀而不伤。左氏曰：淫则昏乱，民失其性也。淫声之可惧如此。

《国语》曰：原味实腊毒（《周语》）。

韦昭曰：厚味，喻重禄也，腊，亟也，读如庙。昔酒焉味厚者，其毒亟也。按：《周礼》酒正昔酒。郑注曰：今之酋久白酒。贾疏曰：《晋语》厚味实。昔毒，酒久则毒也。又《郑语》毒之酋腊者，其杀也滋速。韦昭曰：精熟为酋腊，极也。《周语》注极作亟。

《荀子》曰：凡用血气志意思虑，由礼则治通，不由礼则勃乱提慢。食饮，衣服，居处动静，由礼则和节，不由礼则触陷生疾（《修身篇》）。

又曰：人莫贵乎生，莫乐乎安。所以养生乐安者莫大乎礼义。人知贵生乐安而弃礼义，辟之是欲寿而刭颈，愚莫大焉（《修身篇》）。

勃与悖通。提，缓也。慢与漫同。触陷，触刑，陷祸也。荀子以礼义为修身之要，其论精确、深邃。有昧后儒以性恶一言概乎排之，非通论也。

又曰：强本而节用，则天不能贫；养备而动时，则天不能病；修道而不贰，则天不能祸。故水旱不能使之饥渴，寒暑不能使之病（《天论篇》）。

《荀子·天论》至言尤多，非后儒所及也。

《管子》曰：滋味动静，生之养也；好恶喜怒哀乐，生之变也；聪明当物，生之德也。是故圣人齐滋味而时动静，御正六气之变也（《戒》篇）。

滋味适可，动静以时，所以养生也。六情无节，必至于淫。淫则沉溺，惑乱疾病随生焉。聪明当物则不失中和，所以为生之德也。御控御也。六气，气犹情也。《盐铁论》曰：手足之动，腹肠之养也（《忠贵》篇）。

手足之不动者，必溺于酒肉，淫于声色。《吕览》以酒肉为烂肠之食。《韩非子》亦曰：香美脆味、厚酒肥肉，甘口而疾形（《扬权》篇）。与此言相发。

《说苑》曰：君子以礼止外，以乐正内。内须臾离乐则邪气生矣，外须臾离礼则慢行起矣（《修文》）。

汉去周末远，三代教法犹有存者。于今得窥古圣之道者，汉儒之功为多。后儒目以训诂之学，可谓冤矣。

《申鉴》曰：或问曰：有养性乎？曰：养性秉中和，守之以生而已。爱亲爱德爱力爱神之谓啬，否则不宣，过则不澹。故君子节宣其气，勿使有所壅闭滞底，昏乱百度则生病。故喜怒哀乐思虑必得其中，所以养神也。寒暖盈虚消息必得其中，所以养神也。善治气者由禹之治水也，若夫导引蓄气历脏内视，过则失中，可以治疾，皆非养性之圣术也。夫屈者以乎伸也，蓄者以乎虚也，内者以乎外也，气宜宣而遏之，体宜调而矫之，神宜平而抑之，必有失和者矣。夫善养性者无常术，得其和而已矣。邻脐二寸谓之关，关者所以关藏呼吸之气，以禀授四体也。故气长者以关息，气短者其息稍升，其脉稍促，其神稍越。至于以肩息而气舒，其神稍专，至于以关息至气衍矣。故道者常致气于关，是谓要术。凡阳气生养、阴气消杀，和喜之徒其气阳也。故养性者崇其阳而绌其阴，阳极则亢，阴极则凝，亢则有悔，凝则有凶。夫物不能为春，故候天春而生，人则不然，存吾春而已矣。药者疗也，所以治疾也，无疾则勿药可也，肉不胜食气，况于药乎？寒斯热，热则致滞，阴药之用也。唯适其宜则不为害，若已气平也则必有伤。唯针火亦如之，故养性者不多服也，唯在乎节之而已矣（《俗嫌》篇）。

爱亲，疑爱身误。历，犹练也。内视，心不外驰也。矫，擅也。促，数也。论虽似道家之言，非剿袭也。药者，疗也，以下与吾古疾医道全然相符，实为确论，足以破魏晋以降药饵补养之说矣。

《韩非子》曰：天有大命，人有大命。夫香美脆味，厚酒肥肉，甘口而疾形。曼理皓齿，说情而捐精。故去甚去泰，身乃无害（《扬权》篇）。

小软易断之谓脆。曼，泽也。理，肤理也。饮食男女，人之大欲存焉，民中绝命，职此之由。《周语》曰：厚味实腊毒，养生之术亦莫善于寡欲。

又曰：嗜欲无限，动静不节，则痤疽之爪角害之（《解老》篇）。

以痤疽比猛兽，故曰爪角也，《博雅》曰：痤，痈也。

《吕氏春秋》曰：肥肉厚酒，务以相强，命之曰烂肠之食（《本生》篇）。

举梃拟面则按剑而应之，以其将害已也。烂肠之害，岂啻举挺拟面哉？然务以相强则喜以为爱己，嗜欲之溺人如此？

又曰：圣人深虑天下莫贵于生。夫耳目鼻口，生之役也。耳虽欲声，目虽欲色，鼻虽欲芬香，口虽欲滋味，害于生则止，在四官者不欲，利于生者则不为。由此观之，耳目鼻口不得擅行，有所制，譬之若官职不得擅行，必有所制，此贵生之术也（《贵生》篇）。

口鼻耳目所以养性命之具也，嗜欲无厌则以其所以养者反害其生，故欲全其生必先节四者之欲，欲节四者之欲必先制其心。仲尼曰：以义制事，以礼制心是也。

又曰：天生人而使有贪有欲，欲有情，情有节，圣人修节以止欲，故不过其情也。俗主亏情，故每动而亡败，耳不可赡，目不可厌，口不可满，身尽府肿，筋骨沉滞，血脉壅塞，九窍寥寥，曲失其宜，虽有彭祖犹不能为也（《情欲》篇）。

七情者性之欲也，纵之则昏乱百度以败亡躯命，故圣人立礼义之教以节制之。亏者毁也，府肿与腑肿同，病毒贯盈之状，寥者空也，九窍寥寥，九窍失职，不为用也，曲犹悉也，为犹治也，言虽有彭祖之寿不可治也。

又曰：天生阴阳寒暑燥湿，四时之化、万物之变，莫不为利，莫不为害，圣人察阴阳之宜，辨万物之利以便生，故精神安于形而年寿得长焉。长也者非短而续之也，毕其数也。毕数之务在于去害，何谓去害？大甘、大酸、大苦、大辛、大咸，五者克形则生害矣。大喜、大怒、大忧、大恐、大哀，五者接神则生害矣。大寒、大热、大燥、大湿、大风、大霖、大雾，七者动情则生害矣。故凡养生莫若知本，知本则疾无由至矣（《尽数》篇）。

五味失和，偏嗜任欲，必害形体；五情无节，六气触冒，必害精神。务去其害，则疾病无由生，能毕其数，此之谓知本也。

又曰：凡事之本必先治身，啬其大宝，用其新，弃其陈，腠理遂通，精气日新，邪气尽去，及其天年，此之谓真人（《先己》篇）。

大宝，性命也，节饮食慎起居则腠理宣达，九窍通利，新陈代谢，精气日新，邪气不能留滞焉。及者，至天数之限也。

又曰：昔陶唐氏之始，阴多滞伏而湛积，水道壅塞，不行其原，民气郁闭而滞著，筋骨瑟缩不达，故作为舞以宣导之

（《古乐》篇）。

湛，沉也。原，本也。《淮南·坠形训》曰：黄水三周复其原。瑟缩，拘急不自如也。舞者所以节八音而行八风也，滞塞可通，瑟缩可畅，不曰乐而曰舞，亦足以观其世矣。

又曰：饮食居处，适则九窍百节千脉皆通利焉（《开春》篇）。

又曰：凡人三百六十节，九窍，五脏六腑。肌肤欲其比也，血脉欲其通也，筋骨欲其固也，心志欲其和也，精气欲其行也，此则病无所居而恶无由生矣。病之留，恶之生也，精气郁也。故水郁则为污，树郁则为蠹，草郁则为蕡。国亦有郁，主德不通，民欲不达，此国之郁也。国郁处久则百恶并起，万灾丛至矣（《达郁》篇）。

比，密也。通，宣也。固，坚也。和犹安也。行，流也。恶，慝也。人苟精气流行，支体坚固，病毒无由生。蕡义未详，《亢仓子》则作草郁为腐，按《淮南子·原道训》曰：坚强而不鞍。张湛曰：音贵，折也。蕡疑鞍之讹也。此条疾病之原由，治乱之胚胎，议论适切，实为至言。

《淮南子》曰：喜怒者，道之邪也。忧悲者，德之失也。好憎者，心之过也。嗜欲者，性之累也。人大怒破阴，大喜坠阳，薄气发暗，惊怖为狂，忧悲多恚，病乃成积，好憎繁多，祸乃相随。是故以中制外，百事不废，中能得之则外能收之，中之得则五脏宁，思虑平，觔力劲强，耳目聪明，疏达而不悖，坚强而不鞼（《原道训》）。

心术正而思虑平者，情不妄动，故无有大怒以下之失，所以无祸疾也。中者，心也。外者，情也。鞼，折也。

又曰：起居时、饮食节、寒暑适，则身利而寿命益，起居不时、饮食不节、寒暑不适，则形体累而寿命损。

又曰：养生以经世，抱德以终年，可谓能体道矣。若然者血脉无郁滞，五脏无蔚气（《俶真训》）。

血脉无郁滞、五脏无蔚气则精神内守、肉腠外拒，虽有厉风苛毒不能侵之，虽道家之言亦至论也。《家语》蔚作郁，文字作拆。

又曰：圣人胜心，众人胜欲，君子作正气，小人行邪气。内便于性，外合于义，循理而动，不繁于物者正气也。重于滋味，淫于声色，发于喜怒，不顾后患者邪气也。邪与正相伤，欲与性相害，不可两立，一置一废。故圣人损欲而从事于性，目好色，耳好声，口好味，接而说之，不知利害，嗜欲也。食之不宁于体，听之不合于道，视之不便于性，三官交争，以义为制者心也。割痤疽非不痛也，饮毒药非不苦也，然而为之者便于身也。渴而饮水非不快也，饥而大餐非不赡也，然而弗为者害于性也。此四者耳目鼻口不知所取，去心为之制，各得其所。由是观之，欲之不可胜明矣。凡治身养性，节寝处，适饮食，和喜怒，便动静，使在己者得，而邪气因而不生，岂若忧瘕疵之与痤疽之发而豫备之哉（《诠言训》）。

此修身养性之至言要道也。胜，任也，尽也。

又曰：今夫道者，藏精于内，栖神于心，静漠恬淡，讼缪胸中，邪气无所留滞，四肢节族，毛蒸理泄则机枢调利，百脉九窍莫不顺比，其所居神者得其位也，岂节拊而毛修之哉（《泰族训》）。

寡欲而循理者皆然，非独道家而能也。讼，容也。缪，静也。讼缪，《文子·道原》篇作悦穆，似长。

又曰：立明堂之朝，行明堂之令，以调阴阳之气，以和四时之节，以辟疾病之灾（同上）。

又曰：神清志平，百节皆宁，养性之本也。肥肌肤，充腹肠，供嗜欲，养生之末也（同上）。

寡欲则神志不期而自清平，百度无有昏乱。若夫养小休者，为知养生之道乎。

《列子》曰：晏平仲问养生于管夷吾，管夷吾曰：肆之而已，勿壅勿阏（《杨朱》篇）。

肆者，缓也。肆之而已，心性舒缓则形体安和，故精气自不壅滞阏郁也。按《书·大诰》曰：王曰呜呼肆哉。孔安国曰：肆，放也，欲其欲放而不畏缩也，是亦舒缓之意也。晏与管相去殆百年，《列子》成于伪撰，此不必辨。

医　余

又曰：周谚曰：田父可坐杀晨出夜入，自以性之恒，啜菽茹藿，自以味之极，肌肉粗厚，筋节崰急，一朝处以柔毛绨幕，荐以粱肉兰橘，心瘄体烦，内热生病矣。商鲁之君与田父侔地则亦不盈一时而惫矣（同上）。

崰，音媿。筋，急貌。崰急犹云强劲。瘄音渊。烦，郁也，通作焪，又忧也。侔，均也。惫，羸困也。

又曰：若触情而动，耽于嗜欲则性命危（同上）。

氓之蚩蚩，不触情而动，任欲而招害者，盖希其得寿者幸已非数。《亢仓子》曰：始生之者天地也，养成之者人也，草郁则为腐，树郁则为蠹，人郁则百疿并起。

《孟子》曰：夫人必自侮，然后人侮之；家必自毁，而后人毁之；国必自伐，而后人伐之（《离娄》篇）。信矣。

《庄子》曰：平易恬淡，则忧患不能入，邪气不能袭（《刻意》篇）。

又曰：君将盈嗜欲，长好恶，则性命之情病矣。君将黜嗜欲，紧好恶，则耳目病矣（《徐无鬼》篇）。

平易恬淡，则心志安和，忧患不入，然非圣人之道也，人固不能断欲，俱以礼义治心情则自然寡欲，圣人之教为然，如虚无恬澹，槁木死灰之教，非所以施于人间也。紧音铿，郭注：紧，牢也，按《正字通》音愆，牵去也，与黜字相对，郭注恐非是。

　　《文子》曰：老子曰：万物之总皆阅一孔，百事之根皆出一门，故圣人一度循轨，不变其故，不易其常，放准循绳，曲因其直，直因其常。夫喜怒者，道之邪也。忧悲者，德之失也。好憎者，心之过也。嗜欲者，心之累也（《道原》篇）。

　　喜怒以下，修身之要诀，而养生之道寓焉。虽言出于道家，不宜一概废之。又曰《老子》曰：古者之圣人仰取象于天，俯取度于地，中取法于人，调阴阳之气，和四时之切，察陵陆水泽肥墩高下之宜，以立事生财，除肌寒之患，辟疾疢之灾（同上）。

　　墩，垗，硗通，瘠土也。此条与《淮南子·泰族训》其义略同。余著《命数》《养性》二篇者，欲人之全性命以终天数也。人情无不爱生恶死者，而舍彼取此，嗜欲害之也，若奉圣贤之教，守道以修身，则焉有疾疢横天之灾耶？夫人与天地参，岂不知所以永保躯命而共天职，报天意而可乎？

《医余》卷一终

医余 卷二

尾台逸士超著

裘庆元吉生校刊

疾病篇

疾之为物，有得于天者焉，有成乎人者焉，成乎人者常多，得于天者常少。虽得于天者，要亦多人之所自致，其义已于《命数》《养性》二篇论之。凡古人论病源，其说纷纷，无有归一，今略辨说其义，以仰来哲是正云。

《韩诗外传》曰：人主之疾十有二发，非有贤医莫能治也。何谓十有二发？痿、厥、逆、胀、满、支、膈、盲、烦、喘、痹、风，此之谓十有二发。贤医治之何？曰：省事轻刑则痿不作，无使小民饥寒则厥不作，无令货财上流则逆不作，无令仓廪积腐则胀不作，无使府库充实则满不作，无使群臣纵恣则支不作，无使下情不上通则膈不作，上材恤下则盲不作，法令奉行则烦不作，无使贤伏匿则痹不作，无使百姓歌吟诽谤则风不作。夫重臣群下者人主之心腹支体也，心腹支体无疾则人主无疾矣。故非有贤医莫能治也。人皆有此十二疾而不用贤医则国非其国也。《诗》曰：多将熇熇，不可救药，终亦必亡而已矣。故贤医用则众庶无疾，况人主乎（卷三）？

良相治未乱，良医治未病，其事虽异，而理则同。此条论政事得失，形病原病状处，譬喻极切极妙。上材，一本作上振。国非其国，所以深戒之也。人皆之人，人主也。

又曰：太平之时，无瘖疵跛眇尪蹇偻儒折短，父不哭子，兄不哭弟，道无襁负之遗育，然各以其序终者，贤医之用也（同上）。

使天下之民熙熙如登春台者，非得明君贤相之燮理，安能致之哉？

《礼记》曰：孟春行秋令，则其民大疫（郑玄曰：申之气乘之也，七月初杀。高诱曰：木仁金杀而行其令，故民多疫疾也），季春行夏令，则民多疾疫（郑玄曰：未之气乘之也，六月宿直鬼为天尸，时又有大暑也。高诱曰：行夏炎阳之令火干木，故民多疾疫），仲夏行秋令，则民殃于疫（郑玄曰：大陵之气来为害也。高诱曰：非其时气，故民疾疫），季夏行春令，则民多风咳（郑玄曰：辰之气乘之也。未属巽辰，又在巽位，二气相乱为害。高诱曰：春木王，故民多风咳上气也），孟秋行夏令，则寒热不节，民多疟疾（郑玄曰：疟疾，寒热所为也。高诱曰：夏火王而行其令，金气火气寒热相干不节，使民疟疾，寒热所生。今本《礼记》疟疾作疾疫），季秋行夏令，则民多鼽嚏（郑玄曰：未之气乘之也，六月宿直东井，气多暑雨。高诱曰：火金相干，故民鼽窒鼻不通也。鼽，读曰怨仇之仇），仲冬行春令，则民多疥疠（郑玄曰：疥疠之病，孚甲象也。《吕览》作疾疠。高诱曰：水木相干，故民多疾疠），季冬行春令，则民多固疾（郑玄曰：生不充性，有久病也）。

政令有失，则脏气必致诊，故圣王重之。盖圣人之道，法象天地。礼乐刑政，以至凡百之事，无非奉天道者，使天下之民得免夭昏札瘥者以此也。

又曰：成子高寝疾，庆遗入请，曰：子之疾革矣，如至乎大病则如之何（《檀弓》篇）？

革者，亟也，急也，变也。《檀弓》曾元曰：夫子之疾革。郑玄曰：革与亟同，谓病进亟也。

又曰：秃者不免，伛者不袒，跛者不踊，非不悲也。身有锢疾，不可以备礼也（《问丧》篇）。

铸铜铁以塞隙，谓之锢也，以譬病毒闭塞之状。《月令》篇作固疾，《新书·大都》篇，《西京杂记》并作痼疾。锢、痼皆从固，病毒固结，沉滞不动之义。

《左氏传》曰：晋公疾病，求医于秦，秦伯使医缓为之。未至，公梦疾为二竖子，曰彼良医也，惧伤我，焉逃之。其一曰：居肓之上膏之下，若我何？医至曰：疾不可为也，在肓之上膏之下，攻之不可，达之不及，药不至焉，不可为也（《成十年》）。

居肓膏之间，谓病之入深，犹言在骨髓也，非可攻治。故曰不可达者，以针砭达之也不至者，药力不及也为治也。《申鉴》曰：夫膏肓近心而处阨，针之不达，药之不中，攻之不可，二竖藏焉，是谓笃患。

又曰：叔豫曰国多宠而王弱，国不可为也。遂以疾辞。方暑阙地下冰而床焉，重茧衣裘，鲜食而寝。楚子使医视之，复曰：瘠则甚矣，而血气未动（《襄二十一年》）。

人罗疾病则血脉乱，而诸证见焉。《论衡·别通篇》曰：血脉不通，人以甚病。《中论·考伪》篇曰：内关之疾云云，期口已至，血气暴竭，遭之者不能攻也。今诊之，以血气未动，知虽瘠其非真病，非良工而岂能然哉？按《扁鹊传》曰：赵简子疾五日，不知人。扁鹊曰：血脉治也，而何怪？其意正同。阙与掘通，穿也。复，反命也。

又曰：臧孙曰：季孙之爱我疾疢也，孟孙之恶我药石也，美疢不如恶石。夫石犹生我，疢之美，其毒滋多（《襄二十三年》）。

药石，毒药砭石也。美疢即疾疢。其谓恶石者，对美疢云尔。

又曰：晋公有疾，郑伯使公孙侨如晋，聘且问疾，叔向问焉，曰：寡君之疾病，卜人曰实沉，台骀为祟，史莫之知，敢问此何神也？子产曰：此二者不及君身，山川之神则水旱疠疫之灾，于是乎祟之。日月星辰之神则雪霜风雨之不时，于是乎祟之。若君身则亦出入饮食哀乐之事也，山川星辰之精又保为焉。侨闻之君子有四时，朝以听政，昼以访问，夕以修令，夜以安身，于是乎节宣其气，勿使有所壅闭，湫底以露，其体兹心不爽，而昏乱百度，今无乃壹之则生疾（《昭公元年》）。

祟，《说文》曰：神祸也。《正字通》曰：凡国家物怪人妖，皆曰祟。《江充传》曰：祟在巫蛊，由乖气致戾，人自所召，非神出以警人也。祟，永定切，音咏，祭名。《正字通》引《左传》此文曰：《周礼》《春秋》祟亦如之。今以子产之言观之，晋侯之疾，百度昏乱，精气壅闭，湫底之所致也，是乃美疢不如恶石者，岂祟祭之所与乎？湫，集也。底，滞也。露，谓形体羸瘠，筋骨呈露。《列子》曰：口形甚露是也。爽，明也。《正义》曰：节宣以时节，宣散其气也。节即四时是也。凡人形神有限，不可久用，神久用则竭，形大劳则敝，不可以久劳也。神不用则钝，形不用则痿，不可以久逸也。固当劳逸更递，以宣散其气。朝以听政，久则疲，疲则易之以访问。访问久则倦，倦则易之以修令。修令久则怠，怠则易之以安身。安身久则滞，滞则易之以听政。以后事改前心，则亦所以散其气也。

又曰：晋侯求医于秦，秦伯使医和视之。曰：疾不可为也。是谓近女室，疾如蛊，非鬼非食，惑以丧志，良臣将死，天命不佑。公曰：女不可近乎？对曰：节之。先王之乐，所以节百事也。故有五节，迟速本末以相及，中声以降，五降之后，不容弹矣。于是乎有烦乎，淫声，慆堙心耳，乃忘千和，君子弗听也。物亦如之。至于烦乃舍也，已无以生疾，君子之近琴瑟以仪节也，非以慆心也。天有六气，降生五味，发为五色，征为五声，淫生六疾。六气曰：阴阳风雨晦明也。分为四时，序为五节，过则为苗。阴淫寒疾，阳淫热疾，风淫未疾，雨淫腹疾，晦淫惑疾，明淫心疾。女，阳物而晦时，淫则生内热，惑蛊之疾。今君不节不时，能无及此乎。出告赵孟，赵孟曰：谁当良臣？对曰：主是谓矣，主相晋国。于今八年晋国无乱，诸候无阙，可谓良矣。和闻之，国之大臣荣其宠禄，任其大节，有苗祸兴而无改焉，必受其咎。今君至于淫以生疾，将不能图恤壮稷，祸孰大焉，主不能御，吾是以云也。赵孟曰：何谓蛊？对曰：淫溺惑乱之所生也。于文皿虫为蛊，谷之飞亦为蛊。在《周易》女惑男，风落山，谓之蛊。皆同物也。赵孟曰：良医。厚其礼而归之（同上）。

蛊，心志惑乱之疾，昏狂失性皆是也。凡贵人之疾，非饮食劳佚之失，则淫溺惑乱之由，为古今之通患。要皆因大臣苟固禄位而不纳规谏，阿谀逢迎以成其恶焉耳，其罪安归？医和之言，真医国之论也哉。慆，慢也。堙，塞也。烦乎淫声以慢塞心耳，所以忘平和也。按《书·汤诰》曰：凡我造邦，无从匪彝。无即慆淫。孔安国曰：慆，慢也，无从非常，无就慢过，禁之。

《论语》曰：父母唯其疾之忧（《为政》篇）。

孝子之事亲，无所不至，父母将何忧？唯疾乎，不能保无死，此所以遗父母之忧也。为人子者，如曾子之临终，而后可以无憾矣。

又曰：子之所慎：齐、战、疾（《述而》篇）。齐，所以事鬼神也，不可不极其诚敬。战，国之存亡系焉。故曰：国之大事在祀与戎。而疾疢也者，死生之所判。此夫子所以尤致慎于三者也。

《释名》曰：疾病者，客气中人。疾，急也。病，并也。客气并与正气在肤体中也（《释疾病》篇）。

客气，邪气也。谓客气与正气并居，要亦一偏之解耳。

《史记》曰：若君疾，饮食、哀乐、女色所生也（《郑世家》）。

饮食、哀乐、女色能害人杀人，毕竟自取之耳。

《国语》曰：偏而在外犹可救也，疾自中起是难（《晋语》）。

外谓外表四肢也，疾虽重剧犹可瘳矣。中谓腹心，其病系于九脏，重剧则难救治。

又曰：平公有疾，秦景公使医和视之。出曰：疾不可为也。是谓远男而近女，惑以生蛊，非鬼非食。惑以丧志，良臣不生，天命不佑。若君不死，必失诸侯。赵文子闻之曰：武从二三子以佐君，为诸侯盟主，于今八年矣，内无苛慝，诸侯不二。胡曰良臣不生，天命不佑？对曰：自今之故。和闻之，曰：直不辅曲，明不规暗，摇木不生危，松柏不生埤。吾子不能谏，惑使至于生疾，又不自退，而宠其政八年，谓之多矣，何以能久？文子曰：医及国家乎？对曰：上医医国，其次疾人，固医官也。文子曰：子称蛊，何实生之？对曰：蛊之慝，谷之飞实生之，物莫伏于蛊，莫善于谷，谷与蛊伏而章明者也。故食谷者，昼选男德以象谷明，宵静女德以伏蛊慝。今君一之，是不飨谷而食蛊也，是不昭谷明而皿虫也。夫文，虫皿为蛊，吾是以云（《晋语》）。为治也，远男而近女，远师传近女色也。鬼，鬼神也。食，饮食也。惑于女以丧其志曰蛊。和闻之四句，盖古语也。《西山经》：其阴多摇木。郭璞曰：摇木，大木也，危高险也，埤下湿也。此二句以喻文子不能久保宠禄也。止其淫惑，故曰医国。官，犹职也。慝，恶也。蛊害谷，谷为之飞，犹女色惑人，人生疾疢也。物莫伏于蛊，以下

言平公荒淫致疾以终其义，与《左传》文异而意互相发。孔
颖达曰：志性恍惚不自知者。其疾名蛊，以药药人，令人不自
知者，今律谓之蛊。

《管子》曰：思索生知，慢易生忧，暴傲生怨，忧郁生
疾，疾困乃死。思之而不舍，内困外薄，不蚤为图，生将选舍
（《内业》篇）。

思之而不舍，过虑之谓也，与思索不同。太史公曰：使圣
人预知微，能使良医得蚤从事，则疾可已，身可活也。亦此章
之意也。

《潜夫论》曰：历观前世贵人之用心也，与婴儿等。婴儿
有常病，贵人有常祸，父母有常失，人君有常过。婴儿常疾伤
饱也，贵人常祸伤宠也，父母常失在不能已于媚子，人君常过
在不能已于骄臣。哺乳太多，则必掣纵而生痫，贵富太极，则
必骄佚而有过（《忠贵》篇）。

孙思邈曰：痫者，由乳养失理，血气不和，风邪所中也。
病先身热掣纵，惊啼叫唤，而后发痫。凡婴儿之疾，多由乳食
失节，不独痫也。

按常病之常犹曰必有也。又《管子》曰：食常疾收孤寡。
《庄子》：上有大役支离，以有常疾不受功，此谓沉疴废疾。
与此条常病，其义自别。

《申鉴》曰：膏肓纯白，二竖不生，兹谓心宁，省闳清

净，孽蘖不生，兹谓政平。夫膏肓近心而处阨，针之不达，药之不中，攻之不可，二竖藏焉，是谓笃患（《杂言上》篇）。

人君心正则国家治平，心不正则国家坏乱。孽蘖，即二竖也。人君宠孽蘖，则其国必亡。荀悦之言，真人君顶门之一针，禁中曰省，禁门曰闼。

《中论》曰：斯术之于斯民也，犹内关之疾也，非有痛痒烦苛于身，情志慧然不觉，疾之已深也。然而期日既至，则血气暴竭，故内关之疾，疾中之中夭，而扁鹊之所甚恶也，以卢医不能别而遣之者，不能攻也（《考讫》篇）。

此论与越绝书请籴内传其义全同，诚人君其意深矣。内关之疾，见《史记·仓公传》。

《易林》曰：六艺之门，仁义俱存，镃基逢时，尧舜为君，伤寒热温，下至黄泉（《蹇之否》）。

伤寒之名见于儒书，此为始。《汉书·崔实传》曰：熊经鸟伸，虽延历之术，非伤寒之理。人或以此为始者，误也。热温，热病温病也。

《墨子》曰：墨子病洗鼻。问曰：先生以鬼神为明福善祸恶，今先生圣人也，何故病？墨子曰：人之所得于病者多方，有得之寒暑，有得之劳苦，今有百门而闭其一贼，何处不入（《公孟》篇）？

病有受于外，有发于内，二者皆有感应于己者而发为万病，为感应者，非郁毒则精虚也。

《吕氏春秋》曰：流水不腐，户枢不蝼，动也。形气亦然，形不动则精不流，则气郁。郁处头则为肿为风，处耳则为挶为聋，处目则为瞙为盲，处鼻则为鼽为风窒，处腹则为张为疛，处足则为痿为蹷。轻水所多秃与瘿人，重水所多尰与躄人，甘水所多好与美人，辛水所多疽与痤人，苦水所多尪与伛人。凡食无强厚味，无以烈味重酒，是以谓之疾者，食能以时身必无灾。凡食之道，无饥无饱，是之谓五脏之葆。口必甘味，和精端容，将之以神气，百节虞欢，咸进受气。饮必小咽，端直无戾。今世上卜筮祷祠，故疾病愈来，譬之若射者，射而不中，反修于招，何益于中。夫以汤止沸，沸愈不止，去其火则止矣。故巫医毒药逐除治之，故古之人贱之也，为其末也（《尽数》篇）。

肿，头疡也。风，头风也。聋，《释名》云笼也，如在蒙笼，以听不察也。挶，土聾也，义与聋同。瞙，目不明也，义与眛同。鼽，齆鼻不闻香臭也，窒鼻塞不通也。张，膨胀也。疛与腑同，水肿也。尰与瘇尰髱同，足肿也。痤，痈也。尪，曲胫也。伛，伛偻也。疾首犹曰病原也。葆，古宝字。《史记·鲁世家》：毋坠天之降葆命，葆命即宝命也。《素问》有《宝命全形论》，宝命全形相对谓宝重其命。和精，调和精神也。端容，端正容仪也。将，养也，又奉行也。受气之气，谓神气，神气即精气也。招，标的也。夫卜筮祷祠，所以避祸求福也。然修养之不慎，徒务卜筮祷祠，果何益？精郁则为毒，毒之所在病必生焉。其发也，或自外而触冒，或自内而感动，病之已成千状万态，不可端倪，然如其大，本不外于此，实千古不易之论，组以水之轻重甘辛论疾，不足信据。

《论衡》曰：痈疽之发亦一实也，气结阌积聚为痈溃为疽创，流血出脓，岂痈疽之所发，身之善冗哉？营卫之行适不通也（《幸遇篇》）。

营卫，气血之别称也，气血留滞，郁阌必成废瘀，为痈为疽，势之所必至也。痈者，毒外漏，故曰溃。疽者，毒内陷，故曰创。二者固为大患，然毕竟郁毒致溃败者，以故治法中肯綮则可转祸为福，此方伎所以为生生之具也。

又曰：人伤于寒，寒气入腹，腹中素温，温寒分争，激气雷鸣（《雷虚篇》）。

腹中素有寒饮者，或自外而感，或自内而动，必为雷鸣，为腹痛，为逆满呕吐，为痞硬下利。如拟其治，属寒者附子粳米汤、人参汤、大建中汤之类，属热者半夏泻心汤、生姜泻心汤之类，宜随其证。今仲任以此直为寒气入腹之所致者，误矣。

又曰：气不通者，强壮之人死，荣华之物枯。血脉不通，人以甚病。夫不通者，恶事也（《别通篇》）。

血脉流通，和煦如春，精神内守，则病无由生。百疾千病，皆自精气亏虚。菀阏生，其穷至血脉闭塞，以致死。若悟此理，可以养性，亦可以除病。

《西京杂记》曰：高祖初入咸阳宫，周行府库，有方镜广四尺，高五尺九寸，表里有明，人直来照之影则倒见，以手扪心而来则见肠胃，五脏历然无硋人，有疾病在内，掩心而照之，则知病之所在（卷三）。

《扁鹊传》曰：言疾之所在。《素问·三部九候论》曰：何以知病之所在。《调经论》曰：其病所居，随而调之。《灵枢·卫气失常》篇曰：候病之所在。古人疗法以诊得病之所在为要。《西京杂记》伪托葛稚川者也，然古言间存，可喜历然明貌。

《列子》曰：秦人逢氏有子，少而惠，及壮而有迷罔之疾，闻歌以为哭，视白以为黑，飨香以为圬，尝甘以为苦，行非以为是。意之所之，天地、四方、水火、寒暑无不倒错。杨氏告其父曰：鲁之君子多术艺，将能已乎，汝奚不访焉？其父之鲁过陈遇老聃，因告其子之证（《周穆王》篇）。

《太平御览》引此条。惠，作慧，惠慧通。《汤问》篇曰：甚矣，汝之不惠。《论语》曰：好行小惠。《越绝书》曰：惠种生贤，痴种生狂。《汉书》昌邑王传曰：清狂不惠。陆机吊魏武文，知惠不能，去其恶。《韩非·说林》惠子作慧子，可以征矣。慧，晓解也，正者为德慧。早见事几者为智慧，任机械者为小慧，迷罔失心也。此固寓言耳，然犹足见古人疗病专随证以为治矣。《仲尼》篇，龙叔谓文挚曰：子之术微矣，吾有疾，子能已乎？文挚曰：唯命所听，然先言子所病之证亦是。

治术篇上

医之为术，自古有其法，仲景氏搜罗论述以立规矩准绳。学者，变而通之，活而运之，则可制万病于掌握矣。如经传诸子言，医事不过假以论国政、谈养性耳，然其言古奥深邃，与后世医流浮空烦琐之论判然不同矣。学者诵而则之，化而裁之，则裨益吾道，盖非浅少也。

《易》曰：无妄之疾，勿药有喜（无妄九五）。象曰：无妄之药，不可试也。

王弼曰：药攻有妄者也，而反攻无妄，故不可试也。药攻有妄，可以见古者疗病之法矣，试用也。

又曰：损其疾使遄，有喜无咎（损六四）。

王弼曰：疾何可久，故速乃有喜，损疾以离其咎，有喜乃免，故使速乃有喜，有喜乃无咎也。《楚语》曰：谁无疾眚，能者蚤除之。亦此意也。

《书》曰：若药弗瞑眩，厥疾弗瘳（《说命》）。

《说命》本属伪书，然《楚语》一引之《孟子》，再引之王符，三引之则为古《尚书》之文明矣。按《申鉴》曰：或问厉志曰：昔殷高宗能茸其德，药瞑眩以瘳疾。药瞑眩以瘳疾即厉志以修德也。茸，《说文》曰：修补也。

又曰：树德务滋，除恶务本（《泰誓》）。

孔安国曰：立德务滋长，去恶务除本。言受为天下之恶，本此剽窃《左传》伍员之语者，然养性疗疾理亦如此。

《周礼》曰：医师掌医之政令，聚毒药以共医事（《天官·冢宰下》）。

郑玄曰：毒药，药之辛苦者，药之物恒多毒。孟子曰：若药不瞑眩，厥疾不瘳。刘彝曰医之政谓物产之宜，采取之候，治炼之方，攻疗之制，悉预知之，然后可以共医事。

逸按：药者偏性之物也，偏性之物皆有毒，毒虽有醇薄大小，要无非毒者，毒即能，能即毒。毒者药之性也，能者药之才也。其能万不同者，以毒万不同也，毒万不同者，以性之偏也，故勿论草木金石，凡可以供治疾之用者，总谓之毒药，不特辛苦物也。毒药，字见于《素问·异方法宜论》《移精变气论》《宝命全形论》《汤液醪醴论》《脏气法治论》《示从容论》《疏五过论》《灵枢·九针十二原》篇、《论通》篇，又见于《墨子》《鹖冠子》《吕览》《淮南子》、刘子《新论》《史记》《前汉书》等，其义详于拙著《橘黄医谈》。

凡邦之有疾病者，有疕疡疥疮者造焉，则使医师分而治之（同上。诸本脱下有字，今从《唐石经》及宋王与之订义本）。

郑玄曰：疕，头疡，亦谓秃也，身伤曰疡。分之者，医各有能。

方苞曰：《疾医职》曰：凡民之有疾病者分而治之，而此职曰邦，盖虽统万民而以王宫百官府为主也，以是推之则王，后世子公孤六卿之病，必医师亲治可知矣。

逸按：职虽分四，食医唯掌饮食，其职近于膳宰，兽医不与人相干，毕竟疾疡二科耳。至治疗之法，虽疾医不可不通疡科之伎，疡科亦不可不知疾医之术，然各修其业，以守其职，故分而治之耳。贾公彦云：疾医知疾而不知疡，疡医知疡而不知疾，泥矣。

岁终则稽其医事，以制其食，十全为上，十失一次之，十失二次之，十失三次之，十失四为下（同上）。

郑玄曰：食，禄也。全，犹愈也，以失四为下者，五则半矣，或不治自愈。

王安石曰：郑氏谓全犹愈也，人之疾固有不可治者，苟知不可治而信则亦全也，何必愈。

王昭禹曰：晋候有疾。医缓曰：疾不可为也，在肓之上膏之下。公曰：良医也。晋公果卒。

逸按：稽医事、医师，通考疾医、疡医等终年之案记，观治疗议论之当否、失得以制食禄也，疾医职云死终则各书其所以而入于医师是也，十全非治十得十也，谓治法十全无失误也。夫治之与不治，虽由伎之巧拙，病有难易，时有得失。且死生命也，虽良工不能起死者，苟治法十全而死，是《孟子》所谓尽其道者，非非命也。程伊川曰：周官医以十全为上，非谓十人皆愈为上，若十人不幸皆死病则奈何，但知可治不可治者，十人皆中节即为上。

上三节言医师职掌政令。

又曰：疾医掌养万民之疾病，四时皆有疠疾，春时有痟首疾，夏时有痒疥疾，秋时有疟寒疾，冬时有嗽上气疾（同上）。

郑玄曰：疠疾，于气不和之疾。痟，酸削也。首疾，头痛也。嗽，咳也。上气，喘逆也。《五行传》曰：六疠作见。

逸按：流行之疾，古称之疠疾，疫疠，疾疫。此条特就其多者言之，非谓年年四时如此也，读者宜不以辞害意矣。郑玄曰：痟，酸削也。而不释其状。贾疏王解亦不解其义。予别有考。六疠，六气之诊也。

上一节论疠疾所以行。

以五味、五谷、五药养其病（同上）。

郑玄曰：养，犹治也。病由气胜负而生，攻其赢，养其不足者。五味，醯酒饴蜜姜盐之属。五谷，麻黍稷麦豆也。五药，草木虫石谷也。其治合之剂，则存乎神农、子仪之术云。

逸按：人之生疾感邪，或由精气郁遏或因精气亏虚。故精气充盈宣通者，瘀浊不生，癥癖不结。是以内患无由而生，外邪不能得而侵焉，与《孟子》所谓人必自侮，然后人侮之，家必自毁，而后人毁之，国必自伐，而后人伐之，正一理也。至疾病已成，则精气益致衰亡。《素问·评热论》曰：邪之所凑，其气必虚。《玉机真脏论》曰：邪气胜者，精气衰也。是故假饶以药攻病，不饮食养之，精气焉得保续旺复乎？《五常政大论》曰：药以祛之，食以随之。《脏气法时论》曰：毒药攻邪，五谷为养，五果为助，五畜为益，五菜为充。可见药食相须而后病可得而治，精可得而复矣。是经文所以养字括之也。郑玄特云：疾由气胜负而生者。误矣。药不止五类，而云五药者，其概耳。

以五气、五声、五色视其死生（同上）。

郑玄曰：三者剧易之征，见于外者。五气，五脏所出气也，肺气热，心气次之，肝气凉，脾气温，肾气寒。五声，言语宫商角徵羽也。五色，面貌青赤黄白黑也。察其盈虚，休王吉凶，可知审用此者，莫若扁鹊、仓公。

逸按：气谓气息亢脱盛衰，色谓面目四体润泽惨悴，声谓言语声音清浊低昂正错。三者剧易之征见于外者，可以断吉凶推生死矣。视，犹察也，不曰知而曰视，古义为然。《素问·

玉机真脏论》曰：形气相得谓之可治，色泽以浮谓之可已。《阴阳应象大论》曰：善诊者，察色按脉，先别阴阳，审清浊，而知部分，视喘息、听声音而知所苦，观权衡规矩而知病所主。郑玄云：五气，五脏所出。五色，青赤黄白黑。五声，宫商角徵羽。泥矣。凡如云五味、五谷、五药、五毒，亦皆概举大略耳，不可拘执。

两之以九窍之变，参之以九脏之动（同上）。

郑玄云：两参之者，以观其生死之验。窍之变，谓开闭非常。阳窍七，阴窍二。脏之动，谓脉至与不至。正脏五，又有胃、膀胱、大肠、小肠。脉之大候，要在阳明寸口。能专是者，其秦和乎？岐伯、榆柎则兼彼数术者。

逸按：两参之者，气色与声其候在外，如九窍之变，证涉于表里。九脏据于胸腹，故至九脏之动，其候一于里，起毙系于此，治不治判于此。盖气色、声音、九窍之失常，皆疾病扰乱九脏之所致也。故已验之表，又征之里，回互错综，而后控制救治之术，可得而施矣，此医之所赞化育也。阳明，冲阳，一名趺阳，寸口太渊切按，可以决腑脏动否矣。张湛曰：疼疴结于脏腑，疾病散于肌体者，必假脉诊以察其盈虚，投药石以攻其所苦。亦此义也。

上四节言疾医治法。

凡民之有疾病者，分而治之，死，终则各书其所以而入于医师（同上）。

郑玄曰：少者曰死，老者曰终，所以谓治不愈之状也。医师得以制其禄，且为后治之戒。

逸按：疾医、疡医各录其治疗无效之状，而入于医师，医师观施设之精粗得失而进退之教，督之以勉砺之也。所以，所为也。详见《经传释词》。

上一节复言医之政令以结之。

又曰：疡医掌肿疡、溃疡、金疡、折疡之祝药、劀杀之剂（同上）。

郑玄曰：肿疡，痈而上生创者。溃疡，痈而含脓血者。金疡，刃创也。折疡，踠跌者。祝当为注，读如注，病之注声之误也。注，谓附著药。劀，刮去脓血。杀，谓以药食其恶肉。

逸按：肿疡，谓肿痛含脓者。溃疡，谓溃烂腐蚀不止者，如附骨疽、瘘疮、结毒是也。金创，折伤，亦有成脓者，故又谓之疡。疡、创、疮义同。郑玄曰：注，谓附著药。按附著之药，有消散漫肿者，有柔和焮痛者，有围固疮边者，有食恶肉破顽毒者，敷药膏皆然。意者古昔治法亦当然也，而不言者含在中耳。

凡疗疡以五毒攻之（同上）。

郑玄曰：止病曰疗攻治也。五毒，五药之有毒者。今医方有五毒之药作之，合黄堥，置石胆、丹砂、雄黄、矾石、慈石其中，烧之三日三夜，其烟上著，以鸡羽扫取，以注创，恶肉破骨则尽出。

逸按：此条专就脓溃者、腐蚀者言之。

以五气养之，以五药疗之，以五味节之（同上）。

郑玄曰：既刮杀而攻尽其宿肉，乃养之也。五气当为五谷字之误也。节，节成其药之力也。

逸按：上条言外施之术，此条言内治之治，祛病养精之道尽矣。

上三节言疡医治法。

凡药以酸养骨，以辛养筋，以咸养脉，以苦养气，以甘养肉，以滑养窍（同上）。

郑玄曰：以类相养也。酸，木味，木根立地中似骨。辛，金味，金之缠合异物似筋。咸，水味，水之流行地中似脉。苦，火味，火出入无形似气。甘，土味，土含载四者似肉。滑，滑石也，凡诸滑之物，通利往来如窍。

王昭禹曰：《素问》酸收、辛散、咸软、苦坚、甘缓。夫肉以骨为体，骨收则强，故以酸收之。肉以筋为节，节散则不挛，故以辛散之。脉所以行血，脉软则和故以咸软之。气所以充体，气坚则实，故以苦坚之。肉缓则不壅，故以甘缓之。窍利则不滞，故以滑利之。此说似优。

上一节言疾医、疡医用药之法。

《韩诗外传》曰：扁鹊过虢，侯世子暴病而死。扁鹊造宫，曰：吾闻国中卒有坏土之事，得无有急乎？曰：世子暴病而死。扁鹊曰：人言郑医秦越人能治之。庶子之好方者出应之曰：吾闻上古医曰弟父，弟父之为医也，以莞为席，以刍为狗，北面而祝之，发十言耳，诸扶舆而来者皆平复如故。子之方岂能若是也？扁鹊曰：不能。又曰：吾闻中古之为医者曰俞跗，俞跗之为医也，搦木为脑，芷草为躯，吹窍为脑，死者复生，子之方岂能如是乎？扁鹊曰：不能。中庶子曰：苟如子之方，譬如以管窥天，以锥刺地，所窥者大，所见者小，所刺者巨，所中者少。如子之方岂足以变童子哉？扁鹊曰：不然。事故有眛投而中虻头，掩目而别白黑者。夫世子病所谓尸蹶者，以为不然，试入诊世子，股阴当温耳，焦焦如有啼者，声若此者皆可活也。中庶子遂入诊世子，以病报，虢侯闻之，足跣而起，至门曰：先生远辱，幸临寡，先生幸而治之，则粪土之息得蒙天地载长为人，先生弗治则先犬马填壑矣。言未卒而涕泣沾襟。扁鹊入，砥针砺石，取三阳五输，为先轩之灶，八拭之，子阳同药，子明灸阳，子游按磨，子仪反神，子越扶形，于是世子复生。天下闻之，皆以扁鹊能起死人也。扁鹊曰：吾不能起死人，直使夫当生者起。死者犹可药，而况生乎？悲夫！罢君之治，无可药而息也。《诗》曰：不可救药。言必亡而已矣（卷十）。

与《史记·扁鹊传》所记颇有异同，其义则于《扁鹊传》解之。死者犹可药，以下韩氏伤时政之言也。

《礼记》曰：君有疾饮药，臣先尝之。亲有疾饮药，子先尝之。医不三世，不服其药（《曲礼下》）。

饮，服也。尝，犹试也。孔颖达曰：父子相承至三世，是慎物调剂矣。吴大伦曰：医三世治人多矣，用物熟矣，功已试而无疑，然后服之，亦谨疾之至也。方悫曰：医之苟非祖父子孙传业，则术无自而精，术之不精，可服其药乎？

逸按：古者巫医世业，而又有医师督课黜陟之故，传世久者其业必精。且古无医藉，其有者，父以传子，子以传孙，故世业至三。可知其技之精，不特医《周礼》保章氏、冯相氏等，阴阳星历之类，凡以技成家者，皆令世其业，不三世不服其药，以此也。后世医藉日多，故虽非世业亦有独造之人。人或因疑此条，未深考耳。

又曰：凡执技以事者，祝史射御医卜及百工。凡执技事上者，不二事，不移官，出乡不与士齿（《王制》）。

凡百技术非自少至老，一意专心攻其事，不能至其极，所以不移官也。然人之才能各不同，有长于彼，有短于此者，有巧乎此，而拙乎彼者，是以相传之技不必巧，首唱之业不必拙，要在其人，夫子所以畏来者也。

《左传》曰：树德莫如滋，去疾莫如尽（《哀公元年》）。

树，树植也。言欲树德者，当务蓄滋，犹欲去疾者，期于除尽。其理相反而意反切，与下条使医除疾而曰必遗类焉者，未之有也，其义相发。

又曰：吴将伐齐，越子率其众以朝焉，王及列士，皆有馈赂，吴人皆喜。唯子胥惧曰：是豢吴也夫？谏曰：越在我，心腹之疾也，壤地同，而有欲于我，夫其柔服求济其欲也，不如早从事焉，得志于齐犹获石田也，无所用之，越不为沼，吴其泯矣。使医除疾而曰必遗类焉者，未之有也（《哀公十一年》）。

外顺内忌，饵之以利，曰豢腹心之疾，虽轻不可忽也，况其重者乎？石田硗确也。

《春秋繁露》曰：子曰人而不日，如之何日，如之何者，吾末如之何也已矣，故匿病者不得良医，羞问者圣人去之（《执贽》篇）。

有匿病者，有忍疾者，是不特终身不能脱，病患或至于死，岂不愚乎？楚语曰：谁无疾眚，能者蚤除之。

《论语》曰：康子馈药，拜而受之。曰：丘未达，不敢尝（《乡党》篇）。

孔安国曰：未知其故，故不敢尝，礼也。物茂卿曰：馈毒于人令死，古者谓之馈药焉，是所以无馈药之礼也。孔子之时，礼失俗变，贵人问疾，或馈之药时，人亦必尝之。依赐食之礼也，皆非礼也。

《方言》曰：凡饮药传药而毒，南楚之外谓之瘌，北燕、朝鲜之间谓之瘄，东齐海岱之间谓之眠，或谓之眩，自关而西谓之毒瘌痛也（卷三）。

药也，逐病也，无不眠眩，此其所以为药也。后人惧眠眩甚于疾病，而笃癃大患，尚且欲以平淡泛杂之剂治之，终使可生者毙，可不深思耶？

《史记》曰：毒药苦于口利于病，忠言逆于耳利于行（《范睢传》）。

《前汉书·淮南王传》《张良传》并同《家语·六本》篇、《韩非子·外储》《说传》《说苑·敬慎》篇俱作良药。良以药能言，毒以药性言，毒即能，能即毒，以毒药攻病毒，所以眠眩而疾愈也。三代医法为然，秦汉以降，道家长生延年之说，混于疾医，始有不老久视之方，补虚益气之药，千岁之下，往而不返，虽卓绝之士，尚不能脱，其窠窟可不叹哉。

又曰：语有之矣。貌言华也，至言实也，苦言药也，甘言疾也。夫子果肯终日，正言鞅之药也（《商君列传》）。

此即上条毒药利于疾之义，与臧孙美疢恶石之言，其意正同。

又曰：扁鹊者，勃海郡郑人也（徐广曰：郑当作鄚，鄚，县名，今属河南），姓秦氏，名越人，少时为人舍长，舍客长桑君过，扁鹊独奇之，常谨遇之。长桑君亦知扁鹊非常人也，出入十余年，乃呼扁鹊私坐，间与语曰：我有禁方欲传与公，公毋泄。扁鹊敬诺，乃出其怀中药予扁鹊，饮之以上池之水三十日，当知物矣。乃悉取其禁方书，尽与扁鹊，忽然不见，殆非人也。扁鹊以其言饮药三十日，视见垣一方人，以此视病尽见五脏癥结，特以诊脉为名耳（重其授受以贵其方法，神其人以奇其术，方技方术诸传皆然，是史家常态，注家欲实其事，回护旁搜为说，可谓迂矣）。为医或在齐或在赵，在赵者（者犹日）名扁鹊。当晋昭公时，诸大夫强而公室弱，赵简子为大夫专国事，简子疾五日不知人，大夫皆惧，于是召扁鹊入，视病出，董安于问扁鹊，扁鹊曰：血脉治也，而何怪？昔秦穆公尝如此，七日而寤，寤之日告公孙支与子舆曰：我之帝所，甚乐，吾所以久者，适有所学也，帝告我晋国且大乱，五世不安，其后将霸，未老而死，霸者之子且令，而国男女无别，公孙支书而藏之秦策，于是出。夫献公之乱，文公之霸而襄公败秦师于殽而归纵淫。此子之所闻，今主君之病与之同，出三日必间，间必有言也。居二日半，简子寤，语诸大夫曰：我之帝所，甚乐，与百神游于钧天广乐，九奏万舞，不类于三代之乐，其声动心，有一熊欲援我，帝命我射之，中熊，熊死。有罴来，我又射之，中罴，罴死。帝甚喜，赐我二笥，皆有副，吾见儿有帝侧，帝属我一霍犬，曰：及而子之壮也，以赐之。帝告我晋国且世衰，七世而亡，嬴姓将大败周人于范魁之西，而亦不能有也。董安于受言，书而藏之，以扁鹊言告简子，简子赐扁鹊田四万亩（扁鹊传）。

此条文士修节之言，不足为模范也。唯血脉治也而何怪七字，可以疾医之规则焉。夫人身不过气血也，故气血之宣闭治乱，可以断疾之轻重，治不治矣。《左传·襄公二十一年》，楚气使医视叔豫，复曰：瘠则甚矣，而血气未动。《论衡·别通篇》曰：血脉不通，人以甚病。是可以见其义矣。虢太子破阴绝阳之色已发，脉乱犹且得活，故血脉治者，虽笃患必生。诊处之间，可痛着眼于此以下手。

又曰：扁鹊过虢，虢太子死。扁鹊至虢宫门下，问中庶子喜方者曰：太子何病，国中治禳过于众事（《正义》曰：中庶子，古官号也。《后汉书·百官志》云：太子中庶子六百石。注：职如侍中。方，方术也。治禳，修禳祀也。《说文》碟禳祀，除疠殃也。徐曰：禳之为言攘也。《左传》昭公二十六年，齐侯禳彗，晏子曰：天之有彗，以除秽德也，君无秽德，又何禳焉。若德之秽，禳之何损。《史记》齐世家，彗星见，晏子曰：百姓愁苦以万数，而君令一人禳之，安能胜众口乎）？中庶子曰：太子病血气不时，交错而不得泄，暴发于外，则为中害，精神不能止邪气，邪气畜积而不得泄，是以阳缓而阴急，故暴蹶而死（交错，犹言错行也。郁毒抑遏则气血不能错行，故邪气侵入，而精气不能拒止邪气，邪气畜积，内外郁闭，以发暴蹷也。阳缓阴急，犹云外虚内实也。蹷、躃、厥、瘚，义同，气逆也。《韩诗外传》作阙。曰：无使小民饥寒则阙不起）。扁鹊曰：其死何如时（何如，犹曰几何其可生，不可生盖在于此）？曰：鸡鸣至今。曰：收乎？曰：未也（收谓棺敛）。其死未能半日也（扁鹊于是决其可生）。言（言使中庶子报虢君也）：臣齐勃海秦越人也，家在于郑（按：郑当作鄚），未尝得望精光侍谒于前也（精光，颜色也。精光之上当添拜字看）。闻太子不幸而死，臣能生之（扁鹊闻中庶子言，知其可救，是不出千里而决者）。中庶子曰：先生得无诞之乎（诞，大言也，谓欺之）？何以言太子可生也？臣（臣，《说苑》作吾）闻上古之时，医有俞跗（应邵曰：黄帝时医也）治病不以汤液醴酾（汁滓相将曰醴，而去滓漉曰酾），镵石挢引，案杌毒熨（镵，石针，砭针也。挢，挢误，挢，矫挤通。挢引，矫揉强急而导引之也。杌，抏误。抏，动摇也。《诗·小雅·正月》篇：天之抏我。毛苌曰：抏，动也。案抏，按摩闭滞而动摇之也。《素问·异法方宜论》曰：其病多痿厥寒热，其治宜导引按跷。《太素》作按矫毒熨。见《素问·寿夭刚柔》篇），以毒药熨帖病处也，一拨见病之应，因五脏之输（拨谓开衣，见犹曰知应病之表候也。《灵枢·九针十二原》篇曰：睹其应而知五脏之害是也），乃割皮解肌，诀脉结筋，搦髓脑，揲荒爪幕（诀，决通。搦，按也。揲，阅持也。或曰：荒，肓同，膈也。爪荒之下体误分也。幕，膜同。《说苑》作束肓莫。肓膜见《素问·痹论》。割解诀结搦揲六字，形容譬谕极奇。下文湔浣漱涤练易，亦然）。湔浣肠胃，漱涤五脏，练精易形（《素问·汤液醪醴论》曰：疏涤五脏，故精自生，形自盛，骨肉相保，巨气乃平。是虽非急病治法，理则同。肠胃，五脏，互言耳）。先生之方（方，方术也）能如是，则太子可生也。不能若是，而欲生之，曾不可以告咳婴之儿终日（曾，乃也。咳读为孩。不可终日，谓暂时被厌苦。言婴儿无知，犹喻其诈也）。扁鹊仰天叹曰：夫子之为方也，若以管窥天，以郄视文（以中庶子之论为管隙之见，所以夺其胆也）。越人之为方也，不待切脉、望色、听声、写形，言病之所在（切，诊脉之阴阳虚实也。望，观血色之荣枯浮沉也。听，闻声音之清浊盛衰也。写，照形体之虚实肥瘠也。《灵枢·荣卫失常》篇曰：无阴无阳，无左无右，候病之所在。夫切望听写，固诊候之枢要也，然至术如扁鹊，有不必待四诊而决病证者。待，俟也，假也。《庄子·逍遥游》曰：虽免于行，犹有所待，可见有待者，未足言其极矣），闻病之阳，论得其阴，闻病之阴，论得其阳。病应见于大表，不出千里决者，至众不可曲止也（闻阳得阴，闻阴得阳，闻彼知此，闻此察彼也。故虽未诊太子，中庶子一言之下，已知其可生。此所以不出千里决者，至众也。曲，犹小也。言吾术如此，不可以小见而止之也）。子以吾言为不诚，试入诊太子，当闻其耳鸣而鼻张，循其两股，以至于阴，当尚温也（阴脉上争，故有耳鸣鼻张之应，阳脉下坠，故有股阴尚温之征）。中庶子闻扁鹊之言，目眩然而不瞚，舌挢然而不下，乃以扁鹊之言入报虢君（眩与瞬同。《说文》曰：瞚，开阖目数摇也。挢然，舌举貌）。虢君闻之大惊，出见扁鹊于中阙。曰：窃闻高义之日久矣，然未尝得拜谒于前也。先生过小国，幸而举之，偏国寡臣幸甚，有先生则活，无先生则弃捐填沟壑，长终而不得反，言未卒，因嘘唏服臆，魂精泄横，流涕长潸，忽忽承眽，悲不能自止，容貌变更（中阙，宫门也。举之，犹曰不弃之也。董份曰：寡臣，太子也。弃捐填沟壑，甚言死也。嘘唏与歔欷同，悲泣，气咽貌。服与愊、膈通。《方言》：臆，满也。郭璞注愊臆，气满也。泄横，谓魂精失守之状也。《索隐》曰：长潸，长垂泪也。忽忽，通溷溷，水涌貌。眽，睫也。承睫，谓泪垂于睫也。止，禁也。《灵枢·论勇》篇曰：失气惊悸，颜色变更。虢君以下，极言渴望推将之意，言未卒以下，写尽哀痛惨怛之状，极妙）。扁鹊曰：若太子病，所谓尸蹶者也（尸蹶谓蹶而如尸也）。夫以阳入阴中，动胃（中，内也。血气不错行，邪气闯入，内扰动胃腑，是上文暴发于外，为中害者）缠缘，中经维络，别下于三焦

膀胱（蹶缘谓邪气缠绕也。中犹穿也，别下言更入），是以阳
脉下遂，阴脉上争，会气闭而不通（遂，坠也。阳脉下坠，阴
脉上争，故血气乖乱，致会气闭而不通。会气，元真也。《金匮
要略》曰：五脏元真通畅，人即安和，客气邪风中人多死。又
曰：不遗形体有衰，病则无由入其腠理，腠者，是三焦通会元
真之处，为血气所注。理者，是皮肤脏腑之文理也），阴上而阳
内行，下内鼓而不起，上外绝而不为，使上有绝阳之络，下有
破阴之纽，破阴绝阳之色已废脉乱，故形静如死状，太子不死
也（阴上而阳内行，覆说阳脉下遂阴脉上争也。鼓，疑破误，
纽亦络也，上下内外拒格绝不能振起，又不能相使也。破绝二
字，形容之语，不可做实字看。废，徐广曰：一作发是也。血
色已变，形如死状，然脉动未绝而生机尚存，所以云不死也）。
夫以阳入阴，支兰脏者生（太子之病是也）。以阴入阳，支兰脏
者死。凡此数事，皆五脏蹶中之时暴作也。良工取之，拙者疑
殆（以阳入阴，上文所谓以阳入阴也。支，挂也。兰，遮也。
脏即五脏，腑在其中。邪气横惊，遮挂腑脏营运之机，是以会
气郁闭，不得通畅，郁极而蹶暴，数事谓上件诸证暴蹶所由而
发也。取谓刺取血。见《素问·疟论》《刺疟论》《灵枢》等，
泄郁通闭，使气血循环流通之术）。扁鹊乃使弟子子阳，厉针砥
石，以取外三阳五会。有间，太子苏（厉砥皆磨石也。针，铁
针也。石，砭针也。三阳五会，《甲乙经》以为百会一名。《肘

后方》亦曰：尸蹶刺百会。盖发泄郁闭，宣通阳气之法）。乃使子豹五分之熨，以八减之齐和煮之，以更熨两胁下，太子起坐，更适阴阳，但服汤，二旬而复故（五分之熨，疑摺布为厚五分浸八减之齐以熨之也。或曰：减，咸通。咸味八物和合以煮之也。更熨，更互熨两胁也。复故，复旧也。阴阳是一篇主意。曰闻阳得阴，闻阴得阳，曰以阳入阴，曰阳脉下遂，阴脉上争，曰阴上而阳内行，曰破阴绝阳。曰以阴入阳，曰适阴阳，以阴阳立论，以阴阳终论，条理井然，文辞绝妙）。

此事又见于《韩诗外传》、刘向《说苑》，而稍有异同。司马迁因《韩诗外传》，更搜索异闻，润色铺张，作《扁鹊传》，然裨益医事犹此条而已。如赵简子、齐桓公事，不足为医家之典型也。

又曰：扁鹊过齐，齐侯客之（扁鹊，齐人。不可言过齐。疑是别一扁鹊，司马迁以为秦越人耳）。入朝见曰：君有疾在腠理，不治将深。桓侯曰（侯当作公，下皆同。《新序》可证）：寡人无疾。扁鹊出，桓侯谓左右曰：医之好利也，欲以不病者为功。后五日，扁鹊复见，曰：君有疾在血脉，不治恐深。桓侯曰：寡人无疾。扁鹊出，桓侯不悦。后五日，扁鹊复见曰：君有疾在肠胃间，不治将深。桓侯不应。扁鹊出，桓侯不悦。后五日，扁鹊复见，望见桓侯而退走。桓侯使人问其故（故，事因也。《左传·隐公元年》颍叔考曰：敢问何谓，公语之故）。扁鹊曰：疾之居腠理也，汤熨之所及也。在血脉，针石之所及也。其在肠胃，酒醪之所及也。其在骨髓，虽司命，无奈之何（《天官书》曰：文昌官六星，四曰司命。《索隐》曰：《春秋元命包》曰：司命，主害咎也。张衡《思玄赋》：死生错而不齐兮，虽司命其不晰）。今在骨髓，臣是以无请也。后五日，桓候体病，使人赋召扁鹊，扁鹊已逃去，桓侯遂死。使圣人预知微（微，几微也），能使良医得蚤从事，则疾可已，身可活也。人之所病病疾多，而医之所病病道少（病，患也。言人患疾疢之多，医患治法之少）。故病有六不治。骄恣不论于理，一不治也（凡事循理必治，不论于理谓不循于理）。轻身重财，二不治也（所谓忘躯徇物之类）。衣食不能适，三不治也（适，当也，中也。《灵枢·师传》篇，《难经·十四难》可并考。衣食不能适，多在贫困，然亦有纵情肆欲，自失其适者）。阴阳并，脏气不定，四不治也（《素问·调经》篇曰：血气未并，五脏安定，阴与阳并，血气以并，病形以成）。形羸不能服药，五不治也（形神羸惫者，胃气已困极，故假令能服药，不能运布药气，是亦多不治）。信巫不信医，六不治也（歆望巫祝者，固也；委付凡医者，亦足以取死）。有此一者，重难治（有一于此则轻者亦至难治也，况有二有三者，何以得治之）。扁鹊名闻天下，过邯郸，闻贵妇人，即为带下医（邯郸，赵都，其俗贵宠妇人，故为带下医。带下，腰带已下，经血诸疾也。以下文例推之，闻下恐脱赵人二字）。过洛阳，闻周人爱老人，即为耳目痹医（周重养老尚齿之礼，余风犹存。痹，病毒凝闭不通之义。疑耳聋目瞑之证）。来入咸阳，闻秦人爱小儿，即为小儿医（明板《太平御览》作颅囟医，与上文带下、耳目痹同类，似可从。中古巫方立《小儿颅囟经》，见《病源候论》。《四库全书总目》载《颅囟经》二卷，论颅囟之义甚详）。随俗为变（伎之妙无所不能，非钓名射利之为）。秦太医令李醯自知伎不如扁鹊也，使人刺杀之（人之有伎，娼疾以恶之，是圣贤所深戒也。醯何者，至敢行杀，吾于是乎知世医妒忌排挤之不足怪也噫）。

此事本出《韩非子·喻老》篇，古人假医事论国家，治乱成败，讽谕君相者甚多。如夫事之祸福亦有腠理之地，故圣人蚤从事焉（《韩非子》）。使圣人预知微，能使良医蚤从事，则疾可已，身可活也（本传）。其意可见矣。人之所病以下，司马迁补葺以成传之体耳，世医以腠理骨髓之言为扁鹊真诀，或以三条年世隔异为疑者，抑末传中惟尸蹶一条为扁鹊真面目，其治术卓绝，自有不可磨灭者，可以为家之宝典。夫若神而明之，在其人耳。

又曰：太仓公者，齐太仓长，临菑人也。姓淳于氏，名意。少而喜医方术。高后八年，更受师同郡元里公乘阳庆（公乘，官。阳，姓。庆，名），庆年七十余，无子，使意尽

去其故方，更悉以禁方予之（故方，仓公旧所学之方也）。传
黄帝、扁鹊之《脉书》《五色诊》病知人死生，决嫌疑，定可
治及药论，其精（《周礼》疾医职曰：以五气五声五色视其死
生。《素问·移精变气论》曰：余欲临病人，观死生，决嫌
疑。《说文》曰：嫌，不平于心也，一曰疑也）。受之三年，
为人治病，决死生多验。然左右行游诸侯，不以家为家，或不
为人治病，病家多怨之者。文帝四年中，人上书言意，以刑罪
当传西之长安（传，驿递也）。意有五女，随而泣，意怒，骂
曰：生子不生男，缓急无可使者（缓字带说，意在急。《袁盎
传》曰：一旦有缓急。《游侠传》曰：缓急，人之所时有也）！
于是少女缇萦伤父之言（伤，痛也），乃随父西，上书曰：妾
父为吏，齐中称其廉平（初为太仓长，故曰为吏廉不贪也），
今坐法当刑。妾切痛死者不可得生，而刑者不可复续，虽欲改
过自新，其道莫由，终不可得。妾愿入身为官婢，以赎父刑
罪，使得改行自新也。书闻，上悲其意，此岁中亦除肉刑法。
意家居，诏召问所为治病（为，去声，为人治病也）死生验
者几何，人主名为谁？诏问故太仓长，臣意（已去官故曰故）
方伎所长，及所能治病者，有其书无有？皆安受学？几何岁？
尝有所验何县里人也？何病医药已其病之状，皆何如？具悉而
对曰：自意少时喜医药，医药方试之多不验者，至高后八年，
得见师临淄元里公乘阳庆，庆年七十余，得见事之。谓意曰：

尽去而方书，非是也（而，汝也，是犹善也）。庆有古先道遗传黄帝，扁鹊之《脉书》《五色诊》，病知人死生，决嫌疑，定可治，及药论书，甚精，我家给富，心爱公，欲尽以我禁方书悉教公。臣意即曰：幸甚，非意之所敢望也。臣意即避席再拜谒（谒，请也），受其《脉书》《上下经》《五色诊》《奇咳术》（《素问·示从容论》，雷公曰：臣请诵《脉经》上下篇。咳，歌开切，音该，与侅胲该通。《说文》曰：奇侅，非常也。《方言》曰：非常曰侅事。《汉书·艺文志》有《五音奇胲用兵》二十三卷，《五音奇咳刑德》二十一卷。《淮南子·兵略训》曰：刑德奇赍之数，赍即赅。张注：奇赍，奇秘非常术也。廖百子曰：咳当从赅，讹作咳，未可谓从，与胲同），《揆度》《阴阳》《外变》（医和所称六淫之类），《药论》《石神论》（疑当作《药石神论》），《接阴阳禁书》（或者以为房中术书），受读解验之，可一年所（所，许也，年也）。明岁即验之，有验，然尚未精也。要事之三年所（要，约也。受读以来约略三年也），即尝已为人治，诊病决死生，有验，精良（尝，试也。或曰已，以也，此说难从）。今庆已死十年所，臣意年尽三年，年三十九岁也。

仓公所受阳庆《脉书》《药论》《禁方书》等，不一存，是以治验数十条，病论治法，其义不可得而详，故今不载录。

《医余》卷二终

医余 卷三

尾台逸士超著
裘庆元吉生校刊

治术篇下

《前汉书》曰：医经者，原人血脉、经络、骨髓、阴阳、表里，以起百病之本，死生之分，而用度箴石汤火所施，调百药齐，和之所宜，至齐之得，犹慈石取铁，以物相使。拙者失理，以愈为剧，以生为死（《艺文志》）。

医经七家合二百十六卷，今皆不传。晋皇甫谧以《素问》九卷、《针经》九卷合为《内经》。唐王冰以《素问》九卷、《灵枢》九卷为《内经》。然二家之说皆无据证，说详于拙著《橘黄医谈》。

又曰：经方者，本草石之寒温，量疾病之浅深，假药味之滋，因气感之宜，辨五苦六辛，致水火之齐，以通闭解结，反之于平。及失其宜者，以热益热，以寒益寒，精气内伤，不见于外，是所独失也。故谚曰：有病不治，常得中医（同上）。

经方十一家二百七十四卷，亦不一存焉。通闭解结，反之于平，古昔治法要归此二语，可谓至言矣。人以精气为本，故其受伤尤致意焉，不可深思乎哉？有病不治，常得中医。汉代之盛，乏良医尚如此，使孟坚见今世之所谓中医者，将谓之何？本草石之寒温，疑药书名，本草义亦如之。

又曰：方技者，皆生生之具，王官之一守，大也。古有岐伯、俞拊，中世有扁鹊、秦和，盖论病以及国，原诊以知政，汉兴有仓公，今其技术晻昧，故论其书，以序方技为四种（同上）。

观班氏言：今技术晻昧，益知良工不世出，不独后代也。虽曰分方技有四种，其实不过医经、经方二家，如房中、神仙，不与疾医同道，故今不采录。

《后汉书》曰：郭玉者，广汉雒人也。初有老父，不知何出，常渔钓于涪水，因号涪翁。乞食人间，见有疾者，时下针石，辄应时而效。乃著《针经》《诊脉法》传于世（诊候也）。弟子程高，寻求积年，翁乃授之，高亦隐迹不仕，玉少师事高，学方诊六微之技（六微，字见于《金匮·脏腑经络先后》篇，义似不同），阴阳隐侧之术（侧、测通），和帝时为太医丞，多有效应。帝奇之，仍试令嬖臣美手腕者，与女子杂处帷中。使玉各诊一手，问疾苦，玉曰：左阴右阳，脉有男女，状若异人（异、别也），臣疑其故。帝叹息，称善。玉仁爱不矜，虽贫贱厮养，必尽其心力，而医疗贵人，时或不愈，帝乃令贵人羸服变处，一针即差（羸，困也。羸服，犹曰贫服也）。召玉诘问其状，对曰：医之为言，意也。腠理至微（腠者，三焦通会元真之处，为血气所注。理者，皮肤脏腑之文理也），随气用巧，针石之间，毫芒即乖。神存于心手之际（神，犹言妙。际，交会也），可得解而不可得言也。夫贵者处尊高以临臣，臣怀怖慑以承之。其为疗也，有四难焉。自用意不任臣，一难也。将身不谨（将，行也，率也），二难也。骨节不强，不能使药（举骨节，身体在中），三难也。好逸恶劳，四难也。针有分寸，时有破漏（裴松之曰：破漏，曰有冲破也，未知是非），重以恐惧之心，加以裁慎之志（裁，节也），臣意且有不尽，何有于病哉？此其所以为不愈也。帝善其对，老卒官（《郭玉传》）。

《说文》曰：医，治病工也。郭玉曰：医之为言，意也。是特就针术言之耳。唐许胤宗亦曰：医者，意也。是亦脉理为言者，固非本义也。说详于拙著《橘黄医谈》。四难之弊，不独尊高人，虽卑贱者亦有之。医人脱重糈之念，希是以阿媚容悦，甘言巧辞，以求售假饶，不怀怖慑恐惧，不遑尽心于治疗，何以得至精妙之域。世之不出良医，不亦宜乎。

又曰：华佗，字元化，沛国谯人也。一名旉（音孚，《三国志》裴注曰：古旉字与佗相似，写字者多不能别，寻佗字元化，其名为旉也）。游学徐土，兼通数经，晓养性之术，年且百岁而犹在壮容（数经，疑术数之书。犹，《魏志》作貌）。时人以为仙，沛相陈珪举孝廉，太尉黄琬辟，皆不就。精于方药，处剂不过数种，心识分铢，不假称量，针灸不过数处。若疾发结于内，针药所不能及者，乃令先以酒服麻沸散，既醉无所觉，因刳破腹背，抽割积聚。若在肠胃，则断截湔浣（截，截本字，断也），除去疾秽，既而缝合，傅以麻膏，四五日创愈，一月之间皆平复。

佗尝行道，见有病咽塞者，因语之曰：向来道隅有卖饼人，蓱齑甚酸（《三国志》蓱作蒜），可取三升饮之，病自当去。即如佗言，立吐一蛇，乃悬于车而候佗。时佗小儿戏于门中，逆见，自相谓曰：客车边有物，必是逢我翁也。及客进顾视，壁北悬蛇以十数，乃知其奇。

又有一郡守笃病久，佗以为盛怒则差，乃多受其货而不加功（《三国志》功作治），无何弃去，又函书骂之。太守果大怒，令人追杀佗，不及，因嗔恚吐黑血数升而愈。

又曰：病者诣佗求疗。佗曰：君病根深，因当剖破腹（《三国志》作当破腹取），然君寿亦不过十年，病不能相杀也（《三国志》无相字也）。下有君忍十岁寿俱当尽，不足，故自剖裂之十四字）。病者不堪其苦，必欲除之。佗遂下疗，应时愈，十年竟死。

广陵太守陈登，忽患胸中烦懑，面赤不食。佗脉之曰：府君胃中有虫，欲成内疽，腥物所为也。即作汤二升再服，须臾吐出三升许虫，头赤而动，半身犹是生鱼脍，所苦便愈。佗曰：此病后三期当发，遇良医可救。登至期疾动，时佗不在，遂死。曹操闻而召佗，常在左右。操积苦头风眩，佗针随手而差（《三国志》针下有辄字）。

有李将军者，妻病，呼佗视脉。佗曰：伤身而胎不去（《三国志》伤身作伤娠，身、娠通）。将军言间实伤身，胎已去矣。佗曰：按脉胎未去也。将军以为不然（《三国志》然下有佗舍去三字）。妻稍差，百余日复动，更呼佗。佗曰：脉理如前，是两胎，先生者去血多，故后儿不得出也。胎既已死，血脉不复归，必燥著母脊（《三国志》脊下有故使脊痛句）。乃为下针，并令进汤。妇因欲产而不通，佗曰：死胎枯燥，执而不生（执、势通），使人探之，果得死胎，人形可识，但其色已黑。佗之绝技皆此类也。为人性恶难得意，且耻以医见业，又去家思归，乃就操求还，取方因托妻疾，数期不反（《三国志》数下有乞字）。操累书呼之，又敕郡县发遣。佗恃能厌事，犹不肯至。操大怒，使人廉之（廉察也。《三国志》作往捡）。知妻诈疾，乃收付狱讯，考验首服，荀彧请曰：佗方术实工，人命所悬，宜加全宥（《三国志》全作舍）。操不从，竟杀之。佗临死出一卷书与狱吏，曰：此可以活人。吏畏法不敢受，佗不强与，索火烧之（《三国志》有佗死后，太祖头风未除，太祖曰：佗能愈此。小人养我病，欲以自重，然吾不杀此子，亦终当不为我断此根原耳。乃后爱子仓舒病困，大祖叹曰：吾悔杀华佗，令此儿强死也。六十五字）。初军吏李成苦咳，昼夜不寐（《三国志》有时吐脓血，以问佗，佗言：君肠痈，咳之所吐非从肺来也五句。无佗以为痈句）。佗以为肠痈，与散两钱服之，即吐二升脓血，于此渐愈。乃戒之曰：后十八岁疾当发动，若不得此药，不可差也。复分散与之，后五六岁有里人如成先病，请药甚急，成愍而与之，乃故往谯，更从佗求，适值见收（《三国志》值下有佗字），意不忍言。后十八年成病发，无药而死。广陵吴普、彭城樊阿，皆从佗学，普依准佗疗，多所全济。佗语普曰：人体欲得劳动，但不当使极耳。动摇则谷气得消，血脉流通，病不能生。譬犹户枢终不朽也。是以古之仙者为导引之事，熊经鸱顾（熊经，若熊之攀枝自悬也。鸱顾，身不动而回顾也。《庄子》曰：吐故纳新，熊经鸟伸，此导引之士，养形之人也），引挽腰体，动诸关节，以求难老。吾有一术，名五禽之戏：一曰虎，二曰鹿，三曰熊，四曰猿，五曰鸟。亦以除疾，兼利蹄足，以当导引。体有不快，起作一禽之戏，怡而汗出（《白虎通》曰：

禽，鸟兽总名，言态人禽制也。《三国志》怡而作沾懦），因以著粉，身体轻便而欲食。普施行之，年九十余，耳目聪明，齿牙完坚。阿善针术，凡医咸言背及胸脏之间不可妄针，针之不可气过四五分，而阿针背入一二寸，巨阙、胸脏乃五六寸，而病皆瘳。阿从佗求方，可服食益于人者，佗授以漆叶青黏散。漆叶屑一斗（《三国志》斗作升），青黏十四两，以是为率。言久服去三虫，利五脏，轻体，使人头不白。阿从其言，寿百余岁。漆叶处所而有，青黏生于丰城、彭城及朝歌间（青黏一名地节，一名黄芝，《三国志》丰城作丰沛间下有云字。《华佗传》）。

华佗之伎，古今称卓绝。然其治法奇异，颇难可依准。皇甫谧谓华佗存精于独识者，殆是欤。《魏志·方伎传》，其文与本传有少出入，今查对抄取，补入行间。《魏志》更有治案八条，此不收录。

又曰：桓帝元嘉元年，诏举独行之士。涿郡崔实，至公车不对策而退，著《政论》，其略曰：昔孔子作《春秋》，褒齐桓，懿晋文，叹管仲之功夫，岂不美文武之道哉？诚达救弊之理也。故圣人能与世推移，而俗士苦不知变，约以为结绳之约，可复理乱秦之绪，干戚之舞足以解平城之围。夫熊经鸟伸，虽延历之术，非伤寒之理，呼吸吐纳，虽度纪之道，非续骨之膏。盖为国之法，有似理身，平则致养，疾则攻焉。夫刑罚者，治乱之药石也。德教者，与平之粱肉也。夫以德教除乱，是以粱肉理疾也。以刑罚理平，是以药石供养也。

攻疾以毒药，养精以谷肉果菜，其义见《素问·脏气法时论》《五常政大论》。亦曰：药以祛之，食以随之。是古昔养生治疾之大经，法千岁不可易者。崔实之论，信而有征。唯养生者养误其法，攻疾者攻不得其方，则殒身杀人，故术不可不慎也。崔实与张仲景同时人，汉季虽医道陵夷，古法尚存，故张子之书如彼崔实之论。如此后之以药石议滋补者，皆道家之支流余裔耳。熊经鸟伸，见《庄子·刻意》篇，《淮南·精神训》。又《华佗传》有熊经鸱顾之语。

又曰：是为痈疽伏疾，留滞胁下，如不诛，转就滋大（《段颎传》）。

《逸周书》曰：伐乱伐疾代疫，武之顺也（《武称解》）。

渎武则逆，故曰顺也。上条曰诛，此条曰伐，古者治疗之法，其义可见矣。按《灵枢·脉度》篇曰：盛而血者，疾诛之。

又曰：公货少，多赈赐穷士，救瘠补疾，赋均田布（《允文解》）。

救瘠补病，给恤之谓也，非以药物补之也。注曰：主施赦，布政也。可以见其义矣。

《东观汉记》曰：太医皮巡猎上林还，暮宿殿门下，寒疝病发。时训直事闻巡声，起往问之。巡曰：冀得火以熨背。训身至太官门为求火不得，乃以口嘘其背，复呼同庐郎共，更嘘至朝，遂愈（《邓训列传》）。

边境僻地之民，卒发腹痛，背痛，腰痛，恶寒等，则不问感冒、疝瘕、积聚、霍乱、蛔痛、血气痛，直热火，剧烘腹背发汗取愈。其效甚速。邓训与同庐郎更嘘其背，匆卒之际，机警敏捷，洵可叹赏矣。蹙唇吐气曰吹，虚口出气曰嘘。吹气出于肺属阴，故寒。嘘气出于丹田属阳，故温。

《战国策》曰：医扁鹊见秦武王，武王示之病。扁鹊请除左右，曰：君之病在耳之前，目之下，除之未必已也。将使耳不聪，目不明。君以告扁鹊，扁鹊投其石，曰：君与知之者谋之，而与不知者败之，使此秦国之政也，则君一举而亡国矣（《秦策》）。

《盐铁论·相刺》篇曰：扁鹊不能治不受针药之疾，贤圣不能正不食谏诤之君。石，砭石也。使此秦国之政，言使秦国之政如此也。

《越绝书》曰：苦药利病，苦言利行（《外传计倪》）。

苦药即毒药。

《荀子》曰：良医之门多病人，檃栝之侧多枉木（《法行篇》）。

又见于《说苑·杂言》篇下有砥砺之旁多顽钝七字。又

《庄子·人间世》篇曰：医门多疾。

《孔丛子》曰：宰我使于齐而反，见夫子，曰：梁邱据遇虺毒，三旬而后瘳，朝齐君，齐君会大夫众宾而庆焉。弟子与在宾列，大夫众宾并复献攻疗之方。弟子谓之曰，夫所以献方，将为疾也。今梁邱已疗矣，而诸夫子乃复献方，方将安施？意欲梁邱大夫复有虺害当用之乎？众坐默然无辞。弟子此言何如？夫子曰：汝说非也。夫三折肱为良医，梁邱子遇虺毒而获疗，犹有与之同疾者，必问所以已之之方焉。众人为此，故各言其方，欲售之以已人之疾也。凡言其方者，称其良也。且参据所以已之之方优劣耳（《嘉言》篇）。

为，治也。疗，愈也。廖百子曰：良医三折肱，谓历病痛多，以喻人经历事变也。按《左传·定公十三年》，齐高彊曰：三折肱知为良医。又《说苑·杂言》篇曰：孔子曰：语不言乎，三折肱而成良医，陈蔡之间，丘之幸也。二三子从丘者，皆幸人也。因是观之，高彊、孔子，皆诵古语也。按《楚辞·惜诵》篇作九折臂而为良医兮。售与雠通。雠，对也，又度量也。《韩非子》曰：主雠法则可也，注较量可否也。又按：校勘书籍曰雠比，言两本相对，覆如仇也。售之谓比较众方，以选其良据按也。参据即参考耳。

《新语》曰：制言者因其则，服药者因其良，书不必起仲尼之门，药不必出扁鹊之方。合之者善，可以为法（《术事》

篇）。

孔子，圣之圣者也。越人，医之圣者也。能合孔子之言，符越人之方者，虽古无之，亦可以为法。

《新书》曰：失今弗治，必为痼疾。后虽有扁鹊，弗能为已。悲夫（《大都》篇）！

《楚语》曰：谁无疾眚，能者蚤除之。忧国脉衰废，其意深矣。

《盐铁论》曰：扁鹊抚息脉而知疾所由生，阳气盛则损乏而调阴，阴气盛则损乏而调阳。是以气脉调和而邪气无所留矣。夫拙医不知脉理之腠，血气之分，妄刺而无益于疾，伤肌肤而已（《轻重》篇）。

误药滥投，其害甚于妄刺，而天下不胜拙医之多，所以横夭载途也。乏，疑当作之。

又曰：用针石调均有无、补不足，亦非也。上大夫君与治粟都尉管领大农事，灸刺稽滞，开利百脉，是以万物流通而县官富贵（同上）。

百病皆生于郁毒稽滞，血气不和，药石针烬无非排达开利之用，如后世滋补之方，何以得能拔病根，反之于平乎？

又曰：药酒苦于口而利于病，忠言逆于耳而利于行（《国病》篇）。

又曰：药酒，病之利也。正言，治之药也（《能言》篇）。

以上二条即毒药利于病之意，古者治疾以酒醪，故有此语。

又曰：所贵良医者，贵其审消息而退邪气也，非贵其下针石而钻肌肤也（《申韩》篇）。

消，减也。息，犹增也。谓审阴阳气血之增减而祛邪气也，又有斟酌之意，故药剂、饮食、衣服用度，各适其宜，亦谓之消息。《公羊传·昭公十九年》曰：乐正子春之视疾也，复加一饭则脱然愈，复损一饭则脱然愈，复加一衣则脱然愈，复损一衣则脱然愈。何休曰：脱然，病愈貌，言消息得其宜也。按：消息与将息同，医书始见于《伤寒论》。盖消息之于医事所系不小，故医而疏于消息，疾必不治也。《晋书》曰：张苗雅好医术，善消息诊处。又史脁善诊处，明消息（王隐《晋书·太平御览》引）。古人重消息可以见矣。

又曰：扁鹊攻于腠理，绝邪气，故痈疽不得成形。圣人从事于未然，故乱原无由生。是以砭石藏而不施，法令设而不用。断已然，凿已发者，凡人也。治未形，观未萌者，君子也（《大论》篇）。

治疾治国，其理一也。故古人多假以发其义。盖以譬喻之言易入也。攻绝谓药治，断凿谓针刺，凡人，凡医也。

《新序》曰：扁鹊见齐桓公，立有间，扁鹊曰：君有疾在腠理，不治将恐深。桓公曰：寡人无疾。扁鹊出，桓公曰：医之好利也，欲治不疾以为功。居十日，扁鹊复见曰：君之疾在肌肤，不治将深。桓公不应。扁鹊出，桓公不悦。居十日，扁鹊复见曰：君之疾在肠胃，不治将深。桓公不应。扁鹊出，桓公又不悦。居十日，扁鹊复见，望桓公而还走。桓公使人问之，扁鹊曰：疾在腠理，汤熨之所及也。在肌肤，针石之所及也。在肠胃，火剂之所及也。在骨髓，司命之所，无奈何也。今在骨髓，臣是以无请也。居五日，桓公体痛，使人索扁鹊，扁鹊已逃之秦矣。桓公遂死。故良医之治疾也，攻之于腠理，此事皆治之于小者也。夫事之祸福，亦有腠理之地，故圣人蚤从事矣（《杂事》篇）。

立，侍立也。文与《史记·扁鹊传》有异同，录以备校证。末段六句，子政假以讽政事也。腠理，解见上篇虢太子尸蹶条。

《说苑》曰：今夫辟地殖谷，以养生送死，锐金石杂草药以攻疾（《建本》篇）。

嘉谷养生，药石攻疾，古之道也。锐金石，磨针砭也。杂草药，作方剂也。

又曰：吾闻病之将死也，不可为良医；国之将亡也，不可为计谋（《权谋》篇）。

可与《论衡·定贤篇》《治期篇》参考。

《潜夫论》曰：凡治疾者，先知脉之虚实，气之所结，然后为之方，故疾可愈而寿可长也（《述叙》篇）。

审脉之虚实，视精气之留滞与邪气之结涩而为之措置，则疾病可得而治，横夭可得而寿矣。

又曰：扁鹊之治疾病也，审闭结而通郁。虚者补之，实者泻之（《实边》篇）。

闭结谓邪气闭结，郁谓精气郁阂，邪气闭结则精气必郁阂。疾医之治疾，无非通郁阂、解闭结者。班固曰：经方者，本草石之寒温，量疾病之浅深，假药味之滋，因气感之宜，辨五苦六辛，致水火之齐，以通闭解结，反之于平是也。泻之补之，即《素问》药以祛之，食以随之之义也（《五常政大论》）。

《中论》曰：夫恶犹疾也，攻之则益悛，不攻则日甚（《虚道》篇）。

悛，改也。疾之不可不攻，其义益明。

《韩非子》曰：扁鹊之治疾也，以刀刺骨；圣人之救危国也，以忠拂耳。刺骨，故小痛在体而长利在身；拂耳，故小逆在心而久福在国。故甚病之人，利在忍痛。猛毅之君，以福拂耳。忍痛故扁鹊尽方，拂耳则子胥不失寿安之术也。病而不忍痛则失扁鹊之巧，危而不拂耳则失圣人之意。如此长利，不远垂功，名不久立（《安危》篇）。

拂，犹戾也。上言圣人之救危国也，而下引子胥所以为韩非也。

又曰：夫良药苦口，而智者劝而饮之，知其入而已己疾也。忠言拂耳，而明主听之，知其可以致功也（《外储》《说传》）。

劝，悦从也。已，愈也。

又曰：夫弹痤者痛，饮药者苦。为苦惫之故，不弹痤饮药，则身不活，病不已矣（《六反》篇）。

针刺者，必先以指弹之，故曰：弹痤痛也。

又曰：慈母之于弱子也，爱不可为前。然而弱子有僻行，使之随师；有恶病，使之事医。不随师则陷于刑，不事医则疑于死。慈母虽爱无益于振刑，救死则存者，非爱也（《八说》篇）。

弱子，稚子也。爱不可为前，谓爱之甚。注曰：不可先以爱养也，恐非。恶病，谓险恶之病，死生不可几，故曰疑于死。辞婉而妙存者，所存于心也。

《墨子》曰：譬之如医之攻人之疾者，然必知疾之所自起焉能攻之，不知疾之所自起则弗能攻（《兼爱》篇）。

疾之所自起，其根本也。能视病根则虽奇怪万变，治法不愆。

《鹖冠子》曰：积往生跂，工以为师，积毒成药，工以为医（《环流》篇）。

又曰：卓襄王问庞煖曰：夫君人者，亦有为其国乎。庞煖曰：王独不闻俞跗之为医乎？已成必治，鬼神避之。楚王临朝为随兵，故若尧之任人也，不用亲戚而必使能；其治病也，不任所爱必使褒医。楚王闻传，暮臑在身，必待俞跗。卓襄王曰：善。庞煖曰：王其忘乎，昔伊尹医殷，太公医周武王，百里医秦，申麃医郢，原季医晋，范蠡医越，管仲医齐，而五国霸，其善一也。然道不同数。卓襄王曰：愿闻其数。煖曰：王独不闻魏文侯之问扁鹊邪？曰：子昆弟三人，其孰最善为医。扁鹊曰：长兄最善，中兄次之，扁鹊最为下。魏文侯曰：可得闻邪，扁鹊曰：长兄于病视神，未有形而除之，故名不出于家。中兄治病，其在毫毛，故名不出于闾。若扁鹊者，镵血脉、投毒药、副肌肤间，而名出闻于诸侯。魏文侯曰：善。使管子行医术，以扁鹊之道曰桓公，几能成其霸乎？凡此者不病，病治之无名，使之无形，至功之成，其下谓之自然，故良医化之，拙医败之，虽幸不死，创伸股维。卓襄王曰：善。寡人虽不能无创，孰能加秋毫寡人之上哉（《世贤》篇）。

治未病易，治已病难。至俞跗，虽已病必治之，故鬼神惧而避之也。楚王临朝为随兵，楚王每临朝，以俞跗为随兵，以备疾病也。闻传至在身，文义不明，必有讹谬。卓当作悼，此赵悼襄王也。申麃，疑申包胥。原季，赵衰。《国语》曰：晋文公使原季为卿是也。数，术也。副，剖也。《韩非子·显学》篇曰：婴儿不剔头则腹痛，不揊痤则浸益。注：痤，痈也。以小儿喻愚民，当揊剔以除其疾，勿姑息使养痈滋毒也。《正字通》曰：副、揊、䪢、擘通。曰桓之曰：疑衍。伸，引也，犹言增。维牵挛也。此书错误殊多，殆不可读。韩昌黎读《鹖冠子》曰：文字脱谬，为之正三十有五字，乙者三，灭者二十有三，注者十有二字。自唐至今，传写不知几何，所以讹谬益多也。

《吕氏春秋》曰：若用药者然，得良药则活人，得恶药则杀人。义兵之为天下，良药也，亦大矣（《荡兵》篇）。

药者，凶毒也。兵者，凶器也。善用则为良药、为义兵，不善用则为恶药、为不义之兵。后之为医者，其思之。

又曰：治国无法则乱，守法而不变则悖，悖乱不可以持国，譬之若良医，病万变，药亦万变，病变而药不变，向之寿民，今为殇子矣（《察今》篇）。

方随证者也，故不察其转机而为之治，不特疾不愈，亦使轻者重，重者毙。仲景氏曰：随证治之。至哉！

《淮南子》曰：天下之物莫凶于鸩毒，然而良医橐而藏之，有所用也（《主术训》）。

又曰：物莫所不用，天雄、乌喙，药之凶毒也，良医以活人（同上）。

良工用毒药，犹明主驱使奸雄，王良驾驭捍马，其能尽才，能立大功，正在兹。

又曰：大戟去水，葶苈愈胀，用之不节，乃反为病（同上）。

用药之道，节度不得宜，反受其害，不特戟、苈。

又曰：良医者，常治无病之病，故无病。圣人者，常治无患之患，故无患也（《说山训》）。

又曰：治未病，治未乱，治之至者。病者寝席，医之用针石，巫之用糈籍，所救钧也。狸头愈鼠，鸡头已瘘，虻散积血，斫木愈龋，此类之推者也（同上）。

糈祭，神米也。籍，祭籍也。鼠，鼠咬也。瘘，颈肿也。鸡头，鸡壅也，一名雁头，即芡也。虻虫，治瘀血。积血，即瘀血。此条与《庄子·徐无鬼》一意。

又曰：病热而强之餐，救喝而饮之寒，救经而引其索，拯溺而投之石，欲救之反为恶（同上）。

又见于《人间训》及《文子·微明》篇，文有小异。

又曰：譬若旱岁之土龙，疾疫之刍狗，是时为帝者也（《说林》篇）。

又曰：蝮蛇螫人，傅以和堇则愈，物故有重而害反为利者（同上）。

物得其用为贵，庄叟所谓鸡壅豕苓，时为帝堇及桔梗，互为宰也。

《论衡》曰：夫百草之类，皆有补益。遭医人采掇，成为良药（《幸偶篇》）。

药物之祛疾，犹嘉谷之养生，此其所以补益于人也。与道家补虚益气之旨，其义自不同。

又曰：古贵良医者，能知笃剧之病所从生起，而以针药治而已之。如徒知病之名而坐观之，何以为奇？夫人有不善，则乃性命之疾也，无其教治而欲令变更，岂不难哉（《率性篇》）？

人之为不善，必有所惑，能审其所惑而后教，可得而施焉。病之于人亦然。必有原由，故非诊得病由病情，病决不可治也。变更迁善，改过也。

又曰：道家或以服食药物，轻身益气，延年度世，此又虚也。夫服食药物，轻身益气，颇有其验。若夫延年度世，世无其效。百药愈病，病愈而气复，气复而身轻矣（《道虚篇》）。

精气为病毒所抑遏，则百患萌生，能除病毒，则精气宣流，爽然脱苦患。

又曰：病作而医用，祸起而巫使，如自能案方和药，入室求祟，则医不售而巫不进矣（《程材篇》）。

能养性命者，无待于巫、医矣。

又曰：子路使子羔为费宰，孔子曰：贼夫！人之子皆以未学不见大道也。医无方术，云吾能治病，问之曰：何用治病？

曰：用心意。病者必不信也。吏无经学，曰：吾能治民。问之曰：何用治民？曰：以材能。是医无方术，以心意治病。百姓安肯信响而人君任用使之乎？

方术，谓方术之书也。《汉书·平帝纪》曰：始元五年，举天下通知方术本草者，《楼护传》曰：护少诵医经、本草、方术，数十万言。《伤寒论》序曰：精究方术，皆是也。不学方术而为治疗，犹不由圣经而行政治，安得乎？

又曰：医能治一病谓之巧，能治百病谓之良，是故良医服百病之方，治百人之疾，大才怀百家之言，故能治百族之乱。扁鹊之众方，孰若巧之一技（《别通篇》）。

扁鹊之方虽善，其得效取验，犹在运用巧拙，犹文武之道，存乎其人服用也。

又曰：天地之有湛也，何以知？不如人之有水病也。其有旱也，何以知？不如人之瘅疾也。祷请求福，终不能愈。变操易行，终不能救。使医食药，冀可得愈。命尽期至，医药无效。尧遭洪水，春秋之大水也，圣君知之，不祷于神，不改于政，使禹治之，百川东流。夫尧之使禹治水，犹病水者之使医也。然则尧之洪水，天地之水病也，禹之治水，洪水良医也（《顺鼓篇》）。

《感虚篇》曰：旱，火变也。湛，水异也。《明雩篇》曰：一湛一旱，时气也，湛，霪也。瘅，《素问·脉要精微论》：

瘅成为消中。王冰曰：湿热也，消中之病，善食而消食饮也。《奇病论》：脾瘅。王冰曰：瘅谓热，食药饮药也。《汉书》曰：于定食酒一石。

又曰：微病恒医皆巧，笃剧扁鹊乃良（《恢国篇》）。

轻微之病，夫人皆能奏功，故凡医似巧。至笃癃剧患，非绝技不能起之。

又曰：夫圣贤之治世也有术，得其术则功成，失其术则事废。譬犹医之治病也，有方笃剧犹治，无方龟微不愈。夫方犹术，病犹乱，医犹吏，药犹教也。方施而药行，术设而教从，教从而乱止，药行而病愈。治病之药未必惠于不为医者，然而治国之吏未必贤于不能治国者，偶得其方，适晓其术也。治国须圣以立功，亦有时当自乱，虽用术功终不立者；亦有时以自安，虽无术而功犹成者。故夫治国之人，或得时而成功，或失时而无功。术人能因时以立功，不能逆时以致安。良医能治未当死之人，如命穷寿尽，方用无验矣。尧舜用术，功终不立，命当死，扁鹊行方，不能愈病（《定贤篇》）。

虽有知慧，不如乘势；虽有镃基，不如待时。医事亦然。值顺境则恒医粗工犹能取效，苟遇逆境，虽达练之士不能立功。况于命当死者乎？龟疑才误。《状留篇》曰：才微辄停。惠、慧通，说见于《疾病篇》。

又曰：夫贤君能治当安之民，不能化当乱之世。良医能行其针药使方术验者，遇未死之人得未死之病也。如命穷病困，则虽扁鹊未如之何。夫命穷病困之不可治，犹夫乱命之不可安也。药气之愈病，犹教导之安民，皆有命时，不可勉力也（《治期篇》）。

《神异经》曰：南方有甘蔗之林，其高百丈，围三尺八寸，促节多汁，甜如蜜，咋啮其汁，令人润泽，可以节蛔虫。人腹中蛔虫，其状如蚓，此消谷虫也。多则伤人，少则谷不消，是甘蔗能减多益少。凡蔗亦然。

《晋书·顾恺之》传曰：顾恺之啖蔗，自尾至末，云渐至佳境。郑樵《通志》曰：蔗有三种，赤昆仑蔗，白竹蔗，亦曰蜡蔗，小而燥者荻蔗，又曰竹蔗，似粗竹长，其汁为砂糖。《通雅》曰：甘蔗亦曰藷蔗、曰都蔗、曰诸蔗，或作玕蔗。《正字通》玕字条曰：小说假作玕蔗。按蔗有数种，故曰凡蔗亦然。谓蛔消谷虫，殊非理也。

《尸子》曰：有医竘（音驱王反）者，秦之良医也。为宣王割痤（音在戈反），为惠王疗痔，皆愈。张子之背肿，命竘治之。谓医竘曰：背非吾背也，任子制焉。治之遂愈。竘诚善治疾也。张子委制焉。治身与国亦犹此。必有所委制，然后治（《太平御览》引）。

病者之于医，有自用不委制者，有眩死生不委制者，受治如张子而后医能尽其术矣。

《关尹子》曰：圣人大言金玉，小言桔梗、芣苢，用之当，桔梗、芣苢生之，不当，金玉毙之（《九药》篇）。

与《庄子·徐无鬼》《淮南子·说林训》一意。

《列子》曰：宋阳里华子中年病忘，朝取而夕忘，阖室毒之，谒史而卜之弗占，谒巫而祷之弗禁，谒医攻之弗已。鲁有儒生，自媒治之，华子之妻子以居室之半，请其方。儒生曰：此固非卦兆之所占，非祷请之所祷，非药石之所攻（《周穆王传》）。

张湛曰：疼疴结于脏腑，疾病散于肌体者，必假脉诊以察其盈虚，投药石以攻其所苦。若心非嗜欲所乱，病非寒暑所伤，则医师之用宜废也。王充曰：有痴狂之疾，歌啼于路，不晓东西，不睹燥湿，不觉疾病，不知饥饱，性已毁伤，不可如何。前无所观，却无所畏也（《论衡·率性篇》）。至失心如此，非药石所治也。

又曰：龙叔谓文挚曰：子之术微矣。吾有疾，子能已乎？文挚曰：唯命所听。然先言子所病之证。龙叔曰：吾乡誉不以为荣，国毁不以为辱，得而不喜，失而不忧，视生如死，视富如贫，视人如豕，视吾如人，处吾之家，如逆旅之舍，观吾之乡，如戎蛮之国。凡此众疾，爵赏不能劝，刑赏不能威，盛衰利害不能易，哀乐不能移，固不可以事国君、交亲友、御妻子、制仆隶，此奚疾哉？奚方能已之乎？文挚乃命龙叔背明而立。文挚自后向明而望之，既而曰：嘻！吾见子之心矣。方寸之地虚矣，几圣人也！子心六孔流通，一孔不达，今以圣智为疾者，或由此乎。非吾浅术所能已也（《仲尼》篇）。

又曰：吴楚之国有大木焉，其名为櫾，碧树而冬青，实丹而味酸。食其皮汁，已愤厥之疾，齐州珍之。渡淮而北，化为枳焉。

櫾与柚同，审其所说，是橘非柚也。《书·禹贡》：扬州厥包橘柚。孔安国曰：小曰橘，大曰柚，以其同类，略言之耳。愤，胸中气满也。厥，气逆也。橘皮能利膈下气消痰。观仲景氏用橘皮诸方而可见矣。橘皮枳实生姜汤曰：胸痹，胸中气塞，短气。橘皮汤曰：干呕哕，手足厥者。橘皮竹茹汤曰：哕逆者。茯苓饮曰：心胸间虚，气满不能食。可以证矣。

又曰：鲁公扈、赵齐婴二人有疾，同请扁鹊求治。扁鹊治之既同愈。谓公扈、齐婴曰：汝曩之所疾，自外而于腑脏者，固药石之所已，今有偕生之疾，与体皆长，今为汝攻之如何（同上）？

又曰：季梁得疾，七日大渐，其子环而泣之，请医季梁，谓杨朱曰：吾之不肖如此之甚，汝奚不为我歌以晓之。杨朱曰：天其弗识，人胡能觉匪祜？天弗孽，由人？我乎？汝乎？其弗知乎？医乎？巫乎？其知之乎。其子弗晓，终谒三医。一曰矫氏，二曰俞氏，三曰卢氏。诊其所疾，矫氏谓季梁曰：汝寒温不节，虚实失度，病由饥饱色欲，精虑烦散，非天非鬼，虽渐可攻也。季梁曰：众医也，亟屏之。俞氏曰：女始则胎气不足，乳湩有余，病非一朝一夕之故。其所由来渐矣。弗可已也。季梁曰：良医也，且食之。卢氏曰：汝疾不由天，亦不由人，亦不由鬼，禀生受形，既有制之者矣，亦有知之者矣。药石其如汝何？季梁曰：良医也，重贶遗之。俄而季梁之疾自瘳（《力命》篇）。

《列子》以无为自然为宗旨，故并举三氏之论，以归重于卢氏，自固寓言耳。然古人论病源，非如后人烦琐，亦可想见矣。湩，乳汁也。

《庄子》曰：夫子曰：治国去之，乱国就之，医门多疾，愿以所闻思其则，庶几其国有瘳乎（《人间世》篇）。

又曰：古之真人得之也生，失之也死，得之也死，失之也生。药也，其实堇也，桔梗也，鸡壅也，豕零也，是时为帝者也，何可胜言（《徐无鬼》篇）？

物当其用则可以制命，故曰是时为帝者也。堇即毛芹，一名毛茛，有毒。或曰乌头苗。鸡壅，芡实也。豕零，猪苓也。当与《关尹子·九药》篇、《淮南子·说林训》参看。

又曰：静然可以补病，眦㒼可以休老（《外物》篇）。

补犹养，又治也。《礼》丧服：四师苴衰不补。注，补，犹治也。林西仲曰：眦㒼，一说以手按目四眦，令眼神光明，老形之兆发于目眦皱纹，此可以沐浴老容。

又曰：先生既来，曾不发药乎？彼所小言尽人毒也（《列御寇》篇）。

发，宣也，乃不宜发石之言乎，怪而问之也。《列子·黄帝》篇：发作废，废置也。亦通。张湛曰：曾无善言，以当药石也。

又曰：秦王有病，召医，破痈溃痤者，得车一乘。舐痔者，得车五乘。所治愈下，得车愈多。子岂治其痔耶？何得车之多也，子行矣（同上）。

医之谀媚贪利，古尚有如此者。《韩非子·备内》篇曰：医善吮人之伤，含人之血，非骨肉之亲也，利所加也。呜乎！今之钓名贪利者，亦独何心乎。

《医余》卷三终

跋

　　岳武穆论兵曰：运用之妙，存乎一心。医亦然。吾友台尾士超笃信仲景，其用方也，如良将行兵，神机妙用，不失分寸。非得运用之妙者，岂能然哉？此编业余所为，凡经史百家，言涉医事者，采择无遗。每条加评骘，以示运用之方。至如其论命、说摄生，又可谓能补仲景之缺焉耳。读者细嚼回味，足以见士超有灵心独得以能运用其所读之书矣。若徒称其淹博，恐非知士超著作之意者也。

　　　　　　　　　文久二年壬戌仲冬素行黑田惟孝识

跋

尾台士超辑《医余》四篇，首以命数。命有正有非，数
尽期至。越人不能使之起，而天下毙于非命者十九，虽庸医之
或令误，然其所以致之，皆因任情纵欲，不能啬其大宝，故次
以养性。圣人设教，大而体乐，小而日用事为，无非具养性葆
和之至理。而或忽之于是，灾祥生焉，疾疢作焉，故以疾病治
术终焉。世未尝无良医，而甜痔者五车，世道之所以日降，士
超所感盖深矣，岂独《医余》云乎哉？

文久二年岁次玄默阉
茂宿月栗园田惟常